D1666783

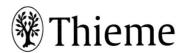

Physiotherapie in der Neurologie

Herausgegeben von Antje Hüter-Becker und Mechthild Dölken

Autoren:
Karin Brüggemann
Sebastian Laschke
Anne Pape
Klaus Scheidtmann
Sabine Störmer
Christl Wittmann
Dorothe Wulf

423 Abbildungen
 36 Tabellen

Georg Thieme Verlag
Stuttgart · New York

Bibliografische Information Der Deutschen Bibliothek
Die Deutsche Bibliothek verzeichnet diese Publikation in
der Deutschen Nationalbibliographie; detaillierte biblio-
graphische Daten sind im Internet über
http://dnb.dbd.de abrufbar

Wichtiger Hinweis: Wie jede Wissenschaft ist die Medizin
ständigen Entwicklungen unterworfen. Forschung und
klinische Erfahrung erweitern unsere Erkenntnisse, insbesondere was Behandlung und medikamentöse Therapie
anbelangt. Soweit in diesem Werk eine Dosierung oder
eine Applikation erwähnt wird, darf der Leser zwar darauf
vertrauen, dass Autoren, Herausgeber und Verlag große
Sorgfalt darauf verwandt haben, dass diese Angabe **dem
Wissensstand bei Fertigstellung des Werkes** entspricht.
Für Angaben über Dosierungsanweisungen und Applika-
tionsformen kann vom Verlag jedoch keine Gewähr übernommen werden. **Jeder Benutzer ist angehalten,** durch
sorgfältige Prüfung der Beipackzettel der verwendeten
Präparate und gegebenenfalls nach Konsultation eines
Spezialisten festzustellen, ob die dort gegebene Empfehlung
für Dosierungen oder die Beachtung von Kontraindikatio-
nen gegenüber der Angabe in diesem Buch abweicht.
Eine solche Prüfung ist besonders wichtig bei selten
verwendeten Präparaten oder solchen, die neu auf den
Markt gebracht worden sind. **Jede Dosierung oder Applikation erfolgt auf eigene Gefahr des Benutzers.** Autoren
und Verlag appellieren an jeden Benutzer, ihm etwa auf-
fallende Ungenauigkeiten dem Verlag mitzuteilen.

© 2004 Georg Thieme Verlag
Rüdigerstraße 14
D-70469 Stuttgart
Unsere Homepage: http://www.thieme.de

Printed in Germany

Zeichnungen: Barbara Gay, Stuttgart
Martin Hoffmann, Thalfingen
Umschlaggestaltung: Thieme Verlagsgruppe
Umschlagfoto: Studio Nordbahnhof,
Stuttgart
Satz: Hagedorn Kommunikation, Viernheim
Druck: Grafisches Centrum Cuno, Calbe

ISBN 3-13-129481-7   1 2 3 4 5 6

Vorwort der Herausgeberinnen der physiolehrbücher Praxis

In der Physiotherapie ist einiges in Bewegung geraten – mehr, als es bei diesem Bewegungsberuf ohnehin der Fall ist: Die Tür zu einer akademischen Ausbildung der Physiotherapeutinnen und Physiotherapeuten hat sich einen Spalt breit geöffnet; die ersten Absolventen eines Fachhochstudiums sind als Bachelor of Science oder als Bachelor of Arts ins Berufsfeld ausgeschwärmt. Der Professionalisierungsprozess schreitet voran. Und was bedeutet das alles für die Ausbildung von Physiotherapeuten?

In erster Linie bedeutet es, sich auf die Stärken des Berufs zu besinnen, auf das Charakteristische der deutschen Physiotherapie: die ausgezeichnete praktische Fachkompetenz, die uns auch im weltweiten Vergleich immer wieder bestätigt wird. Nach wie vor gilt, dass das beobachtende Auge – die haltende, aber auch sich wieder lösende Hand – das achtsame Herz zeitlos gültige Merkmale eines Physiotherapeuten, einer Physiotherapeutin sind. Mit dem „Bachelor sc. Physiotherapie", der international als „reflektierender Praktiker" definiert wird, können wir einerseits diese praktische Kompetenz bewahren und andererseits den Anschluss finden an die weltweite Akademisierung der Physiotherapie, die notwendig ist, um das wissenschaftliche Fundament zu festigen.

Die Lehrbuchreihe Physiotherapie begleitet und dokumentiert seit Jahrzehnten die stetige Weiterentwicklung des Berufs. In dieser jüngsten Neukonzeption haben wir der Praxis des Untersuchens und Behandelns in allen Fachgebieten der klinischen Medizin ein noch deutlicheres Gewicht gegeben als vorher; die Gründe sind oben genannt. Die Inhalte repräsentieren klinische Inhalte, die von praktischer Bedeutung sind in der Ausbildung – vor allem aber auch später im Beruf. Auf drei Vertiefungsebenen werden die Kenntnisse angeboten: Stets gewinnen Sie zunächst einen Überblick über ein bestimmtes Thema, gehen dann in die Tiefe und einem Thema auf den Grund, um schließlich in Fallbeispielen konkrete Untersuchungs- und Behandlungssituationen kennen- und verstehen zu lernen. Zusammenfassungen und Hinweise sollen helfen, das Wissen zu strukturieren und in der Wiederholung sich anzueignen.

Leserinnen und Leser, die mit kritischen Fragen oder Anmerkungen dazu beitragen möchten, die Lehrbuchreihe zu optimieren, sind den Autorinnen/ Autoren und den Herausgeberinnen herzlich willkommen. Dem Thieme Verlag, und hier in erster Linie Rosi Haarer-Becker, sei gedankt für eine wiederum höchst engagierte und ergebnisreiche Zusammenarbeit bei Neukonzeption und Herstellung der physiolehrbücher.

Mechthild Dölken, Antje Hüter-Becker

Anschriften

Herausgeberinnen:
Antje Hüter-Becker
Hollmuthstraße 20
69151 Neckargemünd

Mechthild Dölken
Schule für Physiotherapeuten
Käfertaler Straße 162
68167 Mannheim

Autoren:
Karin Brüggemann
Haupstraße 42
69181 Gauangeloch

Dr. med. Sebastian Laschke
Im Rebstall 11
79825 Ebringen

Anne Pape
Karl-Christ-Straße 17
69118 Heidelberg

Dr. med. Klaus Scheidtmann
Pfaffensteinstraße 4c
83115 Neubeuern

Dr. med. Sabine Störmer
Deutschhausstraße 19
35037 Marburg

Christl Wittmann
Kleingemünderstraße 83
69118 Heidelberg

Dorothe Wulf
Bürgerstraße 18
45468 Mülheim an der Ruhr
www.motorik-online.de

Inhaltsverzeichnis

12   Motorische Symptome bei neurologischen Erkrankungen . . . 167

Dorothe Wulf, Klaus Scheidtmann

13   Schmerzsyndrome 237

Klinische Wirksamkeit der Forced-use-
und Laufbandtherapie ist belegt!

Coping = Strategien
und Mechanismen
zur Bewältigung
von Krankheit und
Krankheitsfolgen

1 Charakteristika der praktischen Ausbildung am Patienten in der Neurologie

Das Wiedererlernen motorischer Funktionen
nach Hirnläsionen ist das Ergebnis aus
Spontanremission und sorgfältig geplanter
und angewandter Lernprogramme

Aufgabenorientiertes
Lernen fördert neuronale
Plastizität!

1 Charakteristika in der praktischen Ausbildung am Patienten

Dorothe Wulf

1.1 Multiple Störungen

Patienten mit neurologischen Erkrankungen leiden unter vielen Symptomen. Sie haben motorische, sensorische, perzeptive, kognitive und viele andere Störungen, häufig in Kombination. Diese Probleme wirken sich auf der Körperstruktur- und Funktionsebene aus, im täglichen Leben und im psychosozialen Bereich. Es hängt von den individuellen Lebensbedingungen ab, wie schwerwiegend die Störungen für den Einzelnen sind.

Für Physiotherapeuten, die in der Neurologie arbeiten, stellen die multiplen Störungen ihrer Patienten eine große Herausforderung dar. Eine Hemiplegie hat viele Gesichter! Behandlungen nach Schema F sind nutzlos.

Gefordert sind Objektivität bei der Untersuchung, die Fähigkeit, individuelle Ziele zu benennen und patientenbezogen zu behandeln. Die 2 folgenden Beispiele verdeutlichen das.

Patienten mit einer zentralen oder peripheren neurologischen Läsion zeigen ganz unterschiedliche Symptome.

Schädigungen des peripheren Nervensystems

Je nach Läsionsort kommt es bei Schädigungen des peripheren Nervensystems zu motorischen, sensiblen und/oder vegetativen Ausfällen. Symptome wie Paresen, Parästhesien, Schmerzen, veränderte Schweißsekretion, Hautverfärbungen, etc. können einzeln oder in Kombination auftreten.

Fallbeispiel: Hr. Lang kommt in die Praxis. Er gibt an, dass seine Schulter beim Schwimmen ausgekugelt sei. Beim Einrenken wurde mehrfach kräftig an seinem Arm gezogen. Am Tag danach kann er den Arm kaum noch anheben, er gibt Parästhesien über den lateralen Bereich des M. deltoideus an sowie Schmerzen in der Schulter. Bei der Prüfung der Kraft zeigt Hr. Lang einen Kraftgrad von 1–2 (MRC) bei der Flexion der Schulter. Die Schwäche des M. deltoideus pars clavicularis und die beschriebenen sensiblen Störungen deuten auf eine Schädigung des Nervus axillaris, aus der Wurzel C5/C6 hin.

Periphere Nervenverletzungen können u. a. durch Repositionsmanöver nach Schulterluxationen, durch Kompressionssyndrome (Bandscheibenvorfall, Karpaltunnel-Syndrom, Thoracic-outlet-Syndrom, etc.) nach Frakturen, nach Schädigungen durch Bestrahlungen oder geburtstraumatischen Verletzungen auftreten. Die Anamnese und das klinische Bild geben in der Regel eindeutige Hinweise auf den verletzten peripheren Nerv. Die physiotherapeutische Behandlung peripherer Nervenläsionen ist in den meisten Fällen eine Kombination aus symptomatisch und präventiv orientierten Therapieverfahren. Das Ziel ist die komplette Funktionsrestitution und das Vermeiden von Sekundärschäden. Bei dauerhaft geschädigten peripheren Nerven kommen neben symptomatisch und sekundärpräventiv auch kompensatorisch orientierte Therapieverfahren zum Einsatz. Physiotherapeuten benötigen vom Arzt genaue Angaben über den Befund und die Prognose, die sich in der Regel aus EMG-Messungen und anderen neurologischen Untersuchungsmethoden ergeben.

Fallbeispiel (Fortsetzung): Hr. Lang: Die konservative Behandlung einer durch Kompression und/oder Zug ausgelösten N.-axillaris-Läsion zeigt folgende Symptome:

Parese des M. deltoideus, pars clavicularis. Symptomatische Therapieverfahren: Techniken zur Kräftigung des M. deltoideus, selektive Muskelkräftigung, z. B. mittels kräftigender Bewegungsübungen im Wasser, PNF und Trainingstherapie, Trainieren von Alltagsfunktionen mit unterschiedlichem Schweregrad, z. B. Tisch abwischen, Gegenstände aus einem Schrank ein-/ausräumen, Haare kämmen, Glühbirne ein-, ausdrehen. Später kann auch die individuelle sportliche Aktivität, z. B. Schwimmen, trainiert werden.

Symptom: Schulterschmerzen. Symptomatische Therapieverfahren: Physikalische Maßnahmen und Techniken zur Schmerzreduktion, z. B.: Eisapplikation, Vibrationen im Segment, Bewegen im schmerzfreien Bereich. Bis zur vollständigen Funktionsrestitution der Schulter können Wochen vergehen.

- *Achtung*: Solange der Patient seine Schulter nicht selbstständig über das gesamte Bewegungsausmaß bewegen kann, besteht die Gefahr einer Verkürzung und/oder einer Verklebung der das Schultergelenk umgebenden Strukturen (Kapsel, neurale Anteile, Muskulatur). Um dem vorzubeugen, sind präventive Therapieverfahren anzuwenden. Z.B.: passives/assistives/aktives Bewegen der Schulter mehrfach täglich (Hausaufgaben). Apparativ kann das Gelenk in einer Motorschiene passiv im erlaubten Bewegungsausmaß bewegt werden.
- *Achtung*: Das Schultergelenk ist ein überwiegend muskulär gesichertes Gelenk und nach einer Luxationsverletzung sehr schmerzempfindlich. Es besteht die Gefahr einer Re-Luxation. Ist der Patient nicht in der Lage, selbstständig den Arm zu beüben, empfiehlt es sich, einige Stunden täglich eine Abduktionsschiene für das Schultergelenk zu tragen. Sollte sich im Verlauf zeigen, dass der Nerv nicht (re-) innerviert und auch eine operative Versorgung keinen Erfolg bringt, dann können Therapiemethoden die der Funktionskompensation dienen, eingesetzt werden: Aneignen von „Trickbewegungen", Einsatz von Hilfsmitteln. Fehlende Funktionen können so teilweise oder komplett ersetzt werden. Z.B. bei einer peripheren Peronaeusparese kann der herabhängende Fuß mit einer Peronaeusschiene versorgt werden.

Schädigungen des zentralen Nervensystems

Krankheitsbilder bei Läsionen des zentralen Nervensystems sind meistens noch komplexer. Hier treten neben motorischen, sensiblen und vegetativen Symptomen häufig noch weitere Störungen auf, Z.B. Sprach-, Sprech- und Schluckstörungen, neuropsychologische Störungen, visuelle Störungen, neuropsychiatrische Störungen. Um diese multiplen Störungen zu behandeln, stehen unterschiedliche Berufsgruppen zur Verfügung. Aber Störungen im sprachlichen, kognitiven, visuellen und psychischen Bereich haben auch einen mehr oder weniger starken Einfluss auf die physiotherapeutische Behandlung des Patienten. Beispielsweise wird der Umgang mit dem Patienten, die Auswahl der therapeutischen Maßnahmen sowie die Dauer der Therapie von den oben genannten Störungen entscheidend beeinflusst.

Fallbeispiel: Hr. Au, Z. n. ausgedehntem Mediainfakt links, mit einer sensomotorischen Hemiparese rechts, einer Broca-Aphasie, ideatorischen Apraxie und einer Hemianopsie. Neben den Symptomen, die in der Physiotherapie behandelt werden, zeigt Hr. Au weitere Symptome, die Einfluss auf die Behandlung haben. Kenntnisse über den Umgang mit diesen Symptomen im therapeutischen Alltag sind elementar wichtig für eine erfolgreiche Therapie.

Symptom: Aphasie. Hr. Au spricht sehr langsam und angestrengt. Die Äußerungen bestehen aus einzelnen aneinandergereihten Wörtern. Er spricht wie im Telegrammstil. Seine Sprachproduktion ist stark und das Sprachverständnis leicht beeinträchtigt. Die eingeschränkte Kommunikationsfähigkeit lässt Hr. Au oft verzweifeln. In diesem Fall bedeutet es für den behandelnden Physiotherapeuten: *Zuhören* und *warten*! Es ist wichtig, Hr. Au aussprechen zu lassen und bei unverständlichen Äußerungen nicht zu unterbrechen, sondern warten, ob sich der Sinn nachträglich ergibt. Nicht nur die Sprache dient als Kommunikationsmittel. Auch nonverbale Signale wie Gestik, Mimik oder das Zeigen von Bildern können Aufschluss geben. Hintergrundgeräusche erschweren Hr. Au das Sprechen und Verstehen. Die Umgebung, in der er behandelt wird, sollte deshalb ruhig sein. In Bezug auf das Sprachverständnis stößt Hr. Au bei komplexen Sätzen oder offenen Fragen an seine Grenzen. Er schaut den Therapeuten angestrengt und fragend an. Eine langsame und deutliche Sprache des Therapeuten, bei normalem Tonfall und normaler Lautstärke sind hier hilfreich. Wenn die Aussage nicht vom Patienten verstanden wird, dann sollten andere Formulierungen oder alternative Kommunikationsmöglichkeiten wie Gestik oder der Einsatz einer Bildertafel, verwandt werden.

> Patienten mit Aphasie haben eine veränderte sprachliche Kommunikationsfähigkeit, ihre Denkfähigkeit ist nicht beeinträchtigt!

Überfürsorge ist ebenso kontraproduktiv wie ignorieren. Zuhören, warten, beobachten und mitdenken das sind die Eigenschaften, die für einen erfolgreichen Umgang mit einem aphasischen Patienten wichtig sind!

Ob Sprachstörung oder irgendwelche anderen Störungen, sie werden mehr oder weniger die Kommunikation und den Lehr-Lern-Prozess beeinflussen. Der Therapeut muss für gleiche motorische Ziele andere Strategien entwickeln, als bei einem Patient ohne diese Störungen.

1.2 Progredienz/Chronifizierung

Krankheitsverläufe können in der Neurologie ganz unterschiedlich sein. Symptome, wie sie z.B. bei einer TIA (transitorische ischämische Attacke) auftreten, verschwinden wieder vollständig. Anders jedoch bei einem Insult. Je nach Lokalisation und Umfang entstehen Störungen, die ganz unterschiedliche Verläufe haben. Von der kompletten Funktionsrestitution, über einen Funktionswiedererwerb in Teilbereichen, bis hin zu großen Defekten und Ausfällen. Kenntnisse über den Verlauf und die Prognose einer Erkrankung sind für Physiotherapeuten wichtig, weil sie entscheidend sind für die Zielsetzung, die therapeutische Maßnahme, einschließlich der Hilfsmittelversorgung. Multiple Sklerose, Morbus Parkinson oder die Amyotrophe Lateralsklerose sind Erkrankungen, die einen progredienten Verlauf haben. Das bedeutet, dass das Ziel nicht die komplette Funktionsrestitution sein kann. Während bei einer peripheren Ulnarisläsion, als Folge einer Druckläsion durch ein Ganglion im Handwurzelbereich, durchaus eine komplette Funktionsrestitution zu erwarten ist. Krankheiten wie die Multiple Sklerose sind progredient und verlaufen schubförmig. Für die Physiotherapie ist es wichtig, in welchem Stadium sich der Patient gerade befindet, weil sich daraus Indikation und Kontraindikation für einige Maßnahmen ergeben.

Manche Symptome können im Verlauf auch chronisch werden. Beispielsweise der Schmerz. Der Prozess der Chronifizierung ist begleitet von Enttäuschungen und Rückschlägen, fehlgeschlagenen Behandlungen und falschen Hoffnungen. Die Chronifizierung ist ein Entwicklungsprozess. Es gibt Phasen, in denen der betroffene Mensch seine Schmerzen bagatellisiert oder sich über die Situation ärgert. Später kann es zur Resignation mit sozialem Rückzug und Selbstmordgedanken kommen. Einige wenige Menschen integrieren ihre Krankheit in ihre Zukunftspläne.

Für Physiotherapeuten ist es wichtig zu erkennen, in welcher Phase sich der Patient gerade befindet, um entsprechend zu unterstützen. Ein übermotivierter Patient, für den nur das Motto gilt: „Viel hilft viel", ist über die Folgen einer Überbelastung aufzuklären. Besonders auf der Stufe der Resignation ist es wichtig, den Patienten zu motivieren, mitzuarbeiten, selbst aktiv zu werden und Eigeninitiative zu entwickeln.

Informationen über die Erkrankung und den Verlauf sowie die Möglichkeiten der Therapie verbessern den Kenntnisstand des Patienten und helfen ihm im Prozess seiner Krankheitsbewältigung. Physiotherapeuten können mit Fachkompetenz und Sensibilität im Gespräch den Patienten über seine Situation aufklären und ihn somit unterstützen. Welche Therapiemöglichkeiten gibt es und welche Methoden und Maßnahmen werden eingesetzt, um das Therapieziel zu erreichen? Diese Fragen sollten im Gespräch mit Patient und Angehörigen beantwortet werden. Das grundlegendste therapeutische Mittel ist dabei der Aufbau einer vertrauensvollen Beziehung zwischen Patient, Angehörigen und Physiotherapeut.

1.3 Teamarbeit

Multiple Störungen auf verschiedenen Ebenen erfordern eine umfangreiche Therapie, die von unterschiedlichen Berufsgruppen durchgeführt wird. Aber was nützen viele fachliche Disziplinen, wenn diese aneinander und somit am Patienten vorbei arbeiten? Teamarbeit ist hier das Mittel der Wahl! „Fachübergreifende, ganzheitliche Rehabilitationsziele setzen eine geeignete Teamorganisation und eine aufeinander abgestimmte Arbeitsweise voraus" (Drechsler 1999:54).

Fallbeispiel: Hr. Au: Der Physiotherapeut erfährt von dem behandelnden Neuropsychologen, dass der Patient an Aufmerksamkeitsstörungen leidet. Geräusche und bewegter Hintergrund, z.B. das Vorbeigehen Anderer, lenkt den Patienten ab. Das bedeutet für den Physiotherapeuten, zunächst einmal in einem ruhigen Einzelbehandlungsraum die motorischen Funktionen zu üben. Ist der Patient bereits motorisch so weit fortgeschritten, dass außerhalb der Therapieräume geübt werden kann, wird auch hier mittels systematischer Belastungssteigerung auf die Aufmerksamkeitsstörung eingegangen. Z.B. beim außerhäuslichen Gehtraining: Das Gehtraining wird erst einmal in einem Bereich vor der Klinik/Praxis geübt, der nicht so belebt und unruhig ist. Während der Patient geht, spricht der Therapeut ihn nicht an. Im weiteren Verlauf werden die Anforderungen gesteigert: Gespräche während dem Gehen, Aufmerksamkeitsänderungen durch ein Training in einer neuen und abwechslungsreicheren Umgebung. Der Physiotherapeut geht so während der Behandlung der sensomotorischen Störungen auch auf die neuropsychologischen Störungen ein. Wichtig: Patienten überschätzen sich leicht. Motorisch sind sie durchaus in der Lage, im Behandlungsraum sicher zu gehen. Aber gerade bei Aufmerksamkeitsstörungen wird der Patient in einer neuen Umgebung unerwartet gangunsicher und stürzt leichter.

Ähnliches erfolgt auf dem Gebiet des Neuropsychologen. In der interdisziplinären Teambesprechung informiert der Physiotherapeut alle Therapeuten über die Problematik der subluxierten, schmerzhaften Schulter eines Patienten. Ein korrektes Handling sowie eine adäquate Sitzhaltung und Lagerung der Extremität im Rollstuhl sind Faktoren, welche die Problematik lindern. Der Neuropsychologe sowie alle am Behandlungsprozess Beteiligten berücksichtigen diese Kenntnis im Umgang mit dem Patienten.

Diese Form der Zusammenarbeit wird interdisziplinäre Teamarbeit genannt. Das Team setzt sich aus unterschiedlichen Berufsgruppen zusammen: Pflegekräfte, Neuropsychologen, klinische Linguisten, Logopäden, Musiktherapeuten, Ärzten, Masseuren, Kunsttherapeuten, Motopäden, Sporttherapeuten, Sozialarbeitern, Orthopädiemechaniker, Physiotherapeuten. Kenntnisse aus anderen Fachdisziplinen werden dabei vorausgesetzt, ebenso wie der gleichberechtigte und respektvolle Umgang innerhalb der eigenen und zwischen den Berufsgruppen. Sie arbeiten alle an einem gemeinsam mit Patient und Angehörigen festgelegten Rehabilitationsziel, welches in dem Behandlungsplan der einzelnen Fachbereiche berücksichtigt wird.

Fallbeispiel (Fortsetzung): Das im interdisziplinären Team festgelegte Rehabilitationsziel von Hr. Au lautet: Innerhäusliche Selbstständigkeit mit leichter Unterstützung durch die Ehefrau. Ein daraus abgeleitetes physiotherapeutisches Ziel: Angehörigenanleitung zur Hilfestellung beim Gehen mit Hr. Au.

„Ein reflektiertes, gemeinsames therapeutisches Handeln ermöglicht es, von starren Programmen abzuweichen, auf die individuellen Bedürfnisse der Patienten einzugehen und damit langfristig die Effizienz von Rehabilitation zu erhöhen" (Drechsler 1999:63).

1.4 Schwerpunkt Physiotherapie: Fördern des motorischen Lernens zur Verbesserung der motorischen Kontrolle

Anfang des 20. Jahrhunderts herrschte noch die pessimistische Annahme, dass das Gehirn ein statisches Konstrukt sei mit rigide festgelegten neuronalen Strukturen, ohne die Möglichkeit zur Regeneration nach einer Läsion (Ramon y Cajals 1928). Kaum 10 Jahre später änderte sich die Betrachtungsweise. Foerster (1936) berichtete von der Plastizität des Gehirns und beschrieb aufgrund dessen Behandlungsmaßnahmen für die neurologische Rehabilitation. Besonders die Weiterentwicklung bildgebender Verfahren, wie z. B. der Positronen-Emissions-Tomographie (PET), und elektrischmagnetischer Verfahren, wie z. B. der funktionellen Kernspintomographie (fMRT), ermöglichte es, Hirnfunktionen zu lokalisieren und die Reorganisation nach Hirnläsionen zu untersuchen. Viele Untersuchungen folgten und ihre Ergebnisse unterstrichen deutlich, dass das zentrale Nervensystem eines ausgewachsenen menschlichen Gehirns ein plastisches System ist, welches die Fähigkeit zur Adaption und Reorganisation besitzt. Ganz gleich, ob die Läsion zentral oder peripher ist, ob sie plötzlich eintritt, wie bei einem Schlaganfall oder sich langsam entwickelt, wie bei einer progressiven Muskelerkrankung, in all diesen Fällen muss sich das neuronale System reorganisieren, es muss sich verändern und es muss wieder lernen (Mulder 2001). Aber wie lernt das geschädigte Gehirn motorische Fähigkeiten? Und kann es dabei beeinflusst werden? Das Wiedererlernen motorischer Funktionen, nach einer Gehirnläsion, so Mulder, ist das Ergebnis einer Kombination zwischen den spontan auftretenden Mechanismen (Spontanremission) und einem sorgfältig geplanten und angewandten Lernprogramm. Das bedeutet, dass Physiotherapeuten in den Prozess der Funktionsrestitution eingreifen können. Die Integration der Kenntnisse über die neuronale Plastizität und über das motorische (Wiederer-) Lernen in die Methoden der motorischen Rehabilitation steigert die Effektivität physiotherapeutischer Intervention.

Ein Beispiel für die Fähigkeit des ZNS, motorische Fähigkeiten nach einer zentralen Läsion wieder zu erlernen: Untersuchungen weisen darauf hin, dass „Input" die notwendige Bedingung für das Lernen im Allgemeinen ist. Ohne irgendeine

Form von „Input" verfallen die zentralen Netzwerke. Grillner (1981), beispielsweise, zeigte im Tierexperiment, dass die Schrittbewegungen bei spinalisierten Katzen nur erfolgten, wenn ein afferenter Input gegeben wurde. Durch die Bewegung der Beine auf dem Laufband werden propriozeptive und kutane Afferenzen erregt, diese regen spinale Lokomotionszentren an, die sogenannten „zentralen Mustergeneratoren" oder „Central Pattern Generator" auf Rückenmarksebene, welche die Fähigkeit in sich besitzen, sich rhythmisch zu entladen. Wernig (1992) und Dietz (1995) wandten diese Erkenntnisse erfolgreich in der Behandlung von paraplegischen Patienten an. Durch intensives Laufbandtraining konnten koordinierte Beinbewegungen wieder erreicht werden. Im Verlauf des Trainings waren Lerneffekte erkennbar. Besonders die Patienten mit inkompletter Paraplegie zeigten in den meisten Fällen eine deutliche Verbesserung ihrer Gehleistung auf normalem Untergrund.

1.4.1 Nutzen der neuronalen Plastizität
Klaus Scheidtmann

„Die Regeneration durchtrennter Neurone im ZNS des Menschen ist nie überzeugend demonstriert worden. In den meisten Fällen bleibt nur die Annahme, dass intakte Nervenfasernverbindungen die Funktion des geschädigten Gewebes übernehmen". Diese ernüchternden und zugleich ermutigenden Worte stammen aus einem Erfahrungsbericht des norwegischen Neuroanatomen Alf Brodal, der selbst von einem Schlaganfall betroffen war. Die Behauptung hat z. T. heute noch Gültigkeit und kann aufgrund neuer physiologischer Erkenntnisse entsprechend unterstützt werden.

Neuronale Plastizität

Neuronale Netzwerke können durch Lernen und Erfahrung beeinflusst und verändert werden. Diese Veränderungen sind sowohl auf molekularer (chemische Plastizität) als auch auf struktureller Ebene (anatomische Plastizität) gut beschrieben. Basierend auf tierexperimentellen Untersuchungen konnte gezeigt werden, dass sich bei jungen Versuchstieren, die in ihrer Umgebung Zugang zu verschiedenen Aktivitäten und Spielzeug haben und zusätzlich interagieren können, mehr dendritische Verzweigungen (neuronale Verknüpfungspunkte) und mehr Synapsen/Neuronen entwickeln. Sie zeigen auch eine höhere Genexpression als Versuchstiere, die in einfachen Käfigen aufwachsen.

Ein anderer, sehr wesentlicher Aspekt der neuronalen Plastizität ist die Modifikation der kortikalen Repräsentation von Bewegungen durch Afferenzen (Lernen z. B. mittels Feedback und Erfahren). Transiente (vorübergehende, einer „Zwischenspeicherung" entsprechende) Veränderungen der kortikalen Repräsentation lassen sich durch das Erlernen von Bewegungsaufgaben induzieren. Bekannt ist die Größenzunahme des kortikalen Repräsentationsgebietes der Finger der linken Hand nach besonders intensiv geübten Bewegungen.

> *Mittels bildgebenden Verfahren konnte gezeigt werden, dass häufiges Üben ähnlicher Fingersequenzen (z. B. beim Violinenspiel) das kortikale Repräsentationsareal der Finger vergrößern kann. Diese Ergebnisse sprechen für eine ausgeprägte neuronale Plastizität des gesunden Erwachsenen.*

Spontane Rückbildung und neuronale Plastizität nach Schlaganfall

Auch die Befunde zur Plastizität nach einer Schädigung des Gehirns sind bemerkenswert. Veränderung der neuronalen Aktivität werden sowohl in der Umgebung der Hirnschädigung als auch in entfernt gelegenen Regionen beobachtet. Intrazelluläre Ableitungen im fokal geschädigten motorischen Kortex von Primaten haben gezeigt, dass die Zahl von intakten Neuronenverbänden in der unmittelbaren Umgebung der Läsion mit der Zeit weiter abnimmt – möglicherweise als Folge eines eingeschränkten Gebrauches der gelähmten Extremität oder durch Unterbrechung intrakortikaler Verbindungen. Dieser Verlust an intaktem Gewebe kann durch ein intensives rehabilitatives Training verhindert werden. Gleichzeitig kommt es durch das Training zu einer Größenzunahme jener Kortexareale, in denen die trainierten Extremitäten repräsentiert sind.

> *Die Funktionsübernahme einzelner kortikaler Areale im Falle einer Schädigung eines einzelnen nennt man neuronale Plastizität.*

Sie ist letztendlich eine Substitution auf paralleler (Hirn-)Ebene und entspricht nicht der hierarchischen Ordnung, wie sie z. B. noch von Sherrington 1969 angenommen wurde. Mithilfe von funktionell-bildgebenden Verfahren, wie dem PET (Positronenemissionstomogramm) oder der funktionellen Kernspintomographie, lassen sich bei Schlaganfall-Patienten mit guter funktioneller Rückbildung ebenfalls kortikale Reorganisationsphänomene des motorischen und sensorischen Systems nachweisen. Hinweise für eine funktionelle Reorganisation sind schon früh nach einem ischämischen Insult erkennbar.

Möglicherweise geht die Neuroplastizität der klinischen Funktionserholung voraus und sie ist die neuroanatomische Grundlage für die später folgende klinische Rückbildung. Zusätzlich interagieren in diesem Prozess auch neuropharmakologische Mechanismen zur Funktionsrestitution. Der Schwerpunkt liegt jedoch auf der Physiotherapie nach zentraler Schädigung.

Trainingsinduzierte Plastizität nach Schlaganfall

Die Einflüsse von rehabilitativen Interventionen auf die Reorganisationsprozesse des Gehirns sind bisher noch wenig untersucht. Kürzlich wurde bei chronischen Schlaganfallpatienten der Effekt der Forced-Use-Therapie (erzwungener Gebrauch des paretischen Arms durch Immobilisation des gesunden Arms) auf die kortikale Plastizität mit transkranieller Magnetstimulation untersucht. Dabei zeigte sich, ähnlich wie bei den Versuchen an Affen, eine Größenzunahme des betroffenen motorischen Kortex. Die trainingsinduzierte Plastizität der Forced-Use-Therapie wurde auch in einer Studie mit funktioneller Kernspintomographie demonstriert (Dettmers 2002). Nach 2-wöchiger

Behandlung wurde bei diesen Patienten eine stärkere Aktivität des motorischen Kortex in der Umgebung des Infarktes, aber auch kontralateral in der nicht betroffenen Hemisphäre beobachtet.

Solche Erkenntnisse aus neurophysiologischen Untersuchungen haben für die Etablierung wirksamer Therapieverfahren wesentliche Bedeutung. Behandlungstechniken, die über aufgabenorientiertes Lernen die Neuroplastizität in besonderem Maße fördern, gehören zu den wenigen Behandlungsmethoden in der motorischen Rehabilitation, deren klinische Wirksamkeit in kontrollierten Studien belegt werden konnte (Forced-Use-Therapie, Laufbandtherapie).

> Alf Brodals Beobachtungen vor 30 Jahren (s. o.) sind demnach auch heute hochaktuell. Die von ihm postulierte neuronale Plastizität ist möglicherweise in erheblichem Umfang therapeutisch beeinflussbar. Hierin liegt die große Chance für die Weiterentwicklung der neurologischen Rehabilitation nach zentralnervösen Schädigungen, insbesondere der Physiotherapie.

In Kapitel 6 (siehe S. 41) lernen Sie die Prinzipien des motorischen Lernens kennen und erfahren, welche Faktoren physiotherapeutischer Interventionen die motorische Funktionsrestitution fördern oder hemmen.

1.5 Spezifische Arbeitsfelder entsprechend dem Rehabilitationsfortschritt
Dorothe Wulf

Physiotherapeuten kommen in allen Phasen der neurologischen Rehabilitation zum Einsatz: in der Frühphase auf der Intensivstation oder in einer Stroke Unit, in der weiterführenden Rehabilitation innerhalb verschiedener Rehabilitationskliniken, in ambulanten und teilstationären Rehabilitationseinrichtungen, in Behindertenstätten, in der ambulanten Praxis bis hin zum Einsatz in Institutionen zur beruflichen Wiedereingliederung.

Die Arbeitsgruppe „Neurologische Rehabilitation" des Verbandes Deutscher Rentenversicherungsträger (VDR) entwickelte ein Phasenmodell zur Einteilung neurologisch Erkrankter (**Abb. 1.1**). Nicht jeder Patient durchläuft alle Stufen. In Abhängigkeit vom Erholungsverlauf kann es sein, dass ein Patient von der Phase der Frührehabilita-

tion direkt in die Phase der ambulanten Versorgung wechselt.

Patienten mit neurologischen Krankheitsbildern befinden sich in den oben genannten Einrichtungen jeweils in einem anderen Krankheitsstadium: Akutstadium, Remissionsstadium oder dem Stadium des Dauerschadens. In jedem Stadium stehen unterschiedliche Symptome im Vordergrund. Diese erfordern spezifische, physiotherapeutische Maßnahmen. Hierzu jeweils ein Beispiel aus dem Akut- und aus dem Remissionsstadium:

Unter der Phase A versteht man die Akutbehandlung, auf einer Intensivstation in einem Akutkrankenhaus oder, speziell für die Akutversorgung von Schlaganfallpatienten, in einer sogenannten Stroke Unit. Patienten auf der Intensivstation haben in der Regel lebensgefährliche Organfunktionsstörungen.

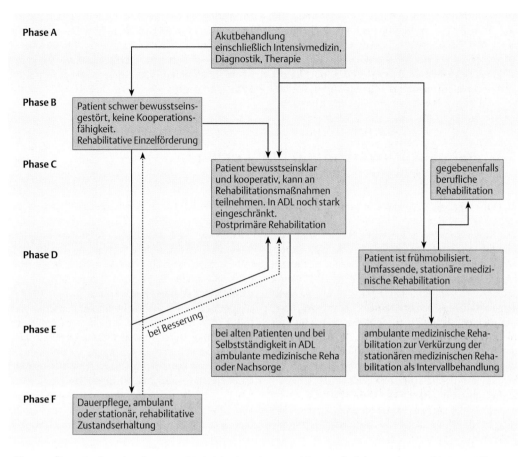

Abb. 1.1 Übersicht der Behandlungs- und Rehabilitationsphasen und ihrer Verknüpfungen (Hummelsheim 1998).

Sie benötigen zur Überwachung und Behandlung u. a. technische Therapieverfahren, wie z. B. das Monitoring des Herz-Kreislauf-Systems oder die künstliche Beatmung. Im Vordergrund der Behandlung stehen Maßnahmen zur Lebenserhaltung und zur Vermeidung von Folgeschäden. Aufgrund der hohen Pflege- und Therapiebedürftigkeit ist eine Intensivstation personell höher besetzt als Normalstationen. Spezifisch qualifizierte Pflegekräfte und Ärzte sind rund um die Uhr im Einsatz. Die Aufgaben der Physiotherapie auf der Intensivstation sind im Schwerpunkt die prophylaktischen Maßnahmen zur Aufrechterhaltung und Förderung der Vitalfunktionen. Besonders bei Patienten nach einem schweren Schädelhirntrauma kommen die sinnesspezifischen Stimulationen (Freivogel 1997:80) hinzu sowie spezifische Lagerungen z. B. als tonusregulierende Maßnahme. Der Patient ist gewöhnlich nur mit einem Hemdchen bekleidet und das Nachbarbett schließt mit geringem Abstand an. Bei allen Maßnahmen ist auf die Wah-

rung der Privatsphäre zu achten. Patienten sollten während der Therapie von Nachbarn und Besuchern bestmöglich abgeschirmt und nicht unbekleidet therapiert oder liegen gelassen werden. Physiotherapeuten sind durch ihre Arbeit auf der Intensivstation besonderen körperlichen und seelischen Belastungen ausgesetzt. Der Umgang mit Sterbenden fordert vom Therapeuten eine hohe psychische Stabilität. Auch ein hohes Maß an Einfühlungsvermögen und die Fähigkeit zur engen Teamarbeit mit Ärzten und Pflegekräften sind Anforderungen, die an den Physiotherapeuten gestellt werden.

Patienten in der weiterführenden oder postprimären Rehabilitation, der sogenannten Phase C, sind bewusstseinsklar und kooperativ. Sie sind in der Lage, aktiv am Rehabilitationsprozess teilzunehmen. Sie benötigen in vielen Alltagsaktivitäten noch Hilfe. Deshalb ist das Ziel der Rehabilitation, die Hilfsbedürftigkeit abzubauen und somit die Selbstständigkeit des Patienten in seinen Alltagsaktivitäten, wie z. B. beim An- und Ausziehen oder Transfer, zu steigern. Je nach Art und Umfang der funktionellen Defizite werden die therapeutischen Maßnahmen ausgewählt. Einzel- und Gruppentherapieformen kommen hier zum Einsatz. Jetzt steht nicht mehr die Prävention im Vordergrund, sondern die Unterstützung der Funktions-restitution als Voraussetzung für die gesellschaftliche Reintegration. Grundlage für die Therapie ist es zu ergründen, welche Faktoren die Funktionen hemmen. Zielfestlegung und Auswahl der geeigneten Maßnahmen zur Zielerreichung sind die nächsten Schritte.

1.6   Krankheitsverarbeitung und Coping bei neurologisch Kranken

Ereignisse wie der Schlaganfall oder ein Schädel-hirntrauma reißen den Betroffenen plötzlich aus seinem gewohnten Lebensalltag. Von heute auf morgen ein meistens offensichtlich behinderter Mensch zu sein, ist ein schockierendes Erlebnis. Ohne dass sich der Betroffene mit der Erkrankung je genauer beschäftigt hätte, werden er und auch seine Angehörigen und Freunde überrascht. Nach der Schreckensbotschaft müssen sich alle an mehr oder weniger veränderte Lebensumstände anpassen. Solche massiven Einschnitte ins Leben eines Menschen müssen verarbeitet werden. Dieser Prozess wird Krankheitsverarbeitung genannt. Die Verarbeitung ist ein dynamischer Prozess, der von unterschiedlichen Faktoren, wie z. B. den Therapiefortschritten oder den Reaktionen im persönlichen Umfeld, beeinflusst wird.

Dabei muss sich der Patient mit dem Verlust an Körperfunktionen und den daraus resultierenden Folgen auseinandersetzen, wie z. B. der Tatsache, nie wieder Tennisspielen zu können. Häufig ist dieser Prozess mit starken Gefühlen, wie Zorn, Wut oder Trauer über den Verlust, verbunden und wird von subjektiven Vorstellungen des Patienten geleitet. Der Prozess betrifft nicht nur den Patienten selbst, sondern auch sein soziales Umfeld.

Die Strategien und Mechanismen zur Bewältigung der Krankheit und der Krankheitsfolgen werden Coping genannt.

Es gibt verschiedene Bewältigungsstrategien, die ein Patient anwendet, z. B. Vertrauen in Ärzte und Therapeuten, Kampfgeist, Selbstermutigung, Ablenkung etc. Therapeutisch ist professionelle Hilfe mittels Psychotherapie das Mittel der Wahl. Hier können individuelle Bewältigungsstrategien mit dem Patienten erarbeitet werden.

Aber auch Physiotherapeuten können ihren Beitrag leisten und den Patienten bei der Krankheitsverarbeitung unterstützen. Entscheidend ist hier, sich Zeit zu nehmen für Gespräche: Dem Patienten zuhören und ihn ernst nehmen, schafft Vertrauen, die Grundlage für eine erfolgreiche Zusammenarbeit; auf Ziele und Wünsche des Patienten eingehen, ihn informieren und aufklären über seine motorischen Störungen und deren Entwicklungspotential; erläutern, welche Maßnahmen durchgeführt werden und wie der Patient aktiv mitmachen kann, um die Erfolge zu maximieren. Machen Sie dem Patienten Mut. Zeigen sie ihm auf, was er kann und wo seine Ressourcen stecken. Gehen sie dabei sensibel vor. Machen sie keine unrealistischen Versprechungen. Zeigen Sie ihm, wie er sich trotz Handicap im Alltag zurecht finden kann und beziehen sie Angehörige in den Therapieprozess mit ein. Informieren sie ihn über Möglichkeiten des Austauschs mit anderen Betroffenen, wie z. B. in einer Schlaganfall-Selbsthilfegruppe. All diese Aspekte helfen ihm beim Aufbau einer neuen Lebensperspektive und unterstützen den Prozess der Krankheitsbewältigung.

1.7   Pharmakologische Einflüsse
Klaus Scheidtmann

In der Rehabilitation spielt die pharmakologische Behandlung eine wichtige Rolle. Dem Patient werden beispielsweise in der akuten Phase z. T. hochdosiert Analgetika, Sedativa und Narkosemittel verabreicht. In der Remissionsphase werden u. a. Medikamente gegeben, welche für die funktionelle Erholung der neuronalen Strukturen hilfreich sind. Viele Patienten leiden nach einer Hirnläsion unter Depressionen und werden entsprechend medikamentös antidepressiv behandelt. Auch andere

Symptome wie Spastik, Tremor, Antriebsstörungen usw. werden medikamentös behandelt. Physiotherapeuten sollten wissen, unter welchem Medikamenteneinfluss ihr Patient steht und sollten bei Auffälligkeiten, die z. B. durch einen Medikamentenwechsel positive oder negative Auswirkungen auf die Therapie haben, in engem Austausch mit dem behandelnden Arzt stehen. Hier ein Beispiel zum medikamentösen Einfluss von Dopamin bei Morbus Parkinson:

Kernproblem bei der Parkinson-Krankheit ist der Mangel an Dopamin. Dopamin ist ein Neurotransmitter (Botenstoff), der für den Körper in vielen unterschiedlichen Bereichen eine natürliche Rolle spielt. Er übermittelt Befehle des Nervensystems an die Muskulatur. Das größte Vorkommen dieses Stoffes findet sich in der Substantia nigra im Hirnstamm. Bei Parkinsonerkrankten ist die Dopaminkonzentration stark gesunken. Medikamente, die den Dopaminmangel ausgleichen, wirken in der Regel gut. Dopamin wirkt aber außer im Gehirn auch in einigen Bereichen des Sympathikus, dem anregend wirkenden nervalen System. Dopamin fördert also die Sympathikusaktivität. Deshalb leidet der Patienten bei der Einnahme von Dopamin häufig an Kreislaufbeschwerden, es wird ihm schwindlig oder schwarz vor Augen. Besonders in der Phase der medikamentösen Einstellung hat der Patient mit diesen Nebenwirkungen zu kämpfen.

Vorsicht während der Physiotherapie: Kreislaufbeschwerden führen zu einem erhöhten Sturzrisiko beim Patienten. Der Physiotherapeut sollte Veränderungen, die er während der Therapie feststellt, dokumentieren und an den Arzt weiterleiten, damit die Medikation ggf. optimiert werden kann.

Kenntnisse über die Wirkung und möglichen Nebenwirkungen von Medikamenten sind wichtig, um motorische Reaktionen in der Therapie objektiver interpretieren zu können. Medikamente können sich nicht nur auf die Motorik, sondern auch auf andere Bereich auswirken, z. B. auf die Psyche.

Um auch hier Verhaltensreaktionen des Patienten, wie z. B. Affektlabilität oder Aggressivität bewerten und interpretieren zu können, sind Grundkenntnisse über die Pharmakologische Wirkweise entscheidend.

Die **Tabellen 1.1** und **1.2** zeigen die Wirkungen pharmazeutischer Stoffe.

Tabelle 1.1 Medikamentöser Einfluss auf die Reorganisation

Positiver Einfluss	*Negativer Einfluss*
Blutdrucksenkende Medikamente aus der Stoffgruppe der Ca-Antagonisten	Neuroleptika aus der Stoffgruppe der Butyrophenone
Antidementiva aus der Stoffgruppe der Cholinesterasehemmstoffe	GABA-agonistische Substanzen wie Benzodiazepine
Dopamin und Dopaminagonisten	Antikonvulsiva, z. B. Phenytoin, Barbiturate
Amphetamine	Blutdrucksenkende Medikamente mit zentraler Wirkung aus der Stoffgruppe der α1-Rezeptorblocker, α2-Agonisten
Antidepressiva mit Erhöhung der Noradrenalin-Konzentration	Äthylalkohol

Tabelle 1.2 Spezifische Substanzen zur Behandlung depressiver Symptome in der Rehabilitation (Scheidtmann 2003)

Substanz	Stoffgruppe	Besonderheiten für den Therapeuten
Citalopram Sertralin Paroxetin Fluoxetin	Serotonin- reuptakehemmer	Kann bei alten moribunden Patienten wegen der geringen Nebenwirkung eingesetzt werden, Wirkungseintritt ca. nach 2 Wochen, auch in der Behandlung des pathologischen Weinen/Lachen einsetzbar
Nortriptylin Desipramin	trizyklisches Antidepressivum	Antriebssteigernde Eigenschaft, Vorsicht bei Herz-Vorerkrankung
Doxepin	trizyklisches Antidepressivum	Hat einen positiven Einfluss auf die Reorganisation Auf Grund seiner sedierenden Eigenschaft insbesondere bei Depressionen mit Suizidalität indiziert
Venlavaxin	Serotonin-Noradrenalin- Wiederaufnahmehemmer	Sehr potentes Antidepressivum, Wirkeintritt bereits nach wenigen Tagen, auch hier muss auf die kardiale Verträglichkeit geachtet werden
Reboxetin	selektiver Noradrenalin- Wiederaufnahmehemmer	theoretisch positiven Einfluss auf die Reorganisation bisher keine Studiendaten dazu, insbesondere antriebssteigernder Effekt
Mirtazapin	tetrazyklisches Antidepressivum	Antidepressivum der neuen Generation mit schlafanstoßender Komponente, Vorsicht bei der gleichzeitigen Gabe von Alkohol und Benzodiazepinen (Wirkungsverstärkung), nicht bei Diabetes melllitus geeignet
Clozapin Olanzapin Quetiapin	Neuroleptika vom atypischen Charakter	Indikation bei Verwirrtheit und produktiv psychotischer Symptomatik, die sowohl bei Depressionen, hypoxischen Hirnschädigungen, SHT, aber auch in der Behandlung des Parkinson-Syndroms auftreten können; Atypische Neuroleptika haben einen geringeren negativen Einfluss auf die Reorganisation als typische Neuroleptika

Literatur

Cajals Ramon y. Degeneration and regeneration of the nervous system. London: Oxford University Press; 1912.

Dettmers C, Rintjes M, Weiler C. Funktionelle Bildgebung in der Physiotherapie. Bad Honnef: Hippocampus; 1998.

Dietz V, Colombo G, Jensen L, Baumgartner L. Locomotor capacity of spinal cord in paraplegic patients. Ann Neurol. 1995;37:574–582.

Drechsler R. Interdisziplinäre Teamarbeit in der Neurorehabilitation. In: NeuroRehabilitation. Frommelt P. Grötzbach H. Blackwell Wissenschaftsverlag, Berlin, Wien 1999: 54–64.

Foerster O. Übungstherapie. In: Bumke O, Foerster O, Hrsg. Handbuch der Neurologie. Berlin: Springer; 1936:316–414.

Freivogel S. Motorische Rehabilitation nach Schädelhirntrauma. München: Pflaum Verlag; 1997.

Grillner S., Control of locomotion in bipeds, tetrapods, and fish. In: Bookhart JE, Moutcastle VB, books VB, Geiger SR: Handbook of Physiology, Section 1, Vol.2, Part 2, Md. American Physiological Society, Bethesda 1981: 1127–1236.

Mulder T, Hochstenbach J. Adaptability and Flexibility of the Human Motor System: Implications for Neurological Rehabilitation. Neural Plasticity. 2001;8:131–140.

Scheidtmann K. Depression nach erworbener Hirnschädigung. Neural Psychia 2003;9:26–28.

Sherrington CS. The integrative action of the nervous system. Yale University press. N Haven C 1906/reprinted 1947.

Wernig A, Müller S. Laufband locomotion with body weight support improved walking in persons with spinal cord injuries. Paraplegia. 1992;30:229–238.

Noch ein Wort in eigener Sache:
Herzlichen Dank an die Therapeuten und Patienten der Neurologischen Klinik Bad Aibling und des Marienhospitals Wattenscheid, die sich für die Fotos zur Verfügung stellten. Dorothe Wulf

Nerven leiten mit einer Geschwindigkeit von ca. 40-60 m/sec

Die Schädigung des 1. Motoneurons kann eine Spastik verursachen

Die gemeinsame Endstrecke des sensomotorischen und vegetativen Nervensystems ist der periphere Nerv

Sympathikus und Parasympathikus wirken antagonistisch

2 Zentrales Nervensystem

Klaus Scheidtmann

Wissen Sie, wie viele Neurone zwischen Großhirn und Muskel hintereinander verschaltet sind? Es sind zwei. Das 1. und 2. Motoneuron. Die Verschaltung der beiden findet am Alpha-Motoneuron in der Vorderhornzelle des Rückenmarks statt.

Und wissen Sie, mit welcher Geschwindigkeit Nerven dem Gehirn Nachrichten übermitteln können? Mit der eines Formel-1-Autos. Mit 360 km/h, oder anders ausgedrückt: Nerven leiten mit einer Geschwindigkeit von ca. 40–60 m/s.

Der menschliche Körper setzt sich aus Millionen von Zellen zusammen, von denen jede eine bestimmte Aufgabe zu erfüllen hat. Zellen mit gleichen Aufgaben können sich zusammenschließen und so ein Gewebe oder ein Organ bilden. Sie erfüllen so unterschiedliche Funktionen wie die Atmung, Verdauung oder auch die Bewegung. Damit dies nicht alles durcheinander gerät, muss ein Nachrichtensystem bestehen, das die einzelnen Funktionen aufeinander abstimmt. Dieses Nachrichtensystem ist das Nervensystem. Und wie Sie an den beiden Eingangsfragen erkennen, ein sehr effektives Nachrichtensystem.

> *Das Nervensystem versetzt den Menschen in die Lage, Umweltinformationen, die in Form von physikalischen Reizen (z. B. Licht, Schall, Wärme, chemische Reize) auf ihn einwirken, aufzunehmen, zu verarbeiten und entsprechend darauf zu reagieren.*

Das Nervensystem besteht aus einem Geflecht von Nervenzellen, den Neuronen, die untereinander durch „Verlängerungen", Axonen und Dendriden, verbunden sein können. Dieses komplexe Geflecht ist so eingerichtet, dass es die Befehle des Gehirns (zentrales Nervensystem) an die Muskulatur (peripheres Nervensystem) weiterleitet und automatisch die Funktionen des Körpers steuert, die nicht dem Willen unterworfen sind (vegetatives bzw. autonomes Nervensystem).

Einteilung des Nervensystems

Das Nervensystem des Menschen lässt sich anatomisch und/oder funktionell auf verschiedene Weise unterteilen. Eine solche Einteilung ist willkürlich und dient vor allem dem Verständnis von Teilbereichen, da sich in Wirklichkeit meist Strukturen und Funktionen überlappen. Anatomisch (strukturell) sind Zentralnervensystem (ZNS) und peripheres Nervensystem (PNS) zu trennen. Zum ZNS werden Gehirn und Rückenmark gerechnet, die verbleibenden, dem Gehirn und Rückenmark entspringenden Nerven (-wurzeln) mit ihrer Fortsetzung in Form einzelner Nerven bilden das periphere Nervensystem. Physiologisch (funktionell) lassen sich die Nervensysteme nach einzelnen Aufgaben unterscheiden in

- sensomotorisches System;
- peripheres Nervensystem;
- vegetatives Nervensystem.

Das sensomotorische Nervensystem dient, vereinfacht gesagt, der Auseinandersetzung des Organismus mit seiner Umgebung. Es empfängt Sinneseindrücke (Sehen, Hören, Schmecken, Fühlen/Temperatur/Schmerz etc.), die zunächst spezielle Organe, die sogenannten Rezeptoren anregen. Anschließend erfolgt die Weitervermittlung des Sinneseindrucks über die Nervenfasern des peripheren Nervensystems, dann über die Bahn des Rückenmarks bis in die speziellen Bereiche des Gehirns, wo sie wahrgenommen werden. Neben dem Empfang und der Wahrnehmung von Sinneseindrücken ist die 2. Aufgabe des sensomotorischen Nervensystems die Motorik, d. h. die Entstehung von Bewegung.

Pyramidales System

Betrachtet man zunächst nur eine „einfache Bewegung" wie z. B. das Beugen eines Fingers, so ergibt sich als Ereigniskette zunächst die Aktivierung eines sogenannten Bewegungsmusters („Beuge den rechten Zeigefinger") in einem speziellen Hirnareal. Von dort aus erfolgt die Aktivierung mehrerer Nervenzellen, die für die einzelnen, bei dem Vorgang beteiligten Muskeln verantwortlich sind, in der Zentralregion des Gehirns. Von dort werden die Befehle über spezielle Bahnen quer durch das Gehirn zu verschiedenen Bereichen des Rückenmarks geleitet, um dort liegende Nervenzellen zu erregen. Die Fortsätze dieser Nervenzellen verlassen das Rückenmark durch die Nervenwurzel, um in den peripheren Nerven an Fingermuskeln zu enden.

> *Von besonderer Bedeutung für den Physiotherapeuten ist das Verständnis des motorischen Systems.*

Die Rinde der Präzentralregion (Area 4) gilt als der klassische Ursprungsort der sog. *Motorik-Bahn,* der Pyramidenbahn und als Prototyp des motorischen Kortex zu verstehen (Brodmann 1905). **Abb. 2.1** zeigt verschiedene Areale der Hirnrinde und beispielhaft die topografische Zuordnung von Störungen.

Entwicklungsgeschichtlich ist die Pyramidenbahn die jüngste der absteigenden (deszendierenden) Bahnen; sie ist bei Primaten und Menschen deutlich stärker ausgebildet als bei anderen Säugern. Aus elektrischen Reizversuchen an der freigelegten Kortexoberfläche des Menschen ist die somatotope Gliederung auf der motorischen Rinde genau bekannt (**Abb. 2.2**).

Die Neuriten der Pyramidenzellen ziehen als sogenannte Pyramidenbahn durch das Marklager. Sie laufen dabei fächerförmig zusammen, um als hinterer Schenkel der sogenannten inneren Kapsel zwischen Thalamus und Linsenkern nach unten zu ziehen und anschließend als Hirnschenkel vor dem Mittelhirn aufzuliegen. In Höhe dieses Bereichs, der auch Brücke genannt wird, kreuzen ein Teil dieser Fasern auf die Gegenseite, um in motorischen Kernen die einzelnen Hirnnerven zu bilden. Dieser Teil der Pyramidenbahn wird auch als Tractus corticopontinus bezeichnet (**Abb. 2.3**).

Die Fasern der verbleibenden Pyramidenbahn (Tractus corticospinalis) ziehen aufgefächert zwischen den querverlaufenden Fasern der Brücke hindurch, um sich anschließend als Anschwellung (von den Anatomen als Pyramiden bezeichnet) wieder zusammenzufinden. Unterhalb der Pyramiden kreuzen 80–85 % der Fasern zur Gegenseite (Decussatio pyramidum), um anschließend im seitlichen Anteil der weißen Substanz des Rückenmarks weiter nach unten zu ziehen (Tractus corticospinalis lateralis). Die nicht kreuzenden Fasern gelangen im vorderen Bereich des Rückenmarks nach unten, um letztlich auf Segmenthöhe zu kreuzen (Tractus corticospinalis anterior).

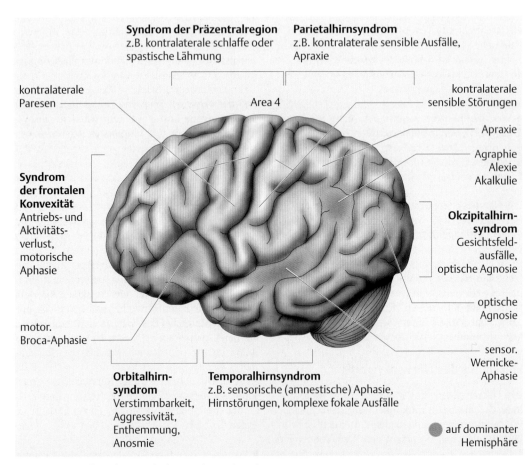

Abb. 2.1 Hirnrinde und topografische Zuordnung der Störungen.

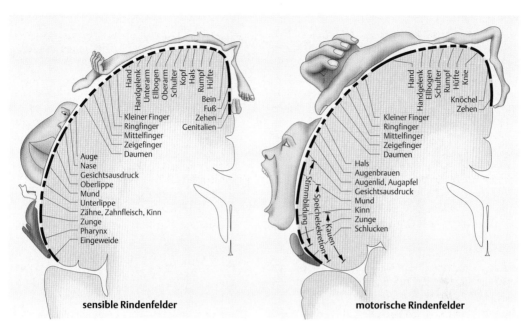

Abb. 2.2 Somatotope Gliederung der motorischen Rinde in Form eines Homunculus (Penfield u. Rasmussen 1950).

Etagenweise findet eine Verzweigung der Fasern statt, die ihre Information auf die in der jeweiligen Höhe befindlichen motorischen Vorderhornzellen, z. T. auch über kleine zwischengeschaltete Interneurone, übertragen. Deren Fortsätze verlassen als motorische Vorderwurzeln das Rückenmark, vereinigen sich mit den Hinterwurzeln zum Spinalnerv, um anschließend als motorischer Anteil eines peripheren Nervs zum jeweiligen Muskel zu ziehen.

Ursprünglich wurde das motorische System als eine hierarchisch organisierte Struktur aufgefasst, in dem der primäre Motorkortex die übergeordnete Schaltstelle repräsentiert, die verantwortlich für die Ausführung und Kontrolle der Extremitätenmotorik via Pyramidenbahn ist. Dabei wurden der prämotorische Kortex (dorsolaterale Anteile Area 6) und der supplementärmotorische (mediale Anteile Area 6) mitverantwortlich für die Planung und Vorbereitung der Willkürmotorik gemacht. Neuere Untersuchungen zeigen jedoch, dass es mehrere parallel arbeitende, deszendierende motorische Bahnsysteme gibt, die jeweils eine somatotope (homunculusartige) Gliederung aufweisen. **Abb. 2.4** stellt die motorischen Leitungsbahnen schematisch dar. Im Detail ist die neuronale Organisation von Willkürbewegung immer noch nicht restlos verstanden. Selektive Läsionen dieser einzelnen motorischen Bahnsysteme unterbrechen daher die Impulsübermittlung einzelner motorischer Rindenfelder zum Rückenmark. In vielerlei physiologischen Untersuchungen, auch mittels funktioneller Bildgebung und transkranieller Kortexstimulation, konnte gezeigt werden, dass die verbliebenen motorischen Bahnsysteme die Funktion der ausgefallenen Bahnsysteme übernehmen können, und dass hierin ein wesentliches Prinzip motorischer Funktionsrückbildung liegt (siehe Kap. 1, Plastizität, S. 7).

Bei einer Schädigung der Pyramidenbahn findet man das Babinski-Zeichen, bei einer Schädigung des 1. Motoneurons sind die Muskeleigenreflexe gesteigert, bis hin zu verbreiterten Reflexzonen und kloniformen Reflexantworten. Hier kann dann von spastischer Tonuserhöhung gesprochen werden.

Die Schädigung des 1. Motoneurons kann eine Spastik verursachen!

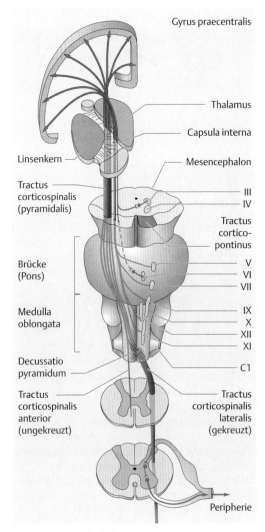

Abb. 2.3   Pyramidenbahn.

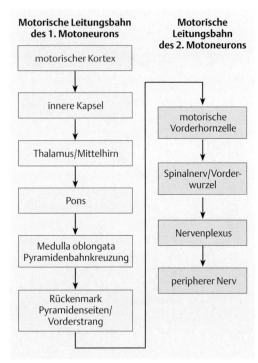

Abb. 2.4   Motorische Leitungsbahnen.

Extrapyramidales System

Bereits vor der Aktivierung der Pyramidenzellen sowie auch bei der Informationsweiterleitung entlang der Pyramidenbahn wird durch Verzweigung beteiligter Neuriten das sogenannte extrapyramidal-motorische System aktiviert. Im Gegensatz zur Pyramidenbahn verlaufen die Fasern des extrapyramidalen Systems nicht entlang des Tractus corticospinalis. Das extrapyramidale System setzt sich aus weitverzweigten Faserzügen zusammen, die die Funktion zahlreicher Areale in der grauen Substanz integrieren und letztlich modulierend einerseits auf die die Willkürbewegung generierenden Zentren des Kortex, andererseits auf die durch die Pyramidenbahn aktivierten motorischen Vorderhornzellen einwirken.

Die zugehörigen Nervenzellen finden sich in den verschiedenen Inseln grauer Substanz im Marklager des Großhirns, den sogenannten *Basalganglien* (Nucleus caudatus, Nucleus putamen, Nucleus Nucleus globus pallidus, Nucleus thalamus) sowie in mehreren Gebieten grauer Substanz in den tiefen Hirnabschnitten, von denen insbesondere die sogenannte schwarze Substanz (Substantia nigra) und der rote Kern (Nucleus ruber) zu nennen sind sowie das Kleinhirn (**Abb. 2.5**).

Hier findet eine Art Fine-Tuning der Bewegungen statt, ein Abgleich zwischen Agonist-Antagonist.

Durch die Mitarbeit des extrapyramidalen Systems werden Kontraktionsgeschwindigkeit und Aktivität der beteiligten Muskeln verändert, es werden automatische Ausgleichsbewegungen (Gewichtsverlagerung beim Gehen, Mitschwingen der Arme) eingeleitet. Während die primär geplante, vom pyramidalen System ausgeführte Bewegung uns meist bewusst ist, laufen die Aktivitäten des extrapyramidalen Systems weitgehend im Unterbewusstsein ab.

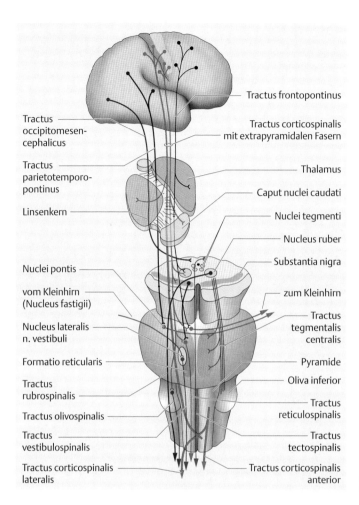

Tractus frontopontinus

Tractus occipitomesencephalicus

Tractus corticospinalis mit extrapyramidalen Fasern

Tractus parietotemporopontinus

Thalamus

Linsenkern

Caput nuclei caudati

Nuclei tegmenti

Nucleus ruber

Substantia nigra

Nuclei pontis

vom Kleinhirn (Nucleus fastigii)

zum Kleinhirn

Tractus tegmentalis centralis

Nucleus lateralis n. vestibuli

Formatio reticularis

Pyramide

Tractus rubrospinalis

Oliva inferior

Tractus reticulospinalis

Tractus olivospinalis

Tractus vestibulospinalis

Tractus tectospinalis

Tractus corticospinalis lateralis

Tractus corticospinalis anterior

Abb. 2.5 Extrapyramidalmotorisches System.

Kleinhirn

Das *Kleinhirn* (Cerebellum) ist ein Teil des *Mesenzephalons* (dorsal übergelagertes Reflexzentrum). Es ist im Nebenschluss mit allen anderen Abschnitten des ZNS verbunden.

Die zerebellären Leitungsbahnen zur Kommunikation mit den anderen Abschnitten des ZNS verlaufen durch die *Kleinhirnstiele* (Pedunculi cerebellares) zu verschieden Kernen wie z. B. Olive, Vestibular-Kerngebiet.

> *Das Kleinhirn erfüllt koordinative Aufgaben, vor allem im Bereich der Motorik. Es dient als „Monitor" und nicht „Initiator" von Bewegungen und sichert durch seine Überwachungsfunktion den harmonischen Ablauf von Bewegungen. Eine Schädigung des Kleinhirns verursacht daher Koordinationsstörungen.*

Symptome bei Kleinhirnschädigungen

Ataxie: Zu den Koordinationsstörungen gehört die Ataxie. Je nach Lokalisation der Schädigung entsteht eine Sitz-, Stand-, Gang- oder Extremitäten-Ataxie. Auch Dysmetrie (fehlende Zielgenauigkeit von Bewegungen), Dysarthrie (z. B. skandierende Sprache) und Dysdiadochokinese (Störung von schnell aufeinander folgenden Bewegungen) sind zu diesem Symptomkomplex zu rechnen.

Nystagmus: Eine fehlende Blickstabilisierung bezeichnet man als Nystagmus. Er äußert sich in „Augenzittern" oder Zerfall von glatten Folgebewegungen in sakkadierte Bewegungen.

Störung des Muskeltonus: Es kommt zur Herabsetzung des Tonus mit schnellerer Ermüdbarkeit der Muskulatur (siehe neurologischer Befund in Kapitel 7).

Hirnareale und funktionelle Zurordnung

Die folgende Checkliste gibt einen Überblick über die wichtigsten Hirnareale und ihre funktionelle Zuordnung.

Checkliste

Präfrontaler Kortex:	Problemlösen, Emotionen, komplexes Denken;
Motorischer Assoziationskortex:	Koordination von komplexer Bewegung;
Primärer motorischer Kortex:	Initiation willentlicher Bewegung;
Primärer somatosensorischer Kortex:	taktile Information vom Körper;
Sensorischer assoziativer Kortex:	verarbeitet komplexe Sinnesinformationen;
Visueller assoziativer Kortex:	komplexe Verarbeitung visueller Informationen;
Visueller Kortex:	nimmt visuelle Stimuli auf;
Auditorischer assoziativer Kortex:	komplexe Verarbeitung auditiver Informationen;
Auditorischer Kortex:	nimmt lautliche Stimuli auf; Lautstärke, Tonqualität;
Wernicke-Areal:	Sprachverständnis;
Broca-Areal:	sprachliche Produktion und Artikulation;
Basalganglien:	Koordinieren von Bewegung: Gleichmäßigkeit einer Bewegung, Zielbewegung;
Hippocampus:	Lernen und im Gedächtnis behalten; der Hippocampus ist gleichzeitig Teil des limbischen Systems. Er ist verantwortlich für die Motivation beim Lernen (auch motorisches Lernen): „From motivation to motion";
Amygdala:	emotionale Zustände werden mit autonomen und endokrinen Reaktionen verknüpft;
Limbisches System:	emotionales Verhalten in einer gegebenen Situation. Das limbische System setzt sich aus der Amygdala, dem Hippocampus, den Mamillarkörperchen und dem Gyrus cinguli zusammen.
Dienzephalon:	Thalamus. Integration der Sinnes- und motorischen Informationen. Verarbeitung und Weiterleitung von Information zum Kortex, der seinerseits Information zum Thalamus sendet. Der Thalamus gibt diese – verarbeitet – zu anderen Gehirnarealen, bzw. zum Rückenmark. Empfindungsqualität und Wachheitsgrad werden so mitbestimmt.
Hypothalamus:	Körpertemperatur, Emotion, Hunger, Durst, zirkadianer Rhythmus; der Hypothalamus besteht aus verschiedenen Teilen und befindet sich in der Hirnbasis. So groß wie eine Erbse (1/300 des Gehirngewichts), funktioniert wie ein „Thermostat"). Der Hypothalamus kontrolliert die Hypophyse;
Hirnstamm:	Formatio retucularis: Steuerung von Wachheit und Aufmerksamkeit;
Mesenzephalon:	Kontrollfunktion beim Sehen, Hören, bei Augenbewegung, Körperhaltung;
Pons (Rhombenzephalon):	Die Brücke für Bewegungsinformationen zwischen zerebralem Kortex und Zerebellum;
Medulla oblongata:	Atmen, Herzschlagrate, Blutdruck, Verdauung.

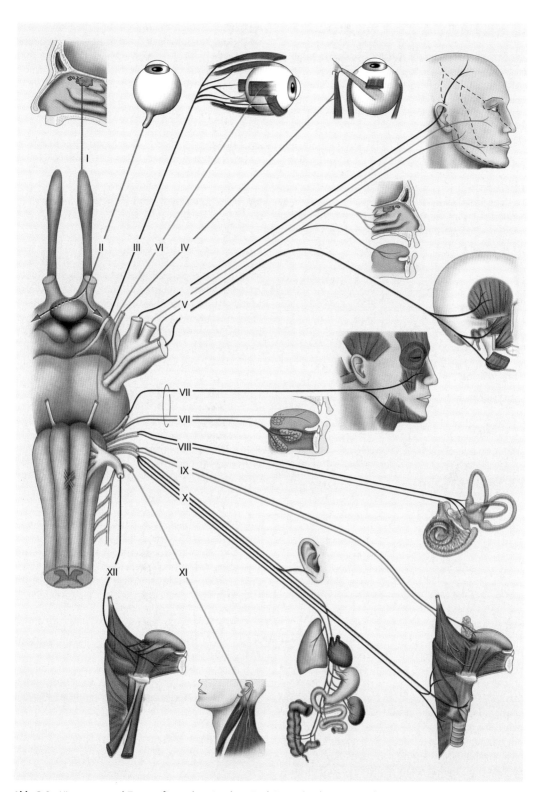

Abb. 2.6 Hirnnerven und Topografie zu den einzelnen Funktionen (nach Duus 1995).

Hirnnerven

Zu den Hirnnerven werden 12 Paare peripherer Nerven gerechnet, welche direkt aus dem Gehirn austreten, bzw. ins Gehirn eintreten und Aufgaben überwiegend im Bereich des Kopfes übernehmen (**Tab. 2.1**). Man unterscheidet die Hirnnervenkerne, Areale grauer Substanz im Bereich des Hirnstamms, in denen sich die Nervenzellleiber befinden, und die eigentlichen Hirnnerven, die deren Fortsätze darstellen. Eine Sonderstellung nehmen dabei ein Teil des 1. und des 2. Hirnnerven ein, da es sich bei diesen eigentlich nicht um Nerven, sondern anatomisch um „ausgelagerte Gehirnteile" handelt, die mit den übrigen peripheren Nerven wenig gemein haben (**Abb. 2.6** siehe S. 21).

Tabelle 2.1 Hirnnerven

Nerv	Funktion
I. N. olfactorius	Geruchssinn
II. N. opticus	Sehschärfe
III. N. oculomotorius IV. N. trochlearisVI. N. abducens	Motorik der Augen
V. N. trigeminus	Kaumotorik, Gesichtssensibilität
VII. N. facialis	Mimik
VIII. N. cochleovestibularis	Hörsinn, Gleichgewichtsorgan
IX. N. glossopharyngeus	Gaumen- und Pharynxinnervation
X. N. vagus	Innervation innerer Organe
XI. N. accessorius	Innervation der Mm. trapezius und sternocleidomastoideus
XII. N. hypoglossus	Zungenmotorik

Rückenmark

Das Rückenmark beginnt unterhalb der Pyramidenkreuzung. Der oberste Teil stellt die Medulla oblongata dar (Synonym: verlängertes Rückenmark). Es besteht zentral aus grauer, seitlich aus weißer Substanz. Die weiße Substanz wird von den Leitungsbahnen des Vorder-, Seiten- und Hinterstranges (Funiculus anterior, lateralis bzw. posterior) gebildet. Sie entlässt im Hals-, Brust(korb)-, Lenden- und Kreuzbeinabschnitt (Zervikal-, Thorakal-, Lumbal- bzw. Sakralmark) segmental motorische (parasympathische und sympathische) vor-

dere Wurzelfäden und nimmt entsprechende sensible (aus den Spinalganglien) hintere Wurzelfäden auf. Beide Wurzeln vereinigen sich jenseits des Spinalganglions zum gemischten peripheren Nerv.

Reflexe werden auf Rückenmarksebene vermittelt, weil eine zentrale Steuerung viel zu lang bräuchte. So ist es möglich, schnell die Hand von der heißen Herdplatte zu ziehen, obwohl wir noch keinen Schmerz durch die Verbrennung wahrgenommen haben; also ein reiner Schutzreflex.

> *Reflexe führen auf kürzestem Weg und rasch zu einer zweckmäßigen Reaktion.*

Eigen- und Fremdreflexe

Die meisten unserer Muskeln sind auch im Ruhezustand leicht angespannt. Nur auf diese Weise wird unsere aufrechte Haltung möglich, denn ohne ständige Muskelspannung würde das Skelett in sich zusammenfallen. Diese „Vorspannung" der Muskeln nennt man *Haltetonus*. Dass wir bei aufrechter Haltung in den Kniegelenken nicht einknicken, verhindert der Kniesehnenreflex (auch Patellarsehnenreflex). Schon leichtes Einknicken im Kniegelenk dehnt den Streckmuskel im Oberschenkel, der Reflex wird ausgelöst. Dies führt zu einer ausgleichenden, von den Muskelspindeln kontrollierten Kontraktion dieses Muskels. Das wiederum ist nur möglich, wenn der Haltetonus des Gegenspielers, des Beugers, während der Kontraktion des Streckers durch Hemmung ausgeschaltet wird. Zieht sich andererseits der Beugemuskel zusammen, erschlafft der Strecker durch Hemmung.

Dieses Zusammenspiel ist ein wichtiges Prinzip nervöser antagonistischer Regelung, der Eigenreflex. Der Rezeptor liegt im Erfolgsorgan (Muskel), der Reflexbogen ist monosynaptisch (**Abb. 2.7**).

Neben den Eigenreflexen gibt es die Fremdreflexe, auch Flucht- oder Flexorenreflex genannt (**Abb. 2.8**). Diese Reflexart liegt z. B. vor, wenn ein Schmerz an der Fußsohle das Hochschnellen des Beines mit Beugung im Knie- und Hüftgelenk bedingt. Man spricht auch vom polysynaptischen Reflex.

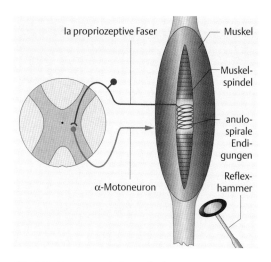

Abb. 2.7 Monosynaptischer Reflexbogen.

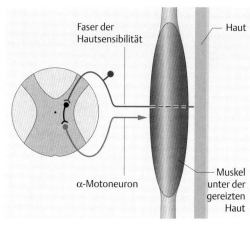

Abb. 2.8 Fremdreflex.

Literatur

siehe Kapitel 4, S. 31

3 Peripheres Nervensystem

Klaus Scheidtmann

Die Neuronen des peripheren Nervensystems leiten über Rezeptoren aus der Umwelt und dem Körperinneren aufgenommene Informationen zum Gehirn. Sie leiten darüber hinaus zentrale Befehle an Skelettmuskulatur und Drüsen in den entsprechenden Körperregionen. Unterhalb der Hirnnerven, beginnend in Höhe des verlängertes Marks, ziehen aus jedem Rückenmarksegment vorne und hinten je ein paar Nervenwurzeln.

Die vorderen Wurzeln enthalten Informationen aussendende Nervenfasern (motorisch und vegetativ), die hinteren Wurzeln leiten empfangene Information (sensibel, vegetativ) weiter.

Im Verlauf der hinteren Wurzel findet sich eine Verdickung, die Nervenzellleiber sensibler Nerven enthält, das Spinalganglion. Kurz nach dem Verlassen des Rückenmarks vereinigen sich segmental vordere und hintere Wurzel auf beiden Seiten und bilden gemeinsam je einen Spinalnerven.

Hautareale und Muskeln sind entwicklungsgeschichtlich ebenfalls segmental aufgebaut, so dass segmentaler Nerv (Spinalnerv), dazugehörige Muskelgruppe (Myotom) und Hautareal (Dermatom) eine Einheit bilden.

Abb. 3.1 zeigt schematisch die sensible Leitungsbahn des peripheren Neurons (vom peripheren Nerv bis zum Spinalganglion) und des zentralen Neurons (vom Rückenmark bis zum sensorischen Kortex).

Auch die inneren Organe lassen sich nicht immer in enger lokaler Beziehung einzelnen Segmenten zuordnen, wodurch es zu Interaktionen kommt: z. B. kann die Erkrankung eines inneren Organs gleichzeitig eine Schmerzempfindung in einem bestimmten Hautareal hervorrufen. So können z. B. Schmerzen in der linken Schulter ihre Ursache in Irritationen der Gallenblase haben. Hautareale lassen sich also den entsprechenden inneren Organen diagnostisch zuordnen. Man spricht von „übertragenem Schmerz".

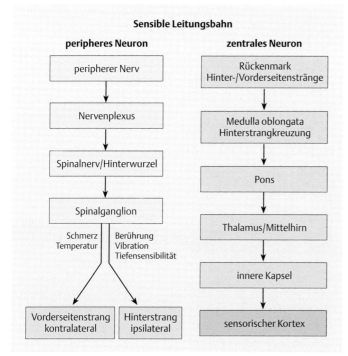

Abb. 3.1 Sensible Leitungsbahnen.

Plexusbildung

Insgesamt besteht das Rückenmark aus 8 Hals-, 12 Brust-, 5 Lenden- und 5 Kreuzbeinsegmenten. Vom 4. Halssegment wird das Zwerchfell und somit der Hauptatmungsmuskel versorgt, 5. – 8. Halssegment und die ersten beiden Brustsegmente versorgen die Arme, die übrigen Brustsegmente innervieren Brust- und Bauchwandmuskulatur. Die Beine werden von den Lenden- u. Kreuzbeinsegmenten versorgt.

Vermutlich im Laufe der Entwicklungsgeschichte wurde jedoch ein einfacher Verlauf der Nerven vom Austritt aus dem Rückenmark zu den Endorganen durch eine komplizierte Verknotung (Plexusbildung) ersetzt. Insbesondere die kräftigen, zu Armen und Beinen ziehenden Spinalnerven bilden nach kurzem Verlauf den Arm- und Beinplexus (Plexus brachialis und Plexus lumbosacralis). **Abb. 3.2** zeigt beispielhaft den Plexus lumbosacralis.

Innerhalb der Plexus fügen sich Teile mehrerer Spinalwurzeln neu (Faszikeln) zusammen, die sich ihrerseits teilen und sich erneut zu den endgültigen Nerven zusammensetzen.

> *Da somit letztlich die meisten Nervenursprünge mehrere Segmente besitzen, werden auch die meisten Muskeln von mehreren Segmenten innerviert.*

Peripherer Einzelnerv mit muskulären und kutanen Verteilungsmustern

Gemeinsame Endstrecke des sensomotorischen und vegetativen Nervensystems ist der periphere Nerv, der sensible motorische und vegetative Fasern vereint. Während im Brustbereich einer Spinalwurzel auch jeweils ein Spinalnerv entsteht, findet sich im Bereich der Extremitäten aufgrund der Plexusbildung eine Durchmischung, so dass einerseits die Ursprünge einzelner Wurzeln sich in mehreren Nerven verzweigen, andererseits jeder Nerv Ursprünge mehrerer Segmente enthält. Im Verlauf verzweigt sich der Nerv immer weiter, wobei sich die feinen Äste letztlich wieder gemäß ihrer Funktionen aufteilen, in muskuläre, kutane (Haut-), sensible und vegetative (z. B. Schweißdrüsen) Äste.

Dieser Aufbau der peripheren Nerven hat zur Folge, dass Schädigungen in seinem Verlauf ganz unterschiedliche Kombinationen von Störungen der verschiedenen Funktionen hervorrufen, so dass jede Kombination für einen bestimmten Läsionsort typisch ist. So lassen sich auf der Haut verschiedene „Sensibilitätskarten" zeichnen, die die Verteilung der letzten Verzweigung der Hautnerven berücksichtigen (**Abb. 3.3**).

Genauso ist es möglich, eine segmentale, den verschiedenen Rückenmarkssegmenten zuzuordnende Aufteilung zu erhalten, die sich deutlich von der Verteilung der peripheren Nerven unterscheidet (siehe Kap. 16, **Abb. 16.11a**).

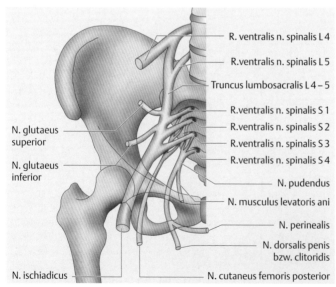

R. ventralis n. spinalis L 4

R. ventralis n. spinalis L 5

Truncus lumbosacralis L 4 – 5

R. ventralis n. spinalis S 1

R. ventralis n. spinalis S 2

R. ventralis n. spinalis S 3

R. ventralis n. spinalis S 4

N. glutaeus superior

N. glutaeus inferior

N. pudendus

N. musculus levatoris ani

N. perinealis

N. dorsalis penis bzw. clitoridis

N. ischiadicus

N. cutaneus femoris posterior

Abb. 3.2   Plexus lumbosacralis.

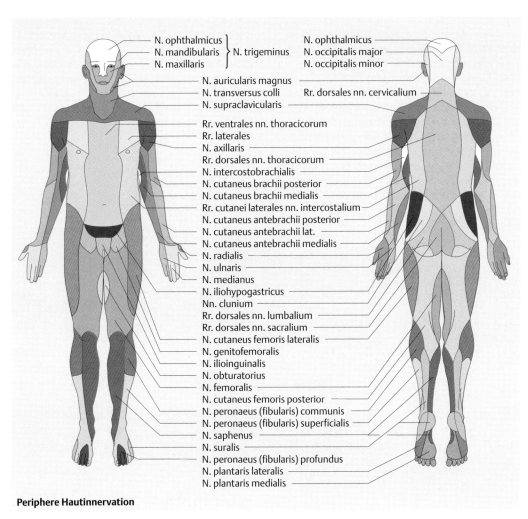

N. ophthalmicus ⎫
N. mandibularis ⎬ N. trigeminus
N. maxillaris ⎭

N. ophthalmicus
N. occipitalis major
N. occipitalis minor

N. auricularis magnus
N. transversus colli
N. supraclavicularis

Rr. dorsales nn. cervicalium

Rr. ventrales nn. thoracicorum
Rr. laterales
N. axillaris
Rr. dorsales nn. thoracicorum
N. intercostobrachialis
N. cutaneus brachii posterior
N. cutaneus brachii medialis
Rr. cutanei laterales nn. intercostalium
N. cutaneus antebrachii posterior
N. cutaneus antebrachii lat.
N. cutaneus antebrachii medialis
N. radialis
N. ulnaris
N. medianus
N. iliohypogastricus
Nn. clunium
Rr. dorsales nn. lumbalium
Rr. dorsales nn. sacralium
N. cutaneus femoris lateralis
N. genitofemoralis
N. ilioinguinalis
N. obturatorius
N. femoralis
N. cutaneus femoris posterior
N. peronaeus (fibularis) communis
N. peronaeus (fibularis) superficialis
N. saphenus
N. suralis
N. peronaeus (fibularis) profundus
N. plantaris lateralis
N. plantaris medialis

Periphere Hautinnervation

Abb. 3.3 Periphere Innerveration der Haut.

Ähnlich wie bei der Sensibilität lassen sich auch mehrere Muskeln einem bestimmten peripheren Nerv zuordnen. Eine davon zu unterscheidende Muskelgruppe wird – über verschiedene periphere Nerven – vom selben Rückenmarksegment versorgt (siehe Kap. 16, **Abb. 16.11**).

Im Krankheitsfall wird man somit bei Schädigung einer Spinalwurzel in der Nähe des Rückenmarks – Vorderplexusbild – ein segmentales Verteilungsmuster von geschwächten Muskeln und betroffenen Hautarealen erwarten. Die Schädigungsstelle eines peripheren Nerven an einer bestimmten Stelle kann man aufgrund der Ausfallserscheinungen oft sehr genau lokalisieren.

Fallbeispiel: Ein 19-jährige Kfz-Mechaniker erlitt vor 4 Wochen einen schweren Motorradunfall mit Schädel-Hirn-Trauma, Oberschenkelfraktur rechts und Schlüsselbeinfraktur. Er war 3 Tage bewusstlos und zeigte in den ersten 3 Wochen ein Durchgangssyndrom. Bereits eine erste neurologische Untersuchung einen Tag nach dem Unfall hatte den Verdacht auf eine Lähmung des linken Arms ergeben. Röntgenaufnahmen der HWS ergaben keine Fraktur. Die neurologische Untersuchung fand im Liegen statt: hochgradige Parese der Ellenbeuger, des M. supinator, der Abduktoren und Außenrotatoren des Schultergelenks; mittelgradige Parese des M. triceps und der Handgelenksstrecker; diskrete Parese der Beugung des Daumens und Zeigefingers; Bizeps- und Trizepssehnenreflexe links nicht auslösbar; Sensibilitätsstörung an der Außenseite des Oberarms und an der Radialkante des Vorderarms, bis in den Daumen und Zeigefinger reichend; kein Horner-Syndrom.

Auf Grund des Schädigungsmechanismus Motorradunfall mit erheblichen Zugkräften ist eine traumatische Armplexusschädigung anzunehmen. Darüber hinaus zeigt schon die neurologische Untersuchung mit fehlenden Muskeleigenreflexen C5-C6-C7 auf mehreren Höhen ohne mögliche Zuordnung zu einem Armnerv und Sensibilitätsausfällen, die weder einem Dermatom noch einem Nerv zugeordnet werden können, deutliche Hinweise auf eine Plexusschädigung, bei der die Nerven nach dem Austritt aus den Neuroforamina der Wirbelsäule an- oder durchgerissen wurden. Bei Durchreißen ist die Prognose schlecht, es sollte eine operative Versorgung mit End-zu-End-Naht der Nerven erwägt werden.

Die elektrophysiologische Untersuchung bestätigte die klinische Verdachtsdiagnose.

Literatur

siehe Kapitel 4, S. 31

4 Vegetatives Nervensystem

Klaus Scheidtmann

Während das sensibel-sensorische Nervensystem Zustände der Umwelt übermittelt und das motorische Nervensystem dem Verhalten in der Umwelt dient, werden auch beständig Informationen über Funktionszustände des Körpers, des sogenannten inneren Milieus registriert, verarbeitet und in Reaktionen umgesetzt. Einen großen Teil dieser Aufgaben übernimmt das vegetative Nervensystem. Das vegetative Nervensystem lässt sich in einen peripheren und einen zentralen Anteil gliedern.

Zentrales vegetatives Nervensystem

Neben den auf spinaler Ebene ausgebildeten vegetativen Reflexbögen steht auch das vegetative Nervensystem unter übergeordneter Kontrolle. Übergeordnete Zentren sind nicht so eindeutig abgrenzbar wie im sensomotorischen System. Sie liegen im Wesentlichen im Hypothalamus, im Hirnstamm, hier vor allem in der Medulla oblongata und in Teilen der Pons (Brücke).

Hypothalamus

> Eine wesentliche Struktur für die Aufrechterhaltung des inneren Milieus ist der Hypothalamus.

Der Hypothalamus ist anatomisch zum Zwischenhirn zu rechnen und liegt unterhalb des Thalamus in enger Nachbarschaft zum 3. Ventrikel.
- Zellen des Hypothalamus können den Zustand von Blut und Liquor messen (Temperatur, Salzgehalt, Hormonkonzentration) und über Verschaltungen sowohl auf das untergeordnete vegetative Nervensystem als auch auf die Ausschüttung verschiedener Hormone Einfluss nehmen.
- Von Bedeutung ist auch das Zusammenspiel von Hypothalamus und Hirnanhangsdrüse (Hypophyse). Es bestehen vielfältige Regelmechanismen zwischen beiden Organen, welche einen Großteil der hormonellen Vorgänge des Körpers steuern. Diese Regelmechanismen funktionieren einerseits über die Ausschüttung verschiedener chemischer Substanzen ins Blut, andererseits über direkte Nervenverbindungen.
- Außerdem kann der Hypothalamus u. a. über die Formatio reticularis eine übergeordnete Steuerung, z. B. der Herz-Kreislauf-Funktion oberhalb

der Zentren in der Medulla oblongata ausüben. Bestimmte Zonen des Hypothalamus steuern komplexe Verhaltensweisen des Individuums (Abwehr- und Fluchtverhalten, Nahrungs- und Flüssigkeitsaufnahme, Thermoregulation), wobei sich anatomisch keine scharfen Grenzen der verschiedenen „Zentren" abgrenzen lassen.

> Insbesondere bei Schädigung des Hirnstamms, z. B. im Rahmen eines Schädel-Hirn-Traumas sehen wir häufig vegetative Entgleisungen wie auch eine verminderte Ausschüttung des Stresshormons Cortisol, was zu einer Beeinträchtigung der Wachheit führen kann.

Diese Entgleisungen sind auch pharmakologisch nur schwer zu beeinflussen (siehe Apallisches Syndrom, Kap. 9).

Enge Verbindung zum Hypothalamus besitzen verschiedene, auch miteinander in „Erregungskreisen" verbundene innere Gehirnteile, die das sogenannte limbische System darstellen. Hier werden äußere und innere Einflüsse integriert und emotional gefärbt. Außerdem spielen die beteiligten Strukturen eine entscheidende Rolle bei der Bildung des Gedächtnisses. Von besonderer Bedeutung ist das limbische System dahingehend, dass bei Prozessen des Wiedererlernens eine weitestgehende Funktionalität Voraussetzung für den Prozess der Plastizität ist. So wissen wir, dass emotional getriggerte und mit hoher Motivation versehene Patienten schneller Funktionen nach einer Hirnschädigung erlernen, als Patienten mit einem sogenannten Frontalhirn-Syndrom, bei denen vorrangig Symptome von Gleichgültigkeit und emotionaler Nivellierung festzustellen sind.

▌ *From Motivation to Motion.*

Peripheres vegetatives Nervensystem

Das vegetative Nervensystem innerviert die glatte Muskulatur aller Organe, das Herz und die Drüsen. Nach funktionellen Kriterien lassen sich 2 komplimentäre Anteile des vegetativen Nervensystems ausmachen, der Sympathikus und der Parasympathikus.

Anatomisches Korrelat des Sympathikus

Im Bereich des Rückenmarks in Höhe von Brust- und Lendenbereich finden sich die Nervenzellen des vegetativen Nervensystems in den sogenannten Seitenhörnern der grauen Substanz. Ihre Fortsätze verlassen das Rückenmark über die vorderen Wurzeln, um z. T. gleich darauf in beiderseits des Rückenmarks gelegene Zellansammlungen einzumünden. Diese Zellansammlungen (Ganglien) finden sich auf der Höhe des jeweiligen Rückenmarksegmentes und sind untereinander nach oben und unten verbunden, so dass rechts und links vom Rückenmark jeweils ein perlschnurartiges Gebilde entsteht, der sogenannte Grenzstrang (Truncus sympathicus).

Ein Teil der Nervenfasern überträgt hier seine Informationen auf eine nächste Nervenzelle, welche als post (= nach) -ganglionär bezeichnet wird und deren Fasern das jeweilige Endorgan direkt erreichen. Entsprechend nennt man die vom Rückenmark ausgehenden Nervenfasern prä (= vor) -ganglionär. Ein Teil der präganglionären Nervenfortsätze ziehen ohne Informationsumschaltung durch die Ganglien hindurch, um einzelne größere Ganglien des Bauchraums zu erreichen, in denen dann die Umschaltung auf das postganglionäre Neuron erfolgt.

Anatomisches Korrelat des Parasympathikus

Im Bereich des Hirnstamms und des untersten Rückenmarkabschnitts (Kreuz-, Sakralmark) finden sich ebenfalls vegetative Nervenzellen, die präganglionären Neurone des Parasympathikus. Ihre Fasern verlassen den Hirnstamm mit den Hirnnerven III, V, VII, IX und X, wobei die Nerven III, V, VII und IX zu Drüsen und Ganglien im Kopfbereich ziehen, während sich die Fasern des X. Hirnnerven, N. vagus (der Vagabundierende) zu den gesamten Organen des Brust- und Bauchraumes verzweigen. Die Beckenorgane werden von den Fasern des Sakralmarks versorgt. Die Umschaltung auf postganglionäre Neurone erfolgt im Versorgungsbereich des Parasympathikus in Organnähe und in der Wand (intramurale Ganglien) der betreffenden Organe.

Als Afferenzen werden die von den inneren Organen empfangenen Zustandsmeldungen (u. a. Druck, Dehnung, Säuregehalt) bezeichnet, die über vegetative oder sensible Nerven zu den Hinterwurzeln des Rückenmarks in großem Ausmaß auch über den N. vagus zum Hirnstamm geleitet werden.

Funktionelle Gliederung in Sympathikus und Parasympathikus

Viele innere Organe werden sowohl vom Sympathikus als auch vom Parasympathikus innerviert. Beide wirken auf das jeweilige Organ antagonistisch.

Beispielsweise führt die Reizung des Sympathikus zu einer Zunahme der Herzfrequenz, während der Parasympathikus Herzfrequenz und Schlagvolumen verringert. Somit entstehen mit Hilfe dieser Afferenzen innerhalb des zentralen vegetativen Nervensystems Regelkreise:
- verstärkter Herzschlag löst eine Reizung der Druckrezeptoren an den großen Gefäßen aus;
- zentrale Übermittlung Hypothalamus – Sympathikus wird gehemmt;
- Parasympathikus wird erregt;
- Reduktion der Herztätigkeit.

Zur Informationsübertragung im vegetativen Nervensystem sind die Botenstoffe (Acetylcholin und Noradrenalin) von besonderer Bedeutung:
- Informationsübertragung auf postganglionäres Neuron: Acetylcholin
- postganglionäres Neuron auf Endorgan: Noradrenalin.

Übertragene Schmerz-Abwehr-Spannung

Zwischen vegetativem Nervensystem und der Haut und der Muskulatur bestehen Verbindungen. Auf segmentaler Ebene existieren Verschaltungen zwischen vegetativem und sensomotorischem System, so dass z. B. es zu folgenden Phänomenen kommt:
- Entzündung eines inneren Organs (z. B. Blinddarm) führt zu einer Abwehrspannung der darüber liegenden Bauchmuskulatur sowie u. U. zu einer örtlichen Veränderung der Hautdurchblutung. Umgekehrt führt lokale Erwärmung, z. B. im Rahmen einer Bestrahlung der äußeren Haut, auch zu verstärkten Durchblutung „der dazugehörigen inneren Organe".
- Entzündungen oder Reizzustände innerer Organe führen dazu, dass in einem korrespondierenden Hautareal ebenfalls eine verstärkte Empfindlichkeit vorhanden ist. Dieser „übertragene Schmerz" ermöglicht es, bei schmerzhaften Hautarealen, z. B. an der linken Schulter, auf eine zugrunde liegende Störung des inneren Organs zu schließen (Herzerkrankung).

Literatur und weiterführende Literatur zu den Kapitel 2 bis 4

Brodmann K.: Beiträge zur histologischen Lokalisation der Großhirnrinde. Dritte Mitteilung, Die Rindenfelder der niederen Affen. Journal für Psychologie und Neurologie. 1905; 4: 176-226.

Delank HW, Gehlen W. Neurologie. Stuttgart: Thieme; 2003.

Duus P. Neurologisch-topische Diagnostik. 6. Aufl. Stuttgart: Thieme; 1995.

Grehl H, Reinhardt F. Checkliste Neurologie. Stuttgart: Thieme; 2002.

Hassler R, Mundinger F, Riechert F. Stereotaxis in Parkinson Syndrome. Berlin: Springer; 1979.

Jesel M. Neurologie für Physiotherapeuten. Stuttgart: Thieme; 2004.

König E. Neurologie. In: Hüter-Becker A et al. Lehrbuch Physiotherapie. Band 11 Neurologie, Psychiatrie. Stuttgart: Thieme; 1998.

Kahle W. Taschenatlas der Anatomie. Band 3 Nervensystem und Sinnesorgane. 8. Aufl. Stuttgart: Thieme; 2002.

Kunze K. Praxis der Neurologie. Stuttgart: Thieme; 2000.

Mumenthaler M. Neurologie. Stuttgart: Thieme; 2002.

Mumenthaler M, Stöhr M, Müller-Vahl H. Läsionen peripherer Nerven und radikuläre Syndrome. Stuttgart: Thieme; 2003.

Penfield W, Rasmussen T: The cerebral cortex of man. New York: Macmillan 1950.

Regli F, Mumenthaler M. Basiswissen Neurologie. Stuttgart: Thieme; 1996.

Rohkamm R. Taschenatlas Neurologie. Stuttgart: Thieme; 2003.

Theorien zum Motorischen Lernen und zur
Motorischen Kontrolle – eine Handlungs-
grundlage der PT!

Willkürlich
initiierte
Bewegungen
fördern
Motorisches
Lernen am
effektivsten!

Bewegung entsteht durch die Interaktion
von Individuum, Aufgabe und Umgebung

Viele Analogien zu
Alltagssituationen in der PT
motivieren zum Üben
und fördern den Übertrag
in andere Aktivitäten

5 Motorische Kontrolle

Dorothe Wulf

Bis heute ist nicht geklärt, wie unser Gehirn Bewegung erzeugt und kontrolliert. Dennoch beschreibt zum Beispiel im Neuen Denkmodell der Physiotherapie (Hüter-Becker 1997) das Fördern und Verbessern der Bewegungskontrolle als eine der ureigensten Aufgaben der Physiotherapie. Dieses Kapitel soll einen Eindruck vom Forschungsgebiet Motorische Kontrolle" vermitteln und alle Therapeuten dazu anregen, sich permanent „auf dem Laufenden" zu halten und sich mit neuen Forschungsergebnissen auseinander zu setzen.

Die menschliche Bewegungskontrolle und die Bewegungsanpassung an unterschiedliche Umweltbedingungen sind komplexe Phänomene. Viele Fachrichtungen forschen rund um dieses Thema. Viele Fragen sind noch offen.

Störungen im Bereich sensomotorischer Systeme und ihrer Verbindungen führen zu mehr oder weniger stark ausgeprägten Bewegungs- und Funktionsstörungen bis hin zu Funktionsverlusten bei den Betroffenen.

Die Behandlung dieser Bewegungsstörungen sowie eventuelle Folgeschäden für das muskuloskelettale System, zählen zu den Hauptaufgaben der Physiotherapie in der Neurologie.

> *Im Vordergrund der Physiotherapie bei Patienten mit solchen Bewegungsstörungen steht der Wiedererwerb alltagsrelevanter, motorisch-funktioneller Fähigkeiten sowie das Verbessern der Effizienz von Bewegungen.*

5.1 Motorische Systeme

Für die physiotherapeutische Arbeit ist es wichtig, die Hirnfunktionen zu verstehen. Die Hirnforschung ist für die Arbeit in der neurologischen Rehabilitation eine wichtige Bezugsdisziplin der Physiotherapie. Forschungsergebnisse zu kennen und in die eigene Arbeit zu integrieren ist Voraussetzung für eine professionelle Rehabilitation der Patienten.

Die in **Abb. 5.1** gezeigten Hirnareale haben unterschiedliche Funktionen. Zentralneurologische Schädigungen führen zu entsprechenden Störungsbildern.

Die folgende Checkliste (siehe S. 36) gibt einen Überblick über die Funktionen der großen Hirnareale Frontal-, Parietal-, Okzipital- und Temporallappen des Kortex und über mögliche Störungsbilder bei Schädigungen dieser Areale.

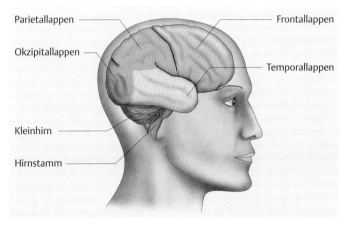

Parietallappen

Okzipitallappen

Kleinhirn

Hirnstamm

Frontallappen

Temporallappen

Abb. 5.1 Hirnareale.

Funktionen und Störungsbilder der großen Hirnareale

Checkliste

Frontallappen	• **Funktionen:**
	– unser Wissen darüber, was wir in unserer Umwelt tun (Bewusstsein).
	– Initiierung der Bewegung als Antwort auf unsere Umgebung
	– die Urteilskraft, die durch die Alltagsaktivitäten entsteht
	– Kontrolle unserer emotionalen Reaktionen
	- Kontrolle unseres sprachlichen Ausdrucks
	– Zuweisen der Bedeutung unserer Worte
	– Gedächtnisfähigkeit über Gewohnheiten und Bewegungen
	• **Mögliche Störungsbilder:**
	– Verlust einfacher Bewegungen verschiedener Körperabschnitte (Paralyse)
	– Unfähigkeit, komplexe Bewegungen zu planen, die benötigt werden, um komplexe Aufgaben durchführen zu können
	– Verlust an spontaner Interaktion mit Anderen
	– Verlust des flexiblen Denkens
	– Perseverationen
	– reduzierte Aufmerksamkeit
	– Stimmungsschwankungen
	– verändertes soziales Verhalten
	– veränderte Persönlichkeit
	– Schwierigkeiten bei der Problemlösung
	– Unfähigkeit zum sprachlichen Ausdruck (Broca Aphasie)
Parietallappen	• **Funktionen:**
	– Ort der visuellen Aufmerksamkeit
	– Ort der sensorischen Wahrnehmung
	– Zielgerichtete willkürliche Bewegungen
	– Manipulation von Gegenständen
	– Integration unterschiedlicher Sinne, die es ermöglichen, eine Aufgabe zu verstehen
	• **Mögliche Störungsbilder:**
	– Unfähigkeit der geteilten Aufmerksamkeit
	– Unfähigkeit, einen Gegenstand zu benennen (Aphasie)
	– Dys-/Agraphie
	– Dys-/Alexie
	– Schwierigkeiten beim Zeichnen von Gegenständen
	– Schwierigkeiten beim Unterscheiden zwischen rechts und links
	– Dys-/Akalkulie
	– Apraxie
	– Unfähigkeit zur der visuellen Aufmerksamkeit
	- Gestörte Augen-Hand-Koordination
Okzipitallappen	• **Funktion:**
	- Sehkraft
	• **Mögliche Störungsbilder:**
	- Gesichtsfeldausfälle
	- Schwierigkeiten, die Lage von Gegenständen in der Umgebung ausfindig zu machen
	- Farbagnosie (Farberkennung)
	- Entstehung von Halluzinationen
	- visuelle Illusionen
	- Unfähigkeit, sich an Worte zu erinnern (Wortblindheit)
	- Schwierigkeiten beim Erkennen gezeichneter Objekte
	- Unfähigkeit, die Bewegung von Gegenständen zu erkennen (Bewegungsagnosie)
	- Schwierigkeiten beim Schreiben und Lesen

Checkliste (Fortsetzung)

Temporallappen	• **Funktionen:** – Hören – Gedächtnisleistung – visuelle Wahrnehmung – Kategorisieren von Objekten • **Mögliche Störungsbilder:** – Schwierigkeiten beim Erinnern von Gesichtern (*Prosopagnosie*) – Schwierigkeiten, gesprochene Wörter zu verstehen (*Wernicke Aphasie*) – Gestörte selektive Aufmerksamkeit über das, was wir sehen und hören – Schwierigkeiten mit der Identifikation und Benennung von Objekten – Verlust des Kurzzeitgedächtnisses – gestörtes Langzeitgedächtnis – gestörtes sexuelles Verhalten (gesteigert/vermindert) – Unfähigkeit beim Kategorisieren von Objekten – Störungen im rechten Temporallappen können die Ursache für permanentes Sprechen sein – verstärkt aggressives Verhalten

Funktionen und Störungsbilder des Hirnstamms und des Kleinhirns

Die folgende Checkliste gibt einen Überblick über die Funktionen des Hirnstamms und des Kleinhirns (Zerebellum).

Checkliste

Hirnstamm	• **Funktionen:** – Atmung – Herzfrequenz – Schlucken – Reflexe für das Sehen und Hören – Kontrolle über das autonome Nervensystem (Blutdruck, Regulation der Körpertemperatur, Verdauung, Schweißproduktion) – Schlaf-Wach-Rhythmus – vestibuläre Funktionen • **Mögliche Störungsbilder:** – reduzierte Vitalkapazität bei der Atmung – Dysphagie (Schluckstörungen) – Schwierigkeiten bei der Wahrnehmung und Organisation der Umgebung – Gleichgewichts- und Bewegungsstörungen – Schwindel und Übelkeit – Schlafstörungen
Zerebellum	• **Funktionen:** – Koordination willkürlicher Bewegungen – Gleichgewicht und Equilibrium – einige Gedächtnisleistungen für rückgeregelte motorische Aktionen • **Mögliche Störungsbilder:** – Verlust der Feinmotorik – Verlust der Gehfähigkeit – Unfähigkeit, zu greifen und Objekte zu erreichen – Tremor – Schwindel – Verschleifen von Silben (undeutliche Sprache) – Unfähigkeit, rasche Bewegungen auszuführen

5.1.1 Theorien Motorischer Kontrolle

Zu den Hauptaufgaben der Physiotherapie in der Neurologie zählt die Therapie von Patienten mit Bewegungsstörungen, hervorgerufen durch zentrale oder periphere Nervenläsionen. Dabei steht – wie oben bereits betont - der Wiedererwerb individuell alltagrelevanter, motorisch-funktioneller Fähigkeiten sowie die Effizienzverbesserung von Bewegungen im Vordergrund. Physiotherapeuten beschäftigen sich also einen Großteil ihrer Zeit mit dem Training von Bewegungen (Arm heben, das Bein hochziehen,…) und motorisch-funktionellen Fähigkeiten (z. B. Greifen, Halten, Manipulieren und Transportieren von Gegenständen, lokomotorische Fähigkeiten, etc.).

Individuum – Aufgabe – Umgebung

Nach Shumway-Cook und Woolacott (2001) entstehen Bewegungen durch die Interaktion von drei Faktoren:
- das Individuum,
- die Aufgabe und
- die Umgebung.

Beispiel: Eine Person erhält die Aufgabe, rasch von einem Stuhl aufzustehen. Ob und wie sie dies durchführen kann ist abhängig von
- *erstens der Person selbst*, von ihren sensomotorischen und kognitiven Fähigkeiten.
  - Hat der Betroffene die Aufgabe verstanden?
  - Kann er eine Bewegungsstrategie entwickeln?
  - Hat er die Situation wahrgenommen und erkannt?
  - Ist er kardial ausreichend belastbar für diese Aufgabe?
  - Sind die, für die Aufgabe notwendigen muskulären und posturalen Fähigkeiten vorhanden?
  - etc.
- *zweitens von der gestellten Aufgabe.*
  - Beim raschen Aufstehen muss die Person u. a. in der Lage sein, mit dem entsprechenden Timing zwischen der Gewichtsverlagerung nach vorn, ausreichender Kraftgenerierung in den Beinen und der koordinierten Bewegung aus der Flexion in die Extension eine spezifische Bewegung zu entwickeln.
  - Teilkomponenten dieser Bewegung, wie z. B. der Bewegungsablauf von der Flexion in die Extension, kann sich auch in motorisch-funktionellen Fähigkeiten wiederholen, z. B. beim Wäscheaufhängen. Kombiniert jedoch mit den oben genannten Parametern, sind es die charakteristischen Bewegungsparameter für das Aufstehen.
- *drittens von den Umweltbedingungen*, in denen sie stattfindet:
  - Aufstehen von einem Stuhl erfordert andere Fähigkeiten als das Aufstehen aus einem Auto, von einem Barhocker oder aus einem Wasserbett.
  - Weitere Umweltfaktoren wie z. B. Lichtverhältnisse, Temperatur, akustische Reize etc. können die Bewegung ebenso beeinflussen.

> *Der Mensch muss mit seinen individuellen Fähigkeiten immer im Kontext der gestellten Aufgabe und der vorherrschenden Umgebung gesehen werden!*

Im klinischen Alltag ist häufig zu beobachten, dass z. B. ein Patient mit Hemiparese in der Physiotherapie in einem bestimmten Therapiekontext, nach mehreren Minuten spezifischer Mobilisation und sukzessivem Erarbeiten einer geeigneten Sitzposition auf der Therapiebank, in der Lage ist, aufzustehen. Der Therapeut hat für den Patienten Rahmenbedingungen geschaffen, die es ermöglichen, Ressourcen für das Gelingen der Bewegung auszuschöpfen.

Wichtig ist jedoch zu erkennen, dass der Patient diese Bewegung dann zumeist ausschließlich in der spezifisch angepassten Therapiesituation reproduzieren kann. Von einem automatischen *Carry-over* (Übertrag) in Alltagssituationen und ohne therapeutische Vorbereitung, ist nicht gleichzeitig auszugehen.

> *Shumway-Cook und Woollacott (2001) definieren Motorische Kontrolle als „…the ability to regulate or direct the mechanisms essential to movement." (Motorische Kontrolle ist die Fähigkeit, die notwendigen Bewegungsmechanismen zu regulieren oder zu lenken.).*

Wissenschaftler und Therapeuten unterschiedlicher Fachrichtungen versuchen seit Jahrzehnten, die zugrundeliegenden Mechanismen der Bewegungskontrolle und die Möglichkeiten therapeutischer Beeinflussung von Bewegungen zu erforschen. Eine allgemeingültige Auffassung dazu gibt es bisher nicht. Vielmehr sind aus klinischer Erfahrung und aus wissenschaftlichen Untersuchungen unterschiedliche, z. T. abstrakte Theorien zur Bewegungskontrolle entstanden. Manche Theorien ergänzen, manche widerlegen sich.

Das klingt zunächst einmal nach Verwirrung! Ist jedoch ein „normaler Zustand", der dem Entwicklungsprozess über die Erkenntnisse menschlicher motorischer Kontrolle entspricht.

Eine Theorie *gibt uns den Rahmen, um motorisches Verhalten interpretieren zu können. Sie führt (oder leitet) den Therapeuten bei der klinischen Entscheidungsfindung.*
Sie gibt neue Ideen und ist Grundlage der Untersuchungs- und Arbeitshypothese – auch für die Physiotherapie (Shumway-Cook, Wollacott 2001).

Um die Effektivität und Effizienz einer Therapiemaßnahme darzustellen und den Prozess des Optimierens von Behandlungen voranzutreiben, ist es wichtig, physiotherapeutischem Handeln eine bestimmte Theorie zugrunde zu legen. Anhand der erstellten Hypothese kann die angewandte Maßnahme aus der Theorie „xy" mittels Evaluation auf ihren Erfolg hin überprüft werden.
Anmerkung der Autorin: Im Folgenden sollen häufig diskutierte Theorien vorgestellt werden. Eine vollständige Auflistung ist das nicht.

Reflextheorie

Die Grundlagen für die Reflextheorie zur motorischen Kontrolle entstanden aus den experimentellen Tierversuchen Anfang des neunzehnten Jahrhunderts durch *Charles Sherrington*. Für den Neurophysiologen war der Reflex die Basis für motorisches Verhalten. Ein (sensorischer) Stimulus führt zu einer Reaktion, diese stellt den Stimulus für die folgende Reaktion dar, wodurch wieder eine Reaktion ausgelöst wird. Ohne Sensorik keine Motorik, glaubte er. Er nahm an, dass mehrere Reflexe fest miteinander verbunden sind, bzw. sich gegenseitig bedingen und/oder zusammen arbeiten und in der Kombination zu motorischem Verhalten führen.
Taub (1958,1980), dessen Untersuchungsergebnisse die Reflextheorie zum Teil widerlegt, zeigte im Tierexperiment, dass durchaus Motorik ohne Sensorik möglich ist. Er untersuchte einen Affen dessen Vorderbeine deafferenziert wurden (Deafferenzierung = Durchtrennung der Hinterwurzeln im Rückenmark, welche für die sensorische Innervation der Vorderbeine zuständig sind, bei gleichzeitigem Erhalt der Vorderwurzel für die motorische Innervation), Obwohl das Tier keine sensorischen Informationen über die Vorderbeine erhielt, entwickelte es sukzessive wieder Fähigkeiten wie Klettern und Greifen.

Die Reflextheorie hatte Jahrzehnte einen großen Einfluss auf die Denkweise zur motorischen Kontrolle, und obwohl in mehreren Aspekten die Grenzen dieser Theorie aufgezeigt wurden, nimmt sie auch heute noch Einfluss auf die Betrachtungsweise menschlicher Motorik.

Hierarchische Theorie

Viele Wissenschaftler nahmen an, dass das Nervensystem im Sinne einer Top-down-Struktur hierarchisch organisiert ist, in der höhere Zentren niedrigere steuern. Eine Steuerung von unten nach oben, sowie Querverbindungen wurden in dieser Theorie ausgeschlossen.
In den zwanziger Jahren begann *Rudolf Magnus* die Funktion unterschiedlicher Reflexe in den unterschiedlichen Bereichen des Nervensystems zu untersuchen. Er fand heraus, dass Reflexe nur dann von einem niedrigeren Level gesteuert werden, wenn kortikale Regionen beschädigt sind. Diese Resultate wurden später so interpretiert, dass Reflexe ein Teil der hierarchischen Kontrolle von Bewegungen sind, in der höhere Zentren normalerweise niedrigere Reflexzentren hemmen.

Reflex-hierarchische Theorie

Die Reflex-hierarchische Theorie ist eine Kombination der beiden oben genannten Theorien. Bei dieser Theorie nimmt man an, dass Reflexe eingenistet sind in hierarchisch organisierten Level im ZNS und somit daran beteiligt sind, motorische Kontrolle zum Vorschein zu bringen.
Dass Bewegung grundsätzlich einer Top-down-Kontrolle unterliegt, ist nicht haltbar. Das Berühren einer heißen Herdplatte führt zum sofortigen Wegziehen der Hand und resultiert aus einer Bottom-up-Kontrolle der Bewegung. Deshalb kann man nicht im Allgemeinen sagen, dass Reflexe als primitiv gelten.

Motor Programm Theorie

In dieser Theorie geht man davon aus, dass Bewegungsmuster abgespeichert sind und abgerufen werden können.
Bei diesem Konzept können zentrale Bewegungsmuster auf unterschiedliche Weise aktiviert werden, z. B. durch sensorische Stimulation oder zentrale Prozesse. Im Tierexperiment konnte dargestellt werden, dass sensorische Stimuli wichtig sind für die Bewegungsmodulation; aber nicht notwendig sind für die Bewegungsausführung. Der

Flügelschlag eines Grashüpfers beispielsweise, wird durch einen zentralen Mustergenerator erzeugt. Fehlt der sensorische Input, ist der Flügelschlag weiterhin vorhanden, jedoch verlangsamt. *Grillner* 1981 fand im Tierexperiment bei Katzen den selben Effekt für die Lokomotion. Die Tiere waren in der Lage, Schreitbewegungen durchzuführen, ohne einen sensorischen Input zu erhalten. (Die Theorie zur Wirkweise der Laufbandtherapie geht auf diese Tierexperimente zurück.) Wiederum wurde gezeigt, dass Reflexe nicht die Bewegung steuern, sondern dass der Central Pattern Generator (spinaler, zentraler Mustergenerator) selber in der Lage ist, diese komplexen Bewegungen (z. B. Gehen), zu erzeugen.

Die Motor Programm Theorie erweitert unser Verständnis über die Flexibilität des Nervensystems bei der Erzeugung von Bewegung, einschließlich der Fähigkeit, ohne sensorischen Input bzw. sensorisches Feedback die Bewegung durch zu führen.

System Theorie

Nicolai Bernstein (1896-1966) erkannte, dass es unmöglich ist, ein Verständnis für die neurale Kontrolle der Bewegung zu bekommen, ohne das gesamte System der Bewegung zu sehen, mit allen externen und internen Kräften, die auf den Körper einwirken.

Er schaute auf den gesamten Körper als ein mechanisches System mit einer Masse, die der Schwerkraft (externe Kraft) und der Trägheit ebenso ausgesetzt ist, wie bewegungsabhängigen (internen) Kräften. Er konnte zeigen, dass das gleiche zentrale Kommando, aufgrund des komplexen Zusammenspiels interner und externer Kräfte, zu unterschiedlichen Bewegungen führte. Andersherum gilt, dass unterschiedliche Kommandos zu ein und der selben Bewegung führen. Bernstein nahm an, dass die Kontrolle der Bewegung wahrscheinlich aus dem kooperativen Zusammenspiel der Systeme erreicht wird, die zeitgleich aktiv sind. Im Gegensatz zum oben beschriebenen hierarchischen Modell wird hier also angenommen, dass unterschiedliche Areale des ZNS zeitgleich aktiv und für die Ausführung einer Bewegung verantwortlich sind. Außerdem zieht Bernstein das muskuloskelettale System in seine Theorie über die motorische Kontrolle mit ein.

Literatur

siehe Kapitel 6, S. 69

6   Motorisches Lernen

Dorothe Wulf

6.1   Theorien zum Motorischen Lernen

Ist „Motorisches Lernen" in der neurologischen Rehabilitation eine neue Methode der Physiotherapie zur Behandlung neurologisch Erkrankter? Nein, das nicht! Vielmehr sind es die Erkenntnisse, die aus der Forschung über das Motorische Lernen eines Menschen genutzt werden, um effektiv und effizient den Prozess der Funktionsrestitution bei Patienten mit zentral neurologischen Erkrankungen zu fördern. Die Anwendung des Wissens um das Motorische Lernen gehört zur „Evidence based Practice". Es gibt viele Definitionen des Begriffs. Schmidt (1988) definiert Motorisches Lernen als die *Akquirierung motorischer Fähigkeiten infolge von Übung*. Shumway-Cook und Woollacott (1995) definieren Motorisches Lernen als die *Forschung vom Erwerb und/oder von der Adaptation einer Bewegung*. Der Fokus liegt hierbei auf dem Verständnis um diesen Lernprozess beim Erwerben und Adaptieren einer Bewegung. Für die beiden Autoren geht sowohl Motorisches Lernen als auch die motorische Kontrolle aus einem komplexen Prozess hervor, der aus *Perzeption* (Wahrnehmung), *Kognition* (Erkennen) und *Aktion* (Handlung) besteht.

Newell (1991) beschreibt den Prozess des motorischen Lernens als die *Suche nach der Lösung einer Aufgabe, die aus der Interaktion des Menschen mit der Aufgabe und der Umgebung hervorgeht*. Bei der Lösung der Aufgabe entstehen neue Strategien für Wahrnehmung und Handlung.

Wie funktioniert der Prozess des Motorischen Lernens?

Niemand hat bisher allumfassend klären können, wie Bewegungen erlernt werden. Da dieser Prozess noch nicht endgültig geklärt ist, entstehen Theorien und Modelle dazu. Diese Theorien entwickeln sich aus dem aktuellen Wissen über die Struktur und Funktionsweise des Nervensystems. Adam erstellte in den 1970er Jahren erstmals eine umfassende Theorie zum Motorischen Lernen: die *„Adam-Closed-Loop-Theory"*. Das Wesentliche an dieser Theorie ist das Prinzip des geschlossenen Regelkreises, bei dem sensorisches Feedback benötigt wird, um die Bewegung zu erzeugen. Weitere

Theorien folgten. Weiss (2000) fasst die wichtigsten Merkmale dieser Theorien wie folgt zusammen:

„Es existieren Instanzen für das Empfangen von Rückmeldungen (Feedback)", diese „werden mit einem zentral generierten Sollwert verglichen. Aus jeder Abweichung vom Sollwert resultiert eine Fehlermeldung" und „der Fehler wird nachfolgend korrigiert."

Schmidts Schema Theorie

Mitte der 1970er Jahre entstand *Schmidts Schema Theorie* zum Motorischen Lernen. Sie wurde in Laufe der Jahre modifiziert und „erweist sich als sehr einflussreich" (Weiss 2000). Schmidts Hypothese ist es, dass beim Lernen neuer motorischer Programme der Mensch eine generalisierte, abstrakte Ansammlung von Regeln über die Bewegung im Gehirn speichert und diese in unterschiedlichem Kontext anwenden kann. Das besondere seiner Theorie ist das Schema-Konzept. Es stammt aus der Psychologie und bezieht sich auf die abstrakte Repräsentation unterschiedlicher Objekte im Gedächtnis, die aufgrund der vielfachen Darbietung der Objekte besteht. Dazu ein Beispiel: Würden Sie beim Lernen des Treppensteigens viele unterschiedliche Treppen hoch und runter steigen, unterschiedlich breite Treppenstufen verwenden und mal mit und mal ohne Geländer trainieren, dann würden Sie mehrere abstrakte Regeln zu diesem motorischen Ablauf in Ihrem Gehirn sammeln und speichern. Je besser diese Regel, umso leichter könnten Sie bei einer unbekannten Treppe die optimale Strategie zur Bewältigung entwickeln.

Schmidt nimmt an, dass nach einer Bewegung folgende Aspekte im Gedächtnis des Menschen gespeichert werden:

- die Bedingungen, die zu Beginn der Bewegung vorherrschten; z.B.: Wie standen die Beine auf der Leiter, als eine Glühbirne ausgewechselt wurde, oder wie war die Temperatur der Glühbirne zu diesem Zeitpunkt?
- die Parameter des angewandten generalisierten motorischen Programms; z.B. wird beim wiederholten Steigen auf eine Leiter ein für diese Hand-

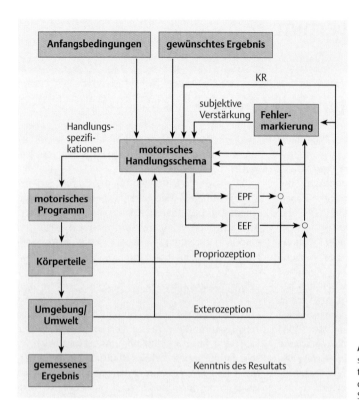

Abb. 6.1   Das motorische Handlungs-schema in Relation zu den während und teilweise nach der Bewegung ablaufen-den Ereignissen (Weiss 2000, nach Schmidt).

lung gültiges Bewegungsmuster entwickelt, mit allen räumlichen und zeitlichen Gesetzmäßig-keiten die dafür benötigt werden;
- das Ergebnis der Bewegung, als „knowledge of results" (Kenntnis über das Ergebnis);
- die sensorischen Informationen der Bewegung; z.B.: Wie bewegten sich die Extremitätenge-lenke beim Eindrehen der Glühbirne (schnell, langsam, gegen Widerstand)? Wieviel Kraft musste aufgebracht werden, um die Glühbirne zu halten, ohne dass sie zerdrückt wurde oder herunterfiel? Diese Aspekte werden in einem sog. „Recall-Schema" (Erinnerungsschema) und einem „Recognition-Schema" (Wiedererken-nungsschema) in abstrakter Form gespeichert.

Das Erinnerungsschema wird bei der Auswahl der spezifischen Reaktion benötigt. Es beinhaltet Infor-mationen über die Position, die zu Beginn und am Ende der gewünschten Bewegung eingenommen wurde. Das Recall-Schema „dient somit der Selek-tion der Parameter für das generalisierte motori-sche Programm, wenn bei bestimmten Anfangs-bedingungen ein definiertes Resultat erzielt wer-den soll" (Weiss 2000).

Das Wiedererkennungsschema wird für die Be-wertung der Reaktionen benötigt. Die sensorischen

Konsequenzen sind hier an die Initial- und Endbe-wegung gekoppelt. Sie dienen als Referenz zwi-schen der zu erwartenden und der tatsächlichen Bewegung. Dieses Schema kommt der Theorie der sog. Efferenzkopie gleich.

Newells Theorie: Learning as Exploration

1991 entwickelte Newell die Theorie, dass der Er-werb motorischer Fähigkeiten auf der Basis von „Such-Strategien" beruht. Was bedeutet das? Ne-well nimmt an, dass jeder, während einer motori-schen Handlung, nach einer optimalen Strategie zur Lösung der Aufgabe sucht. Er lernt dabei zu un-terscheiden, welche Charakteristika zur Bewälti-gung der Aufgabe notwendig sind.

Beispiel Treppensteigen: Während des Lernprozes-ses des Treppensteigens mit wiederholtem Trai-ning an verschiedenen Treppen lernen Sie die an-geeignete Bewegung für die Aufgabe des Treppen-steigens anzupassen. Zusätzlich lernen Sie, welche Höhe die Treppenstufe hat oder wie die Beschaf-fenheit der Stufenoberfläche ist, ob glatt oder stumpf, trocken oder nass. Sobald Sie diese senso-rischen Informationen erkennen, z.B. dass eine Treppenstufe sehr schmal und nass ist, passen Sie

Ihren Bewegungsablauf der Situation an und gehen langsamer und vorsichtiger. Das Erkennen dieser Charakteristika ist nach Ansicht Newells das Wesentliche, um die optimale Bewegungsstrategie für das Treppensteigen in allen Variationen zu entwickeln. Er glaubt, dass die Erkennung/Wahrnehmung sensorischer Informationen eine wichtige Rolle beim motorischen Lernen spielen.

Eine solche Information ist beispielsweise das *Feedback*. Feedback beinhaltet alle sensorischen Informationen, die vom Beginn bis zum Ende einer Bewegung auftreten. Feedback während der Bewegung wird auch als „knowledge of performance" und beim tatsächlichen Handlungsergebnis als „knowledge of results" bezeichnet. (Auf die Formen von Feedback und die Möglichkeit zur Einflussnahme in der Physiotherapie wird unten S. 55 eingegangen.)

Ein zentraler Punkt von Newells Theorie ist, dass das Übertragen motorischer Leistungen mit der besten perzeptiv-motorischen Strategie von einer Situation in die andere abhängig ist von der Analogie zwischen den beiden Aufgaben und relativ unabhängig ist von der Muskulatur, die benötigt wird.

Stufentheorie

Diese 2 Theorien, Schmidts und Newells, überschneiden sich an einigen Stellen auch mit der *Stufen-Theorie* von Fitts und Posner (1967). Sie beschreiben 3 Phasen beim Erwerb motorischer Funktionen:

- cognitive stage;
- associative stage;
- autonomous stage.

Im *kognitiven Stadium* (cognitive stage) geht es für den Lernenden darum, die Aufgabe zu verstehen und verschiedene Strategien für die Durchführung zu entwickeln. Es wird festgelegt, wie das Ergebnis der Aufgabe bewertet wird, erfolgreich oder nicht erfolgreich. Ergebnis dieser 1. Phase ist die Auswahl der effektivsten Strategie für die Aufgabe. Es besteht zu diesem Zeitpunkt eine hohe Variabilität in der Bewegung.

Danach beginnt die Phase der Verfeinerung der motorischen Fertigkeit. Während dieser 2. Phase ist weniger Variabilität in der Leistung, und die Fortschritte gehen langsamer voran. In Abhängigkeit von der Aufgabe, vom Lernenden und von der Intensität des Übens kann diese Phase bis zu mehrere Monate andauern. Diese Phase wird als *assoziatives Stadium* (associative stage) bezeichnet.

Die 3. Phase ist die Phase der *Automatisierung* (autonomous stage) der Bewegung. Jetzt benötigt der Lernende kaum Aufmerksamkeit für die Bewegung. Er wird unabhängiger in Bezug auf die erlernte Handlung. Er kann sich jetzt zusätzlich mit Dingen beschäftigen, die in seiner Umwelt passieren.

Beispiel Treppensteigen: Beim 1. Versuch, Treppen zu steigen, benötigen Sie Bewusstsein über die Aufgabe und ein hohes Maß an Aufmerksamkeit. Zu diesem Zeitpunkt passieren noch viele Fehler. Der Fuß wird nicht ausreichend angehoben und stößt gegen die Stufenkante oder der Fuß rutscht ab, weil die Stufe glatt ist. In der 2. Phase verfeinern Sie die Bewegung und entwickeln für sich die optimale Strategie des Treppensteigens. Bei einem Menschen ohne eine Gehirnläsion reichen ein paar Versuche aus, um diese Aufgabe zu erlernen. In der 3. Phase ist die Bewegung bereits automatisiert und zur Lösung der Aufgabe wird nicht mehr die volle Aufmerksamkeit benötigt. Sie sind nun in der Lage die Treppen zu steigen und können gleichzeitig ein Glas Wasser halten.

Diese Theorien dienen Physiotherapeuten zum Verständnis der Abläufe beim Erlernen motorischer Fähigkeiten. Es liegen unzählige Studien zum Motorischen Lernen beim Menschen vor. Ein Großteil der o. g. Theorien wurde damit bereits wissenschaftlich untermauert. Die Kenntnis über die Abläufe beim Motorischen Lernen ermöglicht dem Physiotherapeuten auch, manipulativ in den Prozess einzugreifen, um dem Patienten während der Phase der Funktionsrestitution zu unterstützen.

▌*Die o. g. Theorien beziehen sich auf Menschen mit einem intakten zentralen Nervensystem.*

Können diese Erkenntnisse auch auf Menschen mit einer zentralen Läsion übertragen werden? Wie lernt der Mensch nach einer Hirnschädigung? Und wie können Physiotherapeuten Einfluss nehmen? Mehr dazu im Folgenden.

6.2   Motor Relearning

Das Gehirn eines erwachsenen Menschen ist plastisch. Dieses wurde in letzter Zeit mehrfach sowohl im Tierexperiment als auch mit Untersuchungen am Menschen bestätigt.

> *Unter dieser Plastizität versteht man die Fähigkeit des Gehirns, zu lernen, sich zu adaptieren und sich strukturell zu reorganisieren. Molekulare, biochemische, elektrophysiologische und strukturelle Veränderungen finden fortwährend statt.*

Das Gehirn ist auch nach einer zentralen Läsion lernfähig!

Eine Schädigung des ZNS betrifft sowohl die Anatomie als auch die Physiologie des Nervensystems. Die Läsion zerstört den Zellkörper des Nervs, die Dendriten und die Axone und indirekt verändert oder zerstört sie auch die Abläufe der Nervenimpulse innerhalb des intakten Gehirngewebes. Dank technischen Fortschritts ist es möglich, die Prozesse im Gehirn genauer zu studieren. Beispielsweise mit der funktionellen Kernspintomographie.

Funktionelle Bildgebung als Beweismittel der neuronalen Plastizität
Klaus Scheidtmann

Bei der funktionellen Bildgebung kann Gehirnaktivität sichtbar gemacht werden. Dabei werden entweder der zelluläre Glukoseverbrauch oder der Sauerstoffverbrauch als indirekte Parameter der Zellaktivität dargestellt. Dadurch bieten sich faszinierende Möglichkeiten, die Funktionsweisen des Gehirns besser zu verstehen. Da Schlaganfälle umschriebene Schäden innerhalb der neuronalen Netzwerke des Gehirns verursachen, kann mit funktioneller Bildgebung die Reorganisation dieser Netzwerke beobachtet werden. Dabei kommen sowohl Techniken der Positronenemissionstomographie (PET) als auch der funktionellen Kernspintomographie (fMRI) zur Anwendung. Bei der PET-Untersuchung wird ein radioaktiv markiertes Teilchen mit kurzer Halbwertszeit dem Menschen injiziert, die PET-Cameras sind in der Lage, den Ort dieses Teilchens im Körper aufzuspüren. So kann z. B. der Glukoseverbrauch in der Hirnzelle gemessen werden, wenn zuvor die Glukose radioaktiv markiert wurde (**Abb. 6.2 a–b**).

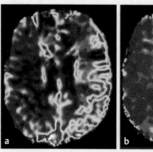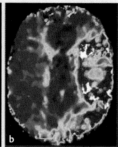

Abb. 6.2 a–b Vor dem Hintergrund einer horizontalen anatomischen Hirndarstellung wird mit Hilfe der Positronenemissionstomographie in den gelben/roten Arealen der vermehrte Glukoseverbrauch der Hirnzellen im Rahmen einer bestimmten motorischen Aufgabe gezeigt, obwohl eine Läsion im motorischen Kortex vorliegt (blaue Bereiche).

Neben motorischen Aufgaben können aber auch z. B. sprachliche oder auch neuropsychologische Aufgaben und die damit verbundenen Aktivitäten der verschiedenen Hirnregionen dargestellt werden.
Bei der fMRI-Untersuchung wird der Blutfluss gemessen. Es wird indirekt auf die Hirnaktivität zurückgeschlossen, unter der Annahme, dass der vermehrte Blutfluss durch einen erhöhten Energiebedarf der Hirnzelle in Aktivität erzeugt wird (**Abb. 6.3 a–b**).

Mit der Kernspintechnik können neben der Darstellung des zerebralen Blutflusses auch andere dynamische Vorgänge im Gehirn aufgezeichnet werden. Dadurch ist es möglich, den Funktionszustand des Gehirns sofort nach einem Schlaganfall präzise zu beschreiben und schon früh eine Größenabschätzung des Schlaganfalls vorzunehmen. In der Erholungsphase können dann die Regenerationsvorgänge des Gehirns beobachtet werden (**Abb. 6.4 a–c**).

Prozess der Reorganisation
Dorothe Wulf

Der Prozess der Reorganisation des ZNS konnte in vivo beim Menschen mittels funktionell bildgebender Verfahren sowohl nach Läsionen des peripheren (z. B. Nervendurchtrennung nach einer Amputation, Fuhr 1992) als auch des zentralen (z. B. nach einem Schlaganfall, Dettmers 1998) Nervensystems gezeigt werden.
Zunehmend wird auch deutlich, dass das Wiedererlangen von Funktionen nach einer Hirnläsion

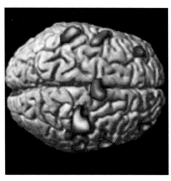
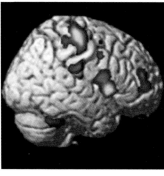

Abb. 6.3 a–b Auf diesen Aufnahmen erkennt man die Hirnareale, die während einer Aktivität, zu der der Patient aufgefordert wurde, vermehrt durchblutet werden.

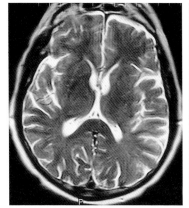
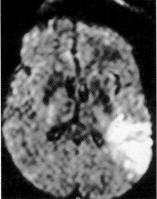
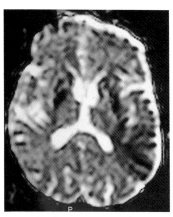

Abb. 6.4 a–b Diffusionsgewichtetes Kernspintomogramm ca. 30 min nach Auftreten der ersten neurologischen Symptome. Die roten Areale stellen die noch aktive Hirnsubstanz dar, die blauen und weißen, einem Infarkt der A. cerebri media entsprechend, zeigen Hirnstrukturen, in denen der zelluläre Stoffwechsel zum Erliegen kommt. Ein Infarktareal konnte zu diesem Zeitpunkt in der Computer- oder Kernspintomographie nicht nachgewiesen werden.

in vielen Aspekten analog zum Prozess des Motorischen Lernens bei einem intakten Gehirn verläuft (Lee 1995). Das bedeutet, dass viele Erkenntnisse aus dem Motorischen Lernen eines intakten Gehirns auch auf die Therapie von Patienten mit einer Hirnläsion angewandt werden können. *Beispiel*: Repetition. Jedem ist es bekannt und viele haben es selbst erfahren: Wer eine Sportart, ein Musikinstrument oder eine andere motorische Fähigkeit erlernen oder verbessern möchte, muss üben und zwar repetitiv.

Das gleiche Prinzip kann auch auf das Motorische Lernen nach einer zentralen Läsion übertragen werden. Im Tierexperiment konnte gezeigt werden, dass beim Lernen komplexer Handlungen eine hohe Anzahl an Wiederholungen die Entwicklung von Synapsen und deren Verbindungen stimuliert (Isaacs 1992) und somit die Plastizitäts- und Lernprozesse des Gehirns anregt. Diese Kenntnisse übertrugen Bütefisch (1995) und Hummelsheim (1996) erfolgreich auf die Behandlung von

Schlaganfallpatienten mit gestörter Finger- und Handmotorik. Anfangs für die Finger- und Handextensoren, mittlerweile auch für die proximale Armmuskulatur. Beim repetitiven Training liegt das Prinzip auf der häufigen Wiederholung gleicher Bewegungen, dabei muss der Patient in der Lage sein, willkürlich die Extremität bewegen zu können. Das Bewegungsausmaß wird im maximal möglichen Bereich trainiert. Bewährt hat sich eine Trainingsdauer pro Bewegung der oberen Extremität von 5–10 min 2-mal täglich (Hummelsheim 1998). Je nach Grad der Parese wird die Belastung systematisch gesteigert. Anfangs kann es notwendig sein, bei Patienten mit einer hochgradigen Parese die Extremität unterstützend zu führen. Mit zunehmender Kraft wird mit der Eigenschwere und später auch gegen externen Widerstand, z. B. mit Gewichten, trainiert. Das Training wird im Verlauf von der selektiven, eingelenkigen Bewegung auf die Durchführung komplexer mehrgelenkiger Bewegungen gesteigert (**Abb. 6.5 a–d**). Um sicher zu gehen, dass der Trainingseffekt nicht nur durch das täglich länger stattfindende, zusätzliche Training von 2-mal 15–20 min zustande gekommen ist, führte Hummelsheim in der Vergleichsgruppe eine 2-mal 15 bis 20-minütige TENS-Behandlung auf dem betroffenen Arm durch. Die untersuchten Parameter wie Griffstärke, die Maximalkraft bei isometrischer Dorsalextension der Hand, sowie die funktionelle Rivermead Motor Assessment Skala (siehe Kap. 8) zeigten keine signifikanten Veränderungen. Dieses Ergebnis weist auf „die Bedeutung der zeitgleich mit der Bewegung erfolgenden kutan-propriozeptiven Rückmeldung aus dem sich bewegenden Gliedmaßenabschnitt hin" (Hummelsheim 2000). Dieser Erklärungsversuch unterstützt die Theorie von Asanuma und Pavlides (1997): Afferentes Feedback aus den Gelenk-, Sehnen-, Haut- und Muskelrezeptoren trifft beim repetitiven Training fortwährend auf Neuronenpopulationen des Kortex und regt somit den Reorganisationsprozess an.

Das repetitive Training bringt weitere positive Effekte mit sich. Stimuliert durch die vielen Wiederholungen, produziert die Muskulatur mehr Mitochondrien, mehr oxidative Enzyme und es entsteht eine größere Anzahl an Kapillaren in der Muskelfaser (Hoppeler 1985). Diese Effekte führen zu gesteigerter Leistungsfähigkeit der Muskulatur.

Mehrere Studien postulieren einen möglichst frühen Beginn der Physiotherapie nach dem Ereignis (Ernst 1990). Dem gegenüber stehen Untersuchungen an Ratten, die direkt nach einer lokalen Ischämie intensiv beübt wurden (Risedal 1999). Dabei entstanden irreversible Schäden im ZNS. Daraus resultierte ein schlechterer Rehabilitationsverlauf. Der direkte Übertrag dieser Ergebnisse in die therapeutische Praxis ist schwierig. Dennoch sollte in Abhängigkeit vom Schädigungsbild und dem Allgemeinzustand des Patienten eine aggressive Frühmobilisation in den ersten Tagen nach der Läsion sorgfältig überdacht werden.

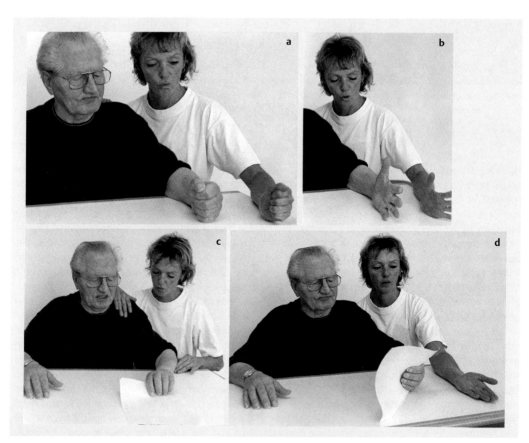

Abb. 6.5 a–d   Repetitives Arm-, Handtraining **a** Fingerflexion **b** Fingerextension **c** funktionelle Pronation „Blatt wenden"
d funktionelle Supination „Blatt wenden".

Was passiert nach einer Hirnläsion? Wann endet die Fähigkeit zum Motorischen Lernen?

Direkt nach der Läsion adaptiert und kompensiert das Bewegungsverhalten des Betroffenen auf der Basis des noch vorhandenen neuralen Systems. Bewegungen unterscheiden sich deutlich in Bezug auf das Bewegungsausmaß, die Kraft, die Koordination usw. von denen vor dem Ereignis. Um ein Ziel zu erreichen, werden Bewegungsmuster oder Bewegungsstrategien benutzt, welche sich stark von denen unterscheiden, die bisher verwandt wurden. Je nach Ausmaß und Ursache der Läsion entwickelt sich im Verlauf die Symptomatik zurück, oder es bleiben Funktionsdefizite über Wochen, Monate oder Jahre bestehen. Aber nicht nur das ZNS zeigt Veränderungen. Das gesamte skeletomuskuläre System passt sich der veränderten Situation an. Je länger die Funktionsdefizite bestehen bleiben, um so größer ist die Gefahr von sekundären Schäden.

Bei Inaktivität adaptiert beispielsweise die Muskulatur sehr schnell. Sie passt sich der aktuellen Anforderung an.

▮ *Die Funktion formt das Organ!*

Liegt der Muskel über Tage oder Wochen in Annäherung, entwickelt sich aus der Verkürzung eine Kontraktur. Die kann zum einen erhebliche Folgen für die hygienischen Maßnahmen beim Patienten mit sich bringen. Zum anderen sind ausreichende Muskellängen die Grundlage für ökonomische Bewegungen und „Voraussetzung dafür, dass gewünschte Schwerpunktverlagerungen ausgelöst und damit entsprechende posturale Mechanismen eingeübt werden können" (Freivogel 1997). Eine weitere Muskeladaptation ist die Atrophie. Der Quadrizeps atrophiert beispielsweise bereits nach 3 Tagen Immobilisation (Lindboe 1984). Ist ein Patient längere Zeit immobil, bringt dies bei mangelnder Prophylaxe erhebliche Folgen mit sich. In der Frühphase der Behandlung sind deshalb physiotherapeutische Maßnahmen zur Vermeidung von Sekundärschäden ebenso wichtig wie die Anwendung wissenschaftlich gesicherter, physiotherapeutischer Interventionen zum Wiedererwerb motorisch-funktioneller Fähigkeiten. In der Spätphase, nach Monaten oder Jahren, tritt die Behandlung der Sekundärschäden (Muskelverkürzungen, Kontrakturen, Muskelschwäche, reduzierte kardiale und muskuläre Belastbarkeit, chronische Schmerzzustände aufgrund von Fehlhaltungen, Osteoporose, etc.) immer deutlicher in den Vordergrund. Was nicht heißen soll, dass der Erwerb oder die Adaptation von Funktionen in der Spätphase nach einer Hirnläsion nicht mehr möglich ist. Die größten funktionellen Verbesserungen stellen sich innerhalb der ersten 3–6 Monate ein. Aber auch danach sind noch beachtliche Fortschritte möglich. So zeigt beispielsweise Hummelsheim (1997), dass auch Patienten, deren Infarkt mehrere Monate zurücklag, noch vom repetitiven Armtraining profitieren, indem der funktionelle Einsatz des Armes gesteigert werden konnte. Die funktionelle Wirksamkeit konnte auch Miltner (1999) bei der Anwendung der „Constraint-induced-Movement-Therapy" (siehe auch Kapitel 6) bei Patienten zeigen, deren Infarkt bis zu 17 Jahren (im Mittel 5 Jahre) zurücklag. Sterr (2002) untersuchte in 3 Fallstudien ebenfalls die Effizienz eines repetitiven, aufgabenorientierten Trainings bei chronisch hemiparetischen Patienten während eines Aufenthaltes in einer Rehabilitationsklinik. Täglich 90 Minuten aufgabenorientiertes Training für den betroffenen Arm über 2 Wochen erhielten 2 Patienten und täglich 60 Minuten Training über 4 Wochen erhielt der 3. Patient. Alle Patienten verbesserten ihr motorisches Outcome signifikant.

Bisher gibt es keine Aussagen darüber, wann der Zeitpunkt erreicht ist, an dem der Funktionswiedererwerb oder die Funktionsadaptation beendet ist. Da das ZNS lebenslang die Fähigkeit zur Adaptation besitzt, ist auch von einer lebenslangen Lernfähigkeit nach einer ZNS-Läsion auszugehen.

▎*Die praktische Umsetzung der wissenschaftlichen Erkenntnisse zum Motorischen Lernen ermöglicht dem Physiotherapeuten, sowohl den Prozess des Neuerwerbs verlorengegangener Funktionen zu fördern als auch den Prozess der Bewegungsoptimierung von vorhandenen Funktionen zu begünstigen. Die Ressourcen des Patienten müssen dazu erkannt, aktiviert und systematisch ausgebaut werden.*

Um Bewegungen wieder zu erlernen oder bestehende Funktionen zu optimieren, bedarf es neben kognitiver Voraussetzungen wie Aufmerksamkeit und Konzentration, auch physischer Voraussetzungen, wie z.B. ausreichende Gelenkbeweglichkeit, ausreichende kardiomuskuläre Belastbarkeit usw. Um diese Voraussetzungen zu erhalten oder zu schaffen, stehen dem Physiotherapeuten eine Reihe wirksamer physiotherapeutischer Maßnahmen zur Verfügung: *Beispiel*: Manuelle Therapie zur Gelenkmobilisation, Dehntechniken oder redressierendes Gipsen zur Prophylaxe und/oder Be-

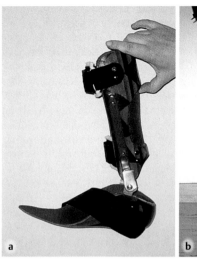
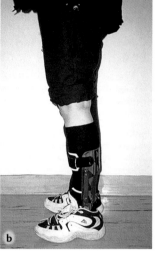

Abb. 6.6 a–b Beispiel für eine Ankle Foot Ortheses (AFO): Unterschenkelorthese mit Klenzak-Gelenk.

handlung von Muskelverkürzungen, medizinische Trainingstherapie zur Steigerung der kardialen und muskulären Ausdauer (*Achtung*: Tonusveränderungen beachten!), ergänzende physikalische Maßnahmen, wie z. B. Elektrotherapie oder Eistauchbäder usw. ... Sowohl zu Beginn der Funktionsrestitution als auch im Verlauf ist der Einsatz von Hilfsmitteln, wie z. B. der Einsatz einer Ankle Foot Ortheses (AFO)/Unterschenkelorthese (**Abb. 6.6 a–b**), um das Gehen zu ermöglichen und/oder zu sichern, eine weitere physiotherapeutische Maßnahme, die unterstützend für die Funktionsoptimierung ist.

6.3 Prinzipien Motorischen (Wiederer-)Lernens

Um die Funktionsrestitution nach einer Hirnschädigung bestmöglich zu fördern, müssen die Grundsätze zum Motorischen Lernen in die Behandlung einfließen.

Input

Als den notwendigsten Grundsatz für das motorische Lernen beschreiben Mulder und Hochstenbach (2001) den *Input*. Ohne Input, bzw. Informationen verkümmern die Netzwerke im Gehirn. Erst das Hinzufügen von aktivitätsabhängigen Informationen führt zum motorischen Lernen. Nicht irgendein Input ist von Bedeutung. Um effektiv zu lernen, ist die Berücksichtigung bestimmter Eigenschaften des Inputs wichtig:

Der Input muss variabel sein

Ist beispielsweise die sensorischer Stimulation über einen längeren Zeitraum ohne Veränderung, adaptiert das System sehr schnell und die Information hat keinen Effekt mehr für den Lernprozess. Neurale Netzwerke formen sich durch den Input und die Variabilität. Wobei Variabilität nicht mit einer zufälligen und unsystematischen Vermischung von Reizen zu verwechseln ist. Wenn das lernende System mit der gleichen Information über einen längeren Zeitpunkt konfrontiert wird, lernt es von dieser Information, aber das Ergebnis ist nicht flexibel und kann nicht in andere, vergleichbare Situationen oder Bewegungen übertragen werden. Der russische Physiologe Nicolai Bernstein sagte, dass Lernen Repetition ohne Repetition ist. Er meinte damit, dass Wiederholungen notwendig sind, aber die Wiederholungen sollten sich durch kleine Veränderungen unterscheiden.

Beispiel: Repetitives Training. Für das repetitive Armtraining bedeutet dies, dass z. B. unterschiedliche Materialien zu verwenden sind oder die Ausgangsstellung, in der trainiert wird, zu verändern ist. Dabei ist auf die individuelle Leistungsfähigkeit des Patienten einzugehen.

■ *Fordern, aber nicht überfordern!*

Beim Üben von Greiffunktionen wird mit Gegenständen geübt, die sich in Form, Gewicht und Oberflächenstruktur voneinander unterscheiden.

Beispiele: Pappbecher, Gläser, Flaschen, Tassen in verschiedenen Größen, mit und ohne Flüssigkeit gefüllt; Bücher, Zeitungen, Zeitschriften, ein Blatt Papier; Handtuch, Trockentuch, Waschlappen, Badelaken; Blumenerde, Kieselsteine, Sand, etc...

▪ *Üben mit logischer, systematischer Übungsvariation!*

Der Input muss eine Bedeutung für den Lernenden haben

Input und Repetition allein sind nicht ausreichend für adäquates Lernen. Unwichtige Informationen und bedeutungsloser Input führen nicht zu dem gewünschten Lernerfolg (Spitzer 1999). Das Training muss von Interesse sein für den Lernenden. Somit ist auch klar, dass der Lernende ein ausreichendes Maß an Bewusstsein und Aufmerksamkeit für effektives Motorisches Lernen mitbringen muss. Weiter wurde gezeigt, dass Emotionen und Motivation den Lerneffekt verstärken. Für die Praxis bedeutet dies, dass die Übungen dem Patienten einen Sinn vermitteln müssen und dass er die Übung verstanden haben muss. Das Ziel der Übung sollte dem Lernenden klar sein, damit er die entsprechende Motivation zur Erreichung des Ziels entwickeln kann. Das Üben der Schulterflexion und Extension kann in einem frühen Stadium, mit einem Kraftgrad von 1–2, beispielsweise in Bauchlage, geübt werden. Der Patient liegt am Bankrand, der paretische Arm hängt seitlich herab und der Patient wird aufgefordert, einen Ball mehrmals gegen eine Markierung an einer vor ihm stehenden Wand zu stoßen, so zielgerichtet und kraftvoll, dass der Ball wieder zurück rollt. Erfolgt diese Übung im Sitzen, dann befindet sich der Arm in einer anderen Gelenkstellung der Schulter und andere muskuläre Anteile, die bei der Schulterelevation aktiv sind, werden trainiert. Bei einem Kraftgrad von 3–4 könnte die Bewegung in der Funktion Fensterputzen oder Wäscheaufhängen geübt werden. Der therapeutischen Phantasie sind keine Grenzen gesetzt. Motivationsfördernd und von großer Bedeutung sind auch Übungen, die einen Bezug zum Hobby des Patienten darstellen. Spielen Sie mit Ihrem Patienten einmal Billard oder Tischtennis. Die dabei freigesetzten Emotionen durch „Kampfgeist" oder „Siegeswillen" fördern den Prozess des Motorischen Lernens.

Selektive Bewegungen, isoliert von der gesamten Aktion und Strategie, haben nur eine geringe Bedeutung für den Lernenden. Nur Übungen, die für den Patienten im Kontext der gesamten motorischen Handlung sinnvoll sind, bringen den erwünschten Lerneffekt!

Der Input beim Training sollte viele Analogien zu den Alltagssituationen des Patienten haben

Um motorische Fähigkeiten von einer Situation in die andere übertragen zu können, ist es notwendig, dass beide Situationen möglichst viele gleiche Elemente beinhalten. Diese Elemente beziehen sich auf die Charakteristika einer Aufgabe oder Leistung. Für die Praxis bedeutet dies, je mehr Ähnlichkeiten zwischen 2 Aufgaben bestehen, umso erfolgreicher ist der Transfer. Das bezieht sich sowohl auf die motorische Funktion als auch auf das Objekt, mit dem und die Umgebung, in der trainiert wird.

Fallbeispiel: Gangschule: Hr. Au, ein Patient mit Z. n. Mediainfarkt links, erlernt während des Rehabilitationsaufenthalts wieder selbstständig zu gehen. Er geht sicher und selbstständig innerhalb seines Zimmers und auf dem Klinikflur. An einem Wochenende geht Hr. Au im Rahmen einer Erprobung der inner- und außerhäuslichen Selbstständigkeit nach Hause. Am Samstag morgen verlässt er mit seiner Frau das Haus, um Lebensmittel zu kaufen. Im Treppenhaus laufen Kinder, die ihn verunsichern. Er stoppt für einen Moment und geht dann weiter. Er versucht die schwere Haustür zu öffnen. Dabei stößt er sich die Tür ein paar Mal vor den Fuß, weil er nicht in der erforderlichen Geschwindigkeit rückwärtsgehen konnte. Die Treppenstufen vor dem Haus haben kein Geländer. „In der Klinik hatte jede Treppe ein Geländer", sagt er und hält sich krampfhaft an seiner Frau fest, um die Treppen sicher herunter zu kommen. Draußen ist es laut. Straßenlärm, andere Verkehrsteilnehmer, Bordsteinkanten, unebene Strassen, hupende Autos und seine Frau, die an ihm zupft und zieht, um ihn rasch über die Straße zu bringen. Das ist zu viel für Hr. Au. Er wird hektisch und zunehmend unsicherer beim Gehen. Seine Bewegungen werden unkoordinierter. Er sucht Halt bei seiner Frau, um nicht zu stürzen. Bereits nach 300 m Gehstrecke wird er kurzatmig und schwitzt sehr stark. All diese externen Umweltfaktoren waren vor dem Infarkt kein Problem für Hr. Au. Obwohl er das Gehen während einer Rehamaßnahme wieder erlernt hat, ist er nicht in der Lage, dies in seinen Alltag zu übertragen. Das Gehen auf dem Klinikflur ist gekennzeichnet von einer ruhigen, rücksichtsvollen und in der Regel behindertengerechten Umgebung – kaum eine Analogie zum Gehen in alltäglichen Situationen zu Hause.

> *Der Transfer einer Funktion von einer Situation in die andere erfolgt optimal, wenn die Übung und die zu erlernende Funktion möglichst gleiche Charakteristika aufweisen. Dies bezieht sich sowohl auf die Charakteristika der Bewegung selbst als auch auf die Bedingungen, unter denen die Funktion im Alltag auftritt. „Law of identical elements"!*

Ein systematischer Aufbau bezüglich der Reizform und Reizdichte ist während der Therapie zu berücksichtigen!

Repetition

Ein weiteres Prinzip des Motorischen Lernens ist die Repetition. Auf das repetetive Armtraining wurde bereits eingegangen.

Als repetitives und aufgabenspezifisches Beintraining wird die *Laufbandtherapie* bei Patienten mit Paraplegie, Schlaganfall, Morbus Parkinson, Z. n. Schädel-Hirn-Trauma und Multipler Sklerose eingesetzt. Im Gegensatz zum Gehtraining in der Ebene, können nicht gehfähige Patienten durch die Entlastung während der Laufbandtherapie überhaupt Schreitbewegungen durchführen, und bereits gehfähige Patienten können deutlich längere Distanzen zurücklegen und ihre Gehfähigkeit trainieren. Eine hohe Anzahl repetitiver Schreitbewegungen, die dem Gehen in der Ebene sehr ähneln, sind beim Laufbandtraining möglich.

Laufbandtherapie bei paraplegischen und tetraplegischen Patienten

Wernig (1992) konnte in mehreren Studien, einschließlich einer Langzeitstudie über 5 Jahre, eindrücklich die Effektivität der Laufbandtherapie bei Tetra- und Paraplegikern zeigen.

Einschlusskriterien waren:
- beginnende Willküraktivität in der Muskulatur der unteren Extremität, besonders des M. quadriceps femoris;
- ausreichende Gelenkbeweglichkeit;
- keine hochgradigen Muskelverkürzungen;
- keine Druckulzera;
- ausreichende Belastbarkeit der Wirbelsäule.

Die Therapiedauer richtete sich nach dem Schweregrad der Lähmung und lag zwischen 4 und 20 Wochen.

Die Ergebnisse zeigten, dass anfangs rollstuhlabhängige Patienten, die nicht selbstständig aufstehen und gehen konnten, in den meisten Fällen nach der Therapie selbstständig aufstehen konnten und zudem 100 m und mehr ohne personelle Hilfe gehfähig waren. Bereits gehfähige Patienten verbesserten ihre Gehgeschwindigkeit und Ausdauer.

Erstaunlich sind die Ergebnisse zur Muskelkraft. Hier zeigte sich, dass die Patienten kaum an willkürlicher Muskelaktivität gewonnen hatten. Für Wernig und weitere Autoren ist dies ein Hinweis für den bahnenden Effekt der propriozeptiven Afferenzen während des Schreitens und erklärt das Prinzip der spinalen Lokomotion (s. u.).

Bei einer Follow-up-Studie wurden 76 Patienten, deren stationär durchgeführte Laufbandtherapie 6 Monate bis zu 6,5 Jahren zurücklag, untersucht. Bis auf einen Patienten haben alle anderen ihre erreichte Gehfähigkeit beibehalten und z. T. weiter verbessern können.

Laufbandtherapie bei Patienten nach Schlaganfall

Hesse (1994) führte klinische Studien zur Laufbandtherapie bei Schlaganfallpatienten durch. Die Ergebnisse zeigten signifikante Verbesserungen in Bezug auf die Gangsymmetrie und Gehgeschwindigkeit. Weiter stellt er fest, dass mit „zunehmender Gewichtsentlastung die Aktivität der gewichtstragenden Muskulatur abnimmt sowie das Gangmuster weniger spastisch ist" (Hesse 1998). Eine Gewichtsentlastung von mehr als 30 % des Körpergewichtes ist bei Patienten, bei denen die Behandlung der Parese im Vordergrund steht, nicht empfehlenswert. Die Gewichtsentlastung beim Laufbandtraining ermöglicht es bereits schwer betroffenen Patienten, repetitiv Schrittfolgen zu üben; ca. 10-mal mehr als beim Training in der Ebene. Hesse empfiehlt aufgrund seiner Studienergebnisse und Erfahrungen mit der Laufbandtherapie bei Patienten mit Schlaganfall das in der folgenden Checkliste zusammengefasste bei der Anwendung zu beachten:

Checkliste

Voraussetzungen des Patienten für die Teilnahme an der Therapie	freier Bettkantensitz, ausreichende kardiovaskuläre Belastbarkeit, keine schweren Kontrakturen; Störungen im Bereich der Kognition, Kommunikation und/oder Wahrnehmung sind kein Ausschlusskriterium.
Laufband	das Laufband sollte mindestens 45 cm Breite und 1,50 m Lauffläche haben, stufenlose und ruckfreie Geschwindigkeitseinstellung, das System zur Gewichtsentlastung sollte beim Gehen eine konstante Entlastung gewährleisten;
Empfehlungen zur Therapie	schnelle Steigerung der Gehgeschwindigkeit von anfangs 0,15–0,20 m/s auf 0,25–0,30 m/s, Gewichtsentlastung maximal 30 % des Körpergewichts, rasche Belastungssteigerung, ohne dass der Patient im Gurt sitzt oder sein Kniegelenk kollabiert;
Therapiedauer	2-mal 10 min Training, dazwischen 5 min Pause, 5 min Rüstzeit; anschließend sollte das Gehen in der Ebene trainiert werden.

Scheidtmann et al. (1999) untersuchten ebenfalls Patienten nach einem Apoplex. 23 nicht gehfähige Patienten wurden in die Studie eingeschlossen. Eine Gruppe erhielt zunächst über 3 Wochen 2-mal 30 min Physiotherapie täglich. In den folgenden 3 Wochen 1-mal 30 min Physiotherapie und 1-mal 30 min Laufbandtherapie mit partieller Gewichtsentlastung. Eine weitere Gruppe erhielt in umgekehrter Form die Therapien, d. h. sie begannen mit der Kombination von Physiotherapie mit Laufbandtherapie und bekamen nach 3 Wochen täglich 2-mal 30 min Physiotherapie. Die Ergebnisse zeigten, dass 75 % der Patienten, die zunächst 2-mal täglich Physiotherapie bekommen hatten und anschließend die Therapiekombination Physiotherapie und Laufbandtherapie, wieder 10 m oder mehr ohne Therapeutenhilfe gehen konnten. Die Patienten wurden früh, im Mittel 58 Tage (+/– 29 Tage) nach dem Ereignis in die Studie eingeschlossen. Die Autoren vermuten, dass durch die anfängliche intensive Physiotherapie die posturale Kontrolle verbessert wurde und dies die Grundlage für eine erfolgreiche Laufbandtherapie ist.

In einer Untersuchung mit 100 Schlaganfallpatienten machten Visintin et al. (1998) Studien über die Laufbandtherapie mit und ohne Körpergewichtsentlastung. 50 Patienten trainierten mit einer Entlastung bis zu 30 % des Körpergewichts und die anderen 50 ohne Entlastung. Nach einem 6-wöchigen Training waren die Scores in Bezug auf die funktionelle Balance, den motorisch-funktionellen Wiedererwerb und die Gehgeschwindigkeit signifikant höher in der Gruppe, die mit Körpergewichtsentlastung geübt hatte. Diese Unterschiede blieben auch nach Monaten bestehen. In einer Follow-up-Untersuchung nach 3 Monaten waren die Scores zum motorischen Outcome und der Gehgeschwindigkeit wiederum signifikant erhöht im Vergleich zu der Gruppe, die ohne Gewichtsentlastung trainiert hatte.

Pohl et al. (2002) verglichen die Effekte eines strukturiert aufgebauten, geschwindigkeitsabhängigen Laufbandtrainings mit den Effekten bei einem nur eingeschränkt progressiven Laufbandtraining (20 % Geschwindigkeitssteigerung im Behandlungsverlauf) und einem Gehtraining ohne Laufbandeinsatz, bei insgesamt 60 hemiparetischen Patienten. Ziel des geschwindigkeitsabhängigen Laufbandtrainings ist eine Steigerung der Geschwindigkeit in jeder Therapieeinheit. Alle Patienten waren selbstständig gehfähig und benötigten für 10 m Gehstrecke zwischen 5 und 60 s. Nach einem 4-wöchigen Training zeigen die Ergebnisse signifikante Scoreanstiege (Functional Ambulation Category, Gehgeschwindigkeit in der Ebene, Kadenz, Schrittlänge) bei der Patientengruppe, die ein geschwindigkeitsabhängiges Laufbandtraining erhielten.

Das strukturierte Trainingsprogramm war wie folgt aufgebaut:

- die Patienten trugen einen Sicherheitsgurt ohne Gewichtsentlastung;
- ein Physiotherapeut assistierte dem Patienten, ohne die eigentliche Gehleistung zu unterstützen;
- maximale Gehgeschwindigkeit in der Ebene dividiert durch 2 war die Ausgangsgeschwindigkeit für ein 5-min-warm-up auf dem Laufband;
- anschließend wurde die Geschwindigkeit über 1–2 min auf ein Tempo gesteigert, welches der Patient, sicher und ohne zu stolpern, maximal laufen konnte. Dieses Tempo wurde 10 s gehalten, mit anschließender Erholungsphase, bis der Puls auf dem Ruhewert war;
- konnte der Patient das Tempo halten und fühlte er sich sicher, dann wurde das Tempo um 10 % erhöht, für weitere 10 s gehalten, gefolgt von einer Pause und wiederholter Temposteigerung um 10 %;
- fühlte sich der Patient unsicher oder begann zu stolpern, dann wurde das Tempo um 10 % redu-

ziert. Konnte er das Tempo halten, dann wurde es wieder erhöht; pro Therapiesitzung 3 bis 5-mal;

- bei der nächsten Behandlungseinheit wurde nach der Aufwärmphase mit der zuletzt erreichten, maximalen Gehgeschwindigkeit trainiert.

Laufbandtherapie bei Patienten mit Multipler Sklerose

Auch in der Behandlung von Patienten mit Multipler Sklerose zeigte sich die positive Wirkweise der Laufbandtherapie. Laufens et al. (1999) untersuchten bei 15 ausgewählten Patienten mit Multipler Sklerose über 5 Wochen die Soforteffekte der Therapiekombination Laufbandtherapie und Physiotherapie nach Vojta. Die Ergebnisse zeigten, dass fast alle Patienten ihre Gehstrecke im Behandlungsverlauf steigern konnten.

Laufbandtherapie bei Patienten mit Parkinson

Miyai (2000) untersuchte den Einfluss eines körpergewichtsentlastenden Laufbandtrainings bei Parkinson-Patienten, mit einer moderaten Gangstörung im Vergleich zur Physiotherapie. Moderate Gangstörung bedeutet, dass die Gehgeschwindigkeit der Patienten bei mehr als 8 s und die Anzahl der Schritte bei mehr als 15 auf einer 10-m-Gehstrecke lagen. Die Patienten erhielten 3-mal 45 m Ergotherapie (ADL- und Transfer-Training) und 3-mal 45 min Physiotherapie (Gehtraining und Übungen zur Erweiterung des Bewegungsausmaßes) pro Woche. Auch die Laufbandtherapie wurde 3-mal pro Woche durchgeführt. Die Modalitäten während jeder Trainingseinheit auf dem Laufband waren: jeweils 12 min Gehtraining mit 20 %, 10 % und zuletzt 0 % Körpergewichtsentlastung, anschließenden 4,5 min Pause. Die Gehgeschwindigkeit lag anfangs bei 0,5 km/h und steigerte sich je nach individueller Toleranz des Patienten auf 3,0 km/h. Beim Vergleich zwischen Physiotherapie und Laufbandtherapie sprachen die signifikant besseren Ergebnisse für die Effektivität der Laufbandtherapie. Die Patienten zeigten Verbesserungen im ADL-Bereich, in der Zunahme der Gehgeschwindigkeit und der Abnahme der Anzahl der Schritte auf 10 m.

In einigen der oben genannten Bereichen stehen noch Untersuchungen mit einem größeren Patientenkollektiv und den Therapieeffekten bei Follow-up-Untersuchungen aus.

Die Physiotherapeutin Jasper-Seeländer (2001) berichtet über den möglichen positiven Effekt der Laufbandtherapie bei neurologisch bedingten Gehstörungen, wie z. B. Myopathien, Polyneuropathien, zerebellären Ataxien, Dystonien usw. Studien dazu liegen derzeit nicht vor.

Laufbandtherapie versus Gehtraining in der Ebene

Nilsson et al. (2001, Multicenterstudie) untersuchten die Therapieeffekte während des Gehtrainings in der Ebene und auf dem Laufband bei hemiparetischen Patienten in einem frühen Stadium nach dem Infarkt. Eine Patientengruppe erhielt tägliches Laufbandtraining mit Körpergewichtsentlastung über 30 min. Die andere Gruppe erhielt, täglich über 30 min, ein Gehtraining in der Ebene, gemäß einem „Motor-Relearning-Programm", bei dem ausdauerndes und forciertes Gehtraining im Vordergrund stand. Beide Patientengruppen erhielten während des Rehabilitationsaufenthaltes über ca. 2 Monate außerdem eine professionelle Schlaganfall-Rehabilitation. Die Ergebnisse zeigen keinen signifikanten Gruppenunterschied zum Zeitpunkt der Entlassung und auch keinen Unterschied bei einer Follow-up-Untersuchung 10 Monate später. Verglichen wurden die Werte des FIM, der Gehgeschwindigkeit für 10 m, der FAC, des Fugel-Meyer-Stroke-Assessment und der Berg-Balance-Scale.

Zusammenfassung

Durch die Entlastungsmöglichkeit und Sicherung des Patienten im Gurtsystem ermöglicht die Laufbandtherapie ein frühes, repetitives, rhythmisches, aufgabenspezifisches Training komplexer Schrittzyklen. Die Lokomotionstherapie auf dem Laufband stellt eine effektive und effiziente Form für den Erwerb und/oder das Optimieren der Gehfähigkeit dar. Diese Verbesserung geht in vielen Fällen auch mit einem funktionellen Gewinn zahlreicher Aktivitäten des täglichen Lebens einher. Zudem trainiert der Lernende sein Herz-Kreislauf-System und steigert somit seine aerobe Ausdauer: eine wichtige Voraussetzung für das Training motorischer Fähigkeiten.

Durchführung der Therapie

Auf einem motorbetriebenen Laufband erfolgt das intensive Gangtraining. Dabei wird der Patient in einem über dem Laufband installierten und modifizierten Fallschirmgurt in aufrechter Position gehalten, gesichert und partiell vom Körpergewicht entlastet (**Abb. 6.7**). Falls notwendig, setzen anfangs 1 oder 2 Therapeuten passiv/assistiv die Beine des Patienten vor, sie geben ggf. Anweisungen beim Training, wie z. B. taktmäßige Kommandos zur Rhythmisierung des Gangbilds oder geben taktile Stimuli zur Gewichtsverlagerung auf das betroffene Bein. Wernig empfiehlt, besonders in der Anfangsphase des Trainings bei para- oder tetraplegischen Patienten, die Verwendung spezieller Laufbandschuhe mit dünner Ledersohle. Dadurch kann der paretische Fuß in der Schwungbeinphase leichter auf dem Band nach vorne gleiten, und durch die dünne Sohle können die propriozeptiven und kutanen Afferenzen leichter stimuliert werden. Als visuelles Feedback kann für einige Patienten der Einsatz eines Spiegels hilfreich sein. Erkennt der Patient seine Problematiken, kann er sie selbstständig korrigieren und immer wieder neu über den Blick in den Spiegel überprüfen. Um festzustellen, ob die korrigierte Bewegung bereits automatisiert ist, wird der Spiegel wieder weggenommen und der Patient versucht ohne visuelle Hilfe, die neu erlernte Bewegung durchzuführen.

❚ *Nicht jeder Patient profitiert vom Einsatz eines Spiegels.*

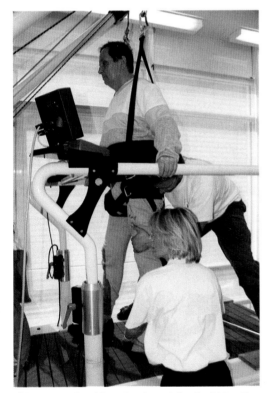

Abb. 6.7 Laufbandtherapie mit partieller Gewichtsentlastung.

Besonders in der Frühphase nach dem Ereignis, zu Beginn der Krankheitsverarbeitung, sind einige Patienten erschrocken und beschämt über das eingeschränkte und auffällige Gangbild. Sie werden durch den Blick in den Spiegel massiv mit ihrer Behinderung konfrontiert. Sensibilität ist hier vom Therapeuten gefordert! Ggf. muss der Spiegel wieder entfernt werden. Ein anderer Grund könnte die mangelnde Fähigkeit sein, die Problematik beim Gehen im dynamischen Spiegelbild zu erkennen und die Bewegungskorrektur umzusetzen. In diesem Fall empfiehlt es sich, die visuelle Form des Feedbacks durch andere Feedbackformen, wie z. B. gezielte, taktile Reize oder kurze, verbale Instruktionen zu ersetzen.

Das Tragen von Unterschenkel- oder Sprunggelenkorthesen, Bandagen wie die Fußheberwickel oder Schienen wie beispielsweise eine Peronäus-Schiene, können die Gehfähigkeit des Patienten erhöhen und/oder sichern und sollten, ebenso wie beim Gehen in der Ebene, verwendet werden. Eine auf den Schrittzyklus ausgerichtete funktionelle Elektrostimulation kann unterstützend bei der Laufbandtherapie eingesetzt werden.

Gibt es Unterschiede zwischen dem Gehen in der Ebene und auf dem Laufband?

Diese Frage führt häufig zu Diskussionen zwischen Therapeuten und Wissenschaftlern. Winkelmessungen und EMG-Untersuchungen bei Sportlern während des Gehens auf einem Laufband (ausgenommen Start- und Stoppbewegungen), haben gezeigt, dass sich die Gelenkwinkel und das Erregungsmuster der beteiligten Muskulatur unwesentlich zwischen diesen beiden Bedingungen unterscheiden. In anderen Aspekten unterscheidet sich jedoch nachweislich das Gehen in der Ebene vom Gehen auf dem Laufband (Hartmann 1999):

- das Bewegungsmuster unterscheidet sich beim Starten und Stoppen;
- ist man mittels Gurt entlastet und passt sich nicht der Laufbandgeschwindigkeit an, dann werden die Beine weggezogen. Analogie: während beidseitigem Unterhaken des Patienten gehen 2 Therapeuten mit dem Patienten und geben ihm dabei eine Gehgeschwindigkeit vor, der er sich nicht anpasst;
- veränderte optische Einflüsse: kein visueller Flow während der Laufbandtherapie, keine Analogie zum Alltag;
- veränderte Schrittlänge: kürzere Schritte beim Gehen auf dem Laufband, bedingt durch die schmale (45–50 cm) und kurze (1,50 m), vorgegebene Lauffläche. Analogie: Gehen durch die

Einkaufsstraße beim Sommerschlussverkauf. Hier wird die freie Laufstrecke seitlich, von vorn und hinten (ohne jemanden von hinten oder seitlich umzulaufen) durch die Menschenmenge vorgegeben;

- keine Richtungswechsel, keine Unebenheiten oder Hindernisse, keine entgegenkommenden Personen beim Gehen auf dem Laufband;
- wenig Analogien in Bezug auf die Umwelteinflüsse zwischen dem Gehen auf dem Laufband und dem Gehen in alltäglicher Umgebung.

Zusätzlich zur Laufbandtherapie sollte deshalb mit einem Gehtraining in Alltagssituationen so früh wie möglich begonnen werden.

Selbsterfahrung: Planen Sie sich beim nächsten Flug in den Urlaub etwas mehr Zeit ein. In mehreren Flughäfen befinden sich Laufbänder, an denen Sie selbst die Unterschiede und Ähnlichkeiten zwischen dem Gehen in der Ebene und dem Gehen auf dem Laufband erfahren können.

Theorien zur Wirksamkeit der Laufbandtherapie

Unterschiedliche Theorien zur Wirksamkeit der Laufbandtherapie werden diskutiert. Hier ein Überblick:

- *Prinzip der spinalen Lokomotion*. Die Existenz von zentralen Mustergeneratoren auf spinaler Ebene ist an einer Vielzahl von Organismen nachgewiesen worden. Es handelt sich dabei um Neuronenansammlungen im Rückenmark, die miteinander verschaltet sind und die Fähigkeit in sich besitzen, sich rhythmisch zu entladen. Sie erzeugen ohne supraspinalen Einfluss rhythmische Bewegungen der Extremitäten und sind für die Ausführung stereotyper Bewegungen, wie z. B. dem Flügelschlag bei Heuschrecken oder Beinbewegungen beim Laufen einer Katze, verantwortlich. Sie beteiligen sich somit am Ablauf unterschiedlicher Bewegungen. Es wird vermutet, dass diese spinalen Lokomotionszentren auch beim Menschen vorhanden sind und durch den rhythmisch auftretenden kutan-perzeptiven Reiz beim Laufbandtraining aktiviert werden. Aus Tierversuchen ist bekannt, dass zentrale Mustergeneratoren allein nur zur Ausführung einfacher stereotyper Bewegungskomponenten fähig sind. Komplexe Bewegungen hingegen erfordern das Zusammenspiel von zentralen Mustergeneratoren mit sensorischen Kontrollinstanzen (Rathmeyer 1996).
- *Prinzip der Repetition*. Repetitive, fast stereotype Beinbewegungen aktivieren die für die Bewegung relevanten Neuronenansammlungen im ZNS und beeinflussen so den Prozess der Funktionsrestitution (Asanuma, Keller 1991, Phänomen der Langzeitpotenzierung).
- *Hohe Trainingsmotivation* durch hohe Alltagsrelevanz des Trainings! Gehen und somit auch das Wiedererlernen des Gehens nach einer Läsion hat eine große Bedeutung für jeden Patienten. Wenn das Gehen auch durch ein Gangtraining geübt wird, erzeugt dies eine hohe Trainingsmotivation bei den Betroffenen. Konkrete Ziele in Bezug auf die Gehstrecke können bei der Laufbandtherapie festgelegt und messbar kontrolliert werden. Die Motivation des Patienten wird weiter verstärkt. Zum einen durch die Visualisierung der geleisteten Gehstrecke auf dem Display des Trainingsgerätes und zum anderen durch motivierendes Anfeuern des Patienten durch den Physiotherapeuten: „ Hr. Au, Sie gehen heute deutlich aufrechter als gestern. Prima! Weiter so. ....! Noch 50 m Hr. Au,..... dann haben Sie es geschafft. Dann haben Sie 200 m mehr zurückgelegt als zu Beginn der Woche. Eine tolle Leistung!"

Zusammenfassung

Viele neurologische Erkrankungen gehen mit Gehstörungen einher. Diese wiederum reduzieren die Selbstständigkeit der Patienten und machen sie von Hilfspersonen abhängig. Nicht zuletzt können Gehstörungen zur reduzierten Teilhabe am öffentlichen Leben führen und dadurch die Lebensqualität der Betroffenen einschränken. Das Wiedererlangen der Gehfähigkeit zählt deshalb zu den wichtigsten Zielen in der Behandlung neurologisch Erkrankter. Zur Erreichung dieses Ziels ist die Laufbandtherapie eine nachweislich effektive Methode.

Rhythmisch Akustische Stimulation (RAS)

Die Rhythmisch Akustische Stimulation ist ein standardisiertes, sensomotorisches Training, welches die physiologischen Effekte von Rhythmus auf das motorische System nutzt, um die Bewegungskontrolle zu verbessern.

Meistens wird sie in der Gangtherapie eingesetzt. Das Ziel ist es, ein funktionelles und sicheres Gehmuster bei Patienten mit Gehstörungen, z. B. nach Schlaganfall, mit Parkinson oder mit Z. n. Schädel-Hirn-Trauma zu erreichen. Der Rhythmus wird durch einen externen Taktgeber (Metronom) vorgegeben. Die Rhythmusfrequenz wird entsprechend dem zu erreichenden Ziel eingestellt. Die Rhythmusvorgabe verbessert die zeitliche Bewegungskoordination, die posturale Kontrolle und die Gehgeschwindigkeit.

Die RAS kann therapeutisch als Stimulus für einen unmittelbaren Effekt eingesetzt werden. D. h., während dem Gehen, bei gleichzeitiger Rhythmusvorgabe durch ein Metronom oder durch das Abspielen eines ggf. modifizierten Musikstückes (z. B. Marschmusik) kann direkt Einfluss genommen werden auf die *Gehgeschwindigkeit*, die *Balance* und die *zeitliche Bewegungskontrolle der Muskulatur und Extremitäten*. Andererseits kann die RAS als fazilitierender Stimulus für ein repetetives Gangtraining eingesetzt werden. Der Patient übt das Gehen mit der RAS für eine bestimmte Zeit, um das Gehmuster nachhaltig zu beeinflussen, welches er im Verlauf in ein Gehmuster ohne externen Stimulus übertragen muss (carry over).

Die synchronisierende Wirkung von Rhythmus auf menschliche Bewegungen untersuchten Thaut (1993 ff.), McIntosh (1997) und andere sowohl bei Gesunden, als auch bei Patienten, z. B. nach Schlaganfall, mit Morbus Parkinson, Huntington-Erkrankungen, Zerebraler Parese und Z. n. Schädel-Hirn-Trauma.

Prinzipien der Rhythmisch Akustischen Stimulation (Thaut, Miltner, Hömberg 1996)

- *Priming.* Das akustische Signal erregt die auditorisch-motorischen Verbindungen auf segmentalspinaler Ebene. Auf diese Weise wird die Bewegungsinduktion von supraspinal erleichtert.
- *Tuning.* Sind diese akustischen Signale rhythmisch gestaltet, dann sind sie besonders effektiv für die zeitliche Steuerung des Bewegungsablaufs. Für die Therapie bedeutet dies, Bewegungen, wie z. B. das Gehen, über den Rhythmus bewusst zu steuern. Thaut et al. (1996) betonen, dass der Rhythmus so angepasst sein muss, dass er zum beabsichtigten Ziel führt. Eine unspezifische Rhythmusbegleitung während einer Übung ist wenig sinnvoll.
- *Reorganisation des motorischen Programms.* Untersuchungen belegen den Rhythmuseffekt. Bewegungen werden harmonischer und zeitlich besser koordiniert. Der Grund wird in der verbesserten Antizipation der Bewegung vermutet, die durch den Rhythmus vorgegeben wird.

Praktische Durchführung

- Warm up, Assessment, RAS entsprechend der Baseline: Im 1. Drittel der Behandlungszeit erfolgt ein warm up für den Patienten. Während er einige Meter geht, kann die Baseline Schrittfrequenz, die Anzahl der Schritte pro Minute (= Kadenz) ermittelt werden. Um ein einfaches und aussagekräftiges Gait-Assessment zu erstellen, kann zusätzlich die Gehgeschwindigkeit (Anzahl der m/min) und die Schrittlänge (Geschwindigkeit/Kadenz x 2 (m)) in der Aufwärmphase des Patienten erfasst und dokumentiert werden. Entsprechend der ermittelten Baseline-Schrittfrequenz (z. B. 60 Schritte/min) wird das Metronom eingestellt. Der Patient erhält die Aufgabe, synchron zur Taktvorgabe zu gehen.
- Temposteigerung: Im 2. Behandlungsdrittel wird der Zeitgeber um 5–10 % beschleunigt. Therapeutische Assistenz zur Sicherung des Patienten bei Bedarf. Die Aufmerksamkeit des Patienten sollte nicht auf das Gehen gerichtet sein, sondern auf den Zeitgeber.
- Rhythmus unabhängig trainieren, Reassessment: Im letzten Behandlungsdrittel wird der Zeitgeber systematisch ausgeblendet. Nun erfolgt der Transfer (carry over) von der Trainingssituation in das Gehen ohne RAS. Der Patient kann, bei Bedarf, dabei versuchen, über die mentale Rhythmusvorstellung unterstützend auf das Gehen einzuwirken. Am Ende der Behandlung erfolgt ein Reassessment zur Ergebnisprüfung.

Feedback

Von großer Bedeutung für das Motorische Lernen sind einige Formen von *Feedback*. Feedback-Mechanismen spielen eine wichtige Rolle bei der Bewegungsplanung und -kontrolle. Alle sensorischen Informationen, die während einer Bewegung in den verschiedenen sensorischen Systemen des Menschen eintreffen, erzeugen eine Rückkopplung, das sog. *intrinsische Feedback*. Es entsteht im Individuum selbst.

Dazu 2 *Beispiele*:
- Eine visuelle Information gibt Auskunft darüber, ob und wie beispielsweise die Hand das Glas im Schrank erreicht und überprüft somit, ob die durchgeführte Bewegung ihr Ziel erreicht.
- Eine somatosensorische Information gibt Auskunft darüber, wie beispielsweise die Position der Beine ist, wenn nach einem Glas im Schrank gegriffen wird.

Extrinsisches Feedback beinhaltet Informationen, die zusätzlich zum intrinsischen Feedback gegeben werden.

Beispiel: Nach erfolglosen Versuchen, das Glas im Schrank zu erreichen, gibt der Therapeut dem Patienten den Hinweis, sich mit der freien Hand abzustützen und sich kräftiger auf die Zehenspitzen hoch zu drücken, um das Glas zu erreichen. Verbales Feedback kann durch taktile Führung und Demonstrieren unterstützt werden. Diese Feedbackformen sind die am häufigsten angewandten in der Physiotherapie. Feedback kann während der Aufgabe oder am Ende gegeben werden.

Zu welchem Zeitpunkt beim Erlernen motorischer Fähigkeiten ist Feedback am effektivsten?

Dazu führte Lavery (1962) bei zentral-neurologisch Gesunden einige Untersuchung durch. Das Ergebnis: Feedback über das Ergebnis zu geben scheint dann am effektivsten, wenn es am Ende der Übungsdurchgänge mit (in diesem Beispiel) 20 Wiederholungen in Form einer Zusammenfassung über das Ergebnis gegeben wird, und nicht nach jedem einzelnen Versuch. Das sofortige Feedback nach jedem Übungsversuch über das geleistete Ergebnis liefert zu viele Informationen und der Lernende verlässt sich zu sehr auf die von extern gegebenen Anweisungen und Ergebnisse.

> *Zu viel Feedback vom Therapeuten hemmt das Motorische Lernen.*

Wann genau der Zeitpunkt für ein Feedback vom Therapeuten an den Patienten ist, ist abhängig von der Aufgabe (Shumway-Cook, Woollacott 1995). Zusammenfassend kann gesagt werden, dass bei komplexen Aufgaben häufiger (nach ca. 4–6 Versuchen) Feedback gegeben werden sollte als bei einfachen Aufgaben (nach ca. 20 Versuchen).

> *Motivation fördert motorisches Lernen.*

Feedback vom Therapeuten sollte deshalb motivierend für den Lernenden sein. Was nicht damit gleichzusetzen ist, dass das Feedback bei jeglichen Bewegungsausführungen mit „Das war sehr gut!" zu geben ist, sondern der tatsächlich erbrachten Leistung entsprechen muss. Wenn eine Bewegungsausführung (noch) nicht so erbracht wurde, wie sie möglich wäre, dann ist dies dem Lernenden auch deutlich zu machen.

Fallbeispiel: Gangschule: Fr. Meier hat Schwierigkeiten vom Sitzen zum Stehen zu kommen. Sie sitzt weit zurück auf dem Stuhl und hat die Beine annähernd ausgestreckt. Der Therapeut demonstriert ihr die korrekte Bewegungsdurchführung und weist verbal auf 2 besondere Aspekte hin: „Fr. Meier, bitte stellen sie ihre Füße hinter den Knien auf und rutschen Sie auf dem Stuhl nach vorne. Das erleichtert Ihnen das Aufstehen." Fr. Meier setzt die Füße zurück und versucht erneut aufzustehen. Erfolglos. Der Therapeut gibt ihr zu verstehen, dass sie einen Teil der Aufgabe bereits gut umgesetzt hat, dass dies jedoch noch nicht ausreichend ist, um aufzustehen. Nach erneuter Demonstration und verbaler Instruktion ist die Patientin in der Lage, selbstständig aufzustehen. Das Feedback des Therapeuten: „Sie sind alleine aufgestanden! Sehr gut, Fr. Meier! Ich möchte diesen Ablauf jetzt mehrfach mit Ihnen üben, damit Sie sicherer werden. Lassen Sie uns weitermachen!"

Alle Sinnessysteme liefern dem Lernenden Informationen, die in Form von Feedback-Mechanismen eine wichtige Rolle bei der Planung, Durchführung und Kontrolle einer Bewegung spielen! Mittels adäquatem verbalem, taktilem und/oder visuellem Feedback können Physiotherapeuten fördernden Einfluss auf den Lernprozess des Patienten nehmen.

> *Motorisches Lernen erfolgt am effektivsten, wenn der Lernende willkürlich die Bewegung initiiert (Seitz 1999) und sein Feedback ohne therapeutischen Einfluss ausschließlich aus der Bewegungssituation erhält.*

Auch Bewegungsfehler werden durch Feedbackmechanismen dem Lernenden gemeldet. Der Lernende wird versuchen, Bewegungsstrategien zur Lösung der Aufgabe zu entwickeln. Geht es z. B. darum, ein Glas anzuheben und es rutscht immer wieder aus der Hand, dann wird der Lernende versuchen, die Druckkraft, die er auf das Glas ausübt, zu erhöhen, damit er das Glas halten kann. Erst durch die selbstständige Korrektur der Fehler setzt der gewünschte Prozess der neuronalen Aktivierung im ZNS ein. Versucht der Patient mehrfach erfolglos, dann sollte der Therapeut eingreifen, die Gründe für die Misserfolge herausfinden und die Therapieinhalte, bzw. die Therapiesituation darauf abstimmen. Liegen die Gründe beispielsweise darin, dass der Patient keine ausreichende Kraft entwickeln kann, um das Glas anzuheben, dann kann das Training mit einem leichteren Pappbecher erfolgen.

Biofeedback

Biofeedback ist ein wissenschaftlich anerkanntes Verfahren der Verhaltenstherapie und Verhaltensmedizin. Wörtlich übersetzt heißt es die „Rückmeldung der biologischen Angabe". Bei Biofeedback handelt es sich um einen Lernprozess, bei dem normalerweise unbewusst ablaufende, physiologische Körperfunktionen wie Muskeltätigkeit, Bewegung des Körperschwerpunktes, Herzfrequenz, Schrittlänge usw. mit Geräten gemessen und dem Lernenden audio-visuell wahrnehmbar zurückgemeldet werden. Der Patient lernt nach dem Konditionierungsprinzip diese unwillkürlichen Körperfunktionen unter Kontrolle zu bringen, sein Verhalten zu optimieren und/oder zu adaptieren und dadurch auf die Regulierung der Körpervorgänge gezielt Einfluss zu nehmen. Somit unterstützt er aktiv den Heilungsprozess. In der motorischen neurologischen Rehabilitation werden verschiedene apparative Biofeedback-Verfahren additiv angewandt (**Tab. 6.1**). Ziel ist es, die erworbenen Fertigkeiten zur willentlichen Kontrolle zu bringen, um sie auch ohne Gerät anwenden und in den Alltag integrieren zu können. Biofeedback ist eine patientenbezogene Trainingsmethode, bei der der Lernende aktiv an der Behandlung teilnehmen muss. Der Therapeut hat die Rolle der Trainers, der den Patienten über die Trainingsmethode informiert und zur aktiven Mitarbeit motiviert. Er legt realistische Ziele mit dem Patienten fest und weist ihn in das Therapiegerät ein. Er evaluiert die Ergebnisse und greift bei Bedarf in den Behandlungsprozess ein, wenn beispielsweise die Therapie verändert oder abgesetzt werden soll. Der Nachteil der Therapie ist es, dass das Training selten an Alltagssituationen gebunden ist. Da der Alltagbezug von hoher Relevanz für das motorische Wiedererlernen ist, ist es wichtig, die erlernte (selektive) Fähigkeit auch in Alltagsituationen zu trainieren. Positive Effekte des Biofeedback Trainings sind:

- *kostengünstig*, da nach der Einweisung durch einen Therapeuten unabhängig geübt werden kann;
- für viele Patienten eine *erhöhte Motivation* durch den Einsatz eines Gerätes beim Training;
- ermöglicht *viele Trainingseinheiten* pro Tag.

Um das Motorische Lernen zu fördern, ist der Einsatz von Biofeedback-Systemen eine sinnvolle Ergänzung zur physiotherapeutischen Einzelbehandlung in der Neurologischen Rehabilitation.

Beispiel Posturographie (Abb. 6.8)

> *Posturographie ist die Analyse des Standverhaltens und ermöglicht damit die Beurteilung des Gleichgewichtssystems.*

Tabelle 6.1 Apparative Biofeedbackmethoden

Methode	Kurzbeschreibung
TENS	**T**ranskutane **e**lektrische **N**ervenstimulation (niederfrequente Impulsstromtherapie) zur Behandlung von Schmerzzuständen, z. B. chronische Rückenschmerzen, Phantomschmerzen, Migräne oder zur Muskelreizung
Posturographie	apparatives Training der posturalen Kontrolle
Musical-Motor-Feedback	auditorisches Feedback, im Kontext der Musik, hervorgerufen durch den Fersenkontakt des Patienten, Training unterschiedlicher Gangparameter, z. B. Gangsymmetrie, Schrittlänge und Gehgeschwindigkeit
EMG-gesteuerte oder getriggerte Elektrotherapie	Kombination aus Niederfrequenz-Myostimulation, Biofeedbackverfahren und Bewegungstherapie, funktionelles Training, z. B. der Fingerextension bei einer Hemiparese, oder zur Behandlung von Inaktivitätsatrophien, z. B. nach einer peripheren Plexusläsion (neuromuskuläre Stimulation)

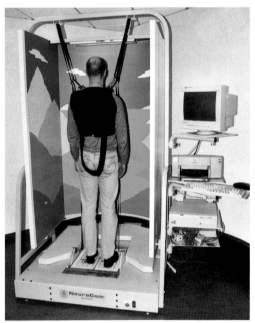

Abb. 6.8 Computerisierte dynamische Posturographie. Stabile und instabile Plattform mit dynamisch-visuellem Hintergrund. Objektive Evaluierung von Balance und posturaler Stabilität.

Posturographie zählt zu den *visuellen* Feedbackverfahren. Der Patient steht auf einer Messplatte. Diese zeichnet die Bodenreaktionskräfte auf. Diese Kräfte sind Messgrößen, die die Regelvorgänge des menschlichen Körpers beim Stehen widerspiegeln. Die Schwankungen des Körperschwerpunktes und die Ausgleichsbewegungen beim Stehen werden aufgezeichnet, ausgewertet und dem Patienten auf einem Monitor widergespiegelt. Je nach technischem Stand des Gerätes, können auch die Reflexreaktionen des Patienten untersucht werden, indem sich die Rahmenbedingung für das propriozeptive, visuelle oder vestibuläre System des Patienten ändern. Beispielsweise gibt es Geräte, bei denen sich die Lichtverhältnisse ändern. Damit kann der visuelle Einfluss auf das Gleichgewichtssystem untersucht werden. Oder der Boden kippt in unterschiedliche Richtungen und hat somit besonders auf das propriozeptive System einen Einfluss. Die Posturographie kann sowohl zur *Evaluation* als auch zur *Therapie* verwandt werden. Es gibt unterschiedliche Therapieprogramme für das Training der posturalen Kontrolle. Beispielsweise die Simulation einer Skiabfahrtssituation. Durch willkürliche Körperschwerpunktverlagerungen nach vorn, hinten, rechts und links auf der Messplatte, muss der Patient eine computeranimierte Figur auf dem Monitor sicher durch die Tore fahren. Den gesamten Ablauf verfolgt er über einen vor ihm angebrachten Monitor. Erfolge und Misserfolge werden direkt dargestellt. Dieses Biofeedback-Training zeigt nur bedingt Analogien zur posturalen Kontrolle in Alltagssituationen. Deshalb ist das Training in alltagsspezifischen Situationen zusätzlich notwendig.

Beispiel Musik-Motor-Feedback

Stellen Sie sich vor, Ihr Tanzpartner tanzt mit Ihnen einen Walzer, obwohl Swing Musik läuft. Diese Vorstellung ruft bei vielen Unbehagen und Missfallen hervor. Das liegt daran, dass der Rhythmus der Musik bei den meisten Menschen eine synchronisierende Wirkung auf ihr Bewegungsverhalten hat. Werden jedoch Bewegungen entgegen dem Rhythmus durchgeführt, dann widerstreben diese dem eigentlichen Bewegungsdrang.

Schauer und Mauritz (1996) entwickelten das Musik-Biofeedback und führten eine Studie mit Schlaganfallpatienten durch. Dabei erhält der Patient einen „Reha-Walkman", der zahlreiche Melodien gespeichert hat. Signalgeber (Sensoren) in der Sohle steuern die Geschwindigkeit und die richtige Melodie. Der Patient hat die Aufgabe, durch einen flüssigen und symmetrischen Gang die richtige Melodie erklingen zu lassen. Dazu muss er willkürlich die Schrittdauer, die Gewichtsübernahme und den Fersenkontakt beeinflussen. Das Ergebnis der Studie zeigte eine signifikante und dauerhafte Verbesserung der Gangsymmetrie.

2003 untersuchten dieselben Autoren die Therapieeffekte des „Musical-Motor-Feedbacks" (MMF) bei Schlaganfallpatienten im Vergleich zur konventionellen Gangtherapie (gehen am Handlauf, gehen im Gehbarren, seitwärts gehen, rückwärts gehen etc.). 23 Patienten nahmen daran teil und wurden randomisiert in 2 Gruppen eingeteilt. 20 min täglich, 5 Tage pro Woche, 3 Wochen lang wurden die Therapien durchgeführt. Zusätzlich erhielten alle Patienten 45 min pro Tag Physiotherapie (Neurodevelopmental Therapy) und die üblichen Therapien während einer neurologischen Rehabilitation. Die Ergebnisse zeigten, dass die MMF-Gruppe im Mittel einen größeren Erfolg in den untersuchten Gangparametern hatte als die Kontrollgruppe.

Die Ergebnisse im Gruppenvergleich:

- die Schrittlänge steigerte sich um 16 % versus 0 % in der Kontrollgruppe;
- die Symmetrieabweichung (rechter Schritt/linker Schritt) reduzierte sich um 58 % versus 20 %;
- die Gehgeschwindigkeit nahm um 27 % versus 4 % zu;
- die Abrollstrecke vom Fersenkontakt bis zur Zehenablösung (Gaitline) nahm um 28 % versus 11 % zu.

Mentales Training

Bitte schließen Sie jetzt Ihre Augen und stellen Sie sich vor, wie Sie nach einem Buch im Regal greifen … Was passiert in Ihrem Gehirn, während Sie sich diese Bewegung vorstellen?

Während Sie sich diesen Ablauf vorstellen, steigert sich Ihre regionale Hirndurchblutung kortikaler Areale. Bemerkenswerterweise sind es annähernd die gleichen Areale, die auch aktiv sind, wenn Sie die Bewegung tatsächlich ausführen. Dies belegen ähnliche Untersuchungen mittels funktioneller Kernspintomographie (Leonardo 1995, Roth 1996).

Beim mentalen Training (mental practice) werden mittels wiederholter, bewusster, spezifischer Bewegungsvorstellung (motor imagery) komplexe, motorische Bewegungsabläufe erlernt und/oder trainiert. Diese effektive Methode der wiederholten Bewegungsvorstellung nutzen Sportler erfolgreich, beispielsweise bei verletzungsbedingten Trainingspausen.

Können durch mentales Training auch motorische Programme nach einer Hirnläsion verbessert werden?

Miltner (1999) führte eine komplexe Pilotstudie zum mentalen Training bei 9 Schlaganfallpatienten durch. Hier wurde nicht die klassische Methode der Bewegungsvorstellung, wie oben beschrieben, angewandt: „Schließen Sie die Augen und stellen Sie sich vor ...", sondern die Kenntnisse des motorischen Lernens, wie z. B. Alltagsrelevanz, zielgerichtetes Training, usw. wurden zusätzlich in dieses kognitive Therapiemodell integriert. Die Übung, Greifen nach einem Glas, wurde unter unterschiedlichen Bedingungen, mit und ohne visuellem oder taktil-kinästhetischem Feedback, durchgeführt. Das mentale Üben folgte direkt im Anschluss. Innerhalb von 4 Wochen trainierten die Patienten 5-mal/Woche, täglich 2-mal 20 min mit ½ h Pause dazwischen. 1200-mal stellten sie sich während dieser Zeit die Bewegung der paretischen Seite vor. Die Pilotstudie zeigte, dass kognitives Training zur Verbesserung von Greifbewegungen grundsätzlich wirksam ist und dass besonders die Patienten mit einem mittlerem Störungsgrad von dieser Therapieform profitieren.

Unter folgender Bedingung lernten die Patienten am besten: Der Patient sitzt vor einem Tisch. Seitlich vor ihm steht ein Spiegel. Die Spiegelseite ist der gesunden Seite zugewandt. Während der Patient Greifbewegungen mit der gesunden Seite durchführt, führt der Therapeut zeitgleich diese Greifbewegungen auf der betroffenen Seite aus. Der Patient schaut indessen in den Spiegel, in dem er die Bewegungen seines gesunden Armes verfolgt. Dadurch bekommt er den Eindruck, als würde sich sein paretischer Arm ebenfalls bewegen.

Unter dieser Bedingung erhält der Patient taktilkinästhetisches Feedback, entsprechend der zu übenden Bewegung zeitgleich zum visuellen Feedback (Blick in den Spiegel). Dies scheint, so Miltner, „als afferenter Ausgangpunkt eines kognitiven Trainings optimal geeignet zu sein." Der Autor betont außerdem, dass die Motivation des Patienten für den Therapieerfolg wesentlich ist.

Spiegeltheorie
Aus diesem Wissen entwickelte sich die „Spiegeltheorie", die für die obere Extremität angewandt wird. Pott (2001) integriert diese Therapieform in die physiotherapeutische Behandlung eines hemiparetischen Patienten und schreibt in Form einer Kasuistik über die Integrationsmöglichkeit der Therapie in die Physiotherapie und ihre Ergebnisse.

Die Übungen waren auf das Training der ischiokruralen Gruppe und Fußheber der paretischen Seite ausgerichtet. Die Therapie unterteilt sich in 3 Abschnitte:
- 1. mentales Training im klassischen Sinn: Stellen Sie sich vor, Sie würden ....;
- 2. Bewegen unter Verwendung der Spiegelkonstruktion;
- 3. aktives Bewegen ohne Verwendung der Spiegelkonstruktion.

Dieser Spiegeltherapie schloss sich ein funktionelles Training im Stand und während des Gehens an, beispielsweise über Hindernisse steigen. Befundbezogen wurden zusätzlich Dehnungen durchgeführt und der Patient erhielt ein alltagsrelevantes Training außerhalb und ein Gleichgewichtstraining innerhalb der Therapieräume. Die Ergebnisse zeigten Erfolge im Bereich Ökonomisierung des Gehens, subjektives Gefühl der Gangsicherheit, geringere Zirkumduktion, Kraftzunahme, verbesserte Tiefen- und Oberflächensensibilität (**Abb. 6.9 a–c**).

Kombination von mentalem und physischem Training

Das Ergebnis einer Metaanalyse zum mentalen Training bei Gesunden (Feltz/Landers 1983) zeigte, dass durch wiederholtes mentales Training allein physisches Training nicht ersetzt werden kann, da körperliches Training stärker wirkt als eine Kombination von körperlichem und mentalem Training. Die Kombination wiederum wirkt intensiver als ausschließlich mentales Training. Weiterhin konnte festgestellt werden, dass das mentale Training eine höhere Wirkung auf den Lern- und Leistungseffekt hatte, wenn es sich beim Training um kognitive Aufgaben handelte und nicht um motorische. Außerdem reichen bei eher kognitiven Aufgaben 5–6 gedankliche Wiederholungen aus. Bei mentalem Training motorischer Leistungen hingegen 10–12 Wiederholungen. Untersuchungen dazu bei neurologisch Erkrankten stehen noch aus.

Zusammenfassung

- Mentales Training durch wiederholte Bewegungsvorstellung kann zur Verbesserung motorischer Programme führen und lässt sich in

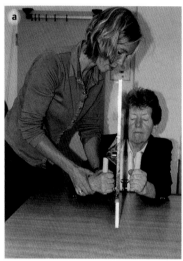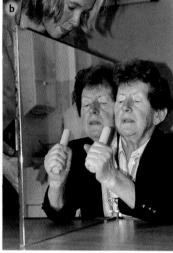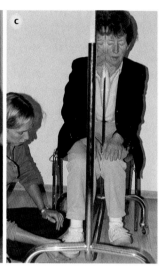

Abb. 6.9 a–c   Spiegeltherapie. **a** Die Physiotherapeutin assistiert bei der Ellenbogenflexion auf der betroffenen Seite. Dadurch erhält die Patientin propriozeptive Informationen analog zur sichtbaren Bewegung mit dem nicht betroffenen Arm. Die Therapeutin achtet auf die zeitgleiche und richtungsgleiche Durchführung und gibt nicht mehr Hilfe als notwendig. **b** Die Patientin beobachtet ihre selbstständig durchgeführte Ellenbogenflexion mit der nicht betroffenen Seite im Spiegel. Das Spiegelbild gibt ihr das visuelle Feedback über eine aktive Ellenbogenflexion im betroffenen Arm. **c** Die Patientin blickt während der aktiven Dorsalextension in den Spiegel. Die Therapeutin unterstützt währenddessen die Dorsalextension des betroffenen Fußes. Im Unterschied zum motorischen Üben handelt es sich beim mentalen Training um eine Methode, „deren Hauptgewicht auf Denk-, Sprech- und Vorstellungsprozessen liegt" (Schmidt/Jenssen 1972).

physiotherapeutische Maßnahmen integrieren. Miltner konnte zeigen, wie wichtig das Training mit propriozeptivem und visuellem Input beim praktischen Üben vor dem mentalen Training ist. Mentales Training über ausschließlich visuellen Input (per Videodemonstration) zeigte keine Verbesserungen in der Bewegungsausführung. Es wird deshalb vorgeschlagen, dass mentales Training nicht als Einzelmaßnahme in der neurologischen Rehabilitation durchgeführt wird, sondern immer ein vorheriges motorisches Üben der zu lernenden Aufgabe mit dem entsprechenden visuellen und propriozeptiven Input erfolgt.

- Mentales Training eignet sich als sinnvoller „Pausenfüller" beim motorischen Üben, um die zentrale Schemabildung zu verstärken (siehe auch S. 68 „Pausen zwischen den Therapieeinheiten"). Mentales Training, so Cardinall (1977), ist nur für Patienten ohne Kommunikations- oder Wahrnehmungsstörungen sinnvoll. Wichtig ist, dass der Patient die entscheidenden Komponenten der Trainingsaufgabe verstanden hat, um sie entsprechend üben zu können.

Restriktion und Shaping

Taub entwickelte Ende der 1970er-Jahre die Theorie des „Learned Nonuse" (erlernten Nichtgebrauchs). Sie entstand aufgrund tierexperimenteller Untersuchungen bei deafferenzierten Affen. Deafferenzierung bedeutet den Verlust sensorischer Informationen, hervorgerufen durch eine Durchtrennung aller Hinterwurzeln des Rückenmarks. Die Affen spüren ihre Extremität nicht mehr. Die motorische Innervation der Extremitäten bleibt über die Vorderwurzel erhalten. Nach einer Deafferenzierung eines Vorderbeins benutzten die Affen ihre deafferenzierte Extremität nie wieder. Drei Beine waren für die Aktivitäten des Affen ausreichend. Anders bei einer Deafferenzierung beider Vorderbeine. In diesem Fall setzt eine spontane motorische Funktionsrestitution ein und die Affen benützten allmählich ihre Extremitäten wieder zum Greifen oder zur Fortbewegung. Motorik ohne Sensorik! Diesen Erfolg konnte Taub auch bei den Affen mit nur einer deafferenzierten Extremität erreichen, wenn er bei den Tieren verhaltenstherapeutische Verfahren anwandte. 2 Methoden haben sich dabei als erfolgreich erwiesen:

• *Restriktion*, d. h. das funktionsfähige Vorderbein wurde in einer Schlinge fixiert und die deafferenzierte Extremität blieb frei beweglich. Durch die Bewegungseinschränkung war das Tier gezwungen, seine betroffene Extremität zu benutzen.

■ *Restriktion = Bewegungseinschränkung.*

• *Shaping*, d. h. anfangs werden einzelne Schritte, beispielsweise Handgelenk Anheben intensiv geübt, die im Verlauf schrittweise zu komplexen Bewegungsabläufen, beispielsweise Schnürsenkel einfädeln, wieder zusammengesetzt werden.

▌*Shaping bedeutet systematische Bewegungs- oder Funktionsentwicklung von selektiven Gelenkbewegungen zu komplexen Bewegungsabläufen.*

Warum fördern diese beiden Methoden das Wiedererlernen motorischer Fähigkeiten?

Prinzip des „Learned Nonuse": Taub geht davon aus, dass das Tier negative Lernerfahrungen mit dem Gebrauch der deafferenzierten Extremität macht. Eine Deafferenzierung geht, wie bei vielen anderen akut auftretenden, zentral neurologischen Erkrankungen von Tier und Mensch, mit einem neuronalen Schock einher. Dies zeigte sich bei den Affen in Form eines zeitlich begrenzten Verlustes spinaler Reflexe und verminderter Erregungsfähigkeit spinaler Neurone. Dieser spinale Schock verhindert den Gebrauch der deafferenzierten Extremität. Das Tier versucht zu bewegen, jedoch erfolglos. Domjan und Burkhard (1993) konnten in Lernexperimenten zeigen, dass systematische Bestrafung immer mit einer Unterdrückung des bestraften Verhaltens einhergeht und im Weiteren zu einer Vermeidung der Handlung führt. Unternimmt also der Affe einen Bewegungsversuch mit der betroffenen Extremität, die er aufgrund des spinalen Schocks gar nicht bewegen kann, dann wird dieser Versuch durch Misserfolge bestraft und die Bewegung wird zukünftig nicht mehr vom Tier ausprobiert. Der „Nichtgebrauch" der betroffenen Extremität lässt keine Funktionsentwicklung zu. Das Tier erlernt sozusagen den „Nichtgebrauch". Im Gegensatz dazu stehen die erfolgreichen Bewegungen mit der nicht betroffenen Extremität. Diese werden positiv verstärkt und entsprechend häufig angewandt.

Bei Tieren, die durch Restriktion und Shapingverfahren keine negativen Lernerfahrungen beim Einsatz der betroffenen Extremität gemacht haben, entwickelten sich wieder motorische Funktionen.

Taub nimmt an, dass neurologische Bewegungsstörungen nicht allein auf den Untergang von Nervenzellen im Gehirn zurück zu führen sind, sondern auch auf den Prozess des „Learned Nonuse". Auch bei Patienten mit einer neurologischen Läsion, beispielsweise nach einem Schlaganfall, entwickelt sich in der frühen Phase nach dem Ereignis der „erlernte Nichtgebrauch". D. h., der Patient setzt seinen betroffenen Arm kaum ein. Die nicht betroffene Extremität ist bei allen Bewegungen schneller und zuverlässiger in der Ausführung (**Abb. 6.10, 6.11**). Taub empfiehlt aufgrund seiner Untersuchungen, die lerntheoretischen Gesichtspunkte zur Therapie motorischer Beeinträchtigungen auch nach einer neuronalen Schädigung beim Menschen anzuwenden und entwickelte die Taub-Bewegungstherapie. Synonyme: Bewegungsinduktionstherapie nach Taub, Taubsches Training, Constraint-induced-Movement-Therapy (CIMT), Forced-Use-Therapy.

Diese Therapieform besteht aus vielen verschiedenen Therapiebausteinen, bei denen die Restriktion des gesunden Armes bei gleichzeitigem Training (Shapingverfahren) der betroffenen oberen Extremität im Vordergrund steht. Mehrstündig (6 h/Tag) und wiederholt werden Bewegungen über viele Tage intensiv geübt.

Mittels transkranieller Magnetstimulation konnte die kortikale Reorganisation durch die Bewegungstherapie von Taub nachgewiesen werden. Es wurden mehrere Patienten nach einem Schlaganfall vor und nach dem Bewegungstraining untersucht. Die Ergebnisse zeigten, dass das Repräsentationsareal der gelähmten Hand sich nach der Therapie nahezu verdoppelte und um einige Millimeter verschob (Liepert 1998). Ferner zeigen die bisherigen Forschungsergebnisse, dass die funktionelle Funktionsrestitution nicht nur während des Zeitraums des Trainings zu beobachten ist, sondern über viele Wochen stabil bleibt und sich die Ergebnisse in das tägliche Leben übertragen (Taub et al. 1993, 1996; Miltner et al. 1999).

Sterr und Mitarbeiter (2002) verglichen die Therapieeffekte zwischen einer langen Therapieeinheit von täglich 6 Stunden und einer kurzen Therapieeinheit von täglich 3 Stunden CIMT. Die Ergebnisse zeigten motorisch-funktionelle Verbesserungen in beiden Gruppen. Der signifikant größte Effekt konnte bei der Patientengruppe mit einem 6-stündigen Training gemessen werden.

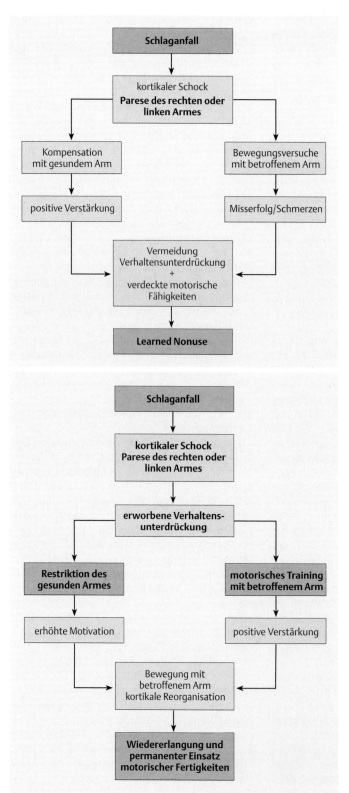

Abb. 6.10 Erklärungsmodell für den Nichtgebrauch (Learned Nonuse) der paretischen Seite bei Schlaganfall (nach Bauder, Taub, Miltner).

Abb. 6.11 Erklärungsmodell zur Überwindung des Learned Nonuse (nach Bauder, Taub, Miltner).

Ziel der *Bewegungsrestriktion* ist:
- gelerntes Kompensationsverhalten mit dem gesunden Arm zu verhindern;
- die Aufmerksamkeit auf den betroffenen Arm zu lenken;
- die Motivation für die Bewegungen mit dem betroffenem Arm zu erhöhen;
- kontinuierliches Üben von Bewegungen mit dem betroffenem Arm in Alltagssituationen.

„Beim Shaping wird ein bestimmtes Zielverhalten durch positive Verstärkung in kleinen Schritten aufgebaut" (Bauder et al. 2001).

Ziel des *Shapingverfahrens* ist:
- durch verbale Aufforderung und Feedback positive Verstärkung zu geben;
- einfache Übungen (Dominosteine drehen) sukzessive durch komplexe Bewegungen (Büroklammern einzeln aufsammeln und in eine Plastikflasche befördern) zu ersetzen. Dabei wird immer an der Grenze der Fähigkeiten gearbeitet;
- durch spezifische Rückmeldungen über beispielsweise die benötigte Zeit oder die Anzahl der Wiederholungen den Patienten zu ermutigen, die Aufgabe weiter zu verbessern.

Nicht jeder Patient kann an dieser Therapieform teilnehmen. Sowohl motorische als auch kognitive Voraussetzungen müssen erfüllt werden.

Motorische Voraussetzungen für die Teilnahme am Bewegungstraining:
- mindestens 20° aktive Dorsalextension im betroffenem Handgelenk;
- mindestens 10° in den Metakarpal-Phalangeal-Gelenken (beides gemessen aus dem fallenden Handgelenk);
- selbstständige Transfers, ohne Zuhilfenahme der gesunden Extremität;
- sicher und selbstständig gehfähig innerhalb von Räumen;
- sicher und selbstständiges Treppensteigen.

Kognitive Voraussetzungen für die Teilnahme am Bewegungstraining:
- Aufgabenverständnis;
- Verstehen des Erklärungsmodells zur Therapie.

Da dem Patient über Stunden sein eigentlich funktionsfähiger Arm weggenommen wird (**Abb. 6.12**), kann die Frustrationsschwelle, besonders in den ersten Tagen, schnell überschritten werden und zum Therapieabbruch führen. Deshalb ist die kognitive Vorbereitung des Patienten auf die Therapie sehr wichtig. Diese beinhaltet die Vermittlung des Erklärungsmodells, die Absprache der Therapieziele und das Festlegen der Therapiebedingungen (Bauder et al. 2001). Viele Autoren empfeh-

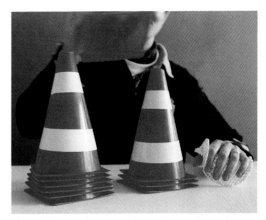

Abb. 6.12 Restriktionsschiene am linken Arm verhindert die Finger-Hand-Funktion.

len speziell in den ersten Therapietagen eine zusätzliche psychologische Betreuung. Außerdem muss der Patient über den gesamten Therapieverlauf viel positives Feedback erhalten. Deshalb sollten auch Angehörige, Pflegekräfte, Ärzte und Therapeuten über diese Therapieform informiert sein, um motivierend auf den Patienten einzuwirken.

Zusammenfassung

Es handelt sich bei der Constraint-induced-Movement-Therapy um ein lerntheoretisches Konzept mit einem standardisierten Trainingsprogramm. Aufgrund des intensiven Übens ist die Behandlung sehr personalintensiv und stellt eine hohe Belastung für den Patienten dar. Die Effizienz dieser Therapieform wurde anhand kontrollierter Studien nachgewiesen. Die Therapieeffekte können vom Patienten auch in Alltagssituationen übertragen werden und bleiben über Wochen erhalten.

Sensorisches Training

Nach einer zentralneurologischen Störungen wird ein sensorischer Stimulus über das intakte periphere Nervensystem empfangen und verarbeitet. Dieser Input wird jedoch von vielen Betroffenen in einer verzerrten und z. T. reduzierten Art wahrgenommen. Nicht jede sensorische Störung muss behandelt werden. Empfindet der Patient die verzerrte Wahrnehmung als störend und behindernd im Alltag, dann liegt eine Indikation für ein sensorisches Training vor.

Praktische Durchführung

Der Patient erhält eine systematische Desensibilisierung im betroffenen Hautareal. Dazu werden verschiedene sensible Reize appliziert: Igelball, Tücher, Papier, Metall, Bürsten, Bohnen-„Tauchbäder" etc., ggf. thermische Reize (kühle, feuchte Umschläge, Eis, Fango, warme Umschläge, unterschiedlich temperiertes Wasser etc.). Die Applikation erfolgt mit unterschiedlicher Berührungsintensität und -geschwindigkeit. Der Patient wird aufgefordert, sich auf die unterschiedlichen Reizapplikationen zu konzentrieren und diese nach zu empfinden.

Ob sensorische Störungen behandelt werden müssen, um motorische Funktionen wieder zu erlernen, wird kontrovers diskutiert. Der deafferenzierte Affe im Experiment von Taub (s. o.) macht deutlich, dass es (beim Affen) möglich ist, motorische Funktionen ohne sensorischen Input wieder zu erlernen. Carr und Shephard (2002) halten es für unwahrscheinlich, das sensorische Stimulation, die beziehungslos zur willkürlichen Bewegung steht, einen Effekt auf den Wiedererwerb einer motorischen Funktion hat. Sie betonen, dass das Training einer Aktivität, wie z. B. das Aufstehen, den für diese Aktivität spezifischen sensorischen Input liefert. Erst sensorischer Input gekoppelt an die spezifische, bedeutungsvolle Bewegung, kann für die Bewegungskontrolle des Betroffenen von Nutzen sein. Bei der praktischen Durchführung kann es notwendig sein, die Aufmerksamkeit des Patienten auf die wesentlichen Aspekte zu lenken, z. B. auf die Druckbelastung an der Fußsohle beim Aufstehen oder auf die Form eines Gegenstandes, den der Patient gerade aus dem Schrank nimmt.

6.4   Hemmende und fördernde Faktoren beim motorischen Wiedererlernen

Motivation

Es ist nachgewiesen, dass Patienten nach einer akuten Hirnläsion in der Rehabilitationsphase z. T. unmotiviert und relativ passiv in Bezug auf sich selbst sind. Das kann unterschiedliche Gründe haben: Kognitive Dysfunktionen, Konzentrations- und/oder Gedächtnisschwäche, Depression, keine stimulierende Umgebung etc. Einen demotivierenden Charakter können für den Lernenden auch Übungen haben, die keine ausreichende Bedeutung für ihn haben; sie sind nicht ausreichend alltagsrelevant für ihn.

Beispiel: Tagelanges Training ausschließlich selektiver Rumpfaktivitäten im Liegen auf der Therapiebank haben für den Patienten keinen Bezug zu seinen Funktionsstörungen im Alltag. Ihm wird langweilig und die Konzentration schwindet zunehmend. Der Patient ist unterfordert.

> *Übungen in der Physiotherapie sollen motivieren! Motivation und Aufmerksamkeit beim Üben steigern das motorische Outcome!*

Stress, Überbelastung und Angst hemmen die motorische Leistung (Singer 1980)

Faktoren, die diese Reaktionen auslösen, sind kontraproduktiv beim Wiedererwerb motorisch funktioneller Fähigkeiten. Zeichen für Überbelastung sind beispielsweise:

- erhöhte körperliche (Dauer-)Anspannung;
- weit aufgerissene Augen;
- übermäßiges Schwitzen;
- plötzlicher Konzentrationsabfall;
- erhöhte Ablenkbarkeit;
- Tonuserhöhung in einer oder mehreren Extremitäten.

Mögliche auslösende Faktoren dieser Überlastungszeichen können sein:

- Angst, während einer therapeutischen Maßnahme zu stürzen;
- Übermotivation;
- Leistungsdruck durch Angehörige, usw. ...

Zeigt der Patient während der Therapie ein oder mehrere Zeichen der Überforderung, so ist die Therapie entsprechend zu adaptieren. Eine Pause innerhalb der Therapieeinheit und Fragen nach den Gründen für beispielsweise das Entstehen von Ängsten, samt einem informativen und motivierenden Gespräch über die Therapie können bereits die Lösung für das Problem sein. Körperlicher Überlastung ist mit entsprechender Anpassung der Maßnahmen (Reduktion der Reizdichte, Hilfsmitteleinsatz, mehr Pausen, ...) zu begegnen.

> *Überbelastung im Training hemmt die motorische Leistungsentwicklung!*

Hands on versus Hands off

Untersuchungen haben gezeigt, dass der Transfer einer Bewegung von einer Situation in die andere effektiver ist, wenn diese ohne manuelle Führung trainiert wird. Was nicht heißen soll, dass Training mit manueller Führung als physiotherapeutische Technik verschwinden soll, denn beim Erlernen von neuen Bewegungen ist die manuelle Führung in Bezug auf den Kurzzeiteffekt besser. Manuelle Führung gibt in dieser frühen Lernphase dem Lernenden an, auf welche Faktoren es beim Bewegen ankommt. Für das Aufrechterhalten einer Bewegung sowie für den Transfer ist jedoch ein Training ohne manuelle Führung wirksamer.

Fallbeispiel: Zeitung umblättern: Fr. Müller, eine Patientin mit Z. n. einem Schädelhirntrauma, hat eine Halbseitenlähmung rechts mit beginnenden Funktionen im Arm. Aufgrund insuffizienter Fingerextensoren und Flexoren ist sie noch nicht in der Lage, selbstständig das Zeitungsblatt zu greifen und wieder loszulassen. Nachdem die Patientin die Bewegung, die sie durchführen kann, dem Therapeuten gezeigt hat, führt dieser die Hand der Patientin und unterstützt die Handöffnung und Schließung durch passives/assistives Bewegen. Dieses taktile Feedback hilft der Patientin, eine Bewegungsidee für die vollständige Bewegungsausführung zu bekommen, und die Gewichtsabnahme erleichtert ihr die Durchführung. *Wichtig:* Nur so viel Unterstützung wie nötig! Um jedoch einen möglichst guten Lerneffekt zu erzielen, lässt der Therapeut die Patientin nach einigen Versuchen diesen Vorgang selbstständig durchführen. Im Sinne des „Trial and Error" wird die Patientin versuchen, eine Bewegungsstrategie zur Lösung des Problems zu entwickeln. Bei Misserfolgen kann der Therapeut ggf. die Trainingssituation so modifizieren, dass die Bewegung möglich wird. Beispielsweise könnte es anfangs für die Patientin einfacher sein, wenn sie die Hand auf der Unterlage ablegt und nicht mit frei beweglichem Arm über der Oberfläche trainiert wird. Ebenso können veränderte Ausgangsstellungen die selbstständige Bewegungsdurchführung möglich machen. Kenntnisse zur Muskelfunktionsweise und Biomechanik helfen hier jedem Therapeuten weiter.

Willkürliches, aktives Üben des Patienten fördert die Entwicklung und den Transfer von Bewegungsstrategien zur Lösung einer Aufgabe. Die Wahrnehmung von Fehlern im Bewegungsablauf ermöglicht dem Lernenden, die Bewegung zu optimieren. An-dauerndes therapeutisches Führen würde diesen Prozess hemmen.

In der Literatur zum Motorischen Lernen beschreiben Carr und Shepherd (2001) 2 Arten manueller Führung durch den Therapeuten, welche eine Verbesserung motorischer Fähigkeiten hervorrufen:

- *passive movement* (passives Bewegen). Wie im oben beschriebenen Beispiel gibt der Therapeut durch das passive Bewegen der Patientin eine Idee für die Bewegung und zeigt ihr das optimale Alignment, in der sie die Funktion ausüben kann;
- *physical restriction* (körperliche Beschränkung). Der Therapeut erzwingt einen Teil der Bewegung, während der Patient die Bewegung aktiv durchführt.

Fallbeispiel: Ein Patient ist nicht in der Lage, den Fuß während dem Aufstehen am Boden zu halten. Lediglich der Vorfuß hat Bodenkontakt. Versucht der Patient aus dieser Position aufzustehen, besteht die Gefahr zu stürzen, besonders wenn ein erhöhter Tonus der Kniegelenkextensoren vorliegt. Der Fuß würde nach vorn weggleiten, während der Quadrizeps das Kniegelenk in Extension bringt. In diesem Fall ermöglicht der Physiotherapeut, durch manuellen Druck über das Kniegelenk auf den Fuß des Patienten, passiv den Kontakt zum Boden zu halten. Während des Bewegungsvorgangs muss der Therapeut darauf achten, den Druck in die richtige Richtung zu lenken. Die Kniegelenke stehen über den Füßen des Patienten. Der Druck am betroffenen Knie geht zu Beginn nach vorne unten, dabei kommen beide Füße in die Dorsalflexion. Hebt sich das Gesäß des Patienten, wird das Kniegelenk vorn gehalten und der Druck wandert in Richtung hinten unten. Die Stellung im oberen Sprunggelenk bewegt sich in Richtung O-Stellung. Der Körperschwerpunkt des Patienten kann nun über die Unterstützungsfläche gebracht werden (Carr, Shepherd 2001).

> *Wird der Druck am betroffenen Knie zu schnell zu viel nach hinten ausgeübt, kommt es zu einer zu frühen Kniegelenkstreckung und der Patient ist nicht in der Lage, seinen Körperschwerpunkt über das Bein zu bewegen. Der Therapeut würde eine Beckenretraktion provozieren. Der Druck in Richtung „unten" ist immer stärker als der Druck in Richtung „vorne" oder „hinten".*

Erst die Restriktion durch den Therapeuten ermöglicht dem Patienten, aktiv, sicher und repetitiv die Bewegung durchzuführen.

Manuelle Führung („Hands on") kann außerdem auf die Biomechanik einwirken. Der Physiotherapeut kann durch sein Handling am Patienten beispielsweise Achsenverhältnisse korrigieren, wodurch die Arbeitsverhältnisse der Muskulatur optimiert werden.

Teilkomponententraining versus Training der gesamten Funktion

Kennen Sie David Duval? Er ist 31 Jahre alt und Golfprofi. Er verdrängte 1999 für ein paar Wochen Tiger Woods von der Weltrangliste und gewann 2001 die British Open. Danach verfolgte ihn eine Negativserie nach der nächsten und er fiel auf den 86. Platz der Weltrangliste zurück. Warum? fragen sich die Experten und vermutlich auch Mr. Duval. Schließlich hat er ein intensives Krafttraining gemacht und ist dabei schlanker, beweglicher und muskulöser geworden. Aber ... jetzt passt seine neue Körperform nicht mehr zu seinem unorthodoxen Schwung (Quelle: FAZ vom 19.07.2003). Ist dies ein Beispiel für die möglichen Folgen eines einseitigen, intensiven Teilkomponententrainings (Kraft) und eines zu geringen Trainings der gesamten Funktion (Golf spielen)? Belassen wir es bei dieser These und stellen uns die Frage in Bezug auf physiotherapeutische Übungen. Ist es sinnvoll, Teilkomponenten einer Bewegung, beispielsweise die Oberkörpervorlage, isoliert vom gesamten Bewegungsablauf vom Sitz zum Stand zu trainieren?

Eine generelle Gesetzmäßigkeit dazu beschreiben Carr und Shepherd (2001). „ ..., it seems that the action should be practised in its entirety, particularly when one part of the action is to a large part dependent upon the perfomance of a preceding part." (Eine Handlung sollte in ihrer Gesamtheit geübt werden, besonders wenn ein Teil der Aktion größtenteils abhängig ist von der Leistung/dem Ergebnis der vorherigen Aktion.)

Beispiel „pro" Training der gesamten Funktion
Sie wissen, dass Sie für den Bewegungsablauf Sitz → Stand in die Oberkörpervorlage kommen müssen, um aufzustehen. Jetzt stehen Sie bitten einmal selbst von Ihrem Stuhl auf und beobachten Sie dabei, wie Sie in die Oberkörpervorlage kommen! Flektieren Sie Ihre Wirbelsäule? Kippen Sie Ihr Becken nach ventral, bevor oder während sich Ihr Gesäß vom Stuhl abhebt? Um diese Fragen beantworten zu können, sollten Sie nicht die Bewegung

beim Aufstehen in Einzelkomponenten zerlegen, denn das entspricht nicht der „Norm". Versuchen Sie Ihren üblichen Bewegungsablauf mit der dazugehörigen Geschwindigkeit beizubehalten. Es fällt Ihnen schwer zu sagen, ob das Becken vorher oder während dem Aufstehen nach ventral kippt? Das überrascht nicht, denn Untersuchungen belegen, dass die vermehrte Flexion der Hüfte, hervorgerufen durch eine Ventralkippung des Beckens, mit der Bewegung des Aufstehens sich zeitlich annähernd überlappt. D.h., um aufzustehen, benötigen Sie eine Ventralkippung des Beckens, die zeitgleich mit dem Beginn der Vertikalisierung des Körpers, sprich mit dem Aufstehen, einhergeht. Wenn Sie mit einem Patienten das Aufstehen trainieren möchten, dann macht das selektive Training der Beckenkippung ohne gleichzeitiges Aufstehen wenig Sinn für den Lernenden. Er würde diese wichtige zeitliche Komponente, die beim „normalen" Bewegen notwendig ist, nicht erfahren und abspeichern können.

Die Durchführung des gesamten Bewegungsablaufs ist für das Lernen motorischer Fähigkeiten wichtig, um dem Patienten eine Idee für die zu erreichende Bewegung zu geben (Johnson 1984). Allein das Vorhandensein von Einzelkomponenten wie Kraft, Koordination, Gleichgewicht, usw. ermöglicht noch keinen harmonischen Bewegungsablauf beim Aufstehen. Aspekte wie, zu welchem Zeitpunkt ist welcher Muskel mit welchem Kraftaufwand wie lange an der spezifischen Bewegung beteiligt, sind entscheidend für eine optimale und somit ökonomische Durchführung einer Bewegung. Krafttraining allein, ohne direkten Bezug zur Bewegung, die erlernt oder optimiert werden soll, hat mehrere Auswirkungen und kann im Ergebnis auch zu einem muskulös geformten Körper führen (siehe Mr. Duval), fördert aber nur zum Teil die Effektivität und Effizienz einer Bewegung. Die individuellen Details einer Bewegung können nur in der Bewegung selbst geübt werden.

Ist ein Patient in der Lage, den Bewegungsablauf Sitz → Stand durchzuführen, dann hat er die sog. „Rules of this Class of Action" (Carr, Shepherd 2001), sprich die Gesetzmäßigkeiten dieser Bewegung gelernt, und kann sie auf ähnliche Bewegungen übertragen.

Beispiel für die „Gesetzmäßigkeit", die der Patient beim Bewegungsablauf Sitz → Stand erlernt:

Wie weit muss ich mich nach vorn beugen um von einem Stuhl auf stehen zu können, ohne dabei nach vorn umzukippen, oder wo müssen meine Füße stehen, um darauf stehen zu können, oder wie viel Kraft muss ich zu welchem Zeitpunkt aufbringen um in den Stand zu kommen, ohne dabei über das Ziel hinauszuschießen?

Erst beim Durchführen einer kompletten Bewegung werden diese „Gesetzmäßigkeiten" erlernt und können in vergleichbare Bewegungen übertragen werden.

Beispiel „pro" Teilkomponententraining

Es gibt eine Reihe möglicher Ursachen, warum ein Patient nicht zum Stehen kommt: ungenügende Kraftentwicklung, das Timing der Kraftentwicklung stimmt nicht, Schmerzen, Angst, verkürzte Strukturen, mangelndes Bewegungsausmaß usw. Als Physiotherapeut gilt es diese herauszufinden und ggf. selektiv zu behandeln. Ein Blick auf den Befund zur Untersuchung der aktiven Hüftgelenkbeweglichkeit und der Muskellängen zeigt beispielsweise: Extension-Flexion rechtes Hüftgelenk 0°-0°-90°, endgradig schmerzhaft eingeschränkt und verkürzter M. piriformis. Außerdem steht in der Anamnese, dass der Patient seit Jahren an einer Coxarthrose rechts leidet. Um von einem Stuhl aufzustehen, benötigt er mehr als 90° Hüftflexion. Um das Bewegungsausmaß zu erweitern, kann mit Techniken aus der manuellen Therapie das Problem behandelt werden. Um die Bewegung zu erlernen, muss der ganze Bewegungsablauf trainiert werden.

Ein Teilkomponententraining in dem Sinne, dass artikuläre und muskuläre Voraussetzungen für den Bewegungsablauf geschaffen werden, ist zweckmäßig und notwendig. Eine Bewegung in Teilkomponenten zu unterteilen und diese selektiv zu trainieren, mit dem Ziel, diese Bewegung erlernen zu wollen, fördert nicht den Prozess des motorischen Lernens. *Beispiel*: Das selektive Training der Standbeinphase beim Gehen fördert nicht das Erlernen und/oder Optimieren des gesamten Bewegungsablaufs Gehen. Übungen in der Standbeinphase können u. a. einen kräftigenden Effekt für die Beinmuskulatur haben. Die Charakteristika der Standbeinphase, die nur während dem Gehen auftreten, werden durch das Teilkomponententraining nicht gelernt. Spezifische Bewegungen oder Bewegungsabläufe, wie z. B. Greifen, Lagewechsel, Transfer, Gehen, usw. können nur als gesamte Funktion erlernt oder optimiert werden, da die spezifischen Charakteristika dieser Bewegungen nur im Kontext der Bewegung vorkommen. Hat der Lernende die Charakteristika einer Bewegung einmal erlernt, dann können diese in vergleichbare Situationen übertragen werden.

Verbale Instruktionen

Können Sie sich noch daran erinnern, wie Sie das Radfahren erlernt haben? Ihre Mutter oder Ihr Vater hat Ihnen gesagt: „Halte das Rad mit der rechten und linken Hand am Lenker fest, verlagere Dein Gewicht auf die linke Seite, hebe Dein rechtes Bein an und bewege es über den Fahrradrahmen auf die andere Seite. Stelle den Fuß auf das Pedal, verlagere Dein Gewicht auf das Pedal und setze Deinen linken Fuß auf das linke Pedal ...".

Nein, so war es nicht? Vermutlich nicht. Denn zum einen kann diese Menge an Informationen kaum beim Erlernen einer Bewegung wahrgenommen und umgesetzt werden, und zum anderen entspricht sie nicht der „Lernform" eines Menschen.

Um das Radfahren oder andere Bewegungen zu erlernen, sollte nicht der Weg, sondern das Ziel genannt werden. Vermutlich hat Ihr „Lehrer" beim Radfahren gesagt: „Setz Dich auf Dein Rad, und dann versuch einmal zu fahren, ich helfe Dir dabei!" Und dann ging es irgendwie los. Nach einigen Versuchen, vielleicht verbunden mit dem ein oder anderen Hinweis Ihres Lehrers, konnten Sie Radfahren.

Gesunde Menschen beobachten üblicherweise beim Bewegen nicht, wie sie sich bewegen. Sie beobachten, ob sie die Aktion erfolgreich oder nicht erfolgreich beendet haben. Das Beobachten des Bewegungsmusters während der Aktion kann automatisierte Bewegungen beeinträchtigen, in Form von z. B. veränderter Geschwindigkeit und dysharmonischen Bewegungen.

> Verbale Instruktionen beim Erlernen einer Bewegung sollten immer das Ziel, weniger den Weg zum Ziel angeben.

Fitts und Posner (1967) unterscheiden 3 Stadien des Motorischen Lernens (s. o.). In der 1. Phase (cognitive stage) geht es darum, dass der Patient die neu zu erlernende Aufgabe verstanden haben muss. Um die Aufgabe verständlich zu machen, muss sie dem Patienten erklärt und/oder demonstriert werden.

Stellen Sie sich vor, Sie müssten einen Indianer im brasilianischen Urwald, der noch nie ein Fahrrad gesehen hat, das Fahrradfahren lehren. Neben der Demonstration können in diesem Fall durchaus auch abstrakte und detaillierte Erklärungen notwendig sein, wie z. B. das rechte Bein auf das rechte Pedal usw. ... Beim Schulen eines Europäers im Fahrradfahren wäre dieser Erklärung überflüssig und somit würde sie ihn eher verwirren als ihm helfen. Übertragen auf Patienten kann deshalb gesagt werden, dass es für einige Patienten, die am Anfang des Wiedererlernens neuer motorischer Leistungen stehen, durchaus hilfreich sein kann, mittels abstrakter Bewegungsbeschreibungen die Aufgabe und oder das Ziel zu verdeutlichen, wie z. B.: „die Hüfte im Stand noch weiter vor". Führt ein Patient nach einer abstrakten Bewegungsbeschreibung diese nicht oder nicht korrekt aus, und können Ursachen wie mangelnde Kraft o. ä. ausgeschlossen werden, dann kann davon ausgegangen werden, dass der Patient keine Beziehung zu dieser abstrakten Information hat. Er weiß nicht, was es bedeutet „Hüfte vor", bzw. er hat keine Vorstellung davon, wie er diese Bewegung umsetzen kann. In diesem Fall muss nach Alternativen gesucht werden. Bewegungsanweisungen, über die der Patient eine Bewegungsvorstellung hat, sind dann hilfreich und führen zum gewünschten Ergebnis.

Hausaufgaben, Gruppentherapie, Training ohne Therapeut

Es ist bekannt, dass jeder, der etwas Neues erlernen oder seine Fähigkeiten verbessern möchte, intensiv und umfangreich üben muss. Das trifft auch auf das Wiedererlernen von motorischen Fähigkeiten zu. Eine übliche Behandlungseinheit von 30–45 min/Tag ist kaum ausreichend. Aus Kostengründen sind mehr Behandlungseinheiten jedoch nicht möglich. Deshalb ist es wichtig, dass der Patient zusätzlich zur Einzeltherapie noch zum selbstständigen Training aufgefordert wird. Das Training kann in unterschiedlicher Form erfolgen:

- Therapie in Kleingruppen, in denen Patienten mit ähnlichen motorischen Defiziten behandelt werden. Ein Therapeut supervidiert die Gruppe;
- Hausaufgaben: Der Physiotherapeut informiert den Patienten über die Notwendigkeit des selbstständigen Übens. Er zeigt ihm Übungen, die er ohne Risiko selber üben kann. Eine gezielte Anleitung ist hier wichtig. Es empfiehlt sich, ein Arbeitsbuch oder einen Trainingsplan für den Patienten anzulegen, in dem er seine täglichen Übungen in Form von Abbildungen oder kurzen Umschreibungen nachschlagen und gleichzeitig seine täglichen Leistungen eintragen kann. Dieses Buch hat für viele einen motivierenden Charakter, da u. a. die Entwicklung und Belastungssteigerung für den Patienten visualisiert wird. Bei der Auswahl der Übungen ist darauf zu achten, dass der Patient diese ohne Verletzungsrisiko selbstständig durchführen kann. Damit er beim Üben nicht die Motivation verliert, müssen die Übungen eine Bedeutung für ihn haben.

- Absprachen mit der Ergotherapie oder Sporttherapie: Untersuchungen deuten darauf hin, dass motorische Fähigkeiten leichter und effektiver erlernt werden, wenn die Lernenden die Möglichkeit zur Anwendung des Erlernten in unterschiedlich relevanten Situationen haben (Newell 1981; Schmidt 1988). Lernt beispielsweise der Patient in der Physiotherapie das Greifen und Halten von Gegenständen, dann könnte in einer nachfolgenden ergotherapeutischen Behandlungseinheit das Greifen unter verschiedenen Bedingungen trainiert werden. Oder der Sporttherapeut wählt Sport- oder Spielarten aus, welche die Funktion Greifen und Halten berücksichtigt. Hierzu sind ein fachlicher Informationsaustausch und Terminabsprachen zwischen den Therapiedisziplinen wichtig. Unter welchen Bedingungen wurde bisher geübt? Wo liegen die Ressourcen des Patienten? Was ist sein Ziel?

Pausen zwischen den Therapieeinheiten

Der Lerneffekt hängt neben dem Training auch von der Pause nach der Bewegung ab. Weiss (2000) empfiehlt, in Abhängigkeit vom Schweregrad der Aufgabe, Pausenzeit festzulegen. Von 30 % der Übungszeit bei leichten Übungen bis zu 70 % der Übungszeit bei schwierigen Aufgaben. Zwischen den Übungssequenzen empfiehlt er mentales Üben, um dadurch die motorischen Fertigkeiten aktiv zu verarbeiten und somit die Schemabildung zu verstärken.

6.5 Mechanismen der Funktionsrestitution

Welcher Mechanismus spielt bei der Reorganisation des ZNS und somit bei der Funktionserholung nach einer Läsion eine Rolle? Eine Vielzahl von Untersuchungen und Theorien sind dazu entstanden. Es wird angenommen, dass es sich nicht nur um einen, sondern um mehrere Mechanismen auf unterschiedlichen Ebenen (neuroanatomisch, neurophysiologisch, neurochemisch) handelt. Diese werden im Folgenden erläutert.

Vor mehr als 120 Jahren sprach Munk von der *Vikariationshypothese* (vikarieren, lat., veraltet, an jemandes Stelle treten). Sie beinhaltet die Annahme, dass benachbarte Kortexareale die verlorenge-gangenen Funktionen übernehmen. „Insbesondere eine Vikariation durch funktionell verwandte Kor-texgebiete,", so Hummelsheim (1998), „die nicht zur Läsionszone unmittelbar benachbart lokalisiert sein müssen, gilt heute als wahrscheinlich. So ste-hen nach Schädigung des primär motorischen Kor-tex eine Reihe von alternativen kortikalen Regio-nen zur Verfügung, die verlorengegangene Funk-tionen wenigstens zum Teil übernehmen können."

Innerhalb der ersten 3–4 Wochen nach einer Schädigung des Gehirns sind manche Symptome wieder rückläufig. Das ist darauf zurück zu führen, dass nicht zerstörte Areale des Gehirns ihre Arbeit wieder aufnehmen können, die kurzfristig, bei-spielsweise durch ein Hirnödem, nur eingeschränkt funktionsfähig waren. In diesem Zusammenhang fällt auch der Begriff *Diaschisis*. Er beschreibt den plötzlichen Verlust von Funktionen, die durch einen reduzierten, regionalen Blutfluss und eine Stoffwechselstörung hervorgerufen werden. Die Störung, die diesen Funktionsverlust auslöst, liegt entfernt vom eigentlichen Störungsareal. Der Störungsmechanismus ist noch nicht endgültig ge-klärt. Aber es wird angenommen, dass andauernde Diaschisis in der supplementär motorischen Area zu strukturellen Veränderungen führt und die motorische Funktionsrestitution verzögert. Feeney (1991) konnte zeigen, dass die Kombination aus pharmakologischer und symptombezogener, phy-siotherapeutischer Behandlung zur effektivsten Form der Dezimierung der Diaschisis zählt.

Die sog. *Demaskierung* oder *Unmasking* inaktiver funktioneller, synaptischer Verbindungen, die erst nach einer Schädigung des ZNS aktiviert werden, ist ein weiterer Mechanismus. Er beschreibt die Fähigkeit des Gehirns, bisher inaktive neuronale Verbindungen zur Aktivität anzuregen.

Unter dem *Sprouting* versteht man das Ausspros-sen von Axonen „überlebter" Nervenzellen. Dieser Prozess vollzieht sich parallel mit der Funktions-restitution. Ob dieser Mechanismus für die Funk-tionsrestitution verantwortlich ist, wird kritisch diskutiert.

In letzter Zeit wird auch das Phänomen der *Long-term-Potenzierung* (LTP, Langzeitpotenzierung) als Grundlage für die plastischen Vorgänge im ZNS angesehen. Langzeitpotenzierung findet an den Synapsen statt, die mittels des Neurotransmitters Glutamat ihre Erregung übertragen. Langzeitpoten-zierung bedeutet in dem Zusammenhang, dass nach einer Phase stärkerer Reizung (Tetanisierung) die Effizienz synaptischer Verbindungen für län-gere Zeit steigt. Dieser Mechanismus verbessert

die neuronalen Verbindungen und scheint eine entscheidende Rolle beim Erwerb neuronaler Netz-werke zu spielen (Asanuman, Keller 1991).

Wissenschaftliche Erkenntnisse zur motorischen Kontrolle und klinische Beobachtungen zeigen auch, dass das Bewegungsmuster vom Einfluss der Umgebungsbedingungen abhängig ist und somit auch eine Wirkung auf das Motorische Lernen hat.

Beispiel: Ein Patient möchte aus seinem Rollstuhl aufstehen. Aufgrund schwacher Muskulatur der Beinextensoren ist es ihm nicht möglich, selbst-ständig in den Stand zu kommen. Durch eine Ver-änderung der Umwelt, z. B.: durch den Einsatz eines angepassten Rollstuhls mit einem entspre-chend hohen Sitzkissen, ist der Patient in der Lage selbstständig aufzustehen. Dieser Gewinn an Selbstständigkeit wirkt sich positiv auf die Motiva-tion des Patienten aus. Er ist jetzt in der Lage, jeden Transfer, z. B. in der Therapiesitzung oder beim Toi-lettengang, selbstständig durch zu führen. Das wie-derum steigert die Anzahl der Transferversuche in unterschiedlichen Situationen und Trainingsein-heiten und macht den Transfer immer sicherer.

Literatur

Asanuma H, Pavlides C. Neurobiological basis of motor learning in mammals. Neuroreport. 1997;8:1–6.

Bauder H, Sommer M, Miltner WHR, Taub E. Constraint Induced Therapy. In L. O. G. O. S. INTERDISZIPLINÄR, Fachzeitschrift für Logopädie/Sprachheilpädagogik und angrenzende Disziplinen. 1999;4:(7):241–320.

Bauder H, Taub E, Miltner WHR. Behandlung motorischer Störungen nach Schlaganfall. Die Taubsche Bewegungs-induktionstherapie. (Reihe: Therapeutische Praxis) Göt-tingen: Hogrefe; 2001.

Bütefisch C, Hummelsheim H, Denzler P, Mauritz KH. Repetitive training of isolated movements improves the outcome of motor rehabilitation of the centrally paretic hand. J Neurol Sciences. 1995;130:59–68.

Cardinall N. Mental practice. Paper presented at 53rd Congress of American Physical Therapy Association. St. Louis, MS. 1977. In: Carr J, Shepherd R. Neurological Rehabilitation. Oxford: Butterworth-Heinemann; 1998.

Carr J, Shepherd R. Neurological Rehabilitation. Oxford: Butterworth Heinemann; 2002.

Dettmer C. Grundlagen von Aktivierungsstudien mittels Positronenemissionstomographie und funktioneller Kernspintomographie. In: Funktionelle Bildgebung und Physiotherapie. Dettmers C, Rijntjes M, Weiller C. Hippocampus Verlag; 1998.

Domjan M, Burkhard B. The principles of learning and behavior. Pacific Grove, CA: Brooks/Cole; 1997.

Duncan PW. Synthesis of intervention trials to improve motor recovery following stroke. Topics in Stroke Reha-bilitation. 1997;3:1:1–20.

Ernst E. A review of stroke rehabilitation and physiotherapy. Stroke. 1990;21:1081–1085.

Feeney DM. Pharmacologic modulation of recovery after brain injury: a reconsideration of diaschisis. J Neuro Rehab. 1991;5:113–128.

Feltz DL, Landers DM. The effects of mental practice on motor skill learning and performance: A meta-analysis. Journal of Sport Psychology. 1983;5:25–57.

Fitts PM, Posner HI. Human performance. Belmont, CA: Brooks/Cole; 1967.

Freivogel S. Motorische Rehabilitation nach Schädelhirntrauma. München: Pflaum Verlag; 1997.

Fuhr P, Cohen LG, Dang N, et al. Physiological analysis of motor reorganisation following lower limb amputation. Electoencephalography and Clinical Neurophysiology. 1992;85:53–60.

Hartmann E. Skript zum Laufband-Workshop in der Neurologischen Klinik Bad Aibling. 1999.

Hesse S, Bertelt C, Jahnke MT, Schaffrin A, Baake P, Malezic M, Mauritz KH. Treadmill training with partial body weight support compared with physiotherapy in nonambulatory hemiparetic patients. Stroke. 1995;26:976–981.

Hesse S, Bertelt C, Schaffrin A, Malezic M, Mauritz KH. Restoration of gait in nonambulatory hemiparetic patients by treadmill training with partial body weight support. Arch Phys Med Rehabil. 1994;75:1087–1093.

Hesse S, Krajnik J, Luecke D, Jahnke MT, Gregoric M, Mauritz KH. Ankle muscle activity before and after botulinum toxin therapy for lower limb extensor spasticity in chronic hemiparetic patients. Stroke. 1996;27:455–460.

Hesse S, Luecke D, Malezic M, Bertelt C, Friedrich H, Gregoric M, Mauritz KH. Botulinum toxin treatment for lowerlimb extensor spasticity in chronic hemiparetic patients. J Neurol Neurosurg Psychiatr. 1994;57:1321–1324.

Hesse S. Laufbandtherapie mit partieller Körpergewichtsentlastung zur Wiederherstellung der Gehfähigkeit hemiparetischer Patienten. Neurologische Rehabilitation. 1998;113–118.

Hoppeler H, Lindtstedt SL. Malleability of skeletal muscle in overcoming limitations: structural elements. Journal of Eperimental Biology. 1985;115:355–359.

Hummelsheim H, Mauritz KH. Neurophysiologische Grundlagen krankengymnastischer Übungsbehandlung bei Patienten mit zentralen Hemiparesen. Fortschr Neurol Psychiat. 1993;61:208–216.

Hummelsheim H, Amberger S, Mauritz KH. The influence of EMGinitiated electrical stimulation on motor recovery of the centrally paretic hand. European J. of Neurology. 1996;3:245–254.

Hummelsheim H, Maier-Loth ML, Eickhof C. The functional value of electrical muscle stimulation for the rehabilitation of the hand in stroke patients. Scand. J. Rehabil. Med. 1997; 29: 3–10.

Hummelsheim H. Neurologische Rehabilitation. Berlin, Heidelberg: Springer-Verlag; 1998.

Hummelsheim H. Repetitives Üben in der Rehabilitation zentraler Paresen. Krankengymnastik. 2000;966–971.

Isaacs KR, Anderson BJ, Alcantara AA, et al. Exercise and the brain: angiogenesis in the adult rat cerebellum after vigorous physical activity and motor skill leraning. Journal of Cerebral Blood Flow and Metabolism. 1992;12:110–119.

Jasper-Seeländer J. Laufbandtherapie in der motorischen Rehabilitation. Stuttgart: Thieme; 2001.

Kraft GH, Fitts SS, Hammond MC. Techniques to improve function of the arm and hand in chronic hemiplegia. Arch Phys Med Rehabil. 1992;73:220–227.

Laufens G, Poltz W, Prinz E. Verbesserung der Lokomotion durch kombinierte Laufband-/Vojta-Physiotherapie bei ausgewählten MS-Patienten. Phys Rehab Kur Med. 1999;9:187–189.

Lavery JJ. Retention of simple motor skills as a function of type of knowledge of results. Can J Psych. 1962;16:300–310.

Lee RG, van Donkelaar P. Mechanisms underlying functional recovery following stroke. Canadian Journal of Neurological Science. 1995;22:257–263.

Leonardo M, Fieldman J, et al. A functional magnetic resonance imaging study of cortical regions asssociated with motor task execution and motor ideation in humans. Human Brain Mapping. 1995;3:83–92.

Liepert J, Miltner W, Bauder H, Sommer M, Dettmers C, Taub E. Motor cortex plasticity during Constraint-Induced Movement Therapy in stroke patients. Neuroscience Letters. 1998;250:5–8.

Lindboe CF, Platou CS. Effect of immobilization of short duration on the muscle fibre size. Clinical Physiology. 1984;4:183–188.

Malezic M, Hesse S, Schewe H, Mauritz KH. Restoration of weight shift and gait by multichannel electrical stimulation in hemiparetic patients. Int J Rehab Res. 1994;17:169–179.

Mauritz KH, Hesse S, Platz T. Late recovery of motor functions. Advances in Neurology. 1997;73:395–408.

Mauritz KH. Rehabilitation nach Schlaganfall. Stuttgart: Kohlhammer; 1994.

McIntosh GC, Thaut MH, Rice RR, et al. Stride frequency modulation in Parkinsonian gait using rhythmic auditory stimulation. Ann. Neurol. 1994;36.

Miltner WHR, Bauder H, Sommer M, Dettmers C, Taub E. Effects of Constraint-Induced Movement Therapy on patients with chronic motor deficits after stroke: a replication. Stroke. 1999;30:586–592.

Miyai I, Fujimoto Y, et al. Treatmill training with body weight support: its effect on Parkinsons desease. Arch. Phys. Med. Rehabilitation. 2000;81:849–852.

Mulder T, Hochstenbach J. Adaptability and Flexibility of the Human Motor System: Implications for Neurological Rehabilitation. Neural Plasticity. 2001;8:131–140.

Newell KM. Motor skill acquisition. Annu rev Psychol 1991;42:213–237.

Nilsson L, Carlsson J, Danielsson A, Fugl-Meyer A, Hellstrom K, Kristensen L, Sjolund B, Sunnerhagen KS, Grimby G. Walking training of patients with hemiparesis at an early stage after stroke: a comparison of walking training on a treadmill with body weight support and walking training on the ground. Clin Rehabil. 2001;15(5):515–527.

Platz T, Mauritz KH. Human motor planning, motor programming, and use of new task relevant information with different apraxic syndromes. European J of Neurosciences. 1995;7:1536–1547.

Platz T. Tactile agnosia. Casuistic evidence and theoretical remarks on modality specific meaning systems and sensorymotor integration. Brain. 1996;119:1565–1574.

Pohl M, Mehrholz J, et al. Speed-dependent treatmill training in ambulatory hemiparetic stroke patients: a randomized controlled trial. Stroke. 2002;2:553–558.

Pott C. Integration des Spiegeltrainings in ein alltagsorientiertes Therapiekonzept in der ambulanten neurologischen Rehabilitation am Beispiel eines Patienten mit zentraler Hemiparese. Krankengymnastik. 2001;53: 1314–1332.

Rathmayer W. Motorische Steuerung bei Invertebraten. In: Dudel J, Menzel R, Schmidt R. (Hrsg.) Neurowissenschaft. Berlin: Springer; 1996.

Risedal A, Zeng JS, Johansson BB. Early training may exacerbate brain damage after a focal brain ischemia in the rat. J. Cerebral Blood Flow and Metabolism. 1999; 997–1003.

Roth M, Decety J, et al. Possible involvement of primary motor cortex in mentally simulated movement: A functional magnetic resonance imaging study. NeuroReport. 1996;7:1280–1284.

Sartor K. Neuroradiologie. 2. Auflage. Stuttgart: Thieme; 2001.

Schauer M, Steingrüber W, Mauritz KH. Die Wirkung von Musik auf die Symmetrie des Gehens von Schlaganfallpatienten auf dem Laufband. Biomed Technik. 1996; 41:289–294.

Schauer M, Mauritz KH. Musical motor feedback (MMF) in walking hemiparetic stroke patients: randomized trials of gait improvement. Clinical Rehabilitation. 2003;17; 713–722.

Scheidtmann K, Brunner H, Müller F, et al. Sequenzeffekte in der Laufbandtherapie. Neurologie und Rehabilitation. 1999;4.

Schmidt RA. Motor Control and Learning. A Behavioral Emphasis, 2nd ed., Champaign, Il: Human Kinetics; 1988.

Shumway-Cook A, Woollacott M. Motor Control. Lippincott Williams & Willkins. 1995.

Singer RN. Motor learning and Human Performance. Mcmillan, New York 1980.

Sterr A, Freivogel S, Voss A. Exploring a repetitive training regime for upper limb hemiparesis in an in-patient setting: a report on three case studies. Brain Inj. 2002: 16(12):1093–1107.

Taub E. Movement in nonhuman primates deprived of somatosensory feedback. Exercise and Sports sciences Review. 1977;4:335–374.

Taub, E. Somatosensory deafferentation research with monkeys. Implications for rehabilitation medicine. In: Ince LP, ed. Behavioral psychology in rehabilitation medicine: Clinical applications. New York: Williams & Wilkins; 1980:371–400.

Taub E, Crago JE, Uswatte G. Constraint-Indiuced Movement Therapy: a new approach to treatment in physical rehabilitation. Rehabil Psychol. 1998;43:152–170.

Taub E, Miller NE, Novack TA, Cook EW, Fleming WD, Nepomuceno CS, Connell JS, Crago JE. Technique to improve chronic motor deficit after stroke. Archives of Physical Medicine ad Rehabilitation. 1993;74:347–354.

Taub E, Pidikiti RD, DeLuca SC, Crago JE. Effects of motor restriction of an unimpaired upper extremity and training on improving functional tasks and altering brain behaviors. In: Toole JF, Good DC, Eds. Imaging in Neurologic Rehabilitation. New York: Demos Vermande; 1996:133–154.

Thaut MH, Lange H, Miltner R, Hurt CP, Hoemberg V. Rhythmic entrainment of gait patterns in Huntingtons disease patients. Proc Soc Neurosci. 1996;72:76–74.

Thaut MH, McIntosh GC, Rice RR. Rhythmic facilitation of gait training in hemiparetic stroke rehabilitation. J Neurol Sci. 1997;151:207–212.

Thaut MH, Mclntosh GC, Prassas SG, Ruth RR. Effect of rhythmic auditory cuing on temporal stride parameters and EMG patterns in hemiparetic gait of stroke patients. J Neurol Rehab. 1993;7:9–16.

Thaut MH, Miltner WHR, Hömberg V. http://userpage.tu-berlin.de/%/Erehaklin/NeuReha/Fo-Themen/RyAuStim/Ras_expl.html

Vivintin M, Barbeau H, Korner-Bitensky N. A new approach to retrain gait in stroke patients through body weight support and treadmill stimulation. Stroke. 1998;29:1122–1128.

Weiss T. Zentralnervensystem.In: van den Berg F. (Hrsg.). Angewandte Physiologie. Band 2. Organsysteme verstehen und beeinflussen. Stuttgart: Thieme; 2000.

Wernig A, Müller S. Laufband lokomotion with body weight support improved walking in persons with spinal card injuries. Paraplegia. 1992;30:229–238.

Internet: http://www.biofeedbackforum.de/grundl.htm

Für weitere Informationen (in englischer Sprache) nutzen Sie bitte folgenden Verweis:
http://www.dpo.uab.edu/~excite

Zentrale Parese: gesteigerte Muskeleigenreflexe, Babinski-Zeichen

Periphere Parese:
abgeschwächte
Muskeleigen-
reflexe, keine
pathologischen
Reflexe

Fakten zählen!

Standardisierte Assessments, Skalen
und Scores sind Messinstrumente

7 Ärztliche Untersuchung und Behandlungsplanung

Klaus Scheidtmann

7.1 Einleitung

Die neurologische Untersuchung hat 2 ganz wichtige und grundlegende Aspekte zu berücksichtigen.

- Für das Verständnis der Erkrankung des Nervensystems ist eine eingehende Kenntnis der Neuroanatomie und Neurophysiologie erforderlich.
- Besonderes Augenmerk muss dabei der Neurotopographie gelten, der Zuordnung klinischer Symptomatik einzelner neuroanatomischer Strukturen.

Ohne die Kenntnisse der Neuroanatomie und der Neurophysiologie können nur schwer die Zusammenhänge einzelner Funktionsweisen nachvollzogen werden.

Zur besseren Darstellung der strukturellen Veränderung des Nervensystems und der quantitativen Erfassung von Stoffwechselstörungen dienen zusätzliche neurophysiologische Untersuchungen wie auch bildgebende Verfahren.

Man muss sich immer vor Augen halten, dass es sich beim Nervensystem nicht um ein einzelnes abgrenzbares Organ handelt, sondern dass Nerven den ganzen Körper durchziehen und daher vielfältige Verpflichtungen und Nachbarschaftsbeziehungen mit anderen Organen, deren krankhafte Veränderungen Rückwirkungen auf das Nervensystem haben, bestehen.

> *Die neurologische Untersuchung stellt daher in besonderem Maße eine ganzkörperliche Untersuchung dar und verlangt die Berücksichtigung von Befunden aus anderen Fachdisziplinen.*

7.2 Klinische neurologische Untersuchung

7.2.1 Erstkontakt mit dem Patienten

Die klinisch-neurologische Untersuchung beginnt mit der Inspektion, d. h. der sorgfältigen Beobachtung von Körperhaltung und Körperbewegungen. Gleichzeitig wird auch der allgemeine Eindruck des Patienten bewertet, d. h. wie er spricht oder sich ausdrückt, ob möglicherweise Anhaltspunkte für eine psychomotorische Verlangsamung deutlich werden oder ob sich bereits bei den ersten Untersuchungen Verhaltensstörungen offenbaren. Neben einer Beobachtung der Körperhaltung und Körperbewegungen sollte auch eine Beurteilung des Muskelreliefs sowie der Bewegungsausmaße der Extremitäten und des Rumpfes erfolgen.

7.2.2 Anamnese

Die Anamnese umfasst alles, was aus den persönlichen Daten des Patienten, seiner Familie und seiner Umgebung einen Bezug zu seiner aktuellen Erkrankung haben könnte. Dabei gilt es, wichtige Informationen zur aktuellen Anamnese, früheren Anamnese (sonstige Erkrankungen oder bereits vorgekommene neurologische Erkrankungen), die Familienanamnese, die Sozial- und Berufsanamnese und die Fremdanamnese zu berücksichtigen. Aus den gewonnenen Erkenntnissen ergeben sich möglicherweise Hinweise; z. B. aus der Familienanamnese zu vererbbaren Erkrankungen, aus der Sozial- und Berufsanamnese Hinweise zu evtl. vorliegenden Verhaltensstörungen oder Hirnleistungsstörungen oder Überforderung mit allgemeiner Leistungsminderung. Die Fremdanamnese kann wichtig sein, wenn der Patient uns keine Informationen zu seiner Erkrankung liefert oder keinen realistischen Bezug zu seiner jetzigen Erkrankung aufbauen kann. Auch im Hinblick auf die Planung eines *poststationären Konzeptes* nach der klinischen Entlassung oder einer begleitenden ambulanten neurologischen Betreuung sind diese Informationen von besonderer Bedeutung.

> *Für die Planung der poststationären Versorgung (poststationäres Konzept) sind Hintergrundinformationen wie z. B. soziale Einbindung oder Wohnungsbeschaffenheit hilfreich.*

7.2.3 Funktions- und Leistungszustand des Nervensystems

Es empfiehlt sich, die körperliche neurologische Untersuchung immer in einer bestimmten Reihenfolge abzuarbeiten, um durch Folgeuntersuchungsbefunde eine gewisse Vergleichbarkeit zu erhalten.

Untersuchung von Kopf und Gesicht

Hier sollten der Reihenfolge nach die 12 Hirnnerven abgearbeitet werden, die sich in ihren Kernen im Bereich des Mittelhirns, der Brücke und des verlängerten Rückenmarks befinden (**Tab. 7.1**).

> *Kleiner Merkspruch, um sich die Anfangsbuchstaben der jeweiligen Hirnnerven besser einprägen zu können:*
> **O**nkel **O**tto **o**rgelt **T**ag **t**äglich, **a**ber **f**reitags **v**erspeist er **g**erne **v**iele **a**lte **H**amburger.

Prüfung der Reflexe

Reflexe sind unwillkürliche, immer gleich ablaufende Reaktionen des Nervensystems auf einen Reiz. Sie können mit einem Reflexhammer ausgelöst werden. Insbesondere wird dabei auf Seitenunterschiede oder Reflexsteigerung geachtet, ebenfalls auf mögliche pathologische Reflexe, d. h. Zeichen, die bei einem Gesunden nicht auftreten. *Beispiele*:

- Muskeleigenreflexe:
  - obere Extremität: Bizepssehnenreflex (**Abb. 7.1**), Radiusperiostreflex, Trizepssehnenreflex;
  - untere Extremität: Patellarsehnenreflex, Achillessehnenreflex;
- Fremdreflexe:
  - Bauchhautreflex;
  - Analreflex.
- Pyramidenbahnzeichen und pathologische Mitbewegungen
  - Babinski-Zeichen (**Abb. 7.2**);
  - Gordon-Zeichen;

Tabelle 7.1 Hirnnerven

Nr.	Nerv	Funktion	Test
1	Olfactorius	Geruch	Riechsubstanzen (z. B. Kaffee, Tabak, Parfum)
2	Opticus	sehen	Nah-Visus, Fern-Visus, Leseprobe, Augenhintergrund
3	Okulomotorius	AugenmuskelnPupillenverneger (parasympatischer Anteil)	Lidspaltenweite, Pupillenverengung, Augenbulbusbewegungen
4	Trochlearis	Oberer schräger Augenmuskel	Bulbibewegung jeweils nach rechts und links unten außen
5	Trigeminus	*sensibel*: Gesich, seitlicher Kopf, Nasenhöhle, Augenregion, Mundhöhle *motorisch*: Kaumuskeln	Corneal-Reflex Masseter-Reflex
6	Abducens	*motorisch*: seitliche Augenmuskeln, Bewegung der Augen nach außen	Augenbewegung nach außen
7	Facialis	Gesichtsnerv, wangenmimische Muskulatur, Geschmacksempfindung, Tränendrüsen	Spitzmund, aufblasen, Nase rümpfen Geschmacksproben
8	Vestibulo cochlearis	Gleichgewicht-Hirnnerv,	Fingerreiben vor dem Ohr, Stimmgabeltest, Prüfung Blickkoordination, bzw. Nystagmus, Prüfung der Gleichgewichtsregulation, Gang- und Stehprüfung, Unterberger Tretversuch
9	Glosso-pharyngeus	Zungen-, Schlund-, Geschmacksnerv	Geschmacksprüfung
10	Vagus	Hauptnerv des parasympathischen Systems	Schluckprüfung, Würgereflex, Kreislauf, Verdauung, Atmung, willkürliche Betätigung der Kehlkopfmuskulatur (N. recurrens) heisere Stimme?
11	Accessorius	*Motorische* Innervation des M. sterno-cleidomastoideus und des M. trapezius	Kopfdrehung nach links, bzw. rechts, Schulterhebung
12	Hypoglossus	Motorisch: Zunge	Zunge herausstrecken

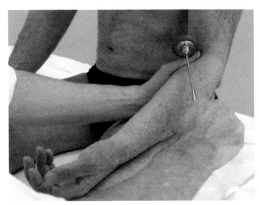

Abb. 7.1 Beispiel einer Reflexprüfung: Bizepssehnenreflex (Jesel 2004).

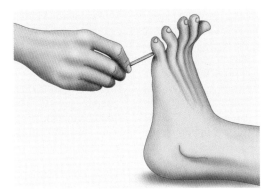

Abb. 7.2 Das Babinski-Zeichen stellt sich bei Pyramidenbahnläsionen ein. Der Reiz am lateralen Fußsohlenrand führt zur Extension der Zehen.

– Orbicularis-Oris-Reflex;
– Primitivreflexe (Zeichen einer generalisierten, fortgeschrittenen organischen Hirnschädigung, z. B. bei der Demenz, arteriosklerotische Enzephalopathie). Zu den Primitivreflexen gehören der Saugreflex (Mundöffnung, Saugen oder Hinwendung bei perioraler Berührung) und der Palmomentalreflex (bei Bestreichen des Daumenballens von proximal nach distal mit einer Nadelkontraktion der ipsilateralen Kinnmuskulatur).

Untersuchung des motorischen Systems

Begutachtung des Bewegungsapparates, dabei Augenmerk auf Wirbelsäule, Gelenke, Gliedmaßen und Muskulatur, hier besonders Hypo- und Hyperplasie.

Die Einteilung der Parese erfolgte mit Hilfe des Muskelfunktionstests (**Tab. 7.2**) (vgl. auch Kap. 8).

Tabelle 7.2 Muskelfunktionstest (MFT)

Grad	Muskelfunktion
MFT 0	Absolute Inaktivität (Plegie)
MFT 1	Muskelzuckung
MFT 2	Unter Abnahme der Schwerkraft können Bewegungen ausgeübt werden (Bewegung mit verminderter Schwerkraft, z. B. durch seitliche Bewegung)
MFT 3	Bewegung gegen Schwerkraft
MFT 4	Mittlerer Widerstand gegen die Kraft des Untersuchers (angemessener Widerstand, d. h. bei einem sportlichen jungen Menschen anders als bei einem 90-Jährigen)
MFT 5	Maximale (angemessene) Kraft

Ebenso kann eine Muskeltonuserhöhung vorliegen, die man als Spastik bezeichnet. Das Ausmaß der Spastik wird mit Hilfe der modifizierten Ashworth Skala beurteilt (siehe Kap. 8).

> *Eine Parese kann sowohl zentral bedingt sein (gesteigerte Muskeleigenreflexe, Babinski-Zeichen) als auch peripher (abgeschwächte Muskeleigenreflexe, keine pathologischen Reflexe).*
> *Eine Tonuserhöhung (Spastik) kann sowohl bei einer zentralen Schädigung im Kopf vorkommen (Z. n. zerebraler Ischämie) als auch nach einer Rückenmarksschädigung (Querschnittssyndrom).*

Koordinationsprüfung

Hier wird die Bewegungskoordination, das Zusammenspiel verschiedener Muskeln getestet. Dabei werden gleichzeitig verschiedene neurologische Systeme geprüft, die dann einen Hinweis auf einen möglichen Schädigungsort geben. Bei den einzelnen Untersuchungen soll insbesondere auf Zielsicherheit, Flüssigkeit der Bewegung, Intentionstremor und Ataxie geachtet werden.

- Finger-/Nase-Versuch: Im weiten Bogen erst mit geöffneten, dann mit geschlossenen Augen den Zeigefinger zur Nasenspitze führen.
- Fingerfolge-Versuch (Finger-/Finger-Versuch): In weitem Bogen beide Zeigefingerspitzen berühren lassen. Patient soll im Wechsel auf eigene Nasenspitze und auf den Finger des Untersuchers deuten. Position des Fingers rasch ändern.
- Knie-/Hacken-Versuch: Ferse des einen Beines auf die Patella des anderen aufsetzen und die Schienbeinkante herunterführen lassen, das gleiche für die andere Seite wiederholen.

- Diadochokinese (rasche alternierende Bewegung): Schnell abwechselnd mit Handrücken und Handfläche auf eine Unterlage klopfen oder Hände schnell im Wechsel supinieren und pronieren: Dys- oder Bradydiadochokinese heißt unregelmäßig alternierende Bewegung oder verlangsamt alternierende Bewegung.
- Rebound-Phänomen: Patient drückt die nach vorn gestreckten Arme gegen den Widerstand des Untersuchers nach oben. Bei plötzlichem Nachlassen des Gegendrucks schlagen bei den Patienten mit Kleinhirnläsion die Arme nach oben aus (= Rebound), der Gesunde federt durch Innervation der Antagonisten schnell ab.
- Romberg-Versuch: Patient steht mit geschlossenen Füssen zunächst mit offenen, dann mit geschlossenen Augen; positiv: unsicherer Stand nach Schließen der Augen = sensible Ataxie. Fallneigung zur Seite ohne Parese gibt Hinweis auf ipsilaterale Schädigung des Gleichgewichtsorganes oder Kleinhirns. Bei unsystematischem Schwanken mit Rechenaufgaben ablenken.
- Unterberger-Tretversuch: Mit geschlossenen Augen etwa 1 Minute auf der Stelle treten. Bei einseitigen vestibulären oder zerebellären Störungen: Drehung um die Körperachse zur kranken Seite ($> 45°$).
- Gangprüfung: Normal-, Blind-, Seiltänzergang: Mindestens 10 Schritte. Auf Flüssigkeit der Bewegung, Mitbewegung der Arme, Seitenabweichen, Schwanken, auf normale oder breite Führung der Beine achten. Einbeinhüpfen: sehr sensitive Methode zur Prüfung leichter Paresen oder Koordinationsstörungen.

Der Beurteilung der Koordination wird auch das Verhalten des Patienten im Raum zugeordnet.

Hierbei kann durch zerebrale Schädigung das Raumkoordinationssystem gestört sein. Dies tritt in der Untersuchung durch schräge Körperhaltung oder Kopfhaltung zutage, ohne dass der Patient für die abweichende Körperhaltung eine Wahrnehmung hat. Bei dem Versuch, die schräge Körperhaltung passiv durch Aufrichten des Körpers zu korrigieren, wird meist massiver Widerstand entgegengesetzt. Dieses aktive Drücken des Patienten führte dazu, das Störungsbild als sogenanntes „Pusher-Syndrom" zu bezeichnen (siehe auch Kap. 8).

Prüfung der Sensibilität

Schmerz-, Temperatur-, Druck- und Berührungsempfinden werden untersucht. Dabei wird zwischen verschiedenen Wahrnehmungsqualitäten unterschieden:

- Berührung (Hyp-/Anästhesie): Bei geschlossenen Augen mit Wattetupfer/Fingerkuppen durch Bestreichen prüfen.
- Schmerz (Hyp-/Analgesie): Mit abgebrochenen Holzstäbchen kleine Schmerzreize setzen; hier kann auch die Spitz-/Stupf-Diskrimination erfolgen, d. h. in unregelmäßiger Abfolge Prüfung mit spitzen oder stumpfen Gegenständen bei geschlossenen Augen.
- Temperatur (Thermhyp-/Anästhesie): Warm-/Kalt-Prüfung, z. B. kaltes Stück Metall oder Wasserglas.
- Vibration (Pallhyp-/Anästhesie): Mit einer 128 Hz Stimmgabel auf Knochenvorsprünge (z. B. Handgelenke, Patella, Malleolus medialis, Hallux) aufsetzen und die Abnahme der Vibration in einer eigens an der Stimmgabel angebrachten Skala in 1–8 Schritten beurteilen.

Tabelle 7.3 Verschiedene Arten der Sensibilität (Kunze 1998)

Qualität	Rezeptor	Bahnensystem
Tast- und Berührungsempfinden	• Meißner-Tastkörperchen • Merkel-Tastkörperchen	Hinterstränge (ipsilateral)
Druck	• Vater-Pacini-Körperchen	Für einen geringen Anteil der groben Berührungen und Tastempfindungen; bei Rückenmarkeintritt Kreuzung zum Tractus spinothalamicus anterior auf der Gegenseite
Lage und Bewegung der Extremitäten bzw. Gelenke (Propriozeption)	• Muskelspindeln (Dehnung) • Sehnenrezeptoren (Spannung) • Golgi-Mazzoni-Körperchen (Druck)	• Hinterstränge (ipsilateral) • Tractus spinocerebellaris anterior (ipsilateral und gekreuzt)
Schmerz- und Temperaturempfindung	• freie Nervenendigungen • Krause-Endkolben • Ruffini-Körperchen	Tracuts spinothalamicus lateralis (bei Rückenmarkeintritt Kreuzung zur Gegenseite)

- Tiefensensibilität: Zeigefinger oder Großzeh lateral anfassen, bei geschlossenen Augen Bewegungsveränderungen nach oben oder unten angeben.
- Stereognosie: Erkennen von auf der Haut geschriebenen Zahlen oder kleinen Gegenstände. Gelingt dies nicht, liegt eine Astereognosie vor.
- Zeitpunktdiskrimination: Prüfen des räumlichen Auflösevermögens mit einem Tastzirkel; in gemischter Reihenfolge 1 oder 2 simultane Reize setzen. Bei zentraler Sensibilitätsstörung sind die Schwellenwerte erhöht.

Weil die Sensibilität eine subjektive Wahrnehmung ist, gehören die Angaben des Patienten ebenfalls zu der Sensibilitätsprüfung.

Unterschieden wird:
- Missempfindungen: Parästhesien: z. B. Ameisenlaufen, Kribbeln;
- Dysästhesien: quälende Missempfindungen;
- Hyperästhesie: gesteigerte Empfindung von Berührungsreizen;
- Hyperpathie: lang anhaltende unangenehme Empfindungen;
- Hypästhesie: Taubheitsgefühl (wie beim „Zahnarzt");
- Schmerzen: Art, Dauer;
- Hypalgesie/Analgesie: verminderte Schmerzwahrnehmung/Schmerzunempfindlichkeit;
- Hyperalgesie: verstärkte Schmerzempfindung auf adäquate Reize;
- Allodynie: Schmerzempfindung auf inadäquate Reize.

Tab. 7.3 erklärt die verschiedenen Arten der Sensibilität.

Bei der Prüfung der Sensibilität sollte auch unterschieden werden zwischen Dermatomen und Hautnervenarealen. Es ist üblich, eine sogenannte Oberflächensensibilität (epikritische: Berührungs-, Schmerz- u. Temperaturreize) und eine Tiefensensibilität (protopathische – diffusere Lokalisation stärkerer taktiler, analgetischer und Temperaturreize) zu unterscheiden.

Vegetatives Nervensystem

Das vegetative Nervensystem, auch als autonomes oder unwillkürliches Nervensystem bezeichnet, versorgt die Muskulatur aller Organe, des Herzens und der Drüsen. Außerdem regelt es die Funktion der Atmung, des Kreislaufs, der Verdauung, des Stoffwechsels und der Absonderung von Drüsen (Sekretion, Temperatur, Fortpflanzung). Die Prüfung erfolgt meist durch genauere Erfragung der Blasen- u. Darmfunktion, Beobachtung der Atmung und eine kurze Kreislaufuntersuchung.

Ebenfalls zur Beurteilung des neurologisch erkrankten Patienten gehört ein physiopathologischer Befund sowie eine Beurteilung der höheren Hirnleistung (siehe Kap. 10 und 11).

„Schlaglichter" der Syndrome

Zum besseren Verständnis hier eine Übersicht zu den motorischen Syndromen.

Motorische Syndrome
- Läsion 1. Neuron:
  - spastische Parese,
  - Reflexsteigerung,
  - Babinski positiv,
  - keine Muskelatrophie.
- Läsion 2. Neuron:
  - schlaffe Parese,
  - Reflexausfall,
  - Muskelatrophie.
- Zerebrale Läsion:
  - kontralaterale, spastische Hemiparese
- Spinale Läsion:
  - Para- oder ipsilaterale Hemiparese,
  - auf Läsionshöhe schlaffe Parese und Atrophie,
  - darunter spastische Parese.
- Hirnstammläsion:
  - Hirnstammsysndorme,
  - ipsilaterale Hirnnervenausfälle,
  - kontralaterale Hemiparese/Hemihypästhesie (z. B. Wallenberg Syndrom)

Sensible Syndrome
- Läsion des peripheren oder zentralen Neurons sind klinisch oft nicht zu unterscheiden.
- Verschiedene Nervenbahnen im Rückenmark für verschiedene Sinnesqualitäten:
  - Hinterstränge: Berührung, Vibration, Lagesinn
  - Vorder-Seitenstrang: Schmerz, Temperatur
  - (isolierter Ausfall: dissoziierte Empfindungsstörung)

Schematische Darstellung eines klinisch-neurologischen Befunds

Die **Tab. 7.4** und **Tab. 7.5** fassen die zunächst sozialmedizinischen Angaben als auch einen orientierenden neurologischen Befund zum Patienten zusammen. Anhand dieser Befunde können sich Physiotherapeuten ein erstes Bild über den Patienten machen. Natürlich brauchen die Therapeuten auch Kenntnisse über weitere diagnostische Maßnahmen und das Ziel der Behandlung.

Tabelle 7.4 Sozialmedizinischer Befund

Parameter	Zutreffendes eintragen bzw. ankreuzen
Beruf	..................., ( ) Rentner, ( ) Hausfrau
Wohn-situation	( ) Selbstversorger, ( ) ambulante Hilfe, ( ) Altenheim, ( ) Pflegeheim, Pflegestufe: .....
Familien-situation	( ) alleinstehend, ( ) mit Partner, ( ) im Familienverbund, ( ) verheiratet, ( ) geschieden, ( ) verwitwet
Betreuung	( ) notwendig, ( ) schon eingerichtet, ( ) nein, Telefonnummer nächster Angehöriger: ....

Tabelle 7.5 Orientierender neurologischer Befund incl. psychopathologischer Querschnitt und Angabe über Hirnleistungsdefizite

Neurologischer Befund	
Psychischer Befund	Bewusstsein (qualitativ/quantitativ), Orientierung, Gedächtnis, Konzentration, Denken, Affekt, Antrieb, Psychomotorik
Höhere Hirnleistung	Sprache (Aphasie), Neuropsychologische Defizite: abstraktes Denken, Apraxie, Wahrnehmung, Neglekt, Händigkeit
Hirnnerven	Meningismus, Visus, Gesichtsfeld, Sprechen
Motorik	1./2. Motoneuron, Beurteilung der Paresen inkl. MFT
Reflexe	Muskeleigenreflexe; pathologische Reflexe
Koordination	Sitzen/Stehen/Gehen, Stand-Gangprüfungen
Sensibilität	Qualitätsunterschiede, quantitative Bedeutung für den Patienten
Vegetativum	Miktion, Schlaf, Essen
Sonstige medizinische Befunde	z. B. internistische Befunde

7.3 Apparative Diagnostik

Die zusätzliche apparative oder auch *neurophysiologische Diagnostik* umfasst eine Reihe von Untersuchungsmethoden, die über die unterschiedlichen Funktionen des zentralen und peripheren Nervensystems eine Aussage erlauben. Im weitesten Sinne zählen hierzu auch die Messungen der zerebralen Durchblutung, eine Befundung des Nervenwassers (Liquor) sowie eine zentrale Bildgebung (Computertomographie/Magnetresonanztomographie).

Die neurophysiologischen Untersuchungsmethoden erlauben eine Objektivierung und Quantifizierung klinischer Informationen und können eine über diese hinausgehende Zusatzinformation in bestimmten Situationen liefern, z. B. den Typ einer peripheren Neuropathie oder klinisch stumme Myelinisierungsstörung bei einer Multiplen Sklerose entlarven.

7.3.1 Elektroenzephalographie (EEG)

Die Elektroenzephalographie ist eine Methode zur Messung elektrischer Gehirnströme, in denen die Spannungsschwankungen des Gehirns abgeleitet werden. Diese funktioniert mit Hilfe von etwa 20 auf der Kopfhaut aufgesetzten Metallplättchen (Elektroden), die die Spannungsunterschiede zwischen den jeweiligen Elektroden (meist 2 Elektroden) in verschiedenen Kombinationen messen, die anschließend mit einem entsprechenden Gerät verstärkt und schließlich als Hirnstromwellen aufgezeichnet werden. Beurteilt wird hierbei insbesondere die Frequenz, der Ausschlag der Stromwellen, ihre Steilheit und die Lokalisation auffälliger Befunde. Dabei wird insbesondere auf die Symmetrie zwischen den beiden Gehirnhälften geachtet.

Wozu dient das EEG?

Mit Hilfe des EEG können krankhafte Veränderungen der elektrischen Hirnaktivität erfasst werden.
Dazu zählen:

- Krampfpotential: Typische EEG-Veränderungen bei Neigung zu sogenannten epileptischen Anfällen. Oftmals gelingt dies in den einfachen Ableitungen nicht, so dass eine Erhöhung der Krampfbereitschaft gefordert wird, wie sie z. B. nach einem Schlafentzug oder mit Hilfe der Hyperventilation provoziert wird.

- Allgemeine Veränderung im EEG-Befund: Diese Veränderung kann z. B. bei entzündlichen oder stoffwechselbedingten Hirnerkrankungen auftreten und einen Hinweis auf den Schweregrad der Erkrankung geben.
- Herdbefunde: Das sind Veränderungen der Hirnstromwellen, die vor allem bei lokalen Hirnerkrankungen wie Schlaganfall, Hirntumor oder lokalen Entzündungen auftreten.
- Abflachung der Hirnstromkurve bis hin zur Null-Linie: Meist Ausdruck einer schweren Vigilanzänderung (Bewusstseinsänderung) bis hin zum Koma. Hier wird noch in verschiedenen Stadien unterschieden. Das Null-Linien-EEG ist Ausdruck des Hirntods.

7.3.2 Elektromyographie/Nervenleitgeschwindigkeit (EMG/NLG)

Das Ziel der elektromyographischen Untersuchung ist das Erfassen von umschriebenen oder generalisierten Veränderungen der Muskulatur, verknüpft nach Möglichkeit mit einer Aussage darüber, ob es sich um primär myogene/myopathische (muskelbedingte) oder neurogene (nerval bedingte) Veränderungen handelt und in welchem zeitlichen Stadium sich diese befinden.

> Hervorzuheben ist, dass die elektromyographische Untersuchung alleine nicht erlaubt, eine definitive Diagnose zu stellen, vielmehr soll sie als Ergänzung der klinischen Untersuchung gewertet werden.

Elektromyographische Techniken
Erst in der Zusammenschau mit anderen Informationen kann die diagnostische Einordnung erfolgen. Grundlage für die elektrophysiologische Untersuchung ist das Verständnis der Organisation des peripheren motorischen Systems in Form von motorischen Einheiten. Jeder Muskel ist aus vielen einzelnen, innerhalb einer funktionellen Einheit zusammengefassten Muskelfasern aufgebaut. Eine motorische Einheit besteht aus einem Alpha-Motoneuron im Vorderhorn des Rückenmarks, bzw. im motorischen Hirnnervenkern, dessen Axonfortsatz mit allen terminalen Endigungen und den von dieser Zelle versorgten Muskelfasern. Die Zahl der Muskelfasern pro motorischer Vorderhornzelle variiert je nach Muskel erheblich. Die Untersuchung erfolgt mit einer dünnen Nadelelektrode, die in den zu untersuchenden Muskeln eingebracht wird.

Wozu dient das EMG?
Es lassen sich verschiedene motorische Einheiten eines Muskels untersuchen, und es wird somit eine Aussage über den Organisationszustand dieser motorischen Einheiten des Muskels möglich. In einer standardisierten Untersuchung wird zunächst der Muskel in Ruhe, dann bei leichter Anspannung und schließlich bei zunehmender bis kräftiger Willkürinnervation untersucht.

Elektroneurographische Techniken
Sämtliche elektroneurographische Techniken basieren darauf, dass mit definierten Rechteckstromimpulsen periphere Nerven leicht über Oberflächen- oder Nadelelektroden gereizt werden können. Auf diesen Rechteckimpulsen getriggert, kann dann ein evoziertes Summenpotential von einem Muskel (M-Antwort) oder ein sensibles Nervenaktionspotential (SNAP) wiederum mittels Oberflächenelektroden registriert und bei definierten Reizpunkten und den zugehörigen Abstandmessungen eine Nervenleitgeschwindigkeit (NLG) errechnet werden.

Wozu dient das NLG?
Die unterschiedlichen Abweichungen in der Höhe des abgeleiteten Aktionspotentials (verminderte Amplitude) oder eine Verlängerung der Nervenleitgeschwindigkeit weisen auf unterschiedliche Schädigungsmechanismen entweder axonaler Natur oder demyelinisierender Natur hin.

> Eine axonale Schädigung bezeichnet einen zugrunde gegangenen Nerv.
> Eine demyelinisierende Schädigung bezieht sich auf eine Schädigung der Myelinscheide (Nervenisolierung).

7.3.3 SEP/VEG/AEP/MEP

Evozierte Potentiale sind Potentiale der Hirnaktivität, welche auf einen spezifischen Reiz hin entstehen und aus der allgemeinen EEG-Aktivität herausgemittelt werden können. Als einfache Reize kommen sensible Stimuli (SEP), visuelle Muster (VEP) oder akustische Muster (AEP) in Frage. Die sogenannten motorisch evozierten Potentiale (MEP), welche eigentlich evozierte motorische Potentiale heißen müssten, unterscheiden sich hiervon grundlegend, da sie nach Stimulation des zentralmotorischen Systems in der Peripherie vom Muskel abgeleitet werden.

Wozu dienen diese Untersuchungen?

Mit Hilfe dieser elektophysiologischen Untersuchungen können wir auf den Funktionszustand der einzelnen Nervenbahnen und ihrer jeweiligen kortikalen Repräsentation schließen.

> *Der Mensch kann auf akustische Reize schneller reagieren als auf visuelle. Möglicherweise kann der Mensch auch akustische Signale verarbeiten, wenn andere Reize nicht mehr wahr genommen werden können, daher niemals* Gespräche über einen Patienten am Patienten führen, *der vermutlich komatös oder apallisch ist.*

Transkranielle Magnetstimulation – motorisch evozierte Potentiale (MEP)

Eine Magnetstimulationseinheit besteht aus 3 Komponenten: Durch ein mit Hilfe einer Spule elektrisch induziertes Magnetfeld auf dem Kopf in Höhe des primärmotorischen Kortex kommt es zu einer Erregung der Pyramidenbahn. Mit der Erregung der Pyramidenbahnzellen und somit des Tractus corticospinalis kann an dem Erfolgsmuskel, z. B. M. abductor pollicis brevis oder M. tibialis anterior ein Muskelsummenaktionspotential abgeleitet werden.

Wozu dient das MEP?

Wir erhalten damit eine Aussage über die Leitungszeit der efferenten motorischen Bahn, dem 1. und 2. motorischen Neuron zusammen.

7.3.4   Liquoruntersuchung

Liquor ist eine in den Kammern des Gehirns gebildete Flüssigkeit, die Gehirn und Rückenmark innerhalb des Schädels, bzw. Wirbelkanals schützend umgibt. Der Liquor ist dabei im ständigen Austausch mit der Flüssigkeit, die sich zwischen den Gehirnzellen im Gewebe befindet, und kann somit Aufschluss über krankhafte Veränderungen im Gehirngewebe geben. Ebenso wie im Blut bestimmte Blutwerte bei Erkrankung der inneren Organe verändert sein können, lassen sich bei Erkrankung des Gehirns auch Veränderungen im Liquor feststellen. So findet sich z. B. bei der Multiplen Sklerose ein ganz bestimmtes Muster an Antikörpern und Eiweißen des Immunsystems. Neben den Eiweißen als Entzündungsindikatoren können auch Zellen des Immunsystems selbst in der Anzahl erhöht auftreten. Als Routineverfahren in aller Regel problemlos und für den Patienten wenig belastend, kann der Liquor durch Punktion des Wirbelkanals im unteren Drittel der Wirbelsäule gewonnen und danach untersucht werden. Die Liquorentnahme nennt man auch Lumbalpunktion.

> *Postpunktioneller Kopfschmerz: Insbesondere im Nacken, evtl. mit Erbrechen einhergehend. Verschlimmert sich beim Aufrichten und Stehen – Besserung im Liegen.*

Wozu dient die Liquoruntersuchung?

Neben dem Nachweis oder Ausschluss eines entzündlichen Erreger- oder autoimmunologisch bedingten Prozesses liefert die Liquoruntersuchung wichtige Hinweise auf neoplastische Erkrankungen der Meningen und des ZNS sowie auf die CT-negative Subarachnoidalblutung.

Von besonderer Bedeutung ist hierbei auch die Blut-Hirn-Schranke und Blut-Liquor-Schranke, welche die Passage von Molekülen und Zellen aus dem arteriellen Blut in das Hirnparenchym behindert. Die Permeabilität und Selektivität dieser Blut-Liquor-Schrankenfunktion kann durch verschiedene Erkrankungen verändert werden, so dass durch eine Quantifizierung der Blut-Liquor-Schrankenfunktion Hinweise auf verschiedene Krankheitsbilder zu erhalten sind.

7.3.5   Ultraschalluntersuchung

Die Ultraschalluntersuchung ist ein Verfahren zur bildlichen Darstellung verschiedener Körperregionen mit Hilfe von Ultraschallwellen. Mit Hilfe eines Schallkopfes, der bestimmte hochfrequente Ultraschallwellen aussendet, werden Schallwellen in den Körper des Patienten appliziert und wiederum reflektiert und durch den gleichen Schallkopf empfangen, der somit als Schallsender und Schallempfänger fungiert. Die reflektierten Schallwellen werden in elektrische Impulse umgewandelt, mit einem bestimmten Gerät verstärkt und auf einem Bildschirm dargestellt. Somit erhält man ein zweidimensionales Bild, welches eine räumliche Vorstellung von Größe, Form und Struktur der untersuchten Organe, Weichteilgewebe und Gefäße vermittelt. In der Neurologie gibt es ein zusätzliches wichtiges Verfahren, das sogenannte Dopplerverfahren. Damit erhalten wir über die sogenannte Dopplersonographie zusätzliche Informationen über die Strömungsrichtung, Strömungsgeschwindigkeit und Strömungsstärke des Blutflusses in den Gefäßen.

Wozu dient die Dopplersonographie?

Sie wird in der Neurologie insbesondere bei der Untersuchung von Gefäßen im Bereich des Halses, aber auch im Kranium, zur Diagnose von Gefäßverengungen oder Gefäßverschlüssen eingesetzt.

Auf diesem Weg sind auch Hinweise über Gefäßveränderungen zu gewinnen, z. B. über arteriosklerotische Ablagerung an den Gefäßwänden. Das Verfahren ist insgesamt ungefährlich und in der neurologischen Routine diagnostisch etabliert.

7.3.6   Zerebrale Bildgebung

Computertomographie

Bei der Computertomographie handelt es sich um ein spezielles Röntgenverfahren, das Querschnittsbilder verschiedener Körperabschnitte anfertigt. Dieses Verfahren wurde 1972 von dem amerikanischen Physiker A. M. Cormak und dem britischen Ingenieur G. N. Hounsfield entwickelt, die dafür 1979 den Nobelpreis für Medizin erhielten. Diese Methode etablierte sich innerhalb weniger Jahre zum wertvollsten diagnostischen Verfahren der Radiologie.

Wie funktioniert die Computertomographie?

Mittels einer Röntgenröhre und Blenden wird ein schmaler Röntgenstrahl erzeugt. Dieser durchdringt die gewünschte Körperstelle und wird innerhalb des Körpers durch die verschiedenen Strukturen wie Haut, Fett, Muskeln, Organe und Knochen unterschiedlich stark abgeschwächt. Genau gegenüber der Röntgenröhre befindet sich eine Vielzahl von Sensoren (Detektoren), die das abgeschwächte Signal empfangen, elektronisch aufbereiten und zu einem Computer zur Auswertung weiterleiten. Im Anschluss daran dreht sich die Röntgenröhre samt gegenüberliegender Detektoren geringfügig um den Patienten weiter. Dieser Vorgang wiederholt sich mehrere Male, so dass auf diese Weise verschiedenen Projektionen der Wirbelschicht gezeigt und im Computer zu einem Stufenbild umgerechnet werden. Dieses Bild kann auf einem Bildschirm oder auf einem Röntgenfilm betrachtet und ausgewertet werden. Im Vergleich zum üblichen Röntgenbild ist das computertomographische Bild übersichtlicher, es zeigt sich eine bessere Kontrastabstufung zwischen den verschiedenen Gewebearten wie Knochen, Muskeln oder Fett. Dieser Umstand kann durch Spritzen von Kontrastmitteln noch verbessert und optimiert werden.

Die *Spiralcomputertomographie* ist eine moderne Weiterentwicklung der Computertomographie. Hier dreht sich die Röntgenröhre spiralförmig und kontinuierlich um den Patienten, wobei größere Körperabschnitte fortlaufend dargestellt und zu einem dreidimensionalen Bild aufgebaut werden können.

Wozu dient die Computertomographie?

Anlass zur Durchführung einer Computertomographie können sein: Verdacht auf Blutung, Erweiterung von Blutgefäßen, Gehirntumoren, Gehirnödem, degenerative altersbedingte Veränderungen, Schlaganfall, Suche nach einem Schädelbruch (**Abb. 7.3**).

> Bei der Computertomographie werden Röntgenstrahlen, also ionisierende Strahlen freigesetzt.

Magnetresonanztomographie

Eine weitere unverzichtbare Untersuchung in der Diagnostik der Neurologie ist die Kernspin- oder auch Magnetresonanztomographie geworden. Bei

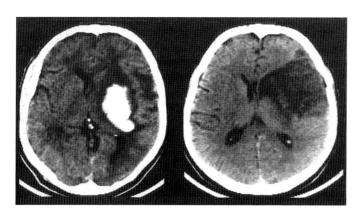

Abb. 7.3   Die Tomographie zeigt auf der linken Seite eine große weiße Fläche, welche einer Hirnblutung entspricht. Rechts demarkiert sich eine dunkle Fläche, sogenannte Hypodensität, welche einem Infarkt im Versorgungsgebiet der A. cerebri media entspricht. In diesem Fall handelte es sich um eine Ischämie.

diesem Verfahren werden anstelle von Röntgenstrahlen starke Magnetfelder genutzt, um die Strukturen von Hirn- und Rückenmark in Schichten und ohne Strahlenbelastung darzustellen. Das technische Prinzip ist relativ alt und wurde 1946 von Bloch und Purcell unabhängig von einander entdeckt und bald in Physik und Chemie angewandt. 1952 erhielten die beiden Wissenschaftler den Nobelpreis für ihre Entdeckung. Praktisch verfügbar ist das Verfahren seit 1984, seither können neben der Darstellung des Gehirngewebes auch funktionelle, d.h. stoffwechselbedingte Veränderungen des Gehirns dargestellt werden.

Zum Prinzip: Der menschliche Körper besteht, wie unsere Umwelt aus Atomen. Im Körper sind dies vor allem Wasserstoffatome, die man sich wie sehr viele kleine Kompassnadeln vorstellen kann. (Der Mensch besteht zu 98 % aus Wasser, daher Achtung bei der Mikrowelle). Die Wasserstoffatome sind normalerweise ungeordnet. Im Kernspintomographen befindet sich ein sehr starkes Magnetfeld, das die Atomkerne in eine bestimmte Richtung zwingt. Dies ist vergleichbar mit einem Magneten, der die Kompassnadel ausrichtet. Die Atome, in unserer Beschreibung sind das die Kompassnadeln, stehen nun unter einer gewissen Spannung. Mit Hilfe von Radiowellen können sie aus ihrer aufgezwungenen Position ausgelenkt werden. Schaltet man die Radiowellen wieder aus, so springen die Atome wieder in die Richtung zurück, die ihnen von dem starken Magnetfeld vorgegeben wird. Dabei senden Atome Signale aus, die durch hochempfindliche Antennen gemessen werden können. Ein Computer berechnet aus den Signalen mit Hilfe sehr komplizierter mathematischer Verfahren ein Schnittbild durch den Körper. Im Gegensatz zur Computertomographie, bei der auch Schnittbilder erzeugt werden, können bei der MRT neben horizontalen Schichtebenen auch noch weitere Schnittebenen dargestellt werden, ohne die Lage des Patienten zu verändern.

Es ist sicherlich schwer, eine alternative Untersuchungsmethode zur Kernspintomographie zu finden, da es sich hier um eine Ergänzung zu anderen Methoden handelt, die meist aussagekräftiger ist (**Abb. 7.4**). Kein anderes Verfahren kann derzeit neuroanatomische Strukturen so genau abbilden wie die Kernspintomographie. Wie auch bei der Computertomographie kann bei der Kernspintomographie ein Kontrastmittel gegeben werden, hier wird allerdings insbesondere auf eine mögliche Schädigung der Blut-Hirn-Schranke hingewiesen. Kleinste Traumata, wie z.B. der diffuse Axonschaden, d.h. eine multiple Einreißung der

Axone im Bereich des Gehirns, kann mit Hilfe der Kernspintomographie auch noch Wochen nach der Schädigung im Detail dargestellt werden. Ein neueres Verfahren stellt die sogenannte Diffusions-/Perfusionsgewichtung der Kernspintomographie dar. Diese diagnostischen Verfahren sind insbesondere hilfreich zur Beurteilung von Stoffwechselstörungen oder Durchblutungsstörungen im Rahmen einer akuten zerebralen Ischämie.

Fallbeispiel: Ein 58-jähriger Mann sinkt nach dem Mittagessen zusammen, die ebenfalls am Tisch sitzende Ehefrau bemerkt, dass ihr Mann nicht mehr auf Ansprache reagiert und die rechte Körperseite nicht mehr bewegen kann. Sie informiert den ärztlichen Notdienst, der hinzugerufene Notarzt veranlasst die sofortige Klinikeinweisung auf die Stroke-Station (spezielle Schlaganfall-Einheit) des Städtischen Krankenhauses. Der aufnehmende Neurologe stellt folgenden Befund

Sozialmedizinischer Befund:
Beruf: Lehrer;
Wohnsituation: Selbstversorger;
Familiensituation: mit Partnerin verheiratet;
Betreuung: notwendig.

Anamnese:
Psychischer Befund: wach, eine Orientierung kann auf Grund der schweren Kommunikationsproblematik nicht geprüft werden, insgesamt wirkt der Patient ratlos, ängstlich
Höhere Hirnleistung: keine Spontansprache, einfache Aufforderungen (heben Sie bitte die linke Hand) können nicht befolgt werden (schwere Aphasie), Augenschluss auf Aufforderung nicht durchgeführt, Hinweis auf Apraxie
Hirnnerven: kein Meningismus, Visus intakt, v.a. homonyme Hemianopsie rechts (Gesichtsfeldeinschränkung rechts)
Motorik: schlaffe Plegie rechts, Kraftgrad (MFT):
Reflexe: Muskeleigenreflexe rechts gesteigert; Zeichen nach Babinski rechts positiv
Koordination: Sitzen/Stehen/Gehen nicht möglich
Sensibilität: auf Schmerzreiz rechtsseitig verminderte Reaktion, andere Qualitäten nicht prüfbar
Vegetativum: Harninkontinenz
Sonstige medizinische Befunde: orientierender internistischer Befund unauffällig
Auf Grund des schweren neurologischen Defektsyndroms nimmt der Neurologe eine große Hirnschädigung in der linken Hemisphäre an. Aus der Vorgeschichte ist von der Ehefrau zu erfahren, dass er seit Jahren an einem Bluthochdruck leidet, diesen aber nicht medikamentös behandeln ließ. Zur Differenzierung zwischen Hirnblutung und Ischämie

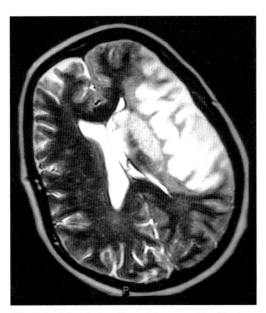

Abb. 7.4 Beispiel einer Kernspintomographie, die einen kompletten Infarkt der A. cerebri media links zeigt.

wurde eine Computertomographie (z. B. **Abb. 7.3**) und eine Kernspintomographie durchgeführt.

Nach der erfolgten Bildgebung wurde noch eine Ultraschallsonographie/Dopplersonographie durchgeführt mit der Diagnose eines Verschlusses der A. carotis interna.

Der Patient wurde auf der Schlaganfall-Intensiveinheit überwacht, eine Schlaganfallprophylaxe wurde eingeleitet.

Literatur

Jesel M. Neurologie für Physiotherapeuten. Stuttgart: Thieme; 2004.

König E. Neurologie. In: Hüter-Becker A et al. Lehrbuch Physiotherapie. Band 11 Neurologie, Psychiatrie. Stuttgart: Thieme; 1998.

Kunze K. Praxis der Neurologie. 2. Auflage. Stuttgart: Thieme; 1998.

Mumenthaler M. Neurologie. Stuttgart: Thieme; 2002.

8 Physiotherapeutische Untersuchung, Behandlungsprinzipien und Planung

Dorothe Wulf

8.1 Prinzipien physiotherapeutischer Untersuchung

In der Neurologie sind die multiplen Probleme der Patienten meistens sehr komplex und bedingen einander. Das fordert vom Therapeuten umfangreiches Wissen über neurologische Bewegungsstörungen, um diese erfolgreich behandeln zu können.

> *Die Hauptaufgabe der Physiotherapie besteht in der Evaluation und dem Training von motorischen Leistungen aus dem Alltag eines Patienten.*

Dieser soll in sein gewohntes soziales Umfeld mit seinen üblichen Arbeitsaufgaben zurückkehren können, unter Berücksichtigung der größtmöglichen Selbstständigkeit (Carr, Shepherd 2002).

Die physiotherapeutische Untersuchung ist der erste Schritt im Behandlungsprozess mit dem Patienten. Ziel der Untersuchung ist es, die Ressourcen und Defizite des Patienten zu ermitteln, um die Grundlage für die Behandlung zu schaffen.

Die physiotherapeutische Untersuchung in der Neurologie soll in erster Linie das motorisch-funktionelle Leistungsvermögen des Patienten, in Bezug auf seine Aktivitäts- und/oder Partizipationsebene darstellen, beispielsweise mit der Motor-Function-Assessment-Scale (siehe S. 120) oder dem Rivermead-Motor-Assessment. Um die Problematik des Patienten festzustellen, ist die Verhaltens- und Bewegungsbeobachtung, z.B. bei der Ganganalyse, ein wichtiges Instrument, ebenso die Funktionsuntersuchungen, wie z.B. die Sensibilitäts- oder Muskelfunktionsprüfung. Informationen aus der Anamnese, theoretische Kenntnisse über die Erkrankung und ihre Verlaufsform (intermittierend, progredient, rezidivierend, einmalig, ...) etc. gehören zu den Grundlagen der Untersuchung.

Patientenorientierte Untersuchung

Eine patientenorientierte Untersuchung beantwortet Fragen, die eine Bedeutung für den Patienten haben, d.h., sich auf Leistungen aus dem täglichen Alltag des Patienten beziehen. Wie z.B. Gehen, Stehen, Greifen etc. (Carr, Shepherd 2002).

Informationssammlung

Das Sammeln von Hintergrundinformationen zum Patienten ist ein wichtiges Element der physiotherapeutischen Untersuchung. Informationen aus der Krankengeschichte und dem Lebensbereich eines Patienten haben entscheidenden Einfluss auf die Physiotherapie. So können Informationen über die Medikation eine direkte Auswirkung auf die Therapie haben. Beispiel: Antispastische Medikation. Nimmt ein Patient spastikreduzierende Medikamente, dann kann mit einer Verstärkung der Parese gerechnet werden. Fähigkeiten wie beispielsweise sicherer Stand auf dem paretischen Bein können dann nur noch eingeschränkt oder nicht mehr möglich sein.

Andere Informationen aus der Anamnese, beispielsweise über die häusliche Situation des Patienten, beeinflussen entscheidend die Zielsetzung, die therapeutischen Maßnahmen und ggf. auch das poststationäre Konzept für den Patienten. Dazu 2 Beispiele im Vergleich:

Fallbeispiel: Frau Rigid, erkrankt an Morbus Parkinson im fortgeschrittenen Stadium, wohnt allein im 3. Stock, ohne Fahrstuhl. Die nächsten Angehörigen wohnen ca. 200 km entfernt.
Herr Tremo, erkrankt an Morbus Parkinson im fortgeschrittenen Stadium, wohnt mit seiner Frau, parterre in einer Einrichtung für betreutes Wohnen.
Bei beiden Patienten steht als übergeordnetes Ziel die Rückkehr in die bisherige häusliche Umgebung im Vordergrund. Da Fr. Rigid 3 Etagen allein überwinden muss, werden sich das physiotherapeutische Ziel und auch die Maßnahmen aufgrund ihrer häuslichen Situation definieren. Fr. Rigid lebt allein, somit entfällt die Option, dass ein Angehöriger ihr beim Treppensteigen behilflich sein könnte. Sollte sich in den ersten Tagen der Rehabilitation keine Verbesserungen bezüglich der Gehfähigkeit zeigen, müssen Alternativen mit der Patientin besprochen werden: personelle Hilfe durch Nachbarn, Freunde, etc., Umzug in eine behindertengerechte Wohnung, Einbau eines Lifters, etc. Trotz vergleichbarem motorisch-funktionellem Stand der beiden

an Parkinson Erkrankten, wird das physiotherapeutische Ziel bei Hr. Tremo nicht mit erster Priorität das Treppensteigen sein, da seine häusliche Umgebung dies nicht von ihm fordert.

Johnson und Thompson (1996) betonen, dass die Qualität einer Behandlung nur so gut sein kann, wie die Untersuchung, auf der sie basiert. Schlüsselelemente der Untersuchung sind die Anamnese, das Patientengespräch, die Bewegungsbeobachtung, spezifische Untersuchungen, Skalen und Assessments. Es werden Informationen aus verschiedenen Bereichen, beispielsweise vom Patienten, von Angehörigen, vom Arzt oder anderen am Rehabilitationsprozess Beteiligten und aus den Ergebnissen physiotherapeutischer Untersuchungen, in Form eines Erstberichts gesammelt und interpretiert.

Aus den Untersuchungsergebnissen leitet sich die Behandlungshypothese ab und es wird anhand dieser ein Behandlungsplan mit Zieldefinition erstellt.

Um bei der Informationssammlung möglichst effektiv und effizient zu sein, sollte auf bereits vorhandene Dokumentationen anderer am Therapieprozess Beteiligter zurückgegriffen werden (siehe Kap. 8.2.1 Anamnese).

> *Das beste Ergebnis für den Patienten wird unter Berücksichtigung aller zur Verfügung stehenden Informationen erzielt, welche direkten oder indirekt Einfluss auf die Problematik und die Behandlung haben!*

Symptom- und hypothesengeleitete Untersuchung

Neurologische Erkrankungen bringen unterschiedliche Symptome oder Symptomkombinationen mit sich. Nicht bei jedem Krankheitsbild ist eine allumfassende physiotherapeutische Untersuchung notwendig. Es sind nur diejenigen Tests und Fragen zu berücksichtigen, die aufgrund des Störungsbildes und der beobachteten und durch den Patienten selbst vorgebrachten Beschwerden zweckmäßig erscheinen. Frei nach dem Motto: Need-to-know? Symptombezogen vorzugehen ist hier sinnvoll und effizient.

Fallbeispiel: Hr. Schlag kommt zur Physiotherapie und gibt Schmerzen an der subluxierten Schulter auf der hemiparetischen Seite an. Eine Untersuchung zur Muskelkraft der Beine oder die Messung der Gelenkbeweglichkeit des kontralateralen

Handgelenks ist in diesem Beispiel zunächst einmal irrelevant. Hier müssen die schmerzauslösenden Faktoren und die Einschränkungen bei den ADL festgestellt werden. Dazu steht die Befragung des Patienten sowie die Schultergelenksuntersuchung im Vordergrund. Leitfragen: Wo haben sie Schmerzen? Seit wann haben sie Schmerzen? Welche Art von Schmerzen haben sie (stechend, einschießend, Ruheschmerzen, Bewegungsschmerzen)? Gibt es Situationen, in denen sie schmerzfrei sind? Welche Faktoren verstärken den Schmerz? In welchen Alltagssituationen sind sie durch diese Schulterschmerzen eingeschränkt? Etc.. In Abhängigkeit von den Antworten des Patienten können die Fragen vertieft oder weitere Funktionsuntersuchungen zur Ursachenfindung erhoben werden. Z.B.: Seit wann haben sie die Schmerzen? Hr.Schlag: Seit ein paar Tagen. Was hat den Schmerz ausgelöst? Haben sie sich vielleicht an der Schulter gestoßen? Hr. Schlag: Nein, daran kann ich mich nicht erinnern. Ich habe immer Schmerzen wenn ich auf der Schulter liege. Anfangs hatte ich nur leichte Schmerzen. Diese haben sich in den letzten Tagen verstärkt. Schon nach wenigen Sekunden, wenn ich auf der Schulter liege, schmerzt sie, meistens ausstrahlend bis in den Oberarm.

Aus der zunächst symptomgeleiteten Untersuchung wurde im Untersuchungsverlauf eine hypothesengeleitete Untersuchung. Die Fragen des Therapeuten waren anfangs auf das Symptom Schmerz ausgerichtet, später auf eine mögliche Hypothese der Ursache: „Haben Sie sich an der Schulter gestoßen?"

> *Eine hypothesengeleitete Untersuchung entsteht durch Wissen, Verbindungen und Erfahrung. Sie wird durch Fragen und Untersuchungen bestätigt oder verworfen.*

Die Ergebnisse der Untersuchung sind die Basis der Behandlungshypothese. Erst wenn der Überblick über die Problematik des Patienten ausreichend vorhanden ist, kann eine Hypothese zur Behandlung erstellt werden.

Fallbeispiel: Fortsetzung des Beispiels zu Hr. Schlag: Anhand der ersten Aussagen des Patienten: Liegen auf der Schulter verursacht den Schmerz, entsteht eine Hypothese: Der schmerzauslösende Faktor könnte ein Kompressionsmechanismus an der Schulter sein, der durch die Lagerung provoziert wurde. Zur weiteren Prüfung fordert der Therapeut den Patienten auf, ihm diese Lagerung einmal zu

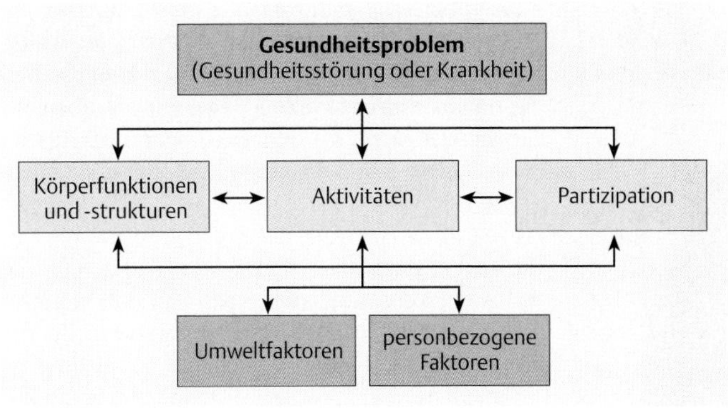

Abb. 8.1 Wechselwirkungen zwischen den Komponenten der ICF.

zeigen. Hr. Schlag verzieht bereits beim Hinlegen, über die betroffene Seite, sein Gesicht und er klagt sofort über Schmerzen als er mit seinem gesamten Körpergewicht auf der Schulter liegt. Auf die Frage, ob weitere Faktoren den Schmerz provozieren antwortet er: „Nein, nur wenn ich auf der Schulter liege". Die Hypothese, das ein Kompressionsmechanismus der schmerzauslösende Faktor ist, scheint sich zu bestätigen. Allein die Tatsache, dass die Schulter subluxiert ist, ist nicht zwingend der Grund für die Schmerzen (Joynt 1992). Aber die Schulter ist bedingt durch das Malalignement stark Verletzungsgefährdet. Besonders bei Zugwirkungen auf das Schultergelenk (selbst durch das Eigengewicht des Armes, wenn dieser herabhängt) und bei Kompression sämtlicher Strukturen zwischen Acromion und Humeruskopf.

ICF als Rahmen für die Untersuchung

Die Internationale Klassifikation der Funktionsfähigkeit, Behinderung und Gesundheit (ICF), ist eine Klassifikation, die von der WHO 2001 beschlossen wurde. Sie hat das Ziel eine einheitliche und standardisierte Sprachform, zur Beschreibung von Gesundheitszuständen zur Verfügung zu stel-

len. Die ICF teilt systematisch die menschliche Funktionsfähigkeit und ihre Beeinträchtigungen in verschiedene Komponenten auf, die in gegenseitiger Wechselwirkung stehen (**Abb. 8.1**):

Teil 1. Funktionsfähigkeit und Behinderung
- Körperfunktionen und Körperstrukturen;
- Aktivität und Teilhabe.

Teil 2. Kontextfaktoren
- Umweltfaktoren;
- personenbezogene Faktoren.

Diese biopsychosoziale Konzeption der WHO gibt einen passenden Rahmen zur Beschreibung 1. der Konsequenzen einer Erkrankung und 2. der Wirkung der rehabilitativen Interventionen.

Fallbeispiel: (**Abb. 8.2**, **Tab. 8.1**) Hr. Tremo ist seit 10 Jahren an Morbus Parkinson erkrankt.

Beeinträchtigung auf der Ebene der Körperstruktur durch degenerierte oder zerstörte dopaminerge Neurone der Substantia nigra.

Er leidet unter der typischen Symptomentrias Rigor, Tremor, Akinese sowie einem Extensionsdefizit in beiden Kniegelenken von 25° und in beiden Hüftgelenken von 30°. Die genannten Symptome und die Spätfolgen der Erkrankung sind Beeinträch-

Tabelle 8.1 ICF-Klassifikation am Beispiel „Morbus Parkinson"

	Körperstruktur	Körperfunktion	Aktivität	Partizipation/ Teilhabe	Umweltfaktoren
Morbus Parkinson	Funktionsstörung des dopaminergen Systems des Gehirns	Rigor Tremor Akinese	Körperpflege Essen Gehen Bewegungseinschränkungen	Essen gehen Zeitung holen	Rollator Wohnung Ehefrau

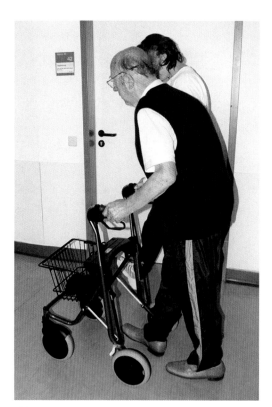

Abb. 8.2   Parkinson-Patient.

tigungen/Schäden auf der Ebene der Körperfunktion.

Bei der Nahrungsaufnahme und Körperpflege ist der Patient auf personelle Hilfe angewiesen. Die Durchführung einer Aufgabe, wie z. B. essen oder ankleiden, ist beeinträchtigt. Dies ist der Ebene der Aktivität zuzuordnen.

Zu seinen Lebensgewohnheiten in den letzten Jahren zählte das wöchentliche Essengehen mit seiner Frau. Aufgrund der Unfähigkeit, selbstständig zu essen, ist dies zur Zeit nicht möglich. Aufgrund der oben genannten Funktionsdefizite ist der Patient nicht mehr in der Lage, an spezifischen Lebenssituationen teilzunehmen. Daraus resultiert eine Beeinträchtigung auf der Ebene der Teilhabe.

Mit einem Rollator ist Hr. Tremo bis zu 20 m selbstständig gehfähig. Der Rollator ist in diesem Fall ein materieller Umweltfaktor, der dem Patienten das Gehen ermöglicht und somit einen positiven Einfluss hat.

Hr. Tremo wohnt mit seiner Frau parterre, in einer Einrichtung für betreutes Wohnen. Um die Zeitung am Kiosk zu holen, muss der Patient 3 Treppenstufen überwinden. Dies ist nur mit

Hilfe seiner Frau möglich. In diesem Fall sind die Treppen als ein negativer Umweltfaktor zu sehen, der es dem Patienten unmöglich macht, selbstständig seine Zeitung zu holen. Seine Frau ist ebenfalls ein Umweltfaktor; sie gibt ihrem Mann psychische und physische Unterstützung, z. B. beim Treppensteigen.

Die ICF liefert einen zweckmäßigen Rahmen für die weltweite Kommunikation über Gesundheit innerhalb der verschiedenen Berufsdisziplinen und der Wissenschaft.

Die physiotherapeutische Untersuchung, Dokumentation und Therapie bildet die verschiedenen Dimensionen der ICF ab. Beispielsweise werden die Ziele auf der Ebene der Aktivität und Teilhabe des Patienten definiert, die individuelle motorische Leistungsfähigkeit des Patienten wird anhand von Skalen und Assessments abgebildet, die sich auf den verschiedenen Ebenen der ICF wiederfinden und die Umweltfaktoren werden therapeutisch berücksichtigt.

Verwenden standardisierter Tests

In allen Bereichen des Gesundheitssystems hat sich in den letzten Jahren die Forderung nach „Evidence", dem Beweis für die Effektivität und Effizienz der Intervention, verstärkt. Um die Wirksamkeit der Physiotherapie darzustellen, den Therapieverlauf zu dokumentieren, das Ergebnis zu evaluieren (bewerten), den objektiven Therapieerfolg aufzuzeigen und zu vergleichen, ist die Anwendung standardisierter Tests ein wichtiger Bestandteil der physiotherapeutischen Untersuchung und der Verlaufsdokumentation.

Fallbeispiel: Fortsetzung des Beispiels Hr. Schlag, subluxierte Schulter: Da Schmerz eine subjektive Empfindung ist, kann es hier keinen objektiven Messparameter geben. Jedoch kann anhand der visuellen Analogskala (vgl. Betz 2002:290) (**Abb. 8.3**) die individuell empfundene Schmerzstärke vor Therapiebeginn, im Verlauf und zum Therapieende dokumentiert werden.

Vorsicht: Eine Interpretation lässt diese Skala aufgrund ihrer Subjektivität nicht zu. Im Beispiel von Hr. Schlag können andere objektive Daten in der Befunderhebung erfasst werden. Die passive und aktive Gelenkbeweglichkeit im Schultergelenk, gemessen mit dem Goniometer nach der Neutral-0-Methode. Diese Methode gibt Auskunft über die Gelenkbeweglichkeit in den isolierten Bewegungs-

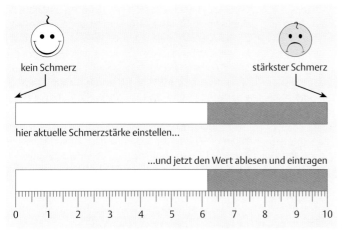

Abb. 8.3 Visuelle Analogskala.

richtungen (Extension/Flexion, Abduktion/Adduktion und Innen-/Außenrotation). Um die Alltagskompetenz von Herrn Schlag dokumentieren zu können, sind Assessments oder Befundsysteme notwendig, welche die motorisch-funktionellen Fähigkeiten auf der Aktivitäts- und oder Partizipationsebene erfassen. In unserem Beispiel empfiehlt sich das Rivermead-Motor-Assessment (RMA, Lincoln 1979), die Motor-Function-Assessment-Scale (MFAS, Freivogel 1990) oder das Functional-Independence-Measurement (FIM, Granger 1983).

Außerdem unterstützt und vereinfacht die Anwendung standardisierter Tests die Kommunikation, zum einen innerhalb der Berufsgruppe und zum anderen interdisziplinär.

Fallbeispiel aus einer Patienten-Teambesprechungen: Der Arzt fragt nach dem aktuellen Stand von Frau Ede, eine Patientin mit Multipler Sklerose im fortgeschrittenen Stadium. Was hat sich aus Sicht der Physiotherapie verändert? Die Therapeutin antwortet: Die Gelenkbeweglichkeit in beiden oberen Sprunggelenken und das Stehen haben sich verbessert. Diese Aussage ist sehr global, subjektiv geprägt und gibt keine Information über den motorisch-funktionellen Stand der Patientin. Besser wäre, beispielsweise: Im Vergleich zur Vorwoche konnte die Dorsalextension in beiden oberen Sprunggelenken um 10° erweitert werden. Die passive Gelenkbeweglichkeit beträgt nach der Therapie DE/PF 10°/0°/30° (Veränderungen auf der Ebene der Körperstruktur). Durch diesen Funktionsgewinn, ist die Patientin in der Lage ohne Retropulsionsneigung mehrere Minuten ohne Hilfe zu stehen, was in der Vorwoche noch nicht möglich war (Erfolg auf der Aktivitätsebene). Das An- und Ausziehen beim Toilettengang ist dadurch für Frau Ede sicherer geworden (Erfolg auf der Aktivitätsebene mit ADL-Bezug).

Diese Aussagen orientieren sich an messbaren (Gelenkwinkelmessung nach der Neutral-0-Methode) und somit objektiven Größen. Der Bezug zum ADL-Bereich (Toilettengang) hat eine hohe Relevanz für den Patienten. Der Grad der Selbstständigkeit entscheidet häufig über die Unabhängigkeit und Lebensqualität des Menschen und nicht zuletzt über seine Pflegebedürftigkeit und ist somit ein wichtiger Hinweis für das Pflegepersonal und die Angehörigen. Außerdem ist der ADL-Bezug für alle am Therapieprozess Beteiligten eine verständliche und vorstellbare Aktivität.

Es stehen zahlreiche Assessments, Skalen und Scores zur Erfassung der einzelnen Komponenten motorischer Störungen zur Verfügung (siehe unten).

> *Standardisierte Tests verwenden, statt subjektiv-empirischer Beschreibungen!*

Durch die Verwendung von standardisierten Tests werden objektive und vergleichbare Ergebnisse ermittelt. Dies schafft Vergleichsmöglichkeiten zwischen dem Einsatz therapeutischer Interventionen, erleichtert die Kommunikation aller am Rehabilitationsprozess Beteiligten, und ist die Voraussetzung für wissenschaftliches Arbeiten.

*Objektivität und Offenheit
beim Untersuchen*

■ *Fakten zählen!*

Die Funktionsuntersuchung ist objektiv durchzuführen. Der Therapeut bleibt offen für alles und frei von Vermutungen aus theoretischem Wissen über die Erkrankung und von vorschnellen Interpretationen. Beim Sammeln der Informationen über den Patienten ist es entscheidend, sorgfältig vorzugehen. Dabei sind alle objektiv durchgeführten Messungen und Untersuchungen zu berücksichtigen. Subjektive Informationen, beispielsweise aus den Erzählungen des Patienten oder aus der Bewegungsbeobachtung und Interpretation des Therapeuten, sind wichtig, können jedoch von individuellen, persönlichen und emotionalen Erfahrungen geprägt sein und zu Missverständnissen und Fehlinterpretationen führen.

▎ *Um die Effekte der Subjektivität zu minimieren, sind möglichst viele objektive und standardisierte Untersuchungsmethoden zu verwenden!*

8.2   Inhalte der physiotherapeutischen Untersuchung

8.2.1   Anamnese

Die Anamnese beinhaltet:
- persönliche Daten des Patienten;
- bisherige und aktuelle Krankengeschichte;
- aktuelle Medikation;
- Ergebnisse ärztlicher Untersuchungen: EKG, EEG, CT, fMRT, NMR, Laborbefunde, Röntgen, klinische Untersuchungsergebnisse;
- Familienanamnese: Welche Erkrankungen (vererbbare oder schwerwiegende) bestehen im familiären Umfeld?
- Sozialanamnese: Wie ist das soziale Umfeld (Angehörige, Freunde)? Welche soziale Rolle hat der Patient (familiär, gesellschaftlich) Wie sind die Wohnverhältnisse? Was sind die Freizeitaktivitäten?
- Berufsanamnese: Welchen Beruf übt der Patient aus und welche motorisch-funktionellen Anforderungen ergeben sich daraus? Wie sind die Arbeitsverhältnisse?
- Funktionsniveau vor dem Ereignis;
- bisherige physiotherapeutische Behandlungen: Welche Behandlungsform? Welche Erfolge wurden erzielt?

Bei Bedarf wird die Anamnese durch eine Fremdanamnese (Befragung eines nächsten Angehörigen) ergänzt.

Als *Informationsquelle* für die Anamnese dienen neben der Befragung des Patienten und der Angehörigen die Patientenakte und die Befunde anderer Therapiedisziplinen.

Die Patientenakte beinhaltet in der Regel die durch den Arzt erstellte Anamnese und seine klinisch-neurologische Untersuchung sowie Befundergebnisse ärztlicher Diagnostik, z.B. CT- oder Röntgenbefund, Laborergebnisse, EKG- und EEG-Befunde, etc.. Außerdem führt die Patientenakte Verlegungsberichte des einweisenden Arztes oder Krankenhauses sowie Screening und Testverfahren aller am Behandlungsprozessbeteiligten.

Weitere relevante Informationen für den physiotherapeutischen Befund finden sich in der Dokumentation der Pflege. Das Pflegepersonal bedient sich in den einzelnen Kliniken unterschiedlicher Dokumentationssysteme. Viele Einrichtungen verwenden das sogenannte Kardex- oder Optiplan-System, in dem die gesamte Pflegedokumentation und -planung zu finden ist. Hier erhält man u.a. Auskunft über den Ist-Zustand des Patienten, mit Tageswerten zu Blutdruck, Temperatur, Nahrungs- und Flüssigkeitsaufnahme und Ausscheidung, aktuelle ärztliche Anordnungen, die derzeitige Medikation, den Pflegebedarf des Patienten sowie aktuelle pflegerische Maßnahmen, wie z.B. die Dekubitusbehandlung.

▎ *Um Mehrfachbefragungen beim Patienten zu vermeiden und möglichst ökonomisch zu arbeiten, sollten die bereits erhobenen Befunde des Arztes, der Pflege oder anderer Therapiebereiche unbedingt genutzt werden!*

Das Pflegepersonal ist in vielen Einrichtungen für die Erfassung der basalen Alltagsfähigkeiten des Patienten, wie z.B. Toilettengang, Körperhygiene oder Mobilität, zuständig. Als Evaluationsinstrument ist hierfür der Barthel-Index weit verbreitet (**Abb. 8.4**) oder das Functional-Independence-Measurement (FIM) (**Abb. 8.5**). Beide werden häufig durch den Arzt und/oder das Pflegepersonal, z.T. auch im interdisziplinären Team erhoben. Nach der ICF-Klassifikation messen beide Assessments auf der Ebene der Aktivitäten.

Barthel-Index

Datum ....

Patient ....

Prüfer ....

	Punkte
Essen	
• unabhängig, isst selbstständig, benutzt Geschirr und Besteck	10
• braucht etwas Hilfe, z. B. Fleisch oder Brot schneiden	5
• nicht selbstständig, auch wenn o. g. Hilfe gewährt wird	0
Bett/(Roll-)Stuhltransfer	
• unabhängig in allen Phasen der Tätigkeit	15
• geringe Hilfen oder Beaufsichtigung erforderlich	10
• erhebliche Hilfe beim Transfer, Lagewechsel, Liegen/Sitz selbstständig	5
• nicht selbstständig, auch wenn o. g. Hilfe gewährt wird	0
Waschen	
• unabhängig beim Waschen von Gesicht, Händen; Kämmen, Zähneputzen	5
• nicht selbstständig bei o. g. Tätigkeit	0
Toilettenbenutzung	
• unabhängig in allen Phasen der Tätigkeit (inkl. Reinigung)	10
• benötigt Hilfe, z. B. wegen unzureichenden Gleichgewichts oder Kleidung/Reinigung	5
• nicht selbstständig, auch wenn o. g. Hilfe gewährt wird	0
Baden	
• unabhängig bei Voll- und Duschbad in allen Phasen der Tätigkeit	5
• nicht selbstständig bei o. g. Tätigkeit	0
Gehen auf Flurebene bzw. Rollstuhlfahren	
• unabhängig beim Gehen über 50 m, Hilfsmittel erlaubt, nicht aber Gehwagen	15
• geringe Hilfen oder Überwachung erforderlich, kann mit Hilfsmitteln 50 m gehen	10
• nicht selbstständig beim Gehen, kann aber Rollstuhl selbstständig bedienen, auch um Ecken herum und an einen Tisch heranfahren; Strecke mindestens 50 m	5
• nicht selbstständig beim Gehen oder Rollstuhlfahren	0
Treppensteigen	
• unabhängig bei der Bewältigung einer Treppe (mehrere Stufen)	10
• benötigt Hilfe oder Überwachung beim Treppensteigen	5
• nicht selbstständig, kann auch mit Hilfe nicht Treppensteigen	0
An- und Auskleiden	
• unabhängig beim An- und Auskleiden (ggf. auch Korsett oder Bruchband)	10
• benötigt Hilfe, kann aber 50 % der Tätigkeit selbstständig durchführen	5
• nicht selbstständig, auch wenn o. g. Hilfe gewährt wird	0
Stuhlkontrolle	
• ständig kontinent	10
• gelegentlich inkontinent, maximal 1×/Woche	5
• häufig/ständig inkontinent	0
Urinkontrolle	
• ständig kontinent, ggf. unabhängig bei Versorgung mit DK/Cystofix	10
• gelegentlich inkontinent, maximal 1×/Tag, Hilfe bei ext. Harnableitung	5
• häufiger/ständig inkontinent	0
Summe:	☐

Abb. 8.4 Barthel-Index.

Motorische Items			Summierte Bewertung: 13 – 91 Punkte
A		Essen/Trinken	1 – 7
B		Körperpflege	1 – 7
C	Selbstversorgung	Baden/Duschen/Waschen	1 – 7
D		Ankleiden oben	1 – 7
E		Ankleiden unten	1 – 7
F		Intimhygiene	1 – 7
G	Kontinenz	Blasenkontrolle	1 – 7
H		Darmkontrolle	1 – 7
I		Bett/Stuhl/Rollstuhl	1 – 7
J	Transfers	Toilettensitz	1 – 7
K		Dusche/Badewanne	1 – 7
L	Fortbewegung	Gehen/Rollstuhl	1 – 7
M		Treppensteigen	1 – 7
Kognitive Items			**Summierte Bewertung: 5 – 35 Punkte**
N	Kommunikation	Verstehen	1 – 7
O		Ausdruck (sich verständlich machen)	1 – 7
P		soziales Verhalten	1 – 7
Q	Soziales	Problemlösungsfähigkeit	1 – 7
R		Gedächtnis	1 – 7

Keine Hilfspersonen erforderlich

7 völlige Selbstständigeit
6 eingeschränkte Selbstständigeit (Hilfsvorrichtung oder Sicherheitsbedenken)

Eingeschränkte Unselbstständigkeit

5 Supervision oder Vorbereitung
4 Kontakthilfe
3 mäßige Hilfestellung

Völlige Unselbstständigkeit

2 ausgeprägte Hilfestellung
1 totale Hilfestellung

Abb. 8.5 FIM – Functional-Independence-Measurement (Items).

Die Items im Barthel-Index werden in 3 Stufen skaliert. 0 bedeutet maximale Hilfe notwendig und 10 bedeutet komplett selbstständig (Hilfsmittel wie z. B. ein Handstock sind erlaubt). Der Index stellt einen allgemeinen Überblick über die Alltagsfunktionen des Patienten dar. Er ist valide, einfach und schnell (ca. 5 min) durchzuführen und es bedarf keiner spezifischen Schulung. Anders der FIM. Für die Anwendung werden in der klinischen Routine ca. 15 min benötigt, und es bedarf einer einheitlichen Rater-Schulung. Vorteil ist, dass das Messinstrument die Gütekriterien Validität, Reliabilität und Sensitivität erfüllt, und somit ein geeignetes Instrument für wissenschaftliche Zwecke ist.

Außerdem beinhaltet es im Vergleich zum Barthel-Index auch Items zur sozialen Kognition.

Der FIM unterteilt sich in 6 Kategorien:

- Selbstversorgung;
- Kontinenz;
- Transfers;
- Lokomotion;
- Kommunikation;
- soziale Kognition.

Die Skalierung erfolgt in 7 Punktestufen: 7 = vollständige Selbstständigkeit, 4 = Kontakthilfe, 1 = totale Hilfestellung.

Logopädie

Sprachtherapeuten, Logopäden oder klinische Linguisten diagnostizieren die neuropsychologischen Syndrome Aphasie (Sprachstörung), Sprechapraxie, Dysarthrie (jeweils Sprechstörungen), Sprachstörungen bei Demenz (Kommunikationsstörungen) sowie Dysphonien (Stimmstörungen). Zur Prüfung der Aphasie wird in der Akutphase des Patienten z. B. der *Aphasie-Schnell-Test* (AST) und in der Folgephase, bei stabilerem Zustand, der *Aachener Aphasie-Test* (AAT) durchgeführt. Diese Assessments sind im Vergleich zu vielen weiteren Screeningverfahren standardisiert. Zum Testen von Sprach-, Sprech- und Stimmstörungen werden häufig hausinterne Screeningverfahren genutzt.

Ergotherapie

Die Funktionsprüfungen der Ergotherapie enthalten Skalen zur Beurteilung der Motorik und Sensorik, häufig mit dem Schwerpunkt auf den oberen Extremitäten und dem ADL-Bereich. Da diese Tests größtenteils mit denen der Physiotherapie identisch sind, werden sie ausführlicher im Abschnitt „standardisierte Tests und Assessmentverfahren" behandelt. In der ergotherapeutischen Dokumentation kann man außerdem Informationen über die vorhandenen Hilfsmittel des Patienten finden sowie über die geplante Verordnung von Hilfsmitteln. Weiter führen Ergotherapeuten auch Untersuchungen zur kognitiven Handlungskompetenz sowie zu räumlich-konstruktiven Störungen durch. Dieser Störungsbereich überschneidet sich z. T. mit der neuropsychologischen Diagnostik.

Neuropsychologie

Der Neuropsychologie stehen ein breites Spektrum standardisierter Screeningverfahren zur Verfügung, die in der Regel einen hohen zeitlichen Aufwand von mehreren Stunden in Anspruch nehmen kön-

nen. Zur Prüfung, ob neuropsychologische Störungen vorliegen oder nicht, werden der *Syndrom Kurztest* (SKT) oder der *Kurztest für Allgemeine Intelligenz* (KAI) angewandt. Der Mehrfachwahl-Wortschatz-Test (MWT) wird zur Einschätzung der prämorbiden Intelligenz verwendet. 2 Apparaturen zählen zur Standardeinrichtung neuropsychologischer Abteilungen: Das *Wiener Determinationsgerät* (WDG) und die *Testverfahren zur Aufmerksamkeitsprüfung* (TAP). Hier werden die verschiedenen Aspekte der Aufmerksamkeit in ihren Teilaspekten objektiv gemessen, dazu zählt z. B. die „geteilte Aufmerksamkeit", eine häufig gestörte Fähigkeit nach einer Hirnschädigung. (Unter der geteilten Aufmerksamkeit versteht man die Fähigkeit, Situationen zu bewältigen, in denen mehrere Dinge gleichzeitig gefordert werden" (Wiedmann 1999:245). Einen Teil zur Prüfung der Fahrtauglichkeit des Patienten übernimmt die neuropsychologische Diagnostik. Zur Prüfung kognitiver Leistungen, die für die Teilnahme am Straßenverkehr notwendig sind (Reaktionsvermögen, intakte geteilte Aufmerksamkeit, Informationsverarbeitung, etc.) stehen standardisierte neuropsychologische Tests zur Verfügung.

Ohne den Patienten selbst befragen zu müssen, findet der klinisch tätige Physiotherapeut an den oben genannten Stellen eine Reihe relevanter Informationen für seine Untersuchung. Das Gespräch des Physiotherapeuten mit dem Patienten und ggf. seinen Angehörigen wird dadurch in keinem Fall ersetzt. Das Gespräch kann jetzt auf einer anderen Ebene beginnen. Die Fragen können aufgrund der Vorkenntnisse des Therapeuten detaillierter und konkreter gestellt werden und auf die für die physiotherapeutische Behandlung wichtigen Aspekte gerichtet werden.

8.2.2 Funktionsuntersuchung, Bewegungs- und Verhaltensbeobachtung

Beim Erstkontakt lernen sich Patient und Therapeut kennen. Der Therapeut verschafft sich durch das Gespräch und die Bewegungsbeobachtung einen ersten Eindruck vom Patienten:

- Wie ist sein Bewusstseinszustand? Klar, getrübt, somnolent, komatös, ...?
- Wie ist seine zeitliche, örtliche, situative und personelle Orientierung? Orientiert, nicht orientiert, teilweise orientiert?
- Wie ist sein Krankheitsbewusstsein (Selbsteinschätzung)? Aufgeklärt, unwissend, (kein) Stö-

rungsbewusstsein, oberflächliches Störungsbewusstsein, ...?

- Wie ist sein Verhalten im Gespräch? Ängstlich, hyperaktiv, unauffällig, ungeduldig, aufmerksam, enthemmt, angespannt, antriebslos, ...?
- Wie ist seine Einstellung zur Physiotherapie? Kritisch, skeptisch, motiviert, voreingenommen, Bereitschaft zur aktiven Mitarbeit, unwissend, ...?
- Wie ist die Kommunikation/Sprache? Verbale Ausdrucksweise, schriftliche Ausdrucksweise; ist die Sprache verständlich, schwerverständlich, unverständlich, eingeschränkt, verlangsamt, telegrammstilartig, verwaschen, undeutlich, hektisch, ...?
- Wie bewegt sich der Patient? In Massensynergien, unauffällig, unwillkürliche Bewegungen (Tics, Tremor, Hypokinese, Dystonie, ...), ataktische Bewegungen?
- Welche weiteren Symptome sind sichtbar? Nystagmus, Atrophie, Inkontinenz aufgrund eines Dauerkatheders, Hypersalivation, Gesichtsparesen, Hyperhydrosis, Hautthrophik, ...?

In beschreibender Form wird somit der erste Eindruck vom Patienten dargestellt.

Fallbeispiel: Erstkontakt mit einem Aphasiker. Der behandelnde Physiotherapeut Hr. Fitt hat sich bereits über seinen Patienten Hr. Au informiert.

PT: Guten Tag Hr. Au. Mein Name ist Fitt. Ich bin Physiotherapeut.

Hr. Au nickt und versucht zu sprechen: .....na, ...äh,...Tag,.... Seine Gestik und Mimik macht deutlich, wie unzufrieden er mit dem Gesprochenem ist und wie er sich quält Worte herauszubringen.

PT: Hr. Au, ich bin Physiotherapeut und werde Sie in der nächsten Zeit behandeln. Heute möchte ich Sie genauer kennen lernen. Dazu werde ich Ihnen einige Fragen stellen und Sie untersuchen. Sind Sie damit einverstanden?

Hr. Au versucht wieder zu sprechen: ..... äh,.... eh,....nein,......ach ja!

PT: Hr. Au, ich habe mir bereits erste Informationen über sie eingeholt. Ich weiß, dass Sie eine Aphasie haben. Ihnen fällt das Sprechen zur Zeit sehr schwer. Sie können aber die Worte anderer verstehen. Ist das richtig?

Hr. Au versucht wieder zu sprechen: ....äh,.... nein,.....ja!

PT: Ich schlage vor, dass ich meine Fragen so stellen werde, dass Sie mit ja oder nein antworten können (oder die entsprechende Kopfbewegung dazu machen). Kopf schütteln bedeutet Nein und Kopfnicken bedeutet Ja. Ist das in Ordnung für Sie?

Hr. Au nickt.

PT: Hr. Au, vor ca. 4 Wochen hatten Sie plötzlich Schwierigkeiten beim Sprechen. Sie wollten sich beim Frühstück mit Ihrer Frau unterhalten und merkten, dass das nicht mehr wie gewohnt möglich war.

Hr. Au nickt.

PT: Ihre Frau rief den Notarzt und Sie wurden mit Verdacht auf einen Schlaganfall in das Krankenhaus gebracht. Dort wurden sie untersucht und der Verdacht wurde bestätigt. Sie haben heute Schwierigkeiten beim Sprechen und sind rechtsseitig gelähmt.

Hr. Au nickt.

PT: In meiner Therapie wird die Behandlung der Lähmung und der Bewegungsstörungen im Vordergrund stehen. Um erkennen zu können, wo genau die Schwierigkeiten liegen, werde ich sie jetzt untersuchen.

Hr. Au nickt.

Dadurch, dass der Therapeut bereits über den Patienten informiert war, konnte er sich auf die Problematik „Aphasie" einstellen. Viele Informationen, die er sonst hätte mühsam erfragen müssen, hat er bereits in den Unterlagen der Pflege oder des Arztes gefunden. Aus dem Vorabgespräch mit der Logopädin hat er erfahren, wie weit das Sprachverständnis und die Sprachproduktion eingeschränkt sind. Aufgrund dieser Informationen konnte er die sprachlichen Schwierigkeiten des Patienten zu Beginn des Gesprächs richtig interpretieren. Er entwickelte eine Kommunikationsstrategie für sich und den Patienten und schaffte dadurch schnell Vertrauen, die Grundlage für ein gutes Patienten-Therapeutenverhältnis. Bedingt durch die Aphasie, ist es bei diesem Patienten schwierig, sich bereits im Erstgespräch einen detaillierten Eindruck über die kognitiven Leistungen zu verschaffen. Um vorschnellen Interpretationen vorzubeugen, sollten weitere Gesprächs- oder Therapiesituationen abgewartet werden. Es kann festgehalten werden, dass Hr. Au bei klarem Bewusstsein ist, unverständlich spricht und ein gutes Sprachverständnis hat. Eine Kommunikation in der Therapie über Ja-/Nein-Äußerungen oder Kopfbewegungen sind im Moment sinnvoll und praktikabel. Hr. Au machte einen motivierten Eindruck.

Häufig angewandte Messinstrumente

- Goniometer;
- Stoppuhr;
- Zentimetermaß;
- Streckenmarkierung;
- Stuhl;
- Gehstrecke von 10 m;
- spezifische Testmaterialien, je nach ausgewähltem Test.

Zur Verlaufsdokumentation eignen sich Fotos oder Videoaufnahmen.

Funktionsuntersuchungen

Prüfung der Muskelkraft

- **Pareseskala nach dem Medical Research Council** (MRC-Skala): Dokumentiert wird die maximale, willkürliche Kraftleistung einzelner Muskeln oder Muskelgruppen. Bei peripheren Lähmungen sollte immer die Kraft aller Muskeln, die durch den verletzten Nerv betroffen sind, isoliert geprüft werden.
  ICF-Dimension: Körperfunktion
  Durchführung: Extremität wird schnell, passiv, aus der maximal möglichen Extension in die maximal mögliche Flexion bewegt.
  Bewertung:
  – 0 = keine sicht- oder fühlbare Kontraktion;
  – 1 = sicht- oder fühlbare Kontraktion;
  – 2 = aktives Bewegen unter Abnahme der Schwerkraft;
  – 3 = aktives Bewegen gegen die Schwerkraft;
  – 4 = aktives Bewegen gegen Widerstand;
  – 5 = aktives Bewegen gegen maximalen Widerstand.

Eine Abstufung des Widerstands beim Kraftgrad 4 empfiehlt Masur (1995), da dieser einen relativ weiten Bereich des Kraftverlustes berücksichtigt.
  – 4 – = schwacher Widerstand des Untersuchers;
  – 4   = mäßiger Widerstand des Untersuchers;
  – 4 + = kräftiger Widerstand des Untersuchers.

- **Handdynamometer:** zur objektiven Messung der isometrischen Griffkraft.
  ICF-Dimension: Körperfunktion
  Durchführung und Beurteilung: Mittels eines Dynamometers (hydraulisch) kann die isometrischen Handkraft gemessen werden (**Abb. 8.6**).
- **Armvorhalteversuch:** zur Erfassung latenter Paresen der oberen Extremität.
  ICF-Dimension: Körperfunktion

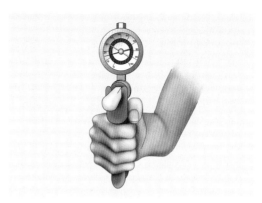

Abb. 8.6 Messen der Handkraft mit einem Dynamometer.

Durchführung: Der Patient wird aufgefordert, mit geschlossenen Augen, beide Arme, mit den Handinnenflächen nach oben, in 90° Flexion anzuheben und zu halten.
Bewertung**:** Absinktendenz. Kann die Supination beibehalten werden?
- **Beinvorhalteversuch:** zur Erfassung latenter Paresen der unteren Extremität/des unteren Rumpfs.
  ICF-Dimension: Körperfunktion
  Durchführung: Der Patient ist in Rückenlage und hält seine Beine bei 90° Knie- und Hüftgelenksflexion in die Luft.
  Bewertung: Absinktendenz, Schweregefühl
- **The sit-to-stand-to-sit-Test** (Csuka, Mc Carty 1984): zur Quantifizierung der Kraft der unteren Extremität.
  ICF-Dimension: Körperfunktion und Aktivität
  Durchführung: Der Patient wird aufgefordert, vom Sitzen in den Stand zu kommen: 1×/3×/ 5×/10× oder der Patient wird aufgefordert, so oft wie möglich in 10 oder 30 s aufzustehen.
  Beurteilung: Zeitbedarf für die Anzahl an Wiederholungen oder die benötigte Zeit bei vorgegebener Anzahl an Wiederholungen.

Prüfung des Bewegungsausmaßes (Range of Motion, ROM)

- **Gelenkwinkelmessung:** Prüfung des aktiven und passiven Bewegungsausmaßes, Kontrakturen (Ausmaß und Endgefühl)
  ICF-Dimension: Körperfunktion
  Durchführung: Das zu prüfende Gelenk wird aktiv oder passiv an sein Bewegungsende gebracht. Mittels Goniometer kann der Wert abge-

lesen werden. Wichtig: Anatomische Verhältnisse bei der Anlage berücksichtigen!

Bewertung: Erfolgt nach der Neutral-0-Methode. Dokumentiert wird zunächst die Bewegung, die vom Körper wegführt. Beispiel: rechtes Kniegelenk Extension/Flexion 5°/0°/120°. Beispiel für eine Kniegelenkskontraktur von 30° Extensionsdefizit bis zur 0-Stellung: linkes Kniegelenk Extension/Flexion 0°/30°/90° Fortschritte, beispielsweise im Verlauf des redressierenden Gipsens eines Gelenkes, können anhand der Gelenkwinkelmessung dokumentiert werden. Wenn ein Patient das volle Bewegungsausmaß erreicht hat, sagt dies jedoch noch nichts über die funktionelle Leistung, wie z. B. die Fähigkeit, zu gehen oder zu schreiben, aus. Die Anwendung geeigneter Assessments auf der Ebene der Aktivität und/oder Partizipation sind deshalb hinzuzuziehen.

Tonus (gr. tonos = Spannung), normaler Kontraktions-/Spannungszustand des Muskels

Jeder Muskel besitzt ein gewisses Maß an Muskelspannung, auch bei völliger Entspannung. Die Muskelspannung wird durch Reflexbögen aufrechterhalten. Der Ruhetonus ist zu spüren, wenn eine Extremität passiv bewegt wird. Sind alle Vorder- und/oder Hinterwurzeln mit ihren motorischen Fasern des Muskels durchtrennt, dann verschwindet der Muskeltonus (Duus 1995).

- **Modified-Ashworth-Scale:** erfasst den Widerstand gegen passive Bewegung.
  ICF-Dimension: Körperfunktion
  Durchführung: Jede Extremität wird schnell, passiv durch den Untersucher aus der maximal möglichen Extension in die maximal mögliche Flexion bewegt.
  Bewertung:
  – 0 = normal;
  – 1 = leichter Widerstand am Ende oder Anfang;
  – 2 = leichter Widerstand bei weniger als 50 % des Bewegungsausmaßes;
  – 3 = deutlicher Widerstand über 50 % des Bewegungsausmaßes;
  – 4 = starker Widerstand, passive Beweglichkeit ist erschwert;
  – 5 = teilweise eingeschränktes Bewegungsausmaß.

> *Tonus ist von mehreren Faktoren abhängig: Ausgangsstellung, Stimmungslage, Umgebung, etc. Für eine Verlaufsdokumentation ist es deshalb wichtig,* möglichst die gleichen äußeren Bedingungen zu schaffen wie bei der ersten Untersuchung und diese zu dokumentieren.

Die Ashworth-Skala teilt Tonus in Grade ein in Abhängigkeit vom Widerstand beim passiven Bewegen. Die Ursachen für diesen Widerstand können unterschiedlich sein, zum einen bedingt durch die ZNS-Läsion (Spastizität) und zum anderen durch Faktoren, die unabhängig von einer ZNS-Läsion bestehen können.

Faktoren, die den Widerstand beeinflussen (Carr, Shepherd 2002):
- physikalische Trägheit der Extremität;
- mechanisch-elastische Faktoren (Bindegewebe, Sehne, Muskulatur);
- reflexbedingte Muskelkontraktionen.
- **Passives Bewegen der Gelenke:** gibt Auskunft über die Muskelspannung und Muskellänge.
  ICF-Dimension: Körperfunktion
  Durchführung: passives, unterschiedlich schnelles Bewegen der Gelenke.
  Beurteilung: Beurteilt wird die Widerstandsform. Beispiel: Rigor: Die durch das rasche Bewegen erzeugte Dehnung der Muskulatur setzt dem Untersucher einen über den gesamten Bewegungsweg wächsernen Widerstand = rigide Tonuserhöhung.

Taschenmesserphänomen: Beim schnellen Bewegen der Extremität, fällt auf, dass die erzeugte Muskeldehnung zu einer initialen Muskelkontraktion führt, direkt gefolgt von einer muskulären Entspannung, charakteristisch für die Spastik (Freivogel 1997).

Fest elastisches Endgefühl, fester Stopp, weichelastisches Endgefühl. Bei Dystonien wird die veränderte Muskelspannung beschrieben. Als *Opisthotonus* wird eine ausgeprägte Extensionshaltung des Körpers, einschließlich des Kopfes bezeichnet. Sie tritt beispielsweise bei Mittelhirnsyndromen und im apallischen Syndrom auf.

Koordination

Eine gestörte Koordination wird als *Ataxie* bezeichnet.

Bei den folgenden Untersuchungen zur Koordination wird die Bewegungsform beachtet und beschrieben: zielsicher, zielunsicher, ataktisch (ungeordnet), harmonischer Bewegungsablauf, dysmetrisch (fehlerhafte Zielsicherheit, daneben zeigen), hypermetrisch (überschießend), hypometrisch (zu kurze Bewegung, erreicht nicht das Ziel), Tremor (unwillkürliches Zittern mit unterschiedlicher Frequenz), Intentionstremor (verstärktes unwillkürliches Zittern bei Annäherung an das Ziel, häufig bei Kleinhirnerkrankungen und Multipler Sklerose), Ruhetremor (häufig beim Parkinsonsyndrom).

> Seitenvergleich durchführen und die Tests 2 bis 3-mal wiederholen! Neben der Beurteilung auch die Ausgangsstellung beim Test dokumentieren.

- **Finger-Nase-Versuch**
  ICF-Dimension: Körperfunktion
  Durchführung: Der Patient wird aufgefordert, den Zeigefinger seines ca. 90° abduzierten Armes, mit geöffneten, anschließend mit geschlossenen Augen an seine Nasenspitze zu führen.
  Beurteilung: Zielsicher, harmonischer Bewegungsablauf, ataktisch, dysmetrisch, hypometrisch, hypermetrisch, grob-, mittel-, feinschlägiger Tremor, Intentions-, Ruhetremor.
- **Finger-Finger-Versuch**
  ICF-Dimension: Körperfunktion
  Durchführung: Der Patient führt beide Zeigefingerkuppen, aus großem Abstand, zusammen. Zunächst mit geschlossenen Augen, anschließend mit geöffneten.
  Beurteilung: Zielsicher, harmonischer Bewegungsablauf, ataktisch, dysmetrisch, hypometrisch, hypermetrisch, grob-, mittel-, feinschlägiger Tremor, Intentions-, Ruhetremor.
- **Fingerfolge-Versuch**
  Zeige- und Folge-Versuch mit raschen Zieländerungen für die obere Extremität.
  ICF-Dimension: Körperfunktion
  Durchführung: Der Patient folgt dem Finger des Untersuchers, der seine Fingerposition dabei rasch verändert.
  Beurteilung: Zielsicher, harmonischer Bewegungsablauf, ataktisch, dysmetrisch, hypometrisch, hypermetrisch, grob- mittel- feinschlägiger Tremor, Intentions-, Ruhetremor.
- **verlängerter Knie-Hacke-Versuch**
  Zeige- und Folge-Versuch für die untere Extremität.
  ICF-Dimension: Körperfunktion
  Durchführung: Der Patient wird aufgefordert, mit der Ferse eines Beines die Patella des anderen zu berühren und an der Schienbeinkante herunterzufahren.
  Beurteilung: Zielsicher, ataktisch, dysmetrisch, hypometrisch, hypermetrisch, Tremor, Ruhe-, Intentionstremor.
- **Diadochokinese**
  Die Diadochokinese ist die Prüfung schnell wechselnder Bewegungen.
  ICF-Dimension: Körperfunktion

Durchführung: Der Patient wird aufgefordert, schnell und im Wechsel die Hände zu supinieren und pronieren.
Beurteilung und Interpretation:
- Dysdiadochokinese = unregelmäßige, dysharmonische Bewegungen;
- Bradydyadochokinese = verlangsamte Bewegungen;
- Adiadochokinese = keine schnell wechselnden Bewegungen möglich.

Eine leichte Seitendifferenz zwischen der dominanten Hand und der anderen kann als normal gewertet werden. Störungen der Diadochokinese deuten auf eine Kleinhirnläsion, extrapyramidale Störungen, eine zentrale Parese und/oder auf Störungen der Tiefensensibilität hin.
- **Rebound-Phänomen:** zur Prüfung schneller Bewegungsstopps.
  ICF-Dimension: Körperfunktion
  Durchführung: Der Patient wird aufgefordert, beide Arme nach vorn auszustrecken und gegen den Widerstand des Untersuchers (an den Unterarmen) zu drücken. Der Untersucher gibt dem Gegendruck nach kurzer, kräftiger Anspannung plötzlich nach.
  Beurteilung und Interpretation:
  - pathologisch = die Arme schlagen nach oben aus, deutet auf eine Kleinhirnläsion hin;
  - physiologisch = rasches Abfedern, ohne wesentliches Bewegungsausmaß.
- **Schriftproben:** zur Prüfung der Feinmotorik.
  ICF-Dimension: Körperfunktion und Aktivität
  Durchführung: Der Patient wird aufgefordert, Linien, seinen Namen oder Ähnliches zu schreiben.
  Beurteilung und Interpretation:
  Ataktisch, Mikro-, Makrographie, Tremor, Ruhe-, Intentionstremor. Eignet sich sehr gut für eine Verlaufsdokumentation. Mikrographie ist häufig bei Morbus Parkinson.

Die obengenannten Begrifflichkeiten werden auch im therapeutischen Kontext verwendet. Beispielsweise bei der Beschreibung der Koordination während eines Bewegungsablaufs: schnelles Umstellen eines Glases von einem Ort an den nächsten. Beim Greifen nach dem Glas zeigt der Patient einen Intentionstremor. Die schnellen Bewegungen mit dem Glas sind dysharmonisch und hypermetrisch. Während der Koordinationsprüfung innerhalb einer Funktion werden ggf. noch weitere Aspekte der Bewegung beobachtet und dokumentiert.
- **Spiral-Test** (Verkerk 1990): zur Prüfung der präzisen und schnellen Handkoordination, z.B. bei Morbus Parkinson, Ataxie.
  ICF-Dimension: Körperfunktion

Durchführung: Der Patient wird aufgefordert, von außen nach innen, so schnell wie möglich. zwischen den Linien der Spirale eine Linie zu ziehen (**Abb. 8.7**).

Beurteilung: Gemessen wird die benötigte Zeit. Für jede Berührung mit der Linie werden 3 sec und für jedes kreuzen der Linie werden 5 sec zur gemessenen Zeit addiert. Dieser Test kann auch als Feedbackinstrument für den Patienten eingesetzt werden.

- **Stand- und Gang-Versuche:** *Romberg-Versuch*, prüft leichte bis mittelschwere Koordinations- und Gleichgewichtstörungen im Stand.

  ICF-Dimension: Köperfunktion und Aktivität

  Durchführung: Der Patient steht mit eng nebeneinander stehenden Füßen, anfangs mit geöffneten Augen, anschließend mit geschlossenen.

  Beurteilung und Interpretation: Ausmaß der Schwankungen, Standunsicherheit, Fallneigung. Standunsicherheit bei geschlossenen Augen deutet auf eine Störung der somatosensorischen Afferenz hin. Eine Fallneigung zur Seite deutet auf eine gleichseitige Schädigung des Gleichgewichtsorgans oder Zerebellums hin.

- **Weitere Standprüfungen** und ihre Interpretation
  - Schwierigkeiten beim Stehen mit eng nebeneinander stehenden Füßen, auf einer instabilen, elastischen Unterlage mit geöffneten Augen, deutet eher auf visuelle Probleme hin, da der eindeutige somatosensorische Input fehlt und mehr visuelles Feedback gefordert wird.
  - Stehen mit eng nebeneinanderstehenden Füßen, auf einer instabilen, elastischen Unterlage mit geschlossenen Augen, fordert den Vestibularisapparat, da alle anderen Informationsquellen (somatosensorisch und visuell) in diesem Versuch nicht verlässlich sind. Standunsicherheiten deuten hier auf vestibuläre Störungen hin. **Achtung:** Diese schwierige Position führt leicht zu Stürzen. Verbessert sich hingegen das Stehen in dieser Position, dann spricht man von einer paradoxen Haltungsreaktion (paradoxical postural response). Diese Reaktion entsteht, wenn Patienten Probleme bei der Integration sensorischer Informationen haben. Das Nichtvorhandensein von visuellem und somatosensiblem Feedback erleichtert für diese Menschen die Gewichtskontrolle (tritt selten auf).
  - Stehen mit eng nebeneinander stehenden Füßen, auf festem Untergrund, mit geschlossenen Augen und extendierter Halswirbelsäule, ist schwierig. Beim Gesunden impliziert dies eine Gewichtsverlagerung nach vorn. Der visuelle Input wird ausgeschlossen und das periphere, vestibuläre System wird aufgrund der Kopfposition irritiert (die abnorme Stellung irritiert die Rezeptoren an der HWS). Patienten mit zentralen Störungen u.a. Schwindel oder einer Schleudertrauma-Symptomatik zeigen hier abnormes Verhalten in Form von übermäßigen Gleichgewichtsschwankungen bis hin zu Stürzen.

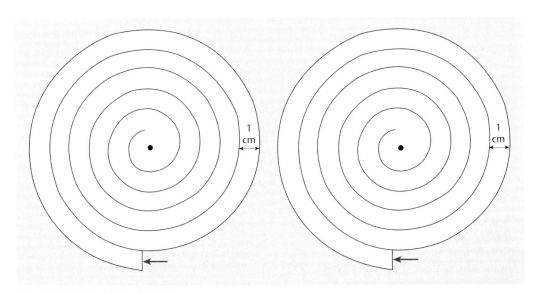

Abb. 8.7 Spiral-Test (Verkerk 1990).

- **Unterberger-Tretversuch:** prüft Koordination und Gleichgewicht beim Gehen auf der Stelle.
ICF-Dimension: Köperfunktion und Aktivität
Durchführung: Der Patient wird aufgefordert mit geschlossenen Augen ca. 50 Schritte auf der Stelle zu gehen. Den Test 3 mal wiederholen.
Beurteilung und Interpretation: Positionsabweichungen von der Ausgangsstellung. Abweichungen von mehr als 45° Rotation zu einer Seite sind pathologisch. Die Rotation weist auf eine ipsilaterale Schädigung des peripher-vestibulären Systems hin.

Funktionstests zur posturalen Kontrolle

Posturale Kontrolle benötigt jeder, der sich sicher gegen die Schwerkraft halten oder bewegen möchte. Ganz gleich, ob in symmetrischen oder asymmetrischen Positionen, beim Vierfüßlerstand, beim Sitzen, Stehen oder in der Fortbewegung. Mangelnde oder fehlende posturale Kontrolle zeigt sich in übermäßigen Schwankung des Körpers, die im schlimmsten Fall zum Sturz führen. Als posturale Kontrolle beschreibt Whitman (1924) das konstante Bemühen, sich gegen die Schwerkraft zu halten. „Posturale Kontrolle bedeutet", so Freivogel (1997) „eine äußerst dynamische, wechselnde Wirkung derjenigen Muskeln, die in Abhängigkeit von den physikalischen Bedingungen am besten geeignet sind, die Störung der momentanen Gleichgewichtssituation zu kompensieren oder zu antizipieren."

Eine differenzierte Untersuchung der posturalen Kontrolle erfolgt durch die apparative Posturographie (siehe Kapitel 6.3, Prinzipien motorischen Lernens, Biofeedback).

Im Folgenden werden 3 Tests ohne technischen Aufwand zur Untersuchung der posturalen Kontrolle erläutert.

- **Functional-reach-Test** (Duncan 1990): prüft das Gleichgewicht im Stand.
ICF-Dimension: Körperfunktion
Durchführung: Der Patient steht selbstständig seitlich an einer Wand (nicht angelehnt). Er hebt seinen Arm bis 90° Flexion. Der Punkt, den der Patient in aufrechter Körperposition, mit ausgestrecktem Arm und extendierter Hand und Finger erreicht, wird an der Wand gekennzeichnet. Dann wird er aufgefordert, sich so weit wie möglich nach vorne zu strecken, ohne einen Schritt nach vorne zu machen. Der jetzt erreichte Punkt wird wieder gekennzeichnet. Der Abstand zwischen den beiden Markierungen wird gemessen.

Beurteilung und Interpretation: Die gemessene Reichweite wird mit den Werten der Altersgruppe (**Tab. 8.2**) verglichen. Werte unter der Norm deuten auf ein erhöhtes Sturzrisiko hin (Duncan 1990).

Bei einer Reichweite von 15–25 cm liegt ein doppelt so hohes Sturzrisiko vor, als bei Patienten mit einer Reichweite von mehr als 25 cm. Bei Patienten mit 0–15 cm Reichweite hat sich das Sturzrisiko vervierfacht.

- **Modified-Timed-up-and-go** (Podsiadlo 1991): prüft die Mobilität und das Gleichgewicht.
ICF-Dimension: Aktivität
Durchführung: Der Patient sitzt auf einem Stuhl (Sitzhöhe 46 cm). Die Arme liegen entspannt auf den Armlehnen und der Rücken ist an der Rückenlehne angelehnt. Nach Aufforderung soll der Patient mit einer für ihn normalen und sicheren Geschwindigkeit, bis zu einer 3 m entfernten Linie gehen, dort umdrehen, zurückgehen und sich wieder in die Ausgangsposition begeben. Benutzt der Patient ein Hilfsmittel (z.B. Rollator/Handstock), dann ist dieser auch beim Test zu verwenden. Vor der Durchführung kann der Untersucher zusätzlich zur Erklärung den Ablauf einmal demonstrieren. Während der Testsituation sind keine personellen Hilfestellungen erlaubt.
Beurteilung und Interpretation:
Bewertet wird das Gleichgewicht mit einer Skala (Mathias 1986):
1 = normale Gleichgewichtsreaktionen;
2 = sehr geringe Gleichgewichtsstörung;
3 = geringe Störung;
4 = mäßig ausgeprägte Störung;
5 = besonders ausgeprägte Störung.
Dokumentiert wird die benötigte Zeit (s) und das ggf. benötigte Hilfsmittel.

Der Patient führt in diesem Test insgesamt 4 „kritische" Bewegungen durch: Aufstehen, Hinsetzen, Gehen und den Richtungswechsel beim Gehen. Es wird empfohlen, die Beurteilung an allen 4 Bewegungen zu beurteilen. Dies ermöglicht

Tabelle 8.2 Functional Reach, Normwerte zur Beurteilung des Sturzrisikos (Duncan 1990) (inch in cm umgerechnet und gerundet auf mm).

Altersgruppe „Norm"	Männer	Frauen
20–40 Jahre	42,4 cm	37,1 cm
41–69 Jahre	37,9 cm	35,1 cm
70–87 Jahre	33,5 cm	26,7 cm

eine differenziertere Erfassung der posturalen Kontrolle.

Podsiadlo (1991) modifizierte diesen Test, indem er die Zeit für die Durchführung des Tests dazunahm. Gesunde benötigen für diesen Test weniger als 10 s.

Untersuchungen mit älteren Menschen (> 65 Jahre) ergaben, dass sie ein erhöhtes Sturzrisiko haben, wenn sie länger als 14 s für diesen Test benötigen. Außerdem wurde eine Korrelation zwischen dem Test und dem Barthel-Index festgestellt. Demnach waren die Patienten, die mehr als 30 s benötigten, in den meisten Alltagsaktivitäten unselbstständig. Patienten, die weniger als 20 s benötigten, waren überwiegend selbstständig und mobil. Dieser Test hat einen hohen prädiktiven Wert, in Bezug auf die ADL-Fähigkeiten.

- **Berg-Balance-Scale** (Berg 1992): dient der Einschätzung der Balancefähigkeit und ist eine zuverlässiges Instrument zur Erfassung des Sturzrisikos.
  ICF-Dimension: Aktivität
  Durchführung und Beurteilung: siehe http://www.igptr.ch/ass_nr_bergbalancescale.htm.
- **Trunk-Control-Test:** Auszug aus dem Motricity-Index (siehe unten), erfasst Rumpfkontrolle im Sitzen und Lagewechsel in kurzer Zeit.
  ICF-Dimension: Funktion und Aktivität
  Durchführung und Beurteilung: Die Beurteilung ist der Kraftgradeinteilung des MRC (siehe oben) abgeleitet, jedoch sind die Scores gewichtet. Beim MRC ist die Differenz zwischen den Werten immer 1, d. h. die Verbesserung vom Wert 1 auf 2 ist der Verbesserung vom Wert 3 auf 4 gleich gesetzt. Beim Motricity Index ist die Differenz zwischen den Werten unterschiedlich. Z. B. von der 1. auf die 2. Stufe 9 Punkte oder von der 3. auf die 4. Stufe 5 Punkte. Somit erhält jede Stufe eine individuelle Bewertung. Welche Punktzahl der Patient erhält ist durch die Bewertungskriterien vorgegeben (siehe unten).
  Prognostische Bedeutung des Tests (Wade, Hewer 1987 in Masur): je niedriger die Scorewerte, desto schlechter die Prognose (**Tab. 8.3**).

Scoring/Bewertung

Test 1 (Pinzettengriff)
0 = Keine Bewegung;
11 = Initiiert die Bewegung, ohne den Würfel greifen zu können;
19 = Greift den Würfel, ist aber unfähig diesen gegen die Schwerkraft zu halten;
22 = Greift den Würfel, hält ihn gegen die Schwerkraft, jedoch nicht gegen leichten Zug am Würfel;

26 = Kann den Würfel, trotz ziehen am Würfel halten, jedoch schwächer im Seitenvergleich;
33 = Normaler Pinzettengriff,

Test 2–6
0 = Keine Bewegung;
9 = Muskelkontraktion palpierbar, ohne Bewegungsausschlag;
14 = Bewegung sichtbar, jedoch kein volles Bewegungsausmaß, bzw. nicht gegen die Schwerkraft;
19 = Volles Bewegungsausmaß gegen die Schwerkraft, jedoch nicht gegen Widerstand;
25 = Bewegung gegen Widerstand, jedoch schwächer im Seitenvergleich;
33 = Normale Kraft.

Test 7–10
0 = Der Patient ist nicht in der Lage, die Aufgabe selbstständig durchzuführen;
12 = Der Patient führt die Aufgabe selbstständig durch – jedoch ohne muskuläre Aktivität auf der paretischen Seite – mit unterschiedlichster Kompensation, z. B. ziehen am Bettgalgen, oder Bettgitter, festhalten um frei sitzen zu können, etc.;
25 = Der Patient führt die Aufgabe selbstständig, ohne o. g. Kompensationen.

Bewertungskriterien obere/untere Extremität

1. Pinzettengriff
19 = Würfel fällt herunter beim Anheben (Untersucher kann beim Anheben des Handgelenks behilflich sein);
22 = Würfel kann gegen die Schwerkraft angehoben werden, rutsch dann aber zwischen den Fingern durch;

2. Ellenbogenflexion
14 = Wenn keine Bewegung möglich ist, kann die Schulter so abduziert werden, dass der Arm horizontal ist.

3. Schulterabduktion
19 = Patient abduziert den Arm mehr als 90°, oberhalb der Horizontalen.

4. Dorsalflexion des Fußes
14 = weniger als das volle Bewegungsausmaßes des Fußes.

5. Knieextension
14 = weniger als 45° Knieextension;
19 = die volle Knieextension wird erreicht, kann aber leicht zurückgedrückt werden.

6. Hüftflexion
14 = weniger als das halbe mögliche Bewegungsausmaß (passives Bewegungsausmaß prüfen);
19 = volle Flexion, kann aber leicht zurückgedrückt werden.

Tabelle 8.3 Motricity Index (Masur 2000)

Datum	1. Messung	2. Messung	3. Messung

A Betroffene obere Extremität (Patient sitzt auf einem Stuhl; falls notwendig kann auch im Liegen getestet werden.)

1. Pinzettengriff; 2,5 cm großen Würfel zwischen dem Daumen und dem Zeigefinger halten. Würfel liegt auf einer flachen Oberfläche. Untersucher beobachtet den Unterarm und die kleinen Handmuskeln.

2. Aus 90° Ellenbogenflexion (Oberarm ist horizontal, Unteram vertikal) wird der Patient aufgefordert, mit der Hand die Schulter zu berühren. Der Untersucher gibt Widerstand am Handgelenk. Bizeps beobachten.

3. Ellenbogengelenk ist maximal flektiert und liegt dem Brustkorb lateral an. Der Patient wird aufgefordert, den Arm zu abduzieren. M. deltoideus beobachten! Ausweichbewegungen des Schultergürtels, bzw. Lateralflexion des Rumpfes zählen nicht. Der Humerus muss sich in Relation zur Skapula bewegen.

B Betroffene untere Extremität

4. Fuß ist in entspannter Plantarflexion. Der Patient wird aufgefordert, den Fuß in Dorsalflexion zu bringen. M. tibialis anterior beobachten.

5. Fuß ohne Bodenkontakt. Der Patient wird aufgefordert, das 90°-flexierte Kniegelenk zu extendieren. Kontraktion des M. quadriceps beobachten.

6. Patient sitzt mit 90° Hüftflexion. Patient wird aufgefordert, das Kniegelenk Richtung Kinn anzuheben. Der Patient muss dabei aufrecht sitzen bleiben. (Ausweichbewegung beachten). Hüftflexoren beobachten.

C Trunk-Control-Test (Patient liegt im Bett)

7. Aus der Rückenlage auf die paretische Seite drehen. Drücken/ziehen mit dem nicht betroffenen Arm ist erlaubt.

8. Aus der Rückenlage auf die nicht paretische Seite drehen. Die paretischen Extremitäten übersetzen.

9. Aus dem Liegen in den Sitz.

10. Sitzbalance an der Bettkante: Patient sitzt an der Bettkante, die Füße haben Bodenkontakt. 30 s Sitzbalance.

Bewertungskriterien: Trunk-Control-Test
8. Drehen auf die nicht paretische Seite
12 = wenn die nicht paretischen Extremitäten zur Hilfe eingesetzt werden.
9. Aus dem Liegen aufsetzen
12 = wenn der Patient sich nur durch hochziehen, z. B. am Bettgitter, Bettlaken oder am Bettgalgen aufsetzen kann.
10. Sitzbalance
0 = wenn der Patient nicht in der Lage ist 30 s (in irgendeiner Weise) aufrecht zu sitzen;
12 = wenn der Patient sich mit den Händen abstützt oder festhält, um aufrecht sitzen zu können.

Gangprüfung/Ganganalyse

- **Beobachtende Ganganalyse**
Die Bewegungsbeobachtung ist in der Physiotherapie eine häufig angewandte und elementare Methode bei der Untersuchung und Therapie. Losgelöst von spezifischen Behandlungsansätzen und begründet auf wissenschaftliche Erkenntnisse, hat die Physiotherapeutin und Chirurgin Dr. J. Perry (USA), zusammen mit spezialisierten Physiotherapeuten eine problemlösende Vorgehensweise der beobachtende Ganganalyse entwickelt (Perry 1992, Götz-Neumann 2003). Die internationale Vereinigung von Gang- und Bewegungsanalyseexperten

O.G.I.G. (Observational Gait Instructor Group) hat zur Dokumentation ein Formular zur beobachtenden Ganganalyse entwickelt. Kostenloser Download unter: http://www.gehen-verstehen.de.

Um Störungen oder Auffälligkeiten beim Gehen eines Menschen zu erkennen und vergleichen zu können, ist es wichtig, das physiologische Gangbild zu kennen und mit der international gebräuchlichen Terminologie beschreiben zu können (Götz-Neumann 2003) (**Abb. 8.8, 8.9**).

Fallbeispiel: für eine beobachtende Ganganalyse bei einer Patientin, Fr. Apo, mit einer Hemiparese links: Fr. Apo geht selbstständig ohne Hilfsmittel. Ihr paretischer Arm ist während des gesamten Bewegungsablaufs in 90° Flexion, die Finger zur Faust geschlossen, andauernder Blickkontakt zum Boden. Während der Standbeinphase geringe Gewichtsverlagerung auf die paretische Seite (**Abb. 8.10 a–c**) (**Tab. 8.4**).

Die Bewegungsbeobachtung ist nicht nur für die Ganganalyse relevant. Vielmehr ist sie die Schlüsselqualifikation für Physiotherapeuten.

Kenntnisse über physiologische Bewegungsabläufe, Biomechanik, Muskelphysiologie und Pathologie sind die Voraussetzungen für das Erkennen von Bewegungsanomalien. Da Alter, Konstitution, Geschlecht, Kultur und Lebensbedingungen Bewegungen beeinflussen, ist es wichtig, diese bei der Interpretation der Beobachtungen zu berücksichtigen.

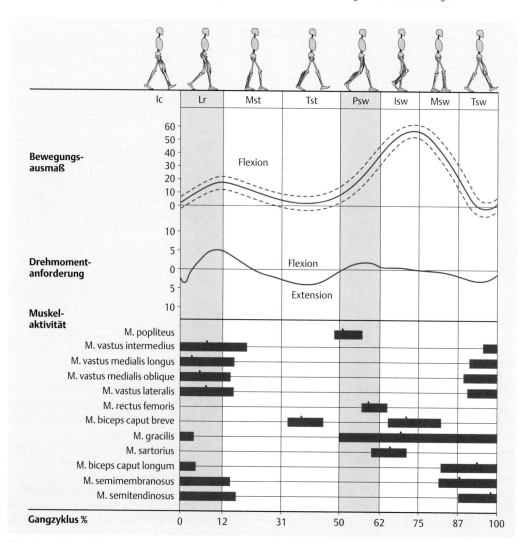

Abb. 8.8   Gelenkstellungen beim Gehen (Götz-Neumann 2003).

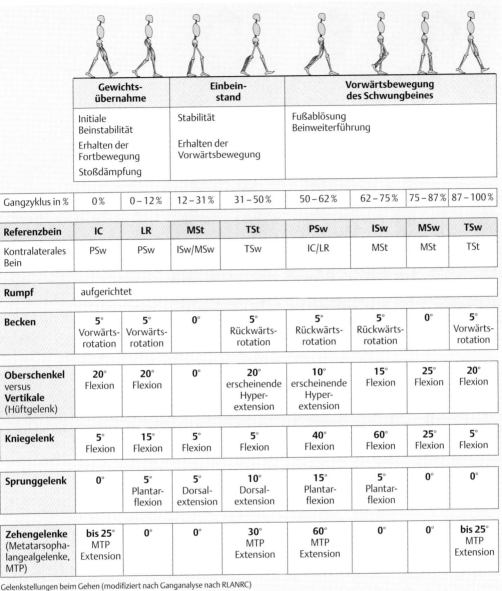

	Gewichts-übernahme			Einbein-stand		Vorwärtsbewegung des Schwungbeines		
	Initiale Beinstabilität Erhalten der Fortbewegung Stoßdämpfung			Stabilität Erhalten der Vorwärtsbewegung		Fußablösung Beinweiterführung		
Gangzyklus in %	0 %	0 – 12 %	12 – 31 %	31 – 50 %	50 – 62 %	62 – 75 %	75 – 87 %	87 – 100 %
Referenzbein	**IC**	**LR**	**MSt**	**TSt**	**PSw**	**ISw**	**MSw**	**TSw**
Kontralaterales Bein	PSw	PSw	ISw/MSw	TSw	IC/LR	MSt	MSt	TSt
Rumpf	aufgerichtet							
Becken	5° Vorwärts-rotation	5° Vorwärts-rotation	0°	5° Rückwärts-rotation	5° Rückwärts-rotation	5° Rückwärts-rotation	0°	5° Vorwärts-rotation
Oberschenkel versus **Vertikale** (Hüftgelenk)	20° Flexion	20° Flexion	0°	20° erscheinende Hyper-extension	10° erscheinende Hyper-extension	15° Flexion	25° Flexion	20° Flexion
Kniegelenk	5° Flexion	15° Flexion	5° Flexion	5° Flexion	40° Flexion	60° Flexion	25° Flexion	5° Flexion
Sprunggelenk	0°	5° Plantar-flexion	5° Dorsal-extension	10° Dorsal-extension	15° Plantar-flexion	5° Plantar-flexion	0°	0°
Zehengelenke (Metatarsopha-langealgelenke, MTP)	bis 25° MTP Extension	0°	0°	30° MTP Extension	60° MTP Extension	0°	0°	bis 25° MTP Extension

Gelenkstellungen beim Gehen (modifiziert nach Ganganalyse nach RLANRC)

Abb. 8.9 Normale Gelenkbewegungen, Drehmomentan-forderungen und Muskelaktivitäten am Kniegelenk. Modifi-ziert nach Ganganalyse nach RLANRC. Die gestrichelte Linie zeigt die normale Standardabweichung des Bewegungs-ausmaßes an (Götz-Neumann 2003).

Beispiel: Bei älteren Menschen (> 60 Jahre) ist es durchaus physiologisch, dass sie langsamer und mit verkürzter Schrittlänge und verbreiteter Spur-breite gehen (Murray 1964, Vieregge 1996).

Die Bewegungsbeobachtung beim Gehen kann ergänzt werden durch erhöhte Anforderungen wie z. B. beim Seiltänzergang, Tandemstand und Tandemgang. Klinische Beschreibung: Schrittlänge und Symmetrie, unregelmäßiges Gehen, klein-schrittig, Abweichungen von der Gehlinie, vermin-derte oder gesteigerte Schritthöhe, Stolpern, Strau-cheln, Greifen nach Halt, Dual-Task-Fähigkeit (kann der Patient beim Gehen weitere Aufgaben bewältigen wie z. B. sprechen oder Gegenstände tragen?), Armbewegungen, Kopf- und Rumpfhal-tung, Massensynergien, etc.

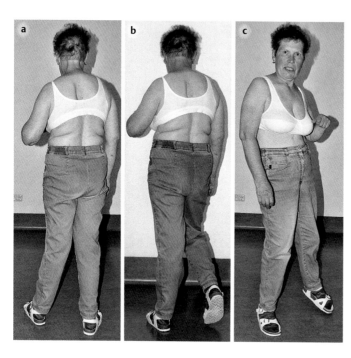

Abb. 8.10 a–c Patientin mit einer Hemiparese links während dem Gehen. **a** Initial Contact links **b** Midstance links **c** Initialswing links.

Die Bewegungsbeobachtung orientiert sich als Referenz an der „normalen" Bewegung. Aber was ist „normal"? Für die Beobachtung des Gehens gibt es objektive Vergleichsdaten, die apparativ ermittelt wurden. Obwohl es sich bei diesen Daten um gemittelte Werte handelt, geben sie einen objektiven Bezugspunkt für den Vergleich. Aber wie ist es bei anderen Bewegungsbeobachtungen? Beispielsweise beim Aufstehen von der Rückenlage in den Stand?

Was glauben Sie, wie viele unterschiedliche Bewegungsmuster wurden bei dieser Bewegung, bei insgesamt 60 untersuchten, gesunden 30 bis 40-Jährigen gezählt? 18, 65 oder 89 Bewegungsvariablen? Keiner der Probanden zeigte den gleichen Bewegungsablauf beim Aufstehen. Sogar bei der Wiederholung wandten mehrere unterschiedliche Strategien an. Insgesamt wurden 89 Variablen während der 10 Durchgänge gezählt (Sarnacki 1985, Mc Coy 1993).

Dieses Beispiel verdeutlicht, wie schwierig es ist, von normaler Bewegung zu sprechen, bzw. normale Bewegung als Kriterium für die Beurteilung der Bewegung eines Patienten zu verwenden.

Shumway-Cook und Woollacott (1995) betonen deshalb, dass es wichtig ist, bei der Untersuchung der Motorik, herauszufinden, ob die derzeitig angewandte Bewegungsstrategie des Patienten die optimale ist, in Bezug auf die vorhandenen sensomotorischen und/oder kognitiven Probleme.

Beispiel: Ein Mensch ist nicht in der Lage, ohne Hyperextension im Kniegelenk (Genu recurvatum) zu gehen. Ist das normal? Oder muss das therapeutisch verhindert werden?

Beispiel 1: Wenn dieser Mensch an einer Poliomyelitis erkrankt ist, dann liegt die Ursache für das Genu recurvatum beim Gehen darin, dass der Betroffene zu schwache Kniegelenkstrecker hat. Um die Beinstabilität zu verbessern und somit sicher gehen zu können, muss das Kniegelenk überstreckt werden. Für diesen Menschen ist das Gehen mit überstrecktem Kniegelenk „normal". Diese Bewegungsstrategie ist, physikalisch gesehen, richtig und optimal. Bei einer Poliomyelitis, die im akuten Stadium mit einer hochgradigen Parese einhergeht, bessert sich der Zustand zwar innerhalb der ersten 2 Jahre etwas, danach ist er jedoch bleibend (Netter 1989). Das Genu recurvatum bleibt so lange sinnvoll, wie die Knieextensoren das Gelenk nicht aktiv stabilisieren können.

Zusammenfassung: Aufgrund der Beeinträchtigung durch die schlaffe Parese, ist die Bewegungsstrategie des Patienten eine optimale Kompensation. Eine physiotherapeutische Intervention, z. B. Kraft-

Tabelle 8.4 Normalwerte und mögliche Ursachen (Götz-Neumann 2003) verglichen mit den Werten von Fr. Apo zum Zeitpunkt Midstance links (vgl. **Abb. 8.10 b**)

Körperabschnitt	Normwerte nach RLANRC	Frau Apo	Mögliche Ursachen
Rumpf	aufgerichtet	rückwärts-rotiert	• mangelnde Bewegungskoordination zwischen Rumpf und Becken; • Schmerzen; • Spastik; • sekundär, aufgrund exzessiver Plantarflexion des Sprunggelenks in Terminal Stance
Becken	0°	rückwärts-rotiert	• Spastik; • Schmerzen; • mangelnde Bewegungskoordination zwischen Rumpf und Becken-muskulatur
Hüftgelenk	0°	0°	unauffällig
Kniegelenk	5° Flexion	• 5° Extension • (Extension thrust/ Extensions-stoß) • Valgus-stellung im Kniegelenk	• Quadrizepsschwäche; • hypertoner M. quadriceps; • beabsichtigt, zur Verbesserung der Beinstabilität; • gestörte Propriozeption; • sekundäre Begleiterscheinung bei bestehender Plantarflexions-kontraktur, Spastik des M. soleus oder hypertone Plantarflexoren; • Gelenkinstabilität (ligamentär/muskulär); • knöcherne Deformität; • Fehlfunktion im Subtalargelenk (exzessive USG-Pronation); • sekundäre Begleiterscheinung durch Lateralflexion des Rumpfes, als Kompensationsmechanismus bei schwachen Hüftgelenkabduktoren
Sprunggelenk	5° Dorsal-extension	0°	• gestörte Propriozeption; • reaktive Position, aufgrund eines schwachen M. quadriceps; • spastischer M. soleus und M. gastrocnemius; • prätibiale Muskelschwäche; • Kontraktur
Zehengelenk	0°	Flexion	• eingeschränkte Beweglichkeit; • hypertone Zehenflexoren; • Schmerzen; • sekundäre Begleiterscheinung einer fehlenden Fersenanhebung

training, könnte die Strategie nicht verbessern. Ist das Genu recurvatum zur Stabilisierung des Kniegelenks beim Gehen notwendig, dann sollte dem Betroffenen das Tragen von Schuhen mit niedrigen Absätzen empfohlen werden. Dies erleichtert das Bewegungsverhalten des Beines. Abzuraten ist hingegen, Schuhe mit hohen Absätzen zu tragen, da diese eine leichte Flexionsstellung im Kniegelenk provozieren und bei Patienten mit paretischen Kniegelenkextensoren einen Sturz verursachen könnten. Für diese Patienten ist auch die Verwendung eines Stocks von Nutzen. Durch den Stock kann das Bein vom Körpergewicht teilentlastet werden und im Falle einer Gangunsicherheit, z. B. plötzliches Stolpern, kann der Stock präventiv, zur Sicherung des aufrechten Stands, dienen.

Beispiel 2: Wenn dieser Mensch als Folge eines Schlaganfalls an einer Hemiparese leidet, dann ist genau zu untersuchen, warum er mit einem überstrecktem Kniegelenk geht. Gehen wir davon aus, dass bei der beobachtenden Ganganalyse ein initialer Vorfußkontakt auf der paretischen Seite erkannt wurde. Die Untersuchung der Muskellänge ergab, dass die Plantarflexoren verkürzt sind. Interpretation der Befundergebnisse: Verkürzte Plantarflexoren lassen keinen initialen Fersenkontakt zu. Sie provozieren einen initialen Vorfußkontakt. Verkürzte Plantarflexoren verhindern die Vorwärtsbewegung der Tibia in der mittleren Standbeinphase. Im Normalfall wird zum Zeitpunkt der mittleren Standbeinphase der Körper über den Fuß nach vorn bewegt. Wird dieser Vorgang durch die verkürzten Plantarflexoren behindert, dann resultiert daraus eine Hyperextension im Kniegelenk. Diese Bewegungsstrategie ist aufgrund der vorliegenden Störung physikalisch gesehen, „normal". Jetzt stellt sich die Frage, ob die Behandlung der Ursache für das Genu recurvatum mittels therapeutischer Intervention zu verbessern ist? Die Ergebnisse der Untersuchung ergaben, dass die Ursache die verkürzten Plantarflexoren sind. Diese können mittels passiver oder funktionell-aktiver Dehntechniken (Freivogel 1997) behandelt werden. Sind andere Ursachen für das Genu recurvatum ausgeschlossen, beispielsweise eine Schwäche des M. quadriceps oder das gestörte Timing der Muskelaktivierung, dann wird mittels Dehnung der Plantarflexoren das Genu recurvatum zu behandeln sein.

Zusammenfassung: Aufgrund der Beeinträchtigung verkürzte Plantarflexoren, geht der Patient im Genu recuvatum. Mittels therapeutischer Intervention (Dehnungen), kann die bisherige Bewegungsstrategie optimiert werden.

- **Gangparameter berechnen**
  Die Gangparameter Gehgeschwindigkeit, Kadenz (Anzahl der Schritte pro Minute) und die Schrittlänge (vom Fersenkontakt bis zum nächsten Fersenkontakt des gleichen Fußes), können mit folgenden Formeln errechnet werden:
  – **Gehgeschwindigkeit m/min** = Anzahl der zurückgelegten Meter (m)/benötigte Zeit (s) × 60;
  – **Kadenz** = Schritte/min = Anzahl der Schritte × 60 / benötigte Zeit (s);
  – **Schrittlänge** (Step length) = Anzahl der zurückgelegten Meter (m)/Anzahl der zurückgelegten Schritte × 2.
- **Timed walking test** (Wade, Wood 1987)
  ICF-Dimension: Aktivität
  Geprüft wird die Gehgeschwindigkeit beim innerhäuslichen Gehen, die Ausdauer, die kardiopulmonale Belastbarkeit.
  Durchführung: Der Patient wird aufgefordert, in einem von ihm bevorzugtem Tempo, über 5, 10 oder 20 m zu gehen. Als einfache Methode zur Einschätzung von Gangstörungen in der neurologischen Rehabilitation empfiehlt Hesse (1995) den 10-m-Gehtest.
  Gemessen und dokumentiert wird die benötigte Zeit. Da die Gehgeschwindigkeit von vielen Faktoren abhängig ist, wie z. B. Umgebung, Hilfsmittel oder Motivation, ist es wichtig, die Testsituation bei einer Verlaufsdokumentation möglichst gleich zu halten. Deshalb muss das verwendete Hilfsmittel oder die Form der therapeutischen Hilfe sowie der Ort, an dem der Test durch-

geführt oder sonstige Besonderheiten dokumentiert werden.
Ausdauer-Test: Der Patient wird aufgefordert, in einem von ihm bevorzugten Tempo 2, 6 oder 12 min zu gehen, ggf. mit Hilfsmitteln. Gemessen wird die zurückgelegte Distanz. Der Patient wird vorher darüber informiert, dass er zu jeder Zeit den Test abbrechen kann.

> *Judge (1996) konnte nachweisen, dass eine Abnahme der Gehgeschwindigkeit mit Rückschritten im ADL-Bereich einhergeht. Die normale Gehgeschwindigkeit bei Gesunden liegt im Mittel bei 1,2 m/s (Olney 1986). Eine Geschwindigkeit von durchschnittlich 1,1–1,5 m/s benötigt man, um während einer Grünphase die Straße zu überqueren (Robinett 1988). Damit Patienten sicher durch den Straßenverkehr kommen, ist es wichtig, dass sie u. a. diese Gehgeschwindigkeit wieder erreichen.*

Carr und Shepherd (2002) heben hervor, dass Patienten mit einem langsamen, asymmetrischen Gangbild und einem relativ ineffektiven Gangmuster mit zunehmender Steigerung der Gehgeschwindigkeit effektiver Gehen. Studien deuten darauf hin, dass ein Training der Gehgeschwindigkeit (während der Laufbandtherapie) bei Patienten nach einer zentral-neurologischen Läsion die Gangsymmetrie und die Gehgeschwindigkeit beim Gehen in der Ebene steigert, während das Training der Gangsymmetrie allein keinen Einfluss auf eine Zunahme der Gehgeschwindigkeit hat (Hesse 1994/1993) (siehe auch Kapitel 6 „Laufbandtherapie").

- **Functional Ambulation Categorie** (vgl. Masur 1995:93) (Kategorien funktionellen Gehens des Massachusetts General Hospital)
  Schweregradeinteilung bei Gangstörungen in der Neurologie (**Tab. 8.5**, **8.6**, **8.7**).
  ICF-Dimension: Aktivität
  Durchführung: Klassifizieren Sie den Patienten anhand der nachfolgend angegebenen Definitionen als zugehörig zu einer der aufgelisteten Kategorien. Stufen Sie den Patienten auf dem Niveau seiner größten funktionellen Selbstständigkeit hinsichtlich benötigter Überwachung oder körperlicher Hilfe durch eine andere Person ein. Wenn der Patient beispielsweise mit einem Rollator selbstständig auf ebenen Oberflächen gehen kann, aber beim Gehen mit Unterarmgehstützen Aufsicht braucht, stufen Sie den Patienten ein als „5" (kann selbstständig gehen nur auf ebenen Flächen).

Tabelle 8.5 Definitionen des FAC

Fähigkeiten	Beschreibung
kann gehen	Die Person ist fähig, 3 m oder mehr außerhalb paralleler Holme zu gehen. Überwachung oder körperliche Hilfe nur einer Person ist dabei erlaubt. Jede Art von mechanischem Hilfsgerät oder Gehhilfe (außer parallelen Holmen) kann eingesetzt werden.
ebene Oberfläche	Platten, Teppich, Straßenpflaster
unebene Oberfläche	Gras, Kies, Erde, Schnee, Eis
Treppen	Mindestens 7 Stufen aufwärts und abwärts, mit Geländer
Schrägen	eine Schräge von 30° oder mehr ca. 1,50 m aufwärts und abwärts
Überwachung	Der Patient kann gehen ohne manuellen Kontakt einer anderen Person, muss aber aus Sicherheitsgründen von nur einer danebenstehenden Person beaufsichtigt werden, wegen schlechten Urteilsvermögens, fragwürdigem kardialen Status oder weil er verbale Hinweise braucht, um die Aufgabe zu erfüllen.
körperliche Unterstützung – Niveau I	Der Patient braucht beim Gehen manuellen Kontakt nur einer Person, um nicht zu fallen. Der manuelle Kontakt ist kontinuierlich und nötig, um das Körpergewicht zu stützen sowie die Balance zu halten oder zur Koordination beizutragen.
körperliche Unterstützung – Niveau II	Der Patient kann ohne Aufsicht oder körperliche Hilfe einer anderen Person gehen. Hilfsmittel, Orthosen und Prothesen sind dabei erlaubt.

Tabelle 8.6 Kategorien des FAC

Kategorie	Beschreibung
kann nur nicht funktional gehen	Der Patient kann nicht gehen, er geht nur zwischen parallelen Holmen oder braucht Aufsicht oder körperliche Unterstützung von mehr als einer Person, um sicher außerhalb paralleler Holme zu bewegen.
kann gehen – unselbstständig wegen körperlicher Unterstützung – Niveau II	Der Patient braucht manuellen Kontakt nur einer Person beim Gehen auf ebenen Oberflächen, um nicht zu fallen. Der manuelle Kontakt ist kontinuierlich nötig, um das Körpergewicht zu unterstützen sowie die Balance zu halten oder zur Koordination beizutragen.
kann gehen – unselbstständig wegen körperlicher Unterstützung – Niveau I	Der Patient braucht manuellen Kontakt nur einer Person beim Gehen auf ebenen Oberflächen, um nicht zu fallen. Der manuelle Kontakt besteht in kontinuierlicher oder intermittierender leichter Berührung, zur Unterstützung von Gleichgewicht und Koordination.
kann gehen – unselbstständig wegen Überwachung	Der Patient kann gehen ohne manuellen Kontakt einer anderen Person, muss aber aus Sicherheitsgründen von nur einer danebenstehenden Person beaufsichtigt werden, wegen schlechten Urteilsvermögens, fragwürdigem kardialen Status, oder weil er verbale Hinweise braucht, um die Aufgabe zu erfüllen.
kann gehen – selbstständig, nur auf ebenen Oberflächen	Der Patient kann auf ebenen Oberflächen selbstständig gehen, braucht aber Aufsicht oder körperliche Unterstützung um irgendeine der folgenden Schwierigkeiten zu bewältigen: Stufen, Schrägen oder unebene Oberflächen.
kann gehen – selbstständig	Der Patient kann selbstständig auf ebenen und unebenen Oberflächen, Stufen und Schrägen gehen.

- **Tinetti-Test**
  Zur Einschätzung von Gleichgewicht, Gehfähigkeit und erhöhtem Sturzrisiko (Tinetti 1986) (**Tab. 8.8**).
  ICF-Dimension: Aktivität
  Dokumentiert wird die Gesamtpunktzahl und das benötigte Hilfsmittel.
  Beurteilung:
    - < 20 Punkte: deutlich erhöhtes Sturzrisiko
    - 20 – 23 Punkte: leicht erhöhtes Sturzrisiko
    - 24 – 28 Punkte: kein erhöhtes Sturzrisiko

Funktionsprüfung der oberen Extremität

- **Nine-hole-peg-test** (Mathiowetz 1985)
  ICF-Dimension: Funktion
  Material: 9 Holzdübel (9 mm Durchmesser, 32 mm Länge), 1 Holzplatte mit 9 Löchern (10 mm Durchmesser, 15 mm Tiefe), insgesamt 3 Reihen mit je 3 Löchern. Zwischen den Löchern 15 mm Abstand. An der Basis der Holzplatte befindet sich eine Ablageschachtel (quadratisch mit 100 mm Seitenlänge und 100 mm Tiefe) für die Holzdübel.
  Durchführung: Der Patient sitzt am Tisch. Er wird aufgefordert, die Dübel so schnell wie möglich in die Löcher zu stecken. Der Untersucher stoppt die benötigte Zeit. Werden 50 s überschritten, wird der Test abgebrochen und die Anzahl der gesetzten Dübel gezählt.
  Beurteilung: Gesunde benötigen ca. 18 s für diesen Test. Er eignet sich sehr gut für die Verlaufsdokumentation. Schnell durchzuführen. Als Ergänzung kann auch die Zeit gemessen werden, die für das Herausziehen der Dübel benötigt wird.
- **Frenchay-arm-Test** (Masur 2000)
  ICF-Dimension: Funktion
  Durchführung: Der Patient befindet sich bei jeder Testaufgabe in folgender Ausgangsposition:
  Er sitzt vor einem Tisch und beide Hände auf den Oberschenkeln. Der Patient erhält nur für jede erfolgreich ausgeführte Aufgabe 1 Punkt. Er wird aufgefordert:
    - mit seiner betroffene Hand ein Lineal zu halten, und gleichzeitig, mit einem Bleistift in der anderen Hand, eine Gerade am Lineal entlang zu ziehen. Das Lineal darf nicht verrutschen;
    - einen Zylinder (12 mm Durchmesser und 5 cm Länge), der ca. 15 cm entfernt von der Tischkante steht, zu greifen und in eine Höhe von ca. 30 cm anzuheben. Anschließend soll er den Zylinder an den selben Ort wieder zurückstellen. Der Zylinder sollte ohne mehr-

Tabelle 8.7 Allgemeine Kategorien des FAC

Kategorie	Beschreibung
1.	**Variabilität – ein Maß für Inkonsistenz und Arhythmie des Schreitens und der Bewegungen**
0	flüssige Bewegungen der Gliedmaßen in vorhersagbarem Tempo
1	gelegentliche Unterbrechungen (Veränderungen der Geschwindigkeit) in weniger als etwa 1/4 der Zeit
2	Rhythmus unvorhersagbar in etwa 25–75 % der Zeit
3	zufällige zeitliche Anordnung der Bewegungen der Gliedmaßen
2.	**Vorsicht – Zögern, Langsamkeit, vermindertes Vorankommen und fehlendes Engagement beim Schreiten und Schwingen der Arme**
0	guter Schwung nach vorn und keine Ängstlichkeit beim Vorwärtsstreben
1	Schwerpunkt von Kopf, Armen und Rumpf liegt nur leicht vor dem abstoßenden Fuß, Arm-Bein-Koordination ist aber immer noch gut.
2	Kopf, Arme und Rumpf werden über dem anterioren Aspekt des Fußes gehalten und ein mäßiger Verlust glatter Reziprozität ist festzustellen.
3	Kopf, Arme und Rumpf werden über dem posterioren Aspekt des Fußes des Standbeins gehalten, und die Schritte werden mit starkem Zaudern gesetzt.

maliges Berühren der Tischplatte abgestellt werden;
- ein halbvoll gefülltes Glas Wasser, das ca. 15–30 cm von der Tischkante entfernt steht, anzuheben und einen Schluck zu trinken. Ohne Wasser zu verschütten, soll das Glas wieder abgestellt werden;
- mit einer Wäscheklammer einen Dübel von 10 mm Durchmesser zu greifen. Dieser Dübel befindet sich in einem Rechteck von 15 cm Länge und 10 cm Breite, 15–30 cm entfernt von der Tischkante. Der Patient darf den Dübel nicht fallen lassen oder aus dem Rechteck schlagen;
- sein Haar zu kämmen (oder diese Bewegung zu imitieren). Er muss dabei über den Kopf bis in den Nacken und auch seitlich kämmen.

Es handelt sich um eine verkürzte Form des ursprünglichen Tests.

Tabelle 8.8 Tinetti-Test

I. Gleichgewichts-Tests	*Anweisungen zu Beginn: Die Person sitzt auf einem ungepolsterten Stuhl ohne Armlehnen. Die folgenden Punkte werden getestet:*
1. Gleichgewicht im Sitzen	▪ lehnt sich an oder rutscht auf dem Stuhl = 0; ▪ stabil, sicher = 1
2. steht auf	▪ ohne Hilfe nicht in der Lage = 0; ▪ in der Lage, braucht dazu die Arme = 1; ▪ in der Lage, ohne dazu die Arme zu brauchen = 2
3. versucht, aufzustehen	▪ ohne Hilfe nicht in der Lage = 0; ▪ in der Lage, braucht dazu mehr als einen Versuch = 1; ▪ kann aufstehen, beim ersten Versuch = 2
4. unmittelbares Gleichgewicht im Stehen (in den ersten 5 s)	▪ instabil (taumelt, bewegt die Füße, schwankt mit dem Rumpf) = 0; ▪ stabil, braucht aber Rollator oder andere Stütze = 1; ▪ stabil ohne Rollator oder andere Stütze = 2
5. Gleichgewicht im Stehen	▪ instabil = 0; ▪ stabil, aber mit breitem Stand (medialer Teil der Fersen mehr als 10 cm auseinander), und mit Hilfe eines Stockes oder einer anderen Stütze = 1; ▪ schmale Basis, keine Stütze = 2
6. geschubst (die Person steht mit den Füßen so dicht beieinander wie möglich – maximale Stellung – der Untersucher schubst die Person leicht mit der Handfläche am Sternum 3-mal)	▪ beginnt zu fallen = 0; ▪ schwankt, sucht nach Halt, fängt sich auf = 1; ▪ stabil = 2
7. Augen geschlossen (maximale Stellung wie in 6)	▪ stabil = 0; ▪ instabil = 1
8. drehen um 360°	▪ instabile Schritte (unsicher, sucht nach Halt, schwankt) = 0; ▪ nicht kontinuierliche Schritte = 1; ▪ kontinuierliche Schritte = 2
9. hinsetzen	▪ unsicher (schätzt Abstand falsch ein, setzt sich unzentriert, fällt auf den Stuhl) = 0; ▪ braucht die Arme oder bewegt sich nicht fließend = 1; ▪ sicher, fließende Bewegung = 2
Punktzahl für Gleichgewicht	: / 16
II. Gangtest	*Anweisungen zu Beginn: Die Person steht mit dem Untersucher, geht dann durch den Gang oder das Zimmer, zuerst mit gewöhnlichem Tempo, dann zurück mit schnellem, aber immer noch sicherem Schritt (übliche Gehhilfen erlaubt)*
10. Beginn des Gehens (unmittelbar nach der Anweisung „gehen Sie")	▪ jegliches Zögern oder mehrfache Versuche, zu beginnen = 0; ▪ kein Zögern = 1
11. Schrittlänge und -höhe ▪ a) rechter Fuß in der Schwungphase	▪ geht beim Schritt nicht an linkem Standbein vorbei = 0; ▪ geht an linkem Standbein vorbei = 1; ▪ rechter Fuß hebt beim Schritt nicht vollständig vom Boden ab = 0; ▪ rechter Fuß hebt vollständig vom Boden ab = 1
▪ b) linker Fuß in der Schwungphase	▪ geht beim Schritt nicht an rechtem Standbein vorbei = 0; ▪ geht an rechtem Standbein vorbei = 1; ▪ linker Fuß hebt beim Schritt nicht vollständig vom Boden ab = 0; ▪ linker Fuß hebt vollständig vom Boden ab = 1
12. Schrittsymmetrie	▪ (geschätzte) Schrittlänge rechts und links nicht gleich = 0; ▪ rechte und linke Schrittlänge scheinen gleich = 1
13. Kontinuität der Schritte	▪ Anhalten oder Diskontinuität zwischen einzelnen Schritten = 0; ▪ die Schritte scheinen kontinuierlich = 1
14. Wegabweichung (abgeschätzt im Verhältnis zu Fußbodenplättchen/ imaginärer Linie von ca. 30 cm Breite; beobachten Sie die Abweichung eines Fußes über etwa 3 m Wegstrecke	▪ deutliche Abweichung = 0; ▪ leichte/mäßige Abweichung oder Benutzung einer Gehhilfe = 1; ▪ gerade, entlang der imaginären Linie von ca. 30 cm Breite ohne Gehhilfe = 2

Tabelle 8.8 (Fortsetzung)

15. Rumpf	• deutliches Schwanken oder Benutzung einer Gehhilfe = 0; • kein Schwanken, aber Flexion der Knie oder Rückenschmerz oder Ausbreiten der Arme beim Gehen = 1; • kein Schwanken, keine Flexion, kein Gebrauch der Arme und keine Benutzung von Gehhilfen = 2
16. Spurbreite	• Fersen auseinander = 0; • Fersen berühren sich nahezu beim Gehen = 1
Punktzahl beim Gehen	: / 12
Punktzahl für Gleichgewicht und Gehen	: / 28

Sensibilitätsprüfung

siehe Kap. 6

Reflexprüfung

- **Eigenreflexe (Abb. 8.11)**
  Prüfung: Der Patient ist in einer entspannten Position und die zu testende Sehne in leichter Dehnung. Mit einem Reflexhammer wird ein kurzer Schlag auf die Sehne des Muskels ausgeübt. Die Sehne des Muskels wird dabei gedehnt und reagiert mit einer kurzen Zuckung.
  Beurteilung: Nicht auslösbar, verminderte Reaktion, gesteigerte Reaktion. Zur Beurteilung von Reflexen und ihren normalen Reaktionen ist die Erfahrung des Untersuchers entscheidend. Geringe Seitenunterschiede in Bezug auf das Bewegungsausmaß sind akzeptabel. Reaktionsinterpretationen sollten immer in Beziehung zu anderen Untersuchungen der Nervenleitfähigkeit gesehen werden (Butler 1998).
- **Pathologische Reflexe**
  Bei einer Läsion der Pyramidenbahnen kommt es u. a. zur Abschwächung oder zum Verlust von Fremdreflexen (Fluchtreflex) und zur Entwicklung pathologischer Reflexe. Ein sicheres Zeichen für eine Pyramidenbahnläsion ist das Babinski-Zeichen. Pathologischer Reflex = Babinski-Reflex, synonym: Großzehenreflex.
  Prüfung: druckvolles Streichen der medialen Fußsohle, z. B. mit der stumpfen Seite eines Refelxhammers oder Vergleichbarem.
  Beurteilung:
  – physiologische Reaktion: Plantarflexion und Adduktion der Zehen;
  – pathologische Reaktion: Dorsalextension und Abduktion der Großzehe.

> *Gesteigerte Reflexe sind ein Zeichen einer ZNS-Läsion.*

Auslösbarkeit von Kloni

Klonus zählt zu den Plus-Symptomen bei einer zentralen Parese. Ein Klonus wird durch einen raschen Dehnungsreiz ausgelöst. Beispielsweise wenn der Patient im Rollstuhl sitzt und sein Bein passiv und schnell auf die Fußraste des Rollstuhls setzt. Dabei kommt es zu einer ruckartigen Dehnung der Plantarflexoren und einer Daueranregung des monosynaptischen Reflexbogens. Die Folge sind rhythmische Kontraktionen der Plantarflexoren, die sich in Form grobschlägigen Zitterns von Fuß und Unterschenkel zeigt. Erst durch langsames und über einige Sekunden andauerndes Dehnen der Plantarflexoren kann die gesteigerte Reflexaktivität zum Stillstand gebracht werden, z. B. indem Druck über das Kniegelenk auf den Fuß ausgeübt wird.

Unerschöpfbarer Klonus gilt als Pyramidenbahnzeichen (siehe Reflexprüfung).

Auslösbarkeit eines Klonus in der *praktischen Durchführung*: Der Therapeut flektiert leicht das Kniegelenk des Patienten und bringt mit seiner Hand den Fuß sehr schnell in Dorsalflexion.

Beurteilung: Ein positiver Test äußert sich in wechselnder rhythmischer Dorsalextension/Plantarflexion des Fußes:

- erschöpflicher Klonus = nach einigen rhythmischen Muskelkontraktionen hört die Bewegung ohne weiteres Zutun wieder auf;
- unerschöpflicher Klonus = andauernde Muskelkontraktionen, die nur mit externer Unterstützung, langsames und über einige Sekunden andauerndes Dehnen der Muskulatur, zu beenden sind.

- Tensionstest/Spannungstests
ICF-Dimension: Körperstruktur/-funktion
Neurale und muskuläre Gegenspannungen können nach Verletzungen des Nervensystems auftreten. Zur Prüfung der dabei auftretenden Symptome

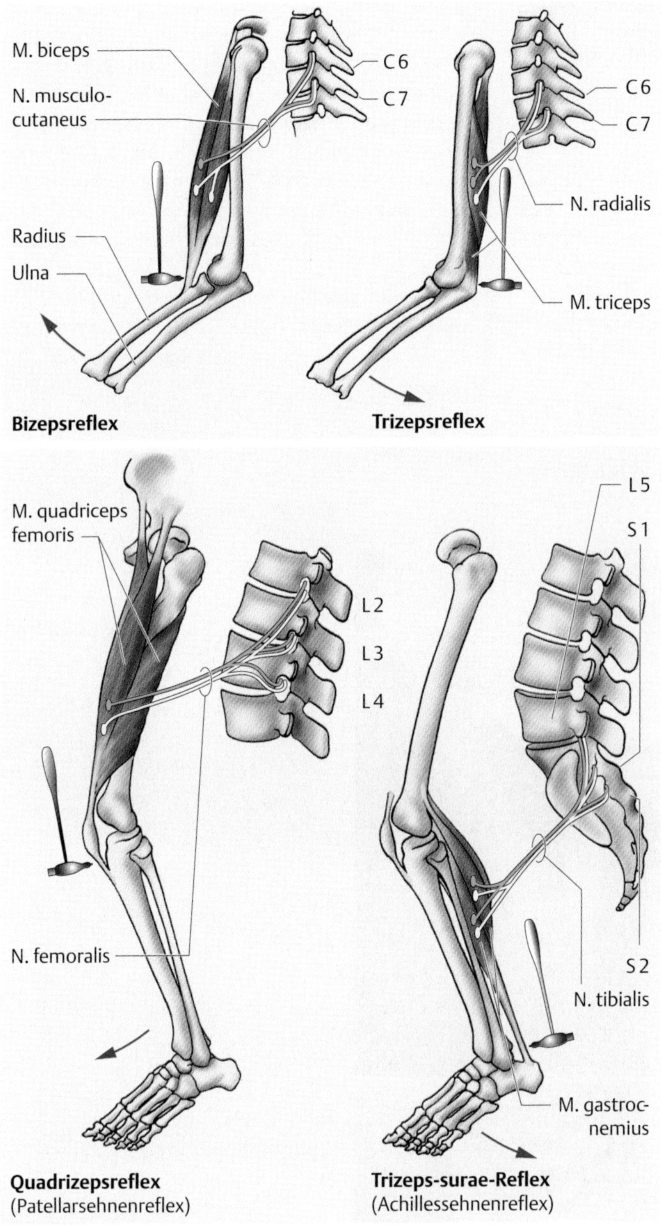

Abb. 8.11 Die wichtigsten Eigenreflexe (Duus 1995).

wie beispielsweise Schmerz, Dysästhesien, Bewegungseinschränkungen etc. gibt es eine Reihe von
Testungen. Butler stellte als Grundlage für die
Interpretation solcher Symptome Testverfahren
zusammen. Zur ergänzenden Lektüre sei das Buch
von David S. Butler „Mobilisation des Nervensystems" empfohlen. Als Grundtests beschreibt Butler
(1998) folgende Spannungstests:

- passive Nackenflexion („Passive-Neck-Flexion");
- Anheben des gestreckten Beines („Straight-Leg-
Raise");
- „Slump"-Test
- passive Kniebeugung in Bauchlage („Prone-Knee-
Bend");
- Spannungstest für die obere Extremität 1–3
(„Upper-Limb-Tension-Test").

Ziel der Untersuchung ist es, die Stelle der Gegenspannung und ihre Ursache zu ermitteln.

Beurteilung: Die Reaktionen des Patienten werden deskriptiv erfasst: Schmerzangaben, Dehnungsempfinden, Ausweichbewegungen, Beweglichkeit, auftretender Widerstand etc. Die Symptome werden lokalisiert und dokumentiert.

Beispiel: Upper-Limb-Tension-Test 1, rechter Arm, mit N. medianus Dominanz (**Abb. 8.12 a–b**). Die Patientin liegt flach und entspannt in Rückenlage, möglichst ohne Kopfkissen. Die Physiotherapeutin steht in Schrittstellung und bringt mit ihrer rechten Hand die Schulter der Patientin in Depression. Um diese Position dauerhaft halten zu können, stützt sie sich auf der Therapiebank ab. Mit der linken Hand hält die Therapeutin die Hand der Patientin in der Form, dass sie die Fingerextension, Daumenabduktion und Supination des Unterarms

einstellen kann. Die Schulter wird langsam abduziert (max. 110°). Das Armgewicht ruht auf dem Oberschenkel der Therapeutin und hält gleichzeitig die Schulterabduktion. Anschließend wird der Arm außenrotiert (**Abb. 8.12 a**). Nachfolgend wird das Ellenbogengelenk gestreckt (**Abb. 8.12 b**). Die letzte Positionsveränderung ist von der Patientin selbst durchzuführen. Sie wird aufgefordert, eine Lateralflexion des Kopfes nach links zu machen.

Häufig wird eine Rotation nach links, statt der Lateralflexion, gemacht. Zeigen Sie der Patientin vor der Testdurchführung, wie sie den Kopf neigen soll.

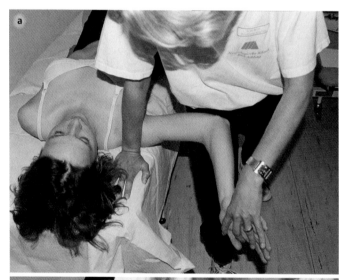

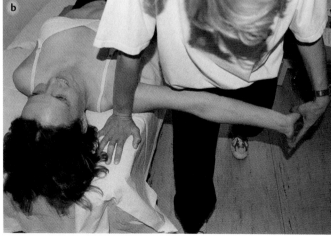

Abb. 8.12 a–b ULTT 1 **a** Skapuladepression, Schulterabduktion und Außenrotation sowie die Supination des Unterarms sind eingestellt, Finger- und Handgelenksextension noch nicht vollständig. **b** Skapula und Schulterpositionen wurden beibehalten und mit einer vollständigen Ellenbogenextension und Finger- und Handgelenksextension ergänzt. Der Daumen ist in Abduktion.

Verhaltensbeobachtung neuropsychologischer Störungen: Apraxie, Neglect, etc.

Diagnostische Untersuchungsverfahren neuropsychologischer Syndrome und Störungen werden unter Verwendung standardisierter, z.T. apparativ unterstützter Screeningverfahren in der Neuropsychologie und z. T. auch in der Sprachtherapie und Ergotherapie durchgeführt.

Da Patienten mit einer zentral-neurologischen Schädigung unter sensomotorischen sowie unter affektiven und kognitiven Störungen leiden können, zeigen sich diese auch in der Physiotherapie mit typischen Verhaltensauffälligkeiten. Diese werden in beschreibender Form dokumentiert.

Beispiel „Neglect" (Sammelbegriff für halbseitige Vernachlässigungsphänomene)

Ein Patient mit einer linksseitigen Hemiparese fährt beim Rollstuhltraining wiederholt gegen Türrahmen oder Blumenkübel auf der seiner linken Seite. Häufiges Auffordern, sich zur linken Seite zu orientieren, bringt keine Veränderungen. Diese Verhaltensauffälligkeiten deuten auf einen linksseitigen Neglect hin.

Typische Verhaltensweisen beim Neglect (Karnath 2002):

- Kopf und Blick weichen in die ipsiläsionale Richtung ab;
- stereotypes Abwenden zur ipsiläsionalen (nicht betroffenen) Seite, bei Ansprache von vorn oder kontraläsional (= betroffenen Seite);
- Personen oder Gegenstände auf der betroffenen Seite werden nicht beachtet;
- beim visuellen oder taktilen Entdecken von Gegenständen suchen die Patienten nur die ipsiläsionale Seite ab. Keine Suchbewegungen zur kontraläsionalen Seite.

Charakteristisch für einen Patienten mit einem linksseitigen motorischen (intentionalen) Neglect ist die Allästhesie. Dieser Patient spürt einen Schmerzreiz, der auf der betroffenen (linken) Seite gegeben wird, auf der anderen (rechten) Seite. Bei der Aufforderung, den betroffenen (linken) Arm hoch zuheben, heben Patienten mit einem motorischen Neglect den nicht betroffenen (rechten) Arm (= motorische Allästhesie). Dabei muss ausgeschlossen sein, dass als Ursache eine ausgeprägte Lähmung der linken oberen Extremität vorliegt. Diese Patienten leiden unter einer gestörten Repräsentation des eigenen Körpers. Obwohl sie über ausreichende Kraft verfügen, setzen sie ihre obere Extremität nicht oder nur vermindert ein (Prosiegel 2002).

Beispiel „Apraxie"

Symptom: Ideatorische Apraxie. Bei dieser Form der Handlungsstörung zeigt der Patient Fehler, wenn er komplexe Bewegungsfolgen mit mehreren Objekten zielgerichtet ausführen soll (Poek 2002). Dieses Symptom tritt sich deutlich in Alltagshandlungen wie z. B. beim Zähneputzen auf. Bei der ideatorischen Apraxie wird beurteilt, ob der Patient in der Lage ist, logisch aufeinanderfolgende Handlungen mit mehreren Gegenständen auszuführen, im Hinblick auf ein bestimmtes Ziel. Geprüft wird die ideatorische Apraxie mit greifbaren Gegenständen in einfachen Handlungen, wie z. B. mit einem Kamm die Haare kämmen, mit einem Schlüssel das Schloss öffnen oder in komplexen Handlungen wie z. B. dem Zähneputzen.

Fallbeispiel: Hr. Au wird aufgefordert, sich an seinem Waschbecken die Zähne zu putzen. Der Therapeut und der Patient stehen im Badezimmer vor dem Waschbecken. Alle benötigten Utensilien stehen bereit. Hr. Au greift zum Handtuch und tupft die Hand des Therapeuten, dann wischt er damit im Waschbecken. Zusätzlich zum Handtuch nimmt er die Zahnbürste in die Hand. Hilflos und unsicher bewegt er beide Gegenstände. Er macht eine Pause und schaut fragend den Therapeuten an. Der Therapeut erklärt ihm, was zu tun ist und zeigt dabei auf die Zahnpastatube. Hr. Au legt nach mehreren Versuchen das Handtuch zur Seite und die Zahnbürste auf den Waschbeckenrand. Er fragt: „So richtig?" Der Therapeut antwortet: „Ja, das ist richtig." Hr. Au greift zur Zahnpastatube, schaut sie wie ein fremdes Objekt an. Er öffnet den Wasserhahn und hält die Tube unter den Wasserstrahl. Anschließend führt der die Tube zum Mund. Obwohl die Handlung des Zähneputzens bekannt ist, benutzt Hr. Au die Gegenstände unangemessen. Das Ziel wird nicht erreicht. Motorische Störungen wie z. B. Lähmungen oder sensorische Störungen, z. B. propriozeptive Störungen sowie Beeinträchtigungen im Sprachverständnis müssen hier als Ursache ausgeschlossen werden.

In der physiotherapeutischen Untersuchung werden die Auffälligkeiten des Patienten während der Durchführung einfacher oder komplexer Handlungsfolgen beschrieben. Typische Fehler, die für eine ideatorische Dyspraxie oder Apraxie sprechen sind: Vertauschen der Reihenfolge, Perseverationen und ratlose Abbrüche (Prosiegel 2002).

Eine ideomotorische Apraxie (gestörte einzelne Bewegungen) hat kaum Alltagrelevanz, sie tritt fast nur in Testsituationen auf. Zur Prüfung der ideomotorischen Apraxie wird der Patient aufgefordert, verbal oder imitatorisch, den Gebrauch eines Gegenstands pantomimisch darzustellen, z. B. eine Schraube eindrehen oder die Haare kämmen.

Die typischen Fehler und Auffälligkeiten bei einer ideomotorischen Apraxie oder Dyspraxie sind (Poek 2002):

- Perseverationen: Wiederholen von z. T. bereits durchgeführten Bewegungen, gelegentlich verbunden mit unangemessen Bewegungen;
- Substitution: Der Patient ersetzt geforderter Bewegungen durch andere Bewegungen oder durch verbale oder akustische Reaktionen, z. B. bei der Aufforderung, die Zahnbürste in die Hand zu nehmen, nimmt er den Kamm;
- der Patient führt zu der geforderten Bewegung noch weitere überflüssige Bewegungen aus;
- Auslassen von eigentlich dazugehörigen Bewegungen oder Reaktionen, beispielsweise bei der Aufforderung, die Zähne zu putzen, nimmt er die Zahnbürste in den Mund, ohne an den Zähnen zu bürsten.
- Body-Part-As-Objekt-Fehler: Der Patient benutzt Körperteile als Instrumente, mit denen er pantomimisch den Gebrauch darstellt, z. B. das Ab- und Adduzieren des Zeigefingers und des Mittelfingers als Hinweis auf eine Schere.

Allein eine Bewegungsungeschicklichkeit oder das Weglassen einer Bewegung ist nicht das entscheidende Kriterium für eine ideomotorische Apraxie, sondern die Beeinträchtigung der Auswahl der motorischen Elemente für die Bewegung und die korrekte räumliche und sequenzielle Anordnung der Elemente (Poeck 2002).

Bewegungs- bzw. Verhaltensbeobachtung ist auch der Ausgangspunkt für die Diagnostik einer besonderen motorischen Auffälligkeit bei Schlaganfallpatienten, die sog. *Pusher-Symptomatik.* Diese wurde erstmals von Davies (1986) beschrieben. Patienten mit dieser Symptomatik zeigen ein paradoxes Verhalten. Sie drücken sich mit der nicht gelähmten Extremität zur paretischen Seite. Karnath (2000a/b) untersuchte Pusher-Patienten und entwickelte zur Diagnostik, basierend auf den Kriterien von Davies, die „Klinische Skala für Contraversive Pusher-Symptomatik (SCP)" (2001).

Diese Skala (**Tab. 8.9**) berücksichtigt 3 unterschiedliche Verhaltensparameter. Diese werden im Sitzen und Stehen geprüft und über einen Punktewert addiert. Um von einer gesicherten Diagnose „Pusher-Symptomatik" zu sprechen, halten die Autoren einen addierten Punktewert von mindestens 1 bei jedem der 3 Parameter für angemessen. Es bedarf weiterer Untersuchungen, ob dieser Wert das entscheidende Kriterium für eine gesicherte Diagnose ist.

Tabelle 8.9 Klinische Skala für Contraversive Pusher-Symptomatik (SCP)

	Sitz	*Stand*
1. Die spontan (und regelhaft) eingenommene Körperposition		
• ausgeprägte Lateralneigung mit Fallen = 1		
• ausgeprägte Lateralneigung ohne Fallen = 0,75		
• geringe Lateralneigung ohne Falltendenz = 0,25		
Total	....	....
2. Der Einsatz der nicht gelähmten Extremitäten (Abduktion/Extensionsbewegungen, von Arm oder Bein, zum Wegschieben auf die gelähmte Seite)		
• bereits in Ruhe = 1		
• beim Positionswechsel = 0,5		
• unauffällig = 0		
Total	....	....
Verhalten bei passiver Korrektur (Gewichtsverlagerung in die aufrechte Position)		
• Auftreten von Widerstand = 1		
• kein Wiederstand = 0		
Total	......	....

Schwindel

Für die Orientierung im Raum ist das richtige Funktionieren und die Zusammenarbeit des visuellen und vestibulären Sinnessystems sowie des Lageempfindens von entscheidender Bedeutung. Schwindel entsteht, wenn die Informationsübermittlung dieser Systeme und ihre Zusammenarbeit an irgendeiner Stelle gestört sind. Solche Störungen können z. B. durch eine gestörte Reizaufnahme im Gehirn oder durch Sehstörungen verursacht werden.

Folgende Formen von Schwindel werden vom Patienten beschrieben:

- Drehschwindel, mit scheinbarer Drehbewegung von Umwelt und eigenem Körper;
- Schwankschwindel, mit dem Gefühl, als ob der Boden schwanke,
- Liftschwindel, mit dem Gefühl, zu sinken oder gehoben zu werden;
- Lagerungsschwindel: Schwindelgefühle oder Schwankschwindel nach Veränderung der Körperachse oder nur nach Kopfbewegungen;
- Pulsion (Lateropulsion) mit heftigen, überschießenden Körperbewegungen und Seitwärtssinken des Körpers;
- Taumelgefühl;
- Schwindel mit Gefühl der Unsicherheit beim Gehen, Stehen und Sitzen;
- Schwarzwerden vor den Augen
- Sternchensehen;
- Leere im Kopf;
- Benommenheit;

Um welche Art Schwindel es sich handelt, wird vom Arzt diagnostiziert.

Untersuchen motorisch-funktioneller Leistungen

- **Motor-Function-Assessment-Scale** (Freivogel 1997) (**Tab. 8.10**)
ICF-Dimension: Aktivität (**Abb. 8.13**).
Durchführung: Die Aufgaben sind dem Schweregrad nach hierarchisch aufgebaut. Der Test soll die Selbstständigkeit des Patienten erfassen, deshalb sind Hilfestellungen nur erlaubt, wenn es ausdrücklich erwähnt ist. Details zur Durchführung siehe in der folgenden Testanweisung und in **Tab. 8.10**.

Testanweisung zur Motor-Function-Assessment-Scale (MFAS)

(Hegau-Jugendwerk GmbH, Neurologisches Krankenhaus und Rehabilitationszentrum)

Material: Behandlungsbank, Tisch, Stuhl, Schwedenbank, Treppe, Gymnastikball, 2 Schnürsenkel (80 cm lang), Stoppuhr, persönliche Hilfsmittel der Patienten.
Allgemeines:
Grundsätzlich sollen mit dem Test selbstständige funktionelle Fertigkeiten des Patienten erfasst werden; Hilfestellungen sind nur erlaubt, wo es ausdrücklich erwähnt ist;

Bei Unsicherheiten in der Bewegungsausführung sind verbale Korrekturen möglich; es soll hingegen keine eigentliche Übungsphase eingeschaltet werden. Erlaubt sind max. nur 2 Durchgänge pro Item.
Bewertung: 0 = Aufgabe erfüllt, 1 = Aufgabe nicht erfüllt; Addition der nicht erfüllten Items ergibt den Gesamt-Score.

- **Rivermead-Motor-Assessment** (Lincoln 1979)
ICF-Dimension: Funktion und Aktivität (**Abb. 8.14**)
Durchführung: Die Aufgaben sind dem Schweregrad nach hierarchisch aufgebaut. 3 Versuche innerhalb der Aufgabe sind erlaubt. Erzielt der Patient nach 3 aufeinanderfolgenden Aufgaben 3 Fehlversuche, dann kann die Aufgabensektion gewechselt werden. Ermutigen Sie den Patienten, geben Sie ihm jedoch kein Feedback über eine erfolgreiche oder nicht erfolgreiche Durchführung der Aufgabe. Falls notwendig, wiederholen Sie die Aufgabe oder demonstrieren Sie sie. Alle Aufgaben sollen selbstständig durchgeführt werden. Hilfestellungen sind nur bei ausdrücklichem Hinweis erlaubt. Alle Testaufgaben für die obere Extremität betreffen die betroffene Seite, falls nichts anderes angegeben ist.
Bewertung: 1 für jede durchgeführte Aufgabe, 0 wenn der Patient die Aufgabe nicht durchführen konnte.

- **Hoehn-and-Yahr-Scale** (1967): zur Stadieneinteilung bei Morbus Parkinson.
Modifizierte Hoehn-Yahr-Stadien (Masur 2002)
Grobe Stadieneinteilung:
0 = keine Krankheitssymptome;
1 = auf eine Körperhälfte beschränkte Krankheitssymptome;
1,5 = auf eine Seite beschränkte Krankheitssymptome mit Beteiligung des Rumpfes;
2 = beidseitige Krankheitssymptome ohne Beeinträchtigung des Gleichgewichts;
2,5 = leichte beidseitige Krankheitssymptome mit erhaltenen Haltungsreflexen;
3 = leicht bis mäßig stark ausgeprägte, beidseitige Krankheitssymptome, gewisse Standunsicherheit, körperlich nicht hilfsbedürftig;
4 = schwere Behinderung, kann noch ohne Unterstützung gehen und stehen;

Tabelle 8.10 Testanweisung zum Motor-Function-Assessment-Scale

Spezielle Testanweisungen		

Sitzen

1.	Frage:	Kann Patient Ortswechsel selbstständig vornehmen?
		Jede Art – auch E-Rollstuhl- oder Fahrradantrieb.
		Türe muss nicht selbst geöffnet werden.
2. + 3.	erlaubt:	Hilfsmittel, die der Patient selbständig benützt (z. B. Rutschbrett), verbale Unterstützung.
	nicht erlaubt:	Hilfestellung durch Hilfsperson.
4. – 6.	frei Sitzen:	Ohne Anlehnen oder Festhalten mit Händen, Füße auf dem Boden.
	erlaubt:	Bewegen nur eines Armes bei Paresen etc.,
6.	nicht erlaubt:	Nur Bewegen der Hände.
7. + 8.	Ausgangsstellung:	Sitzen ohne Anlehnen oder Festhalten, Füße weg vom Boden.
	wichtig:	Oberkörper muss in der Frontalebene bleiben, d. h. über die ganze Wirbelsäule sollte sich eine Seitbeugung (konvex zur belastenden Seite) einstellen.
	nicht erlaubt:	Abstützen mit einer Hand. Bein an Bank drücken.

Aufstehen und Stehen (Innenschuhe oder Schienen erlaubt)

9.	Ausgangsstellung:	Patient sitzt oder liegt auf dem Boden;
	erlaubt:	jedes geeignete Hilfsmittel (Wand, Stuhl, Gehstützen).
	nicht erlaubt:	Hilfestellung durch Hilfsperson.
10.	nicht erlaubt:	Ausweichschritte.
	erlaubt:	Ausweichbewegungen mit Rumpf, Kopf und Armen.
11.	erlaubt:	Hilfe mit den Händen; asymmetrisches Hochkommen;
		Abdrücken mit den Waden gegen die Bank; Schwung holen.
12.	erlaubt:	Asymmetrisches Hochkommen.
		Hilfe mit den Händen; Abdrücken mit den Waden gegen die Bank;
	nicht erlaubt:	Schwung holen.
13. + 14.	nicht erlaubt:	Hilfe mit den Händen; Abdrücken mit den Waden gegen die Bank; Schwung holen.
		Verlangt ist auch:
	wichtig:	Kurzes Stehen bleiben (2 Sek.) im Einbeinstand.
15. + 16.	nicht erlaubt:	Ausweichschritte; Spielbein gegen Standbein drücken; Hilfestellung durch Hilfsperson.
17.	erlaubt:	In Hocke nur Vorfußbelastung; kurzes Abstützen mit den Händen vor dem Hochkommen.
	gefordert:	Symmetrische Belastung während ganzem BWA.

Gehen (mit Ausnahme von 21 Innenschuhe oder Schienen erlaubt)

18. + 19.	Hilfsmittel sind:	Gehstützen, Rollator
21.	erlaubt:	Gehstützen, Rollator
22. + 23.	erlaubt:	vorwärts gehen.Gehstützen, Stabilisation mit beiden Händen am Geländer.
24. + 25.	erlaubt:	Geländer auf der weniger betroffenen Seite
		Gehstützen, Stabilisation mit beiden Händen am Geländer.
26. + 27.	erlaubt:	Benützen von 1 oder 2 Gehstützen.
	nicht erlaubt:	Abstützen an der Wand.
28.	wichtig:	verlangt ist Rennen nach Sportdefinition, d. h. kurzfristig müssen beide Füße gleichzeitig in der Luft sein.
	nicht erlaubt:	Schnelles Gehen.
29. + 30.	erlaubt:	Kleine Ortsveränderungen (Durchmesser 10 cm) des Sprungbeins.Pause zwischen den Sprüngen.
	nicht erlaubt:	Spielbein darf zwischen den Sprüngen nicht den Boden berühren.
	wichtig:	Sprungbein muss mit dem ganzen Fuß vom Boden wegkommen.
31. + 32.	erlaubt:	Ein Probedurchgang mit Handführung.

Tabelle 8.10 (Fortsetzung)

Spezielle Testanweisungen

Obere Extremität

33. + 34.	erlaubt:	Vorbeugen des Kopfes.
35. + 36.	erlaubt: nicht erlaubt:	Kopf darf minimale Ausweichbewegungen machen. Arm vor oder hinter dem Kopf durchführen, Kopf vorbeugen.
37. + 38.	erlaubt: nicht erlaubt:	Ein Probeversuch je Seite. Patient darf nicht hinter dem Ball herlaufen.
39. + 40.	nicht erlaubt:	Untersucher zieht Papier mit relativ starkem Zug weg. Anbeugen des Daumens bzw. Zeigefingers.
41.	verlangt ist: erlaubt: nicht erlaubt:	Alternierend 2 Schläge rechts/1 Schlag links und umgekehrt. Faust oder offene Hand. Vorgabe (verbal oder durch Klopfen) des Rhythmus' durch Untersucher. Ungleich starke Kraftdosierung.
42.	Knoten: erlaubt:	Einfaches Übereinanderziehen der Schnürsenkel (wie Unterknoten beim Schuhe binden). Festbinden oder Festhalten der Schnürsenkel durch Untersucher. Abstützen der Ellbogen.
43. + 44.	erlaubt: nicht erlaubt:	Linienführung von links oder rechts. Blatt darf gedreht werden. Absetzen mit Stift abheben. Berühren der oberen und unteren sowie der seitlichen Begrenzung. Blatt ziehen.

5 = ist ohne Hilfe an den Rollstuhl gebunden oder bettlägerig.
- **Webster Scale** (1968) (Masur 2002)
Untersucht die typischen Symptome bei Morbus Parkinson, wie z. B. Bradykinesie, Rigidität, Tremor sowie motorisch-funktionelle Fähigkeiten, z. B. Gehen, Sprache, posturale Kontrolle etc.

Es gibt eine Vielzahl weiterer standardisierter Assessments, Skalen und Scores (siehe Masur 2000 und Wade 1987). Wichtig bei der Auswahl ist es, das Messinstrument zu finden, mit dem die Störungen erkannt werden, die behandlungsrelevant sind und welches, in standardisierter Form die Therapieeffekte dokumentiert.

Shumway-Cook and Woollacott (1995) fassen zusammen, welche Fragen durch eine physiotherapeutische Untersuchung beantwortet werden:
- Bis zu welchem Grad kann der Patient funktionelle Aufgaben lösen?
- Welche Strategien benutzt der Patient, um die Aufgabe zu lösen? Kann diese Strategie vom Patienten auf andere Aufgaben übertragen werden?
- Welche sensorischen, motorischen und kognitiven Störungen zwingen den Patienten dazu, die Aufgabe in dieser Art und Weise durchzuführen? Kann diese Störung durch eine Intervention verändert werden?
- Ist die Durchführung der Aufgabe/Bewegung, mit den derzeitigen Beeinträchtigungen des Patienten optimal, oder kann eine therapeutische Intervention die Strategie, die verwendet wird, trotz Beeinträchtigungen verbessern?

Interpretation der Untersuchungsergebnisse

Die Interpretation und das In-Beziehung-Setzen der gesammelten Daten ist nicht leicht. Hier unterscheidet sich ein erfahrener von einem unerfahrenem Therapeuten. Beide Therapeuten können das gleiche Maß an theoretischem Wissen haben. Jedoch sind die Kenntnisse aus Erfahrungen ein weiterer wichtiger Faktor bei der Interpretation der Daten. Aufgrund von Erfahrungen können beispielsweise bestimmte Muster einer Erkrankung in der Untersuchung erkannt werden. Es bestehen Verbindungen zu bereits erlebten Situationen. Dies kann die Problemfindung erleichtern und beschleunigen. Therapeuten mit Erfahrungen sollten sich jedoch nicht von vorschnellen Schlüssen leiten lassen. Menschen und ihre Erkrankungen können jedes Mal durch unterschiedlichste Faktoren bedingt werden und erfordern deshalb eine detaillierte Untersuchung mit sorgfältiger Interpretation der Ergebnisse.

Motor Function Assessment Scale (MF AS)

Patientenetikett:

01. Datum/Untersucher: ....
02. Datum/Untersucher: ....
03. Datum/Untersucher: ....

Sitzen				
01.				mit dem Rollstuhl sebstständig von einem Raum in den anderen fahren
02.				Transfer Rollstuhl – Bank über die weniger behinderte Seite
03.				Transfer Rollstuhl – Bank über die mehr behinderte Seite
04.				ohne Unterstützung frei sitzen (Arme nicht aufgestützt)
05.				wie 4., zusätzlich freie Kopfbewegungen
06.				wie 4., zusätzlich freie Armbewegungen
07.				rechte Gesäßseite (+ Bein rechts) abheben
08.				linke Gesäßseite (+ Bein links) abheben
Aufstehen und Stehen (Innenschuhe oder Schienen erlaubt)				
09.				vom Boden selbstständig aufstehen
10.				8 Sek. frei stehen
11.				selbstständiges Hochkommen vom Sitzen zum Stand (aus 90° Hüftflexion)
12.				wie 11., ohne Abstützen oder Abdrücken
13.				wie 12., nur mit dem rechten Bein
14.				wie 12., nur mit dem linken Bein
15.				Einbeinstand rechts 8 Sek.
16.				Einbeinstand links 8 Sek.
17.				symmetrisches Hochkommen aus tiefer Kniebeuge (= Hocke)
Gehen (mit Ausnahme von 21 Innenschuhe oder Schienen erlaubt)				
18.				10 m mit Hilfsperson + Hilfsmittel
19.				10 m selbstständig (mit Hilfsmittel, ohne Hilfsperson)
20.				10 m selbstständig (ohne Hilfsmittel, ohne Hilfsperson)
21.				10 m barfuß
22.				10 m gehen, mit einer Hand den Boden berühren, umdrehen und zurückgehen
23.				wie 22., mit beiden Händen den Boden berühren
24.				5 Treppenstufen hoch, mit Geländer
25.				5 Treppenstufen runter, mit Geländer
26.				wie 24. (ohne Geländer)
27.				wie 25. (ohne Geländer)
28.				20 m rennen
29.				8× mit dem rechten Bein hüpfen (ohne Pause)
30.				wie 29., mit dem linken Bein
31.				3 m Seiltänzergang vorwärts (auf umgedrehter Langbank, Aufsteighilfe möglich)
32.				wie 31., rückwärts
Obere Extremität				
33.				rechte Hand zum Mund nehmen
34.				wie 33., mit linker Hand
35.				mit rechter Hand über Kopf zum linken Ohr greifen (volle Elevation)
36.				wie 35., mit linker Hand
37.				8× mit rechter Hand Ball prellen (aus Stand oder Sitz)
38.				wie 37., mit linker Hand prellen
39.				mit rechter Hand Papier festhalten, zwischen Daumen und Zeigefinger
40.				wie 39., mit linker Hand festhalten
41.				mit beiden Händen abwechselnd auf Unterlage klopfen (gleichmäßig)
42.				5 Knoten in 20 Sek.
43.				Linie ziehen, ohne die Begrenzung zu berühren (ohne Absetzen) rechts
44.				wie 43., links (s. Rückseite)
				← **Gesamt**
	01.	02.	03.	← **Untersuchung**

Abb. 8.13   Motor-Function-Assessment-Scale.

Motorische Befunderhebung (Rivermead)

Allgemeine Anweisungen

Gehen Sie die Aufgaben in der angegebenen Reihenfolge zunehmender Schwierigkeiten durch. Bewerten Sie eine Aufgabe mit 1, wenn der Patient sie durchführen kann, mit 0, wenn er dazu nicht in der Lage ist. Lassen Sie drei Versuche zu. Beenden Sie nach dreimaligem Scheitern einen Abschnitt und gehen zum nächsten über. Geben Sie kein Feedback, weder über richtig noch über falsch, ermutigen Sie lediglich allgemein. Falls nötig, wiederholen Sie Anweisungen und führen Sie dem Patienten Aufgaben vor. Alle Übungen sollen, wenn nicht anders angegeben, selbständig ausgeführt werden. Alle Arm-Tests beziehen sich, wenn nicht anders angegeben, auf den betroffenen Arm.

ABSCHNITT	AUFGABE	PUNKTE
Grobmotorik		

1. **Sitzen ohne Stütze**
   Auf dem Bettrand, ohne sich irgendwo zu halten, die Füße nicht aufgestützt ☐

2. **Vom Liegen zum Sitzen auf dem Bettrand**
   Nach beliebiger Methode ☐

3. **Vom Sitzen zum Stehen**
   Hände dürfen zum Abstoßen benutzt werden. Der Patient
   muss innerhalb von 15 Sekunden aufstehen und 15 Sekunden lang
   stehen, falls nötig mit Hilfsmittel. ☐

4. **Transfer vom Rollstuhl zu einem Stuhl, zur nicht betroffenen Seite hin**
   Hände dürfen benutzt werden. ☐

5. **Transfer vom Rollstuhl zu einem Stuhl, zur betroffenen Seite hin**
   Hände dürfen benutzt werden. ☐

6. **In einem Raum 10 m gehen, mit Hilfsmittel**
   Beliebige Gehhilfe, keine bereitstehende Hilfsperson ☐

7. **Selbstständig Treppen steigen**
   Beliebiges Verfahren. Treppengeländer und Hilfsmittel dürfen benutzt
   werden – ein ganzer Treppenabsatz muss hochgestiegen werden. ☐

8. **In einem Raum 10 m gehen, ohne Hilfsmittel**
   Keine bereitstehende Hilfsperson. Keine Peronäusschiene, Schiene oder Gehhilfe ☐

9. **10 m gehen, ein Säcklein mit Bohnen vom Boden aufheben, umkehren
   und es zurücktragen**
   Auf beliebige Weise herabbeugen, ein Hilfsmittel zum Gehen darf, wenn nötig,
   benutzt werden. Keine bereitstehende Hilfsperson. Zum Aufheben des Bohnen-
   säckleins darf eine beliebige Hand benutzt werden. ☐

10. **Im Freien 40 m gehen**
    Gehhilfe, Peronäusschiene oder Schiene dürfen benutzt werden. Keine bereit-
    stehende Hilfsperson ☐

11. **4 Stufen hinauf und herunter gehen**
    Der Patient darf ein Hilfsmittel benutzen, wenn er normalerweise eines benutzen
    würde, darf sich aber nicht an einem Geländer festhalten. Damit soll die Fähigkeit
    getestet werden, Randsteine oder Stufen ohne Geländer zu bewältigen. ☐

12. **10 m rennen**
    Muss symmetrisch sein ☐

13. **Mit dem betroffenen Bein 5 Mal auf der Stelle hüpfen**
    Es muss auf dem Fußballen gehüpft werden, ohne innezuhalten, um das Gleich-
    gewicht zurückzugewinnen. Keine Hilfe mit den Armen ☐

**Gesamtpunktzahl
Grobmotorik** ☐

Abb. 8.14 Rivermead-Motor-Assessment

Bein und Rumpf

1. **Rollen zur betroffenen Seite** ☐
Die Ausgangsposition sollte Liegen sein, nicht Liegen mit angezogenen Beinen.

2. **Rollen zur nicht betroffenen Seite** ☐
Die Ausgangsposition sollte Liegen sein, nicht Liegen mit angezogenen Beinen.

3. **Brücke auf einer Seite** ☐
Ausgangsposition – Liegen mit einem Bein angezogen. Der Patient muss mit dem betroffenen Bein etwas Gewicht übernehmen, um die Hüfte auf der betroffenen Seite zu heben. Der Therapeut kann das Bein positionieren, aber der Patient muss diese Position beibehalten, auch nachdem die Bewegung beendet ist.

4. **Vom Sitzen zum Stehen** ☐
Die Arme dürfen nicht benutzt werden – die Füße müssen flach auf dem Boden stehen – Gewicht muss mit beiden Füßen übernommen werden.

5. **Liegen mit einem Bein angezogen: Heben des betroffenen Beines über den Bettrand und Zurückführen zur Ausgangsposition** ☐
Das betroffene Bein ist angezogen. Es wird vom Bett abgehoben und auf eine Unterlage gestellt, etwa eine Schachtel, einen Hocker oder den Boden, so dass sich, wenn es auf dieser Unterlage ruht, die Hüfte in Neutralstellung befindet und das Knie 90° abgewinkelt ist. Das betroffene Knie muss während der Bewegung gebeugt bleiben. Außenrotation in der Hüfte ist nicht zulässig. Mit dieser Aufgabe wird die Kontrolle von Hüfte und Knie getestet.

6. **Stehen, mit dem betroffenen Bein auf einen Klotz steigen und wieder herunter** ☐
Ohne Retraktion des Beckens oder Hyperextension des Knies. Damit wird die Kontrolle von Knie und Hüfte bei Gewichtübernahme durch das nicht betroffene Bein getestet.

7. **Stehen, mit dem nicht betroffenen Fuß 5 Mal leicht auf den Boden tippen** ☐
Ohne Retraktion des Beckens oder Hyperextension des Knies. Das Gewicht muss dauernd auf dem betroffenen Bein ruhen. Damit wird wiederum die Kontrolle von Knie und Hüfte getestet, aber bei Gewichtübernahme durch das betroffene Bein. Die Aufgabe ist daher schwieriger als Aufgabe 6.

8. **Liegen, das betroffene Sprunggelenk bei gebeugtem Bein dorsal flektieren** ☐
Der Physiotherapeut kann das betroffene Bein in seiner Position mit um 90° abgewinkeltem Knie halten. Inversion ist nicht zulässig. Das Bewegungsausmaß muss halb so groß sein wie das des nicht betroffenen Fußes.

9. **Liegen, das betroffene Sprunggelenk bei gestrecktem Bein dorsal flektieren** ☐
Dieselben Bedingungen wie in Aufgabe 8, bei gestrecktem Bein. Inversion oder Flexion des Knies dürfen nicht zugelassen werden. Der Fuß muss bis zum rechten Winkel flektiert werden (wie beim Gehen auf den Fußsohlen).

10. **Stehen, das betroffene Knie beugen bei Neutralstellung der betroffenen Hüfte** ☐
Der Therapeut darf das Bein nicht positionieren. Diese Aufgabe ist für die meisten hemiplegischen Patienten äußerst schwierig, sie wurde aber in die Befunderhebung aufgenommen, um minimale Dysfunktionen einschätzen zu können.

Arm ☐

1. **Liegen, Schultergürtel nach vorn ziehen bei eleviertem Arm** ☐
Der Arm darf gestützt werden.

2. **Liegen, den gestreckten Arm mindestens 2 Sekunden lang in Elevation halten (bei geringfügiger Außenrotation)** ☐
Der Therapeut sollte den Arm in die richtige Position bringen, und der Patient muss diese Position dann, bei etwas Außenrotation, beibehalten. Pronation darf nicht zugelassen werden. Die Stellung des Ellbogens darf um nicht mehr als 30° von der vollen Streckung abweichen.

3. **Flexion und Extension des Ellbogens, bei der gleichen Armhaltung wie in Aufgabe 2** ☐
Die Streckung des Ellbogens muss sich bis auf mindestens 20° der vollen Streckung nähern. Die Handfläche sollte während keiner Phase der Bewegung nach außen zeigen.

Abb. 8.14   (Fortsetzung)

4. **Sitzen, Ellbogen am Körper, Pronation und Supination**
   Akzeptabel ist eine Bewegung um 75 % des vollen Bewegungsausmaßes, bei nicht
   abgestütztem, rechtwinklig gebeugtem Ellbogen.

5. **Nach vorn ausgreifen, einen großen Ball mit beiden Händen aufheben und
   wieder niederlegen**

   Der Ball sollte auf einem Tisch vor dem Patienten so weit entfernt liegen, dass dieser
   seine Arme ganz ausstrecken muss, um ihn zu erreichen. Während der Bewegung
   müssen die Schultern vorgezogen, die Ellbogen gestreckt, die Handgelenke in
   Neutralstellung gebracht oder extendiert und die Finger gestreckt werden.
   Die Handflächen sollten in Kontakt mit dem Ball bleiben.

6. **Den betroffenen Arm nach vorn ausstrecken, einen Tennisball vom Tisch aufheben bis auf halbe Höhe, dann zum Tisch zurückbringen und wieder loslassen.**
   5 Mal wiederholen.
   In jeder Phase müssen die Schulter protrahiert, der Ellbogen extendiert und das
   Handgelenk in Neutralstellung gebracht oder extendiert werden.

7. **Die gleiche Übung wie in Aufgabe 6, mit einem Bleistift**
   Der Patient muss zum Greifen Daumen und Finger benutzen.

8. **5 Mal ein Blatt Papier von einem vor dem Patienten stehenden Tisch aufheben
   und wieder loslassen**
   Der Patient muss Daumen und Finger benutzen, um das Papier aufzuheben, er darf
   es nicht einfach zum Tischrand ziehen. Die Position der Arme ist die gleiche wie in
   Aufgabe 6.

9. **Therapieknetmasse auf einem Teller auf rutschfester Unterlage mit Messer
   und Gabel schneiden und die Stücke in einen Behälter neben den Teller legen**
   Stücke von Bissgröße

10. **Auf derselben Stelle stehen, aufrechte Haltung beibehalten, einen großen Ball
    mit der Handfläche 5 Mal hintereinander auf dem Boden prellen**

11. **Hintereinander den Daumen in Opposition zu jedem Finger bringen, mehr als
    14 Mal in 10 Sekunden**
    Die Bewegungen müssen in gleichmäßiger Abfolge ausgeführt werden. Der Dau-
    men darf nicht von einem Finger zum andern gleiten.

12. **Supination und Pronation zu der Handfläche der nicht betroffenen Hand hin,
    20 Mal in 10 Sekunden**
    Der Arm muss vom Körper weggestreckt sein, Handfläche und Handrücken müssen
    die Handfläche der gesunden Hand berühren. Jede Berührung zählt als ein Mal.
    Die Aufgabe ähnelt Aufgabe 4, verlangt aber zusätzlich Geschwindigkeit.

13 **Stehen, den betroffenen Arm um 90° abduziert, die Handfläche flach an die
    Wand gelegt**
    Der Arm wird in dieser Stellung gehalten. Der Körper wird zur Wand hin gedreht,
    so weit zu dem Arm hin wie möglich, d. h., der Körper wird um mehr als 90° rotiert.
    Eine Beugung des Ellbogens ist dabei nicht zulässig, und das Handgelenk muss
    extendiert sein, so dass die Handfläche ganz die Wand berührt.

14. **Eine Schnur um den Kopf herum legen und hinten zubinden**
    Der Hals darf sich nicht beugen. Die betroffene Hand darf nicht nur einfach die
    Schnur halten. Dies testet die Handfunktion ohne Sehen.

15. **Händeklatschspiel, 7 Mal in 15 Sekunden**
    Markieren Sie an der Wand zwei Kreuze auf Schulterhöhe. Händeklatschspiel (beide
    Hände berühren die Kreuze – es wird in die Hände geklatscht – eine Hand berührt
    das gegenüberliegende Kreuz). Die Abfolge muss stimmen. Die Handflächen
    müssen sich berühren. Jeder solche Durchgang gilt als ein Mal. Der Patient darf
    dreimal probieren. Dies ist ein komplexes Muster, bei dem Koordination, Geschwin-
    digkeit und Gedächtnis sowie eine gute Armfunktion erforderlich sind.

Abb. 8.14   (Fortsetzung)

8.3   Zieldefinition

Ist die Untersuchung und die Interpretation der Untersuchungsergebnisse abgeschlossen, erfolgt die Zieldefinition.

> Das übergeordnete physiotherapeutische Ziel ist es, dem Patienten so effektiv und effizient wie möglich wieder zu seinen individuellen Funktionen, Aufgaben und Tätigkeiten zu verhelfen.

Zielformulierungen auf Aktivitätsebene

Das Ziel orientiert sich an der Aktivitäts- und/oder Partizipationsebene des Patienten und selten an der Funktionsebene. Der Vorteile einer Zieldefinition anhand der Aktivitätsebene ist u. a., dass Patient, Angehörige sowie alle anderen am Rehabilitationsprozess Beteiligten eine allgemein verständliche Kommunikationsbasis haben. Entscheidend für den Patienten sind selten die Erfolge auf der Funktionsebene.

Fallbeispiel: Frau Müller hat Probleme beim Haare kämmen. Sie schafft es nicht, ihren betroffenen Arm so weit zum Kopf zu strecken, dass sie ihn erreicht. Die Tonusuntersuchung der Flexoren im Ellenbogengelenk zeigt den Wert 4 auf der Ashworth-Scala. Das Ziel „Tonusreduktion" hat für die Patientin keine Bedeutung. Hinzu kommt, dass eine Tonusreduktion nicht zwingend mit einem Funktionsgewinn einhergeht. Das Ziel, selbstständiges Haare kämmen, hat eine nachvollziehbare, alltagsrelevante Bedeutung für die Patientin. Welche Störungen auf der Funktionsebene die Aktivität „selbstständiges Haare kämmen" verhindern, gilt es in der Untersuchung herauszufinden und ggf. zu behandeln. Alles im Hinblick auf das aktivitäts- oder partizipationsbezogene Ziel des Patienten.

Wünsche des Patienten berücksichtigen

Das Ziel orientiert sich an den Wünschen und Vorstellungen des Patienten. Liegen diese außerhalb des Möglichen, ist es wichtig, mit dem Patienten darüber zu sprechen und ihn über die Möglichkeiten und Grenzen der Physiotherapie für seinen speziellen Fall aufzuklären. Das erzeugt eine realistische Erwartungshaltung und erspart ihm und auch dem Therapeuten Frustrationen.

Behandlungszeit berücksichtigen

Sind die Vorstellungen des Patienten grundsätzlich erreichbar, jedoch nicht in dem vorgesehenen Behandlungszeitraum (3 Wochen) und den zur Verfügung stehenden Behandlungseinheiten (3 bis 4-mal/Woche Einzeltherapie), ist auch dies mit dem Patienten und ggf. seinen Angehörigen zu besprechen. Gemeinsam können ggf. Teilziele formuliert werden.

Realistisch sein

Das Ergebnis einer Behandlung wird von krankheitsbezogenen Störungen auf sensomotorischer und kognitiver Ebene, aber auch durch weitere Faktoren beeinflusst, beispielsweise: Nebendiagnosen, Behandlungszeit, Krankheitsverlauf und Prognose, soziales Umfeld, Motivation des Patienten, Alter, Kulturkreis etc. Um ein realistisches Ziel definieren zu können, ist es wichtig, diese zu berücksichtigen.

Prioritäten setzen

Werden mehrere behandlungsfähige Probleme benannt, dann ist es wichtig, eine Rangfolge festzulegen und sich ggf. mit anderen Berufsgruppen abzusprechen.

Beispiel 1: Ein Patient möchte sich motorisch-funktionell sowohl in Bezug auf seine Fazialisparese als auch auf seine Gangstörungen verbessern. Hier ist eine „Arbeitsteilung" mit den Kollegen der Logopädie sinnvoll.

Beispiel 2: Die Ursachen, warum ein Patient eine Aktivität nicht durchführen kann, können vielfältig sein. Meistens macht es keinen Sinn, in der beschränkt zur Verfügung stehenden Zeit alle Störungen gleichzeitig zu behandeln. Jetzt muss festgelegt werden, welche Störung als erstes behandelt wird. Bei der Priorisierung kann nach unterschiedlichen Kriterien vorgegangen werden. Vielleicht ist die Behandlung eines Problems die Voraussetzung für die Behandlung des anderen. Oder, welche Behandlung zeigt voraussichtlich am schnellsten Erfolge? Spürbare, sichtbare, für den Patienten nachvollziehbare Erfolge motivieren ihn. Außerdem sind alltagsrelevante Therapieerfolge Voraussetzung für die Genehmigung von Verlängerungsanträgen durch die Kostenträger.

> Ziele sind beabsichtigte, vorweggenommene Ergebnisse!

Das Ziel beinhaltet das beabsichtigte, patientenbezogene Ergebnis innerhalb eines festgelegten Zeitraums. Es sollte immer einen Bezug zur Aktivitäts- oder Partizipationsebene des Patienten haben.

Was sind Gründe für das Nichtgelingen der Aktivität? Welche Funktionsstörungen (sensorische, motorische, kognitive) be- oder verhindern die Durchführung der Aufgabe? Gibt es physiotherapeutische Interventionsmöglichkeiten, mit denen das Problem erfolgreich behandelt oder Sekundärschäden vermieden werden können? Das sind die Fragen, auf die Physiotherapeuten durch ihre Untersuchung eine Antwort finden müssen!

8.4 Behandlungsplanung

Mittels Behandlungsplanung wird die beabsichtigte Vorgehensweise dokumentiert.

Leitfragen und Hinweise für die Umsetzung:

- Welches Ziel oder welche Ziele sollen erreicht werden? Komplexe Ziele in Teilziele aufschlüsseln. Bei mehreren Zielen Prioritäten festlegen.
- Welche Maßnahmen sind geplant? Beschreibung des ausgesuchten Behandlungsprinzips und der geplanten Maßnahme(n).

- Bis zu welchem Zeitpunkt soll das Ziel erreicht werden? Unter Berücksichtigung der zur Verfügung stehenden Zeit und der Komplexität der Symptome, können Ziele in Tagen und Wochen definiert werden. In Ausnahmefällen auch in Monaten.
- Mit welchen Messinstrumenten wird die Behandlung evaluiert? Standardisierte und/oder praxis-/klinikinterne Messinstrumente?
- Welche Maßnahmen müssen neben der direkten Patientenbehandlung zusätzlich durchgeführt werden? Hilfsmittelabklärung, Hausbesuch, Heimprogramm erstellen, Angehörigengespräch, Angehörigenanleitung, etc.

8.5 Evaluation

Eine Evaluation dient der Beurteilung therapeutischer Maßnahmen. Dabei sollten folgende Fragen beantwortet werden:

Ziel erreicht?
Ob die ausgewählte therapeutische Intervention erfolgreich ist, wird mittels regelmäßiger Evaluation geprüft. Eine wöchentliche Evaluation der Therapie wird empfohlen, um frühzeitig die Gründe für evtl. ausbleibenden Erfolg zu erkennen und zu beheben. Die Behandlungshypothese wird bei ausbleibendem Erfolg kritisch hinterfragt, evtl. auch verworfen und durch eine neue ersetzt. Ggf. muss das Therapiemittel oder auch die Therapieform geändert werden. Vielleicht lagen die Gründe auf der medizinischen oder persönlichen Seite des Patienten, z.B. Medikamentenumstellung oder depressive Stimmungslage aufgrund privater Probleme.

Wöchentliche Bewertung der Therapie hat für viele Patienten einen motivierenden Charakter. Messbare Kriterien, beispielsweise die zurückgelegte maximale Gehstrecke im Wochenvergleich, gibt dem Patienten ein nachvollziehbares Feedback und spornt ihn für weitere Leistungssteigerungen an. Die Darstellung der Ergebnisse (Sekunden, Minuten, Meter, etc) in Form eines Diagramms fördert die Transparenz und visualisiert dauerhaft die Erfolge. Kurvenverläufe oder Bewertungsskalen, wie beispielsweise bei der visuellen Analogskala, können als persönliches Dokumentationsinstrument des Patienten dienen. Positive und negative Veränderungen werden sichtbar und können vom Patienten selbst schriftlich kommentiert werden.

Ja, das Ziel wurde erreicht!
Ist das Ziel erreicht, dann bedarf es keiner weiteren Fragen? Doch, denn auch Erfolge sollten hinterfragt werden. Welche Faktoren begünstigten die Therapie? War es die physiotherapeutische Intervention, die den Erfolg brachte? Oder lag der Erfolg im Rahmen der Spontanremission? Speziell die letzte Frage ist sicherlich schwer im klinischen Alltag zu beantworten. Zumal auch Wissenschaftler diese Frage seit Jahren kritisch bei Patienten mit einer zentral-neurologischen Störung diskutieren.

Dennoch, eine möglichst exakte Dokumentation der Therapieinhalte und der erzielten Ergebnisse (objektiv gemessen) sind ein wichtiges Instrument, um den Vergleich zu nicht oder anders therapierten Patienten herzustellen.

Nein, das Ziel wurde nicht erreicht!

Ist das Ziel nicht erreicht, dann gilt es kritisch die Ursachen zu identifizieren. Hat die Behandlungsstrategie alle relevanten Aspekte berücksichtigt? Wurden die Behandlungsprinzipien ausreichend berücksichtigt? Traten Komplikationen auf? Die Gründe können vielschichtig sein.

Welche Faktoren beeinflussten die Therapie positiv oder negativ?

Beispiele:

- Compliance des Patienten;
- soziales Umfeld;
- allgemeiner Gesundheitszustand im Behandlungsverlauf;
- therapeutische, pflegerische oder ärztliche Maßnahmen;
- Behandlungsumfeld.

8.6 Berichtformen

Im Folgenden werden 3 Berichtarten unterschieden und es wird auf Besonderheiten hingewiesen:

- Der **Erstbericht** wird vor Behandlungsbeginn erhoben. Er zeigt die Fähigkeiten und Störungen des Patienten auf. Die Ergebnisse der Untersuchung sind die Voraussetzung für die Problemfindung, Werkzeug für die Behandlungsplanung und Durchführung sowie Grundlage für Evaluation und Verlaufsdokumentation. Der Adressat des Erstbefundes ist in erster Linie der Physiotherapeut selbst. Da der Arzt und andere am Therapieprozess Beteiligte Informationen aus dem physiotherapeutischen Befund entnehmen, ist es wichtig, ohne Verlust an Professionalität eine verständliche Sprache zu verwenden.
- Der **Zwischenbericht**. Zwischenberichte können aus unterschiedlichen Gründen erstellt werden, z. B. aufgrund einer Einforderung des Kostenträgers. Um nur die relevanten Informationen zu übermitteln, ist es wichtig zu wissen, wer der Adressat des Zwischenberichtes ist. Beispiel: Verlängerungsantrag, Adressat: Kostenträger. Kostenträger interessieren harte Fakten, sprich die Ergebnisse standardisierter Tests. Auszug eines Antwortschreibens einer Betriebskrankenkasse (BKK) zu einem Verlängerungsantrag für einen Patienten mit Z. n. Schlaganfall: „... Ihrem oben genannten Verlängerungsantrag wird bis zum 05.06.2003 entsprochen. In diesem Zusammenhang weisen wir darauf hin, dass die Versorgung des Patienten zu Hause oder im Pflegeheim geklärt sein muss. Eine weitere Verlängerung darüber hinaus kommt nur in Betracht, wenn sich der Barthel-Index deutlich erhöht oder die Aphasie deutlich besser wird." Detaillierte Ausführungen über die Therapieinhalte sind in einem Bericht für den Kostenträger nicht relevant. Neben den Outcome-Messungen, im Beispiel mittels Barthel-Index, sind in einem Zwischenbericht für die Kostenträger auch Informationen über Besonderheiten im Verlauf wichtig. Welche Faktoren haben dazu geführt, dass der Patient das geplante Ziel (noch) nicht erreicht hat. Z. B. Patient ist während des Aufenthaltes gestürzt, das Gehtraining konnte deshalb nicht im geplanten und notwendigen Umfang durchgeführt werden. Oder: Während des Aufenthaltes verstarb ein naher Angehöriger des Patienten. Aufgrund der traurigen Stimmungslage war die Compliance für mehrere Tage deutlich eingeschränkt.

Zwischenberichte dienen außerdem der Informationsweitergabe bei vorübergehenden Verlegungen, z. B. aufgrund einer eingeschobenen OP. Wird der Patient auch dort physiotherapeutisch behandelt, dann ist das Übermitteln eines Zwischenberichtes für eine rasche und effektive Weiterbehandlung sehr hilfreich. Informationen zum aktuellen motorisch-funktionellen Stand, das physiotherapeutische Ziel und die empfohlenen Maßnahmen sollte dieser Zwischenbericht enthalten.

- Der **Abschlussbericht** enthält eine kurze Zusammenfassung des Erstbefunds und der relevanten Aspekte aus dem Verlauf. Eine Beschreibung zum aktuellen motorisch-funktionellen Zustand, einschließlich einer Beurteilung sowie Therapieempfehlungen runden den Bericht ab. Die Unterlagen werden der Patientenakte beigelegt. Sie stehen für den Abschlussbericht des Arztes zur Verfügung und werden anschließend archiviert, um die gesetzlich vorgeschriebene Aufbewahrungspflicht von 10 Jahren zu erfüllen. Sollten sich im Nachhinein Fragen oder Probleme ergeben, ist der Zugriff auf die Unterlagen des Patienten sehr wichtig.

Fallbeispiel: „Unfallbericht": Hr. Au, Hemiparese rechts, stürzte während der Physiotherapie beim

Gehtraining. Der Therapeut fragt den Patienten, ob er sich verletzt habe. Aufgrund einer Aphasie kann der Therapeut die Antwort des Patienten nicht eindeutig verstehen. Es scheint alles in Ordnung zu sein. Der Patient kommt mit Therapeutenhilfe wieder in den Stand zurück, deutet jedoch an, dass er die Therapie abbrechen möchte. Der Therapeut bringt den Patienten zurück in sein Zimmer. Auch wenn dieser Unfall im ersten Moment keine Verletzungen erkennen lässt, so muss er dennoch dokumentiert werden. Im weiteren Verlauf können sich durchaus noch Schwierigkeiten herausstellen, die in der akuten Situation nicht zu erkennen waren.

Ein Unfall während der Therapie muss in der therapeutischen Verlaufsdokumentation fixiert werden, und das Ereignis ist der Pflege und dem Stationsarzt zu melden.

Zur Absicherung sollte auch bei scheinbaren Bagatelleverletzungen ein Unfallbericht erstellt werden. Folgende Fragen sollten im Unfallbericht beantwortet sein: Wann und wo war der Unfall? Was ist passiert? Wer war beteiligt? Gibt es Zeugen? Wer wurde verletzt? Welche Verletzungen wurden festgestellt? Welche Maßnahmen wurden eingeleitet? Welcher Arzt wurde von dem Unfall unterrichtet?

Fallbeispiel Fortsetzung: Beispiel Hr. Au: Am 21.05.2003, gegen 14.15 Uhr stürzte Hr. Au während der Physiotherapie im Behandlungsraum der Station A. Beim Gehtraining mit dem behandelnden Physiotherapeuten Hr. Fitt, knickte er plötzlich und ohne erkennbaren Grund um und fiel zu Boden. Zu diesem Zeitpunkt konnten keine Verletzungen festgestellt werden. Der Patient gab zu verstehen (Aphasiker), dass alles in Ordnung sei und forderte den Abbruch der Therapie. Hr. Fitt brachte Hr. Au in sein Zimmer zurück, informierte die Stationsschwester Frau Fein und den behandelnden Arzt Dr. Fuchs über das Ereignis.

Ereignet sich ein Unfall mit schwereren Verletzungen (starke Schmerzen, Bewusstlosigkeit, Transportunfähigkeit, bei Zweifelhaftigkeit, ob nicht doch eine schwere Verletzung vorliegt, …) muss das Notfallteam der Klinik an den Unfallort gerufen werden. Per Telefon wird der Notruf ausgelöst. Hausintern ist eine Notrufkette geschaltet. In der Regel wird der diensthabende Arzt, eine Krankenschwester, der Oberarzt und/oder der Chefarzt per Funk über den Notfall informiert. Ausgerüstet mit einem Notfallkoffer, ggf. mit einem Rollstuhl oder einer Liege eilen sie zum Unfallort.

Bis zu diesem Zeitpunkt muss der Therapeut beim Patienten bleiben und ggf. Erste Hilfe leisten.

Ein weiterer Adressat des Abschlussberichts kann der weiterbehandelnde Therapeut sein. Wird der Patient physiotherapeutisch weiter behandelt, ist es sinnvoll und kollegial, diesen Bericht auch dem zukünftigen Therapeuten zu übermitteln. Im Zeitalter der elektronischen Datenübermittlung ist darauf zu achten, dass Patientendaten nicht unverschlüsselt per e-mail verschickt werden dürfen (Datenschutz). Wenige Kliniken haben bisher die technischen Voraussetzungen zur Verschlüsselung.

Sollten Sie die Möglichkeit haben, per e-mail Patientendaten zu verschicken, prüfen Sie unbedingt, ob der Datenschutz gewährleistet ist! Der Abschlussbericht kann auch in einem verschlossenem Briefumschlag dem Patienten mitgegeben werden. Der sicherste Weg ist die Versendung per Post.

Zusammenfassung

Die Berichtinhalte sind adressaten- und/oder zielabhängig. Ohne Methodensprache wird nur das Wesentliche kurz, knapp und möglichst objektiv dargestellt. Therapieergebnisse werden anhand standardisierten Tests, Skalen und Scores aufgezeigt. Bei allen Berichtformen gilt der Grundsatz: So viel wie nötig, so wenig wie möglich!

Literatur

Berg K, Maki B, Williams J, Holliday P, Wood S. Clinical and Laboratory Measures of Postural Balance in an Elderly Population. Arch Phys Med Reh. 1992;11:1073–1079.

Berg K, Wood-Dauphinee SL, Williams JI, Maiki B. The Balance Scale: reliability assessment with elder residents and patients with an acute stroke. Scand J Rehabil Med. 1995;27:27–36.

Berg K, Wood-Dauphinee SL, Williams JI, Maki B. Measuring balance in the elderly: validatio Instrument. Can J Public Haelth. 1992;83;2:7–11.

Betz U. Weinsberg A. Schmerz und Reizzustände am Bewegungssystem. In: Hüter-Becker A. (Hrsg.) Bewegungssystem. Stuttgart: Thieme; 2002.

Brötz D, Götz A, Müller H, Karnath H, Physiotherapeutische Diagnostik und Therapie der Pusher-Symptomatik; Zeitschrift für Physiotherapeuten. 2002;54:3.

Collen FM , Wade DT, Brandshaw CM. Mobility after stroke: reliability of measures of impairment and disability Int Disabil Stud. 1990;12:6–9.

Csuka M, Mc Carty DJ. Method for Measurement of lower extremity muscle strength. Am J. Med. 1985;78:77–81.

Davies PM. Hemiplegie: Anleitung zu einer umfassenden Behandlung von Patienten mit Hemiplegie. In: Rehabilitation und Prävention, 18. Berlin, Heidelberg, New York, Tokyo: Springer; 1986.

De Souza LH, Langton-Hewer R, Miller S. Assessment of recovery of arm control in hemiplegic stroke patients. Arm function test. International Rehabilitation Medicine. 1980;2:3–9.

Duncan PW, Weiner DK, Chandler J, Studenski S. Functional reach: a new clinical measure of balance. J Gerontol. 1990;45:192–195.

Duus P. Neurologisch-topische Diagnostik. Stuttgart: Thieme; 1995.

Freivogel S. Motorische Rehabilitation nach Schädelhirntrauma. München: Pflaum Verlag; 1997.

Götz-Neumann K. Gehen verstehen. Stuttgart: Thieme; 2003.

Hesse S, Bertelt C, Schaffrin A. Restoration of gait in non-ambulatory hemiparetic patients by treadmill training with partial body-weight support. Archieves of Physical Medicine and Rehabilitation. 1994 a;75:1087–1093.

Hesse S, Jahnke MT, Berthelt C. Gait outcome in ambulatory hemiparetic patients after a 4-week comprehensive rehabilitation program and prognostic factors. Stroke. 1994 b;25:1999–2004.

Hesse S, Jahnke MT, Schreiner C. Gait symmetry and functional walking performance in hemiparetic patients prior to and after a 4-week rehabilitation programme. Gait and Posture, 1993;1:166–171.

Hoehn MM, Yahr MD. Parkinsonism: onset, progression, and mortality. Neurology. 1967;17:427–442.

Johnson J, Thompson AJ. Rehabilitation in a neuroscience centre: the role of expert assessment and selection. British Journal of Therapy and Rehabilitation. 1996; 3: 303–308.

Joynt RL. The source of shoulder pain in hemiplegia. Arch Phys Med Rehabil. 1992;73:409–413.

Judge JO, Schechtmann K, Cress E. The relationship between physical performance measures and independence in instrumental activities of daily living. J Am Geriatr Soc. 1996; 44;11:1332–1341.

Karnath HO, Brötz D, Götz A. Klinik, Ursache und Therapie der Pusher-Symptomatik. Nervenarzt. 2001 a; 72:86–92.

Karnath HO, Ferber S, Dichgans J, The neural representation of postural control in humans. Proc Natl Acad Sci USA. 2000 b;97:13931–13936.

Karnath HO, Ferber S, Dichgans J, The origin of controversive pushing; Evidence for a second graviceptive system in humans. Neurology. 2000 a;55:1298–1304.

Lincoln N, Leadbitter D. Assessment of motor function in stroke patients. Physiotherapy. 1979; 65:48–51.

Masur H. Skalen und Scores in der Neurologie. Stuttgart: Thieme; 1995.

Mathias S, Nayak USL, Isaacs B. Balance in the elderly patient: The get up and go test. Arch Phys Med Rehabil. 1986;67:387–389.

Mathiowetz V, Weber K, Kashman N, Volland G. Adult norms for the nine-hole peg test of finger dexterity. Occupatonal Therapy Journal of Research. 1985;5:24-37.

McCoy AO, Van Sant AF. Movement patterns of adolescents rising from a bed. Phys. Ther. 1993;73:182–193.

Murray MP, Drought AB, Kory RC. Walking patterns of normal men. J Bone Joint Surg. 1964;46A:335–360.

Olney SJ, Monga TN, Costigan PA. Mechanical energy of walking of stroke patients. Archives of Physical Medicine and Rehabilitation. 1986;67:92–98.

Perry J. Gait Analysis. Thorofare: Slack; 1992.

Podsiadlo D, Richardson S. The time up & go: A test of basic functional mobility for frail elderly persons. JAGS. 1991;39-42:142–148.

Podsiadlo D, Richardson S. The timed "up & go": A test of basic functional mobility for fraile persons. JAGS. 1991;39-2:142–148.

Robinett CS, Vondran MA. Functional ambulation velocity and distance requirements in rural and urban communities. Physical Therapy. 1988;68:1371–1373.

Sarnicki SJ. Rising from supine on a bed: a description of adult movement and hypothesis of developmental sequences. Richmond VA: Virginia Commonwealth Universitiy; 1985.

Shumway-Cook A, Frauer S, Woollacott M. Predicting the Probability for Falls in Community-Dwelling Older Adults Using the Timed up & Go Test. Phys Ther. 2000;80-89:896–903.

Tinetti M, Ginter S. Identification mobility dysfunctions in elderly patients: standard neuromuscular examination of direct assessment? JAMA. 1988;259:1190–1193.

Tinetti M. Performance-oriented assessment of mobility problems in elderly patient. JAGS. 1986;34:119–126.

Verkerk PH, Schouten JP, Oosterhuis HJGH. Measurement of the hand coordination. Clinical Neurology and Neurosurgery. 1992;2:105–109.

Vieregge P. Ideopathische Gangstörung im Alter. Bern: Huber; 1996.

Wade DT, Wood VA, Heller A. Walking after stroke. Scandinavian Journal of Rehabilitation Medicine. 1987;19:25–30.

Wade DT. Measurement in neurological rehabilitation. New York: Oxford University Press; 1992.

Webster DD. Critical analysis of the disability in Parkinson's disease. Modern Treatment. 1968;5:257–282.

Wiedmann KD. Prinzipien der neuropsychologischen Rehabilitation. In: Frommelt P, Grötzbach H. (Hrsg.) Neuro Rehabilitation. Berlin: Blackwell; 1999:245.

Eine physiologische Form der Bewusstseinsstörung erfährt jeder beim Schlafen!

Bettlägerige Patienten sind gefährdet, ein Orthostase-Syndrom zu entwickeln

Mit der Glasgow-Coma-Scale wird der Bewusstseinszustand beschrieben

9   Bewusstseinsstörungen

Dorothe Wulf

9.1   Einführung

Bewusstsein ist eine Funktion des Gehirns. Es beinhaltet die Summe aller wahrgenommenen Vorgänge: Informationsaufnahme, Informationsverarbeitung und die Reaktionen darauf. Unter Bewusstsein wird z. B. die Fähigkeit verstanden, sich zeitlich, räumlich und zur eigenen Person zu orientieren. Daneben gehört auch die Fähigkeit zur sinnlichen Wahrnehmung (sehen, hören, fühlen) dazu, ebenso wie die Verarbeitung der Sinneseindrücke und die situationsgerechte Reaktion auf diese Reize.

Die bewusste Wahrnehmung, verbunden mit der adäquaten, beispielsweise einer sprachlichen oder motorischen Reaktion, wird in der Großhirnrinde generiert und durch die im Hirnstamm lokalisierte Formatio reticularis gesteuert. Das aufsteigende, retikuläre, aktivierende System (ARAS, ascending reticular activating system) spielt eine große Rolle für die Bewusstseinslage und den Schlaf-Wach-Rhythmus. Eine physiologische Form der Bewusstseinsstörung erfährt Jeder beim Schlafen.

Bewusstseinsstörungen können als das Ergebnis von Störungen des gesamten Erlebens und Verhaltens mit unterschiedlichem Grad der Ausprägung verstanden werden. Die Wahrnehmung, die Verarbeitung und die Reaktionen auf Erlebtes und Verhalten sind in irgendeiner Form gestört.

Übergangsformen von Wachheit bis zum Koma

Klaus Scheidtmann

Die Übergangsformen von Wachheit bis hin zum Koma sind wie folgt definiert (**Tab. 9.1**):

Jede langsam wie auch rasch einsetzende Bewusstlosigkeit sowie jede zunehmende Bewusstseinsstörung ist Leitsymptom einer bedrohlichen Funktionsstörung des Gehirns. Jede Bewusstseinsstörung ist ein Notfall und bedarf einer sorgfältigen neurologischen Untersuchung und Verlaufskontrolle in angemessenen Zeitintervallen und nach Standardverfahren. Dabei müssen Symptome, die topographisch wie auch ätiologisch richtungsweisend sind, sorgfältig beobachtet werden. Der Bewusstlosigkeit liegt entweder eine primäre Schädigung des sogenannten ARAS bzw. die bithalamisch

afferenten Zentren zugrunde oder aber eine diffuse kortikale oder subkortikale Funktionsstörung im Rahmen einer primären zerebralen oder einer extrazerebralen Grunderkrankung vor.

Die ARAS ist vergleichbar mit einem But-System, welches die kortikalen, d. h. die in der Großhirnrinde lokalisierten Zentren aktiviert. Kommt es zu einer Schädigung auf unterschiedlicher Höhe, wie z. B. mesenzephal, pontin oder medullär, ergeben sich daraus unterschiedliche Krankheitsbilder (**Tab. 9.2**).

Tabelle 9.1 Übergangsformen von Wachheit bis zum Koma

Bezeichnung	Beschreibung	Ursachen
Somnolenz	Müdigkeit	physiologisch Vergiftung, generelle Kreislaufschwäche, akute Stoffwechselentgleisung, Hirndruck, Infektion
Sopor	Reaktion nur auf starke Reize, gezielt oder ungezielt	vielfältig, wie bei Somnolenz, stärker ausgeprägt
Koma	Keine Reaktion auf stärkste Reize, nacheinander fallen aus: Pupillenreaktion, Lichtreaktion, Cornealreflex	vielfältig, wie bei Somnolenz, stärker ausgeprägt

Tabelle 9.2 Schädigungsort und Syndrome

Läsionsort	Klinisches Syndrom
Bilaterale Hemisphären	Persistierend vegetativer Status (apallisches Syndrom)
Dienzephalon	akinetischer Mutismus
Hirnstamm	Mesenzephales Koma, Locked-in-Syndrom

Ätiologie
Dorothe Wulf, Klaus Scheidtmann

Die Ursachen für Bewusstseinsstörungen sind umfangreich, von der kurzzeitigen Kreislauf-Dysregulation, bis hin zu schweren, lebensbedrohlichen Schädigung des aufsteigenden, retikulären, aktivierenden Systems oder seiner Verbindungen zur Großhirnrinde.

Mögliche Ursachen
- zentrale Schädigungen: schweres Schädel-Hirn-Trauma, Entzündungen, Schlaganfall, Sinusvenenthrombose, etc.:
- Vergiftungen: Alkohol, Überdosierung durch Sedativa, Rauschdrogen, etc.;
- Störungen des Stoffwechsels (Diabetes: Hypoglykämie);
- Störungen der Organe mit innerer Sekretion (Bauchspeicheldrüse, Schilddrüse, Nebenniere, Hirnanhangdrüse, etc.);

Ein Beispiel für eine kurzzeitige Bewusstseinsstörung ist das *Orthostase-Syndrom*. Es tritt bei Menschen auf, die unter einem zu niedrigen Blutdruck leiden. Steht der Betroffene zu schnell auf oder muss er lange stehen, dann reicht der Blutdruck der Arterien manchmal nicht aus, um das Gehirn mit Blut zu versorgen. Durch den nachfolgenden Sauerstoffmangel wird einem schwindelig, man wird blass, der Pulsschlag liegt unter 60 Schlägen/min und man kann für mehrere Sekunden ohnmächtig werden.

> *Sturzgefahr! Man spricht in diesem Fall von einer Synkope. Einer kurzzeitigen Bewusstlosigkeit, die ohne Folgen abläuft.*
> *Zur Vermeidung eines Orthostase-Syndroms sind bei bettlägerigen Patienten kreislaufanregende Maßnahmen und langsame Positionswechsel vor dem Aufstehen durchzuführen. Das Tragen von Kompressionsstrümpfen erhöht den Druck auf das Gefäßsystem und verhindert oder reduziert so das Versacken des Blutes in der Peripherie.*

Aufgrund der Inaktivität über Tage oder Wochen sind alle bettlägerigen Patienten gefährdet, ein Orthostase-Syndrom zu entwickeln, besonders diejenigen mit diagnostizierter Hypotonie.

Einteilung der Bewusstseinsstörungen
Im klinischen Alltag werden unterschiedliche Begriffe für die Einteilung von Bewusstseinsstörung angewandt:

- orientiert: Patient ist zeitlich, räumlich und zur eigenen Person orientiert;
- Benommenheit: wach, verlangsamte Reaktionen;
- nicht orientiert: Patient ist wach, ansprechbar, jedoch nicht orientiert;
- Somnolenz: Patient ist teilnahmslos, schläfrig. Er öffnet bei Aufforderung die Augen, zeigt situationsgerechte Reaktionen und fällt dann wieder in den Schlaf. Dieser Zustand wird auch als schläfrige Bewusstlosigkeit bezeichnet;
- Sopor: Patient ist tief schläfrig, auf verbale Reize keine Reaktionen, ist jedoch durch starke Schmerzreize erweckbar und reagiert mit gezielter Abwehr;
- Koma: Patient ist tief bewusstlos, nicht ansprechbar, keine Reaktionen auf stärkste Reize.

Diese Begriffe werden im klinischen Alltag angewandt, sind aber undeutlich definiert. Zur Beschreibung des Bewusstseinszustands eines Patienten wird deshalb, beispielsweise auf der Intensivstation, die weit verbreitete Glasgow-Coma-Scale angewandt (**Abb. 9.1**).

Kategorie	Punkte-zahl
beste verbale Antwort:	
• keine	1
• unverständliche Laute	2
• inadäquate Worte	3
• desorientiert	4
• orientiert	5
Augenöffnen:	
• kein Augenöffnen	1
• auf Schmerzreize	2
• auf akustische Stimuli	3
• spontan	4
beste motorische Reaktion:	
• keine	1
• abnormes Strecken	2
• abnormes Beugen	3
• zieht zurück (Fluchtbewegung)	4
• lokalisiert Stimulus (wehrt gezielt ab)	5
• befolgt Aufforderungen	6
Summe der besten Werte der 3 Kategorien	

Abb. 9.1 Glasgow-Coma-Scale

9.1.1 Physiotherapeutische Untersuchung
Dorothe Wulf

Auch wenn das Beurteilen des Bewusstseinszustands eines Patienten nicht zu den Aufgaben der Physiotherapeuten zählt, sind gute Kenntnisse über mögliche Bewusstseinsstörungen Voraussetzung für die Therapie und die Kommunikation im interdisziplinären Team. Über den individuellen Zustand eines Patienten ist der Arzt zu befragen. Die Dauer der Bewusstlosigkeit ist ein aussagekräftiges Kriterium für die Prognose des Patienten (Freivogel 1997). Veränderungen, die das Bewusstsein und die Vigilanz des Patienten betreffen, werden in der physiotherapeutischen Untersuchung deskriptiv dokumentiert.

Leitfragen:

- Zeigt der Patient Reaktionen in der Therapie, beispielsweise bei Ansprache, bei der Aufrichtung vom Liegen in den Sitz, oder vom Sitz in den Stand? Wie äußern sich diese Reaktionen?
- Sind die Reizreaktionen/Reizantworten reproduzierbar?
- Über welchen Zeitraum, während der Therapie, ist der Patient wach und therapiefähig?
- Ist der Patient zeitlich, örtlich, zur Person und situativ orientiert?

Die Vigilanz und damit verbunden auch der Grad an Bewusstsein ist von unterschiedlichen Faktoren beeinflusst: Medikation, Tagesform, Körperposition, Ansprache, Bewegung, etc. Vigilanzschwankungen sind innerhalb kürzester Zeit möglich. Gerade noch hat der seit Tagen als komatös eingestufte Patient in der Therapiesituation „Stehen auf dem Kipptisch" auf Aufforderung seine Augen reproduzierbar geöffnet. 15 Minuten später, bei der Visite, liegt der Patient wieder im Bett und das Ärzteteam kann keine Reaktionen auf Ansprache feststellen. Diese oder ähnliche Situationen sind nicht selten. Es ist deshalb wichtig, Vigilanz- und Bewusstseinsänderungen des Patienten zu dokumentieren und im regelmäßigen Austausch mit allen am Behandlungsprozess Beteiligten zu stehen, einschließlich der Angehörigen, um Veränderungen zu registrieren und ggf. Behandlungskonsequenzen daraus zu ziehen, z.B. die Behandlungszeiten in die Wachphasen des Patienten zu legen.

9.1.2 Physiotherapeutische Behandlung

Der Zeitpunkt, zu dem die Physiotherapie bei Patienten mit schweren Bewusstseinsstörungen in dem Behandlungsprozess eingesetzt wird, ist unterschiedlich und abhängig vom Allgemeinzustand des Patienten, der Belastbarkeit, der medizinischen Indikation, Zielsetzung usw. ... Wird der komatöse Patient in die Akutklinik eingeliefert, steht zunächst die Sicherung der Vitalfunktionen, Atmung und Kreislauf im Vordergrund. Der Patient steht unter kontinuierlicher Beobachtung, klinische und bildgebende diagnostische Verfahren werden durchgeführt. Um die Sauerstoffversorgung des Gehirns sicherzustellen, muss der Betroffene ggf. intubiert und maschinell beatmet werden. Zeichnet sich eine lange Beatmungszeit ab, wird der Patient tracheotomiert (Eröffnung der Luftröhre durch einen Schnitt unterhalb des Kehlkopfes. Eine Trachealkanüle wird eingesetzt.) Je nach Befund der ärztlichen Diagnostik muss ggf. eine osteoklastische Trepanationen (partielle Entfernung des Schädelknochens) erfolgen, um ein zerebrales Hirnödem oder Hämatom zu entfernen. Ist der Zeitpunkt gekommen, an dem die lebenserhaltenden Maßnahmen abgeschlossen sind und der Patient einen stabilen Zustand erreicht hat, dann können therapeutische Maßnahmen hinzugezogen werden.

Komastimulation

Die Komastimulation kann in 2 Arten unterteilt werden:

- Unsystematische Stimulationen: Reizdarbietungen unterschiedlichster Form werden dabei angewandt, z.B. propriozeptive Reize beim passiven Bewegen, vestibuläre Reize durch die Mobilisation beim Lage- und Positionswechsel, z.B. von der Rückenlage in den Sitz, akustische Reize durch das Abspielen der favorisierten Musik des Patienten, deutliche taktile Reize unterschiedlicher Stärke am Rumpf und an den Extremitäten. Die Wirkungsweise dieser Maßnahmen ist bisher nicht geklärt.
- Systematische multisensorische Stimulation: Le Winn und Dimanescu beschrieben erstmals 1978 diese Stimulationsform. Sie behandelten täglich 60 min lang komatöse Patienten mit visuellen, akustischen, olfaktorischen und taktilen Reizen. Im Vergleich zur Kontrollgruppe zeigten die Patienten deutliche Verbesserungen. Diese Studienergebnisse und eine weitere Studie von

Doman und Dimanescu (1993) weisen darauf hin, dass eine systematische intensive Stimulation, mittels Reizdarbietungen für unterschiedliche Sinnessysteme, zu Verbesserungen bei komatösen Patienten führten. Andere Wissenschaftler kritisierten jedoch die Studie aufgrund unterschiedlicher Mängel. Weitere Untersuchungen, die ebenfalls methodische Mängel aufweisen, folgten. Die Wirksamkeit der multisensorischen Stimulation ist deshalb noch nicht geklärt (Freivogel 1997). Wedel-Parlow und Kutzner (1999) fassen aufgrund der bisher vorliegenden Forschungsergebnisse zusammen, dass die systematische, multisensorische Stimulation zweckmäßig erscheint, aber die Bedeutung für das Outcome noch strittig ist.

9.2 Locked-in-Syndrom

Der Patient befindet sich in einem de-efferenzierten Zustand, bei dem die Informationswahrnehmung und -verarbeitung nicht gestört ist. Der Patient ist wach und bei Bewusstsein. Die Atemfunktion ist z. T. eingeschränkt. Aufgrund komplett gelähmter Extremitäten und Hirnnerven besitzt der Patient keine Möglichkeit zur Reaktion. Er kann sich weder motorisch noch sprachlich äußern. Lediglich vertikale Augenbewegungen (Blickbewegungen nach oben und unten) und der Lidschlag sind möglich und dienen als Kommunikationsmittel. Klinisch wird das Locked-in-Syndrom häufig mit einem komatösen Zustand verwechselt. Elektrophysiologische Untersuchung zeigen, im Gegensatz zum apallischen Syndrom, Reaktionen bei akustischen und oder visuellen Reizen.

Ätiologie und Pathogenese

Das Locked-in-Syndrom tritt in Folge einer beidseitigen querschnittartigen Unterbrechung auf Höhe des Hirnstammes (Pons) mit Durchtrennung des Tractus corticobulbaris und corticospinalis auf. Ursache ist hierfür meist die Basilaristhrombose. Infolge erhaltener Augenbeweglichkeit kann eine Verständigung mit Hilfe eines Kommunikators oder auf der Ebene eines vereinbarten Code möglich sein. Wenn über Kommunikationshilfsmittel ein Kontakt mit dem Patienten aufgenommen wird, oder aufgenommen werden kann, sind diese Patienten sehr wohl in der Lage, ihr Schicksal mittels Kommunikator niederzuschreiben.

9.2.1 Physiotherapeutische Untersuchung und Maßnahmen

Die Situation des Patienten ist desolat. Er hört, versteht und empfindet alles, ist jedoch nicht in der Lage, darauf zu reagieren. Er ist „Gefangener im eigenen Körper". Besonders im Umgang mit diesen Patienten ist Fingerspitzengefühl und Einfühlungsvermögen des Therapeuten gefragt. Jeder sollte sich „ganz normal" mit ihm unterhalten. Von der Begrüßung und Vorstellung, über die Informationen zur beabsichtigten Therapie, bis hin zur Verabschiedung verläuft das Gespräch genauso wie mit jedem anderen Patienten auch. Wichtig ist es, dem Patienten Zeit zu geben, um mittels vereinbartem Bewegungskode der Augen oder des Augenlids antworten zu können. Fragen sind so zu formulieren, dass der Patient nur mit Ja oder Nein antworten muss.

Patienten mit schweren zentral-neurologischen Defekten scheinen eine Überempfindlichkeit für Gerüche zu haben. Gerüche können das Verhalten eines Patienten beeinflussen, auch wenn dies nicht therapeutisch beabsichtigt war. Der Therapeut sollte sich deshalb über die Gerüche, die den Patienten während der Therapie umgeben, bewusst sein (Umphred 1995).

Physiotherapie kann bei einem Patienten mit Locked-in-Syndrom Sekundärschäden, die durch die Immobilisation entstehen, vermeiden. Die Behandlungsziele sind präventiv, bzw. liegen in der Behandlung bereits aufgetretener Sekundärschäden. Prophylaktisch kann z. B. durch Anbringen von Schienen oder durch entsprechende Lagerung Einfluss auf Sehnen und muskuläre Verkürzungen genommen werden (Spitzfußprophylaxe).

9.3 Apallisches Syndrom
Klaus Scheidtmann

Bei dem apallischen Syndrom handelt es sich um einen subakuten oder chronischen Funktionsausfall des Kortex (Pallium), des menschlichen Großhirns, bei gleichzeitigem Erhalt des Aktivierungssystems des Kortex, der Formatio reticularis. Synonym wird es auch als *Persistent Vegetative State* bezeichnet.

Kretschmer (1940) hat den Begriff „apallisch" von lateinisch „pallium", griechischer Übermantel, abgeleitet. Damit sind die Funktionen der Großhirnrinde gemeint, die alle anderen Hirnzentren wie die des Hirnstamms und des Rückenmarks steuern. Es wird unter apallisch somit ein Funktionsausfall des Großhirns und nicht ein struktureller Schaden der Großhirnrinde oder deren Schaltzentren verstanden.

Ätiologie und Pathogenese

Der Innsbrucker Neurologe Gerstenbrand (1967), der sich intensiv mit Patienten im apallischen Syndrom befasst hat, beschreibt den Zustand aufgrund dieser Beobachtungen wie folgt:

> *„Der Betroffene liegt wach da mit offenen Augen. Er blickt gerade aus oder die Augen gleiten ohne Fixationspunkte verständnislos hin und her. Auch der Versuch, die Aufmerksamkeit anzuregen, gelingt nicht. Ansprechen, Anfassen, Vorhalten von Gegenständen erwirken keinen sinnvollen Wiederhall. Die reflektorischen Flucht- und Abwehrbewegungen fehlen. Trotz Wachheit ist der Patient unfähig zu sprechen und somit sinnvolle Handlungsformen erlernter Art durchzuführen".*

Aus dieser Beobachtung entstand folgende Beschreibung des Zustandsbildes:

- Bewusstlosigkeit, jedoch Augenöffnen ohne Fixieren möglich;
- zunehmende Besserung der gestörten, unbewussten vegetativen Funktionen;
- krankhaft ungesteuerte motorische Bewegung;
- auf Schmerzreize höchstens Massenbewegung, keine sichere Abwehr;
- ungezielte, nicht gerichtete Reaktion auf äußere Einwirkung;
- abwechselnde Wachheit;
- gestörter Schlaf-/Wach-Rhythmus;
- Stuhl- und Urininkontinenz.

Ein weiteres Zeichen des apallischen Syndroms ist eine sogenannte vegetative Stimulierung. Das bedeutet, dass der Patient vermehrt schwitzt, unter hochgradigem Speichelfluss leidet und Bewegungsstörungen im Bereich der Extremitäten mit starker Beugung in den Armen und Streckung in den Beinen zeigt. Die Muskelanspannung ist insgesamt oft massiv erhöht.

Motorische Primitivreflexe können ausgelöst werden:
- Kau- und Saug-Automatismen,
- orale Schablonen mit Mundöffnen durch Berührung der Lippen,
- das sog. Bulldoggen-Phänomen: In den Mund gebrachte Gegenstände werden mit den Zähnen festgehalten, aber auch Gegenstände, die in die Hand gegeben werden, werden nicht mehr losgelassen.

In dieser Phase besteht ein sehr hoher Kalorienbedarf, dem oftmals auf den Intensivstationen nicht Rechnung getragen werden kann.

Stadien

Prinzipiell ist zwischen einem apallischen Syndrom als Folge einer schweren Akutschädigung des Großhirns (Hirnverletzung, Sauerstoffmangel durch Herz-/Kreislauf-Stillstand und Narkose, Hirnentzündung, akute Massenblutung im Gehirn, Hirnvolumensteigerung durch diffuses Hirnödem usw.) und einem apallischen Syndrom, nach einem fortschreitenden Hirnabbauprozess (Alzheimer-Erkrankung, Jakob-Kreutzfeld-Erkrankung), zu unterscheiden.

Initialstadium: Symptome des akuten Mittelhirnsyndroms: Koma, Streckkrämpfe der Extremitäten und des Rumpfes, gestörte Augenmotorik, akute Enthemmung der vegetativen Funktionen mit Tachykardie bis 150 Schlägen/min, Blutdrucksteigerung, maschinenartige Atmung.

Nach Durchlaufen dieses subakuten oder Initialstadiums kann generell eine Rückbildung der apallischen Symptomatik erwartet werden. Eine Rückbildung kann nach kurzer Zeit, aber auch erst nach monatelangem Bestehen des Vollbildes einsetzen. Manchmal bleibt auch der Zustand des apallischen Syndroms bis zum Tode unverändert erhalten.

Der Rückbildungsverlauf wird nach der Innsbrucker Remmissionsskala in 8 Phasen unterteilt.

1. Remissionsphase: Gekennzeichnet durch optisches Fixieren, Differenzierung der emotionellen Reaktion, beginnende Abwehrbewegung auf Schmerzreize und Umstellung des Schlaf-/Wachrhythmus zur tageszeitlichen Steuerung.

2. Remissionsphase: Optische Folgebewegungen und beginnende Differenzierung der Bewegung der motorischen Primitivschablonen, Umstellung des Schlaf-/Wachrhythmus entsprechend der Tageszeit.

3. Remissionsphase: Durch Klyver-Bucy-Symptomatik gekennzeichnet, d. h., dass alle fassbaren Gegenstände ergriffen und zum Mund geführt werden, gekaut und ohne Erkennen des Objektes geschluckt werden. Insgesamt schreitet der Aufbau von gerichteten Bewegungen fort, es werden erste Brummlaute produziert mit Übergang zu einfacher Wortbildung, die Haltung der Extremitäten des Körpers normalisiert sich, die vegetativen Funktionen beginnen sich zunehmend zu stabilisieren.

4. Remissionsphase, sogenannte Nach-Klyver-Bucy-Phase: Die Gegenstände, die sonst zum Mund geführt wurden, werden erkannt und in Bezug auf Essbares unterschieden. Einfache Aufträge werden durchgeführt, sitzen und stehen mit Unterstützung ist in dieser Phase bereits möglich.

5./6./7. Remissionsphase: In diesen 3 Phasen bilden sich die höheren Hirnleistungen wie Sprache, Sprachverständnis, Orientierung am eigenen Körper und Umgebung zurück.

8. Remissionsphase: Zunehmender Aufbau der koordinierten und gerichteten Motorik und gleichzeitiges Abklingen der motorischen Primitivschablonen; die vegetativen Funktionen sind stabil.

Der Rückbildungsverlauf eines apallischen Syndroms kann nach der 1. oder 2. Remissionsphase, selten nach der 3. Phase, sistieren. Der zeitliche Verlauf ist jedoch sehr variabel, so kann es Wochen bis Monate dauern, bis eine Phase überwunden wird.

Diagnostik
Klaus Scheidtmann

Im Vordergrund der Diagnostik steht die klinisch neurologische Untersuchung. Folgende Symptome sind festzustellen: keine Reaktionen auf verbale Reize, wechselnde Zustände zwischen geöffneten Augen mit einem starren Blick ins Leere und geschlossenen Augen, vegetative Reaktionen, wie

Pulsanstieg und Atembeschleunigung (Coma vigile). Es kommt häufig zu gesteigerten vegetativen Reaktionen: Tachykardie, vermehrtes Schwitzen, gesteigerte Atemfrequenz und vermehrter Stoffwechsel.

Ergänzend werden elektrophysiologische Untersuchungen vorgenommen wie EEG, evozierte Potentiale und bildgebende Verfahren wie CT und MRT. Diese Untersuchungen zeigen schwere Allgemeinveränderungen bzw. weisen das Fehlen kortikaler Antworten auf.

Differentialdiagnosen

Akinetischer Mutismus, Locked-in-Syndrom.

Therapie

Eine der wichtigsten Maßnahmen ist die Blockierung der Überaktivität des Sympathikus. Diese sogenannte vegetative Überreaktion führt zu einem Hyperkatabolismus (vermehrtem Kalorienverbrauch), welcher eine verstärkte Gewichtsabnahme zur Folge hat. Daneben können auch noch periphere Nerven-, aber auch Muskelschäden auftreten (Critical-Illness-Polyneuropathie und Myopathie). In dieser Phase begrenzt sich die Behandlung auf Alpha;- und Beta;-Blocker zur Senkung des Sympathikotonus.

Zusätzlich sind prophylaktische Maßnahmen einzuleiten, so z. B. eine ausreichende Bronchialtoilette (Pflege eines möglicherweise angelegten Tracheostomas) und Thromboseprophylaxe.

In einem weiteren Schritt kann dann, bei stabilen vegetativen Verhältnissen, eine pharmakologischer Stimulationsversuch unternommen werden. Dabei wird das retikuläre aktivierende System pharmakologisch beeinflusst z. B. durch Medikamente wie Amvitamin (im Volksmund auch Speed genannt), Amphetamin oder Levodopa. Besonders wichtig ist, dass der Einsatz dieser Medikamente bekannt gegeben wird und im multidisziplinären Team eine Entscheidung über einen möglichen Therapieerfolg getroffen werden kann.

9.3.1 Physiotherapeutische Untersuchung
Dorothe Wulf

Bewusstseinszustand

Patient ist nicht mehr im Koma. Das zeigt sich durch spontanes Öffnen der Augen oder als Folge von Schmerzreizen oder akustischen Reizen. Der Blick ist jedoch ohne Fixation (Blick ins Leere) (s. o. Leitfragen).

Beobachtet und beschrieben werden Augenbewegungen, das visuelle Fixieren und Folgen, Reaktionen auf unterschiedliche Stimulationen (visuell, akustisch, taktil, propriozeptiv, vestibulär).

Tonus

Patienten im Wachkoma zeigen tonische Haltungsmuster. Die untere Extremität ist in einem Extensionsmuster, die obere im Flexionsmuster. Akustische und taktile Reize steigern den Tonus und können Massenbewegungen provozieren, z. B. lautes Klatschen in die Hände, plötzliches Zuschlagen einer Tür, Schmerzreize, plötzliches Berühren, schnelles und ruckartiges Bewegen des Patienten.

Kurze, ruckartige, klonische Muskelzuckungen mit geringem Bewegungsausmaß (Myokolonien) treten häufig auf.

Atmung

Maschinelle Beatmung: Besonders in der Frühphase des apallischen Syndroms, wenn die Sauerstoffversorgung des Organismus nicht durch die Spontanatmung gesichert ist, werden die Patienten maschinell beatmet. Dabei kann es sich um eine apparative, komplett oder assistiv apparativ kontrollierte oder eine assistierende Beatmungsform handeln.

Weaning: Synonym: Entwöhnung oder Abtrainieren vom Respirator (Gerät zur künstlichen Beatmung). Der Übergang von der apparativ kontrollierten Atmung bis hin zur Spontanatmung.

Spontanatmung: Ausreichende Sauerstoffaufnahme ohne technische Hilfe.

Hinweis: Auf die Darstellung eines ausführlichen Atembefundes, der bei diesen Patienten angebracht ist, wird an dieser Stelle verzichtet. Er unterscheidet sich nicht von dem bei Patienten mit anderen Erkrankungen, die sich auf das pulmonale System auswirken.

Gelenkbeweglichkeit

Aufgrund von Tonuserhöhung, andauernder Immobilität und persistierenden Extensions- und/oder Flexionsmustern, ist der Patient gefährdet, Kontrakturen zu entwickeln. Gemessen wird das passive Bewegungsausmaß. Das Endgefühl und auftretende Reaktionen werden beschreibend ergänzt.

Beim Bewegen kann Widerstand auftreten. Die Ursache könnte eine Abwehrreaktion des Patienten sein, z. B. aufgrund provozierter Schmerzen.

Eingeschränkte Gelenkbeweglichkeit, trotz regelmäßiger passiver Mobilisation, kann ein Hinweis auf die heterotrope Ossifikation (ehemalige Bezeichnung: Myositis Ossificans) sein. Dabei handelt es sich um die (Fehl-) Entwicklung von Knochengewebe im gelenknahen Bereich. Das Gelenk wird zunehmend knöchern ummauert. Zunehmende Beweglichkeitseinschränkungen bis hin zur vollständigen Bewegungsunfähigkeit sind die Folge.

Motorik

Der Patient zeigt keine Willkürmotorik. Primitive Bewegungsmuster äußern sich in Beuge- und Strecksynergismen. Orale Automatismen, Kaubewegungen, Saugbewegungen und Schmatz- und Schnautzgeräusche entstehen.

Reflexe

Der Patient zeigt tonische Nackenreflexe.

Haut

Zeigt der Patient Hautveränderungen: Rötung, Blässe, Nekrose, trockene oder feuchte Haut, etc.?

Apallische Patienten sind aufgrund ihrer Immobilität stark dekubitusgefährdet. Das Erkennen der ersten Anzeichen für die Entstehung eines Dekubitus ist wichtig: Ein scharf umgrenzter roter Fleck, der sich per „Fingerdruck" wegdrücken lässt, ist bereits ein Zeichen für das erste Stadium eines Dekubitus. Die Epidermis ist zu diesem Zeitpunkt noch nicht geschädigt und bei kontinuierlicher Druckentlastung verschwindet die Hautrötung nach einigen Stunden bis Tagen. Werden verdächtige Hautveränderungen während der Therapie festgestellt, muss die zuständige Pflegekraft informiert werden.

Leichte Überwärmungen und Rötungen im Bereich der Gelenke, besonders der Ellenbogen- und Hüftgelenke, können auf den Prozess der heterotropen Ossifikation hinweisen. Arzt/Pflege informieren.

Vegetativer Status

- Schwitzen: vermehrt, situationsabhängig, kurzzeitig, andauernd;
- Atemfrequenz: erhöht, vermindert, wechselnd je nach Situation;
- Blutdruck: Hypertonie, Hypotonie, unauffällig, stabil, Blutdruckschwankungen;
- Puls: tachikard, bradikard, unauffällig, stabil, wechselnd.

9.3.2 Physiotherapeutische Behandlung

Bei einem apallischen Patienten findet die physiotherapeutische Behandlung auf der Ebene der Körperfunktion/-struktur statt.

Die Ziele und Maßnahmen sind auf die aktuelle Situation des Patienten abgestimmt. D. h., dass bei motorisch unruhigen Patienten beruhigende Maßnahmen im Vordergrund stehen, während bei einer verminderten Vigilanz aktivierende Maßnahmen ausgewählt werden. Der Zustand des Patienten unterliegt z. T. deutlichen Schwankungen. Das Erkennen der Veränderungen und die Ursachenfindung sind entscheidend für die Wahl der therapeutischen Maßnahme. Die Ziele physiotherapeutischer Interventionen beim apallischen Syndrom sind die Steigerung der Vigilanz, die Tonusregulation und die Vermeidung von Sekundärschäden, als Folge der Immobilität.

Maßnahmen zur Steigerung der Vigilanz

Multisensorische Stimulation

Mittels unterschiedlicher Reizformen wird der Patient auf allen Ebenen der Sensorik stimuliert. Da verzögerte Reizantworten bei apallischen Patienten häufig auftreten, sollte dem Patienten ausreichende Zeit zur Reaktion auf die Stimulation gegeben werden (vgl. Freivogel 1997:75).

Beispiele:
- Taktile Stimulation: Mittels Bürsten, Kissen, warmen und kalten Tüchern, Körperlotion, Handkontakt, etc. werden Berührungs- und Temperaturreize in unterschiedlicher Intensität und mit unterschiedlicher Geschwindigkeit appliziert. Langsames, großflächiges und rhythmisches Bewegen wirkt eher beruhigend. Schnelle, kleinflächige und rasch wechselnde Stimuli eher aktivierend.
- Vestibuläre Stimulation: Kopfbewegungen in alle Richtungen, wobei rotatorische Bewegungen eher aktivierend wirken, z. B. beim Lagewechsel. Lineare, vertikale und horizontale Beschleunigungen wirken eher beruhigend, z. B. durch das Hin- und Herfahren des Rollstuhls.

Vestibuläre Stimulation kann Übelkeit und Brechen provozieren!

Ein milder und gut zu dosierender Reiz für das Vestibularorgan ist die Mobilisation in den Stand, mittels Kipptisch (**Abb. 9.2 a–d**).
- Propriozeptive Stimulation: Passives Bewegen mit unterschiedlichem Tempo, kombiniert mit Approximationen in unterschiedlichen Gelenkstellungen. Vibrationen, auch apparativ, auf der Muskulatur. Im und um den Mund kann eine elektrische Zahnbürste eingesetzt werden (**Abb. 9.3 a–b**).
- Akustische Stimulation: Ruhige Lieder oder Instrumente mit einem Nachhall, wie z. B. der Gong, wirken eher beruhigend.
- Visuelle Stimulation: Der Patient wird mit farbigen, kontrastreichen und glänzenden Bildern stimuliert. Ziel ist, dass er die Objekte fixiert und auch verfolgt.
- Olfaktorische Stimulation: Ätherische Öle, vertraute Düfte, wie z. B. das eigene Parfum oder das des Partners. Angenehme Gerüche wirken eher entspannend und tonussenkend, während scharfriechende Substanzen, wie z. B. Benzin oder Ammoniak, Würgreflexe und reflexartige Atemunterbrechungen hervorrufen können (vgl. Umphred 1995:256).
- Gustatorische Stimulation: Lebensmittel für die Geschmacksrichtungen süß, sauer, salzig und bitter werden über Watteträger auf die Zunge gegeben. Vorlieben des Patienten, wie z. B. der Genuss von Nutella, sollten dabei berücksichtigt werden.

Freivogel (1997) empfiehlt in Abhängigkeit von der Belastbarkeit des Patienten insgesamt ca. 30 min mehrmals pro Tag zu stimulieren. Jede Modalität ca. 2 min, propriozeptive und vestibuläre Stimulationen ca. 10 min. Erfasst werden die beobachteten Reaktionen und Verhaltensänderungen während und nach der Stimulation.

Vermeiden von Sekundärschäden als Folge der Immobilität

Kontrakturprophylaxe

Regelmäßiges, passives Bewegen ist das Mittel der Wahl zur Aufrechterhaltung der Gelenkbeweglichkeit. Da apallische Patienten kein Feedback über auftretende Schmerzen geben können, ist die Maßnahme besonders vorsichtig durchzuführen. Widerstände beim Bewegen können auf Schmerzen hinweisen. Die Ursache heterotroper Ossifikationen ist nicht endgültig geklärt. Excessives Bewegen wird als eine mögliche Ursache oder als Verstärker ebenso diskutiert wie eine vegetative Dysregula-

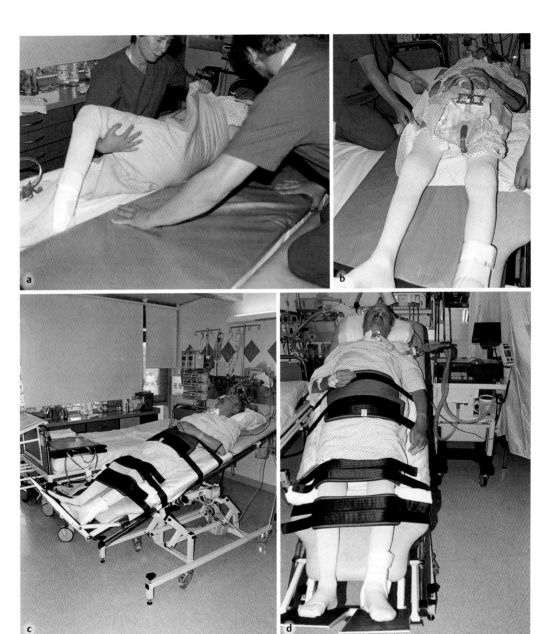

Abb. 9.2 a–d Mobilisation auf dem Kipptisch/vestibuläre Stimulation. **a** Der Patient wird mit der Unterlage gedreht. Ein Rollbrett wird untergeschoben. Das Rollbrett erleichtert den Transfer auf den Kipptisch. **b** Der Patient wird mit der Unterlage auf das Rollbrett und weiter auf den Kipptisch gezogen. **c** Der mit Gurten fixierte Patient wird stufenweise in den Stand mobilisiert bzw. rhythmisch auf und abgefahren, um das Vestibulärorgan zu stimulieren. **d** Zur Sicherung des instabilen linken Sprunggelenks trägt der Patient eine Aircast-Schiene. Die Fußstütze links in Plantarflexionsstellung, entsprechend dem Spitzfuß des Patienten eingestellt.

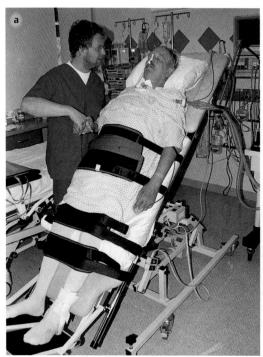
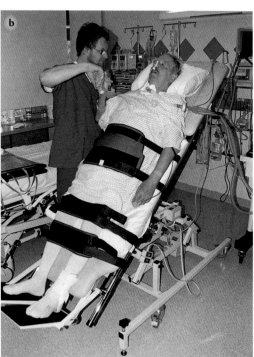

Abb. 9.3 a–b Propriozeptive Stimulation auf dem Kipptisch bei einem beatmeten Patienten. **a** Der Physiotherapeut beschreibt dem Patienten, was er als nächstes bewegen wird und fordert ihn zum Mitbewegen auf. **b** Passives Bewegen des rechten Armes. Der Arm wird in unterschiedlichen Gelenkstellungen gehalten und approximiert.

tion (Freivogel 1997). Das passive Bewegen sollte behutsam durchgeführt werden. Es ist auf Widerstände und zunehmende Beweglichkeitseinschränkungen im Verlauf zu achten.

Auch spezifische Lagerungen wirken gegen die Entstehung von Kontrakturen. Beispielsweise eine Lagerung mittels Kissen und diverser Schaumstoffmaterialien, entgegen der Flexions- oder Extensionssynergismen. Davies (1995) weist auf die Vorteile der Bauchlage hin, die u. a. zur Entspannung und Streckung der Hüft- und Kniegelenke dient.

Abwechselnde Positionen sollten eingenommen werden: Embryonal-Haltung als Lagerung gegen Extensionssynergismen; der Schneidersitz, seitlich unterlagert mit Kissen, in Abhängigkeit von der submaximal möglichen transversalen Abduktion und Außenrotation, als Lagerung gegen Adduktions-, Innenrotationskontrakturen der Beine; Drehdehnlagerungen (bekannt aus der Atemtherapie) zur Aufrechterhaltung der Beweglichkeit von Wirbelsäule und oberer Extremität, etc. Die Lagerung ist entgegen der sonst spontan eingenommenen und meistens durch primitive Bewegungssynergismen bestimmten Haltung des Patienten zu setzen.

Dabei wird im Bereich des submaximalen Bewegungsausmaßes gelagert. Wird ein Gelenk endgradig gelagert, kann dies bereits nach kurzer Zeit Abwehrreaktionen und Schmerzen provozieren. Der Patient reagiert ggf. mit motorischer Unruhe und versucht die schon verkürzten und hypertonen Muskeln anzuspannen, um aus der schmerzhaften Position heraus zu kommen. Das wiederum fördert die Kontraktur und wirkt dem eigentlichen Ziel entgegen. Vor der Lagerung ist deshalb genau zu prüfen, wie groß die Beweglichkeit der Gelenke ohne Schmerzreaktionen ist.

▌ *Lage im submaximalen Bereich der Gelenkbeweglichkeit.*

Kontrakturbehandlung

Hat der Patient bereits Kontrakturen entwickelt, dann kann bei entsprechender Indikation, mittels redressierender Gipse, die Kontraktur behandelt werden. Aufgrund der Komplexität des Themas, kann hier nicht weiter darauf eingegangen werden.

Pneumonieprophylaxe

Es können Packe- und Haltegriffe (**Abb. 9.4**), interkostale Ausstreichungen (**Abb. 9.5**), Klopfungen und manuelle Vibrationen eingesetzt werden. Sie wirken gewebslockernd, fördern die Durchblutung und unterstützen die Sekretolyse.

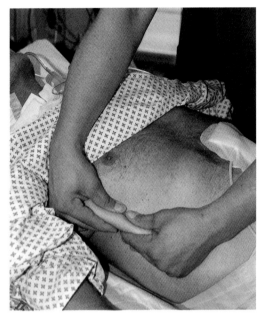

Abb. 9.4 Packegriff.

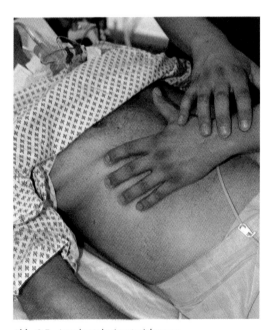

Abb. 9.5 Interkostale Ausstreichungen.

Regelmäßiges Umlagern, auch in die Bauchlage, Positionswechsel und Drehdehnlagerungen, fördern die Ausdehnung des Lungengewebes in alle Richtungen, sind atemanregend und sorgen für einen besseren Gasaustausch.

Dekubitusprophylaxe

Regelmäßige Mobilisation und Umlagerung des Patienten sowie Druckentlastung gefährdeter Stellen durch angepasste Lagerungen, mit und ohne spezifischer Hilfsmittel, wie z. B. einem Anitdekubitussitzkissen, verhindern die Entwicklung eines Dekubitus, bzw. unterstützen den Heilungsprozess bei der Dekubitusbehandlung. Der Einsatz einer Wechseldruckmatratze zur Dekubitusprophylaxe ist unumstritten. Jedoch bietet dieser weiche Untergrund z. T. ungenügenden Halt für den Patienten. Er kippt nach vorn oder hinten weg und kann vegetative Überreaktionen provozieren.

Orthostaseprophylaxe

Regelmäßiges Mobilisieren in den Sitz (**Abb. 9.6 a–d**) und Stand.

Antithrombosestrümpfe bewirken eine Kompression des Gewebes und der Gefäße und verhindern oder reduzieren somit das Versacken des Blutes in der Peripherie.

Anregung der Muskelpumpe durch rasches Bewegen der Extremitäten erhöht den Druck auf die Arterien und verhindert so ein Versacken des Blutes in der Peripherie.

Tonusregulation

Lagerung

In Abhängigkeit von der Stellung des Kopfes befindet sich auch das Labyrinthsystem in einer anderen Position. Die Stellung des Labyrinths ruft unterschiedliche Reflexreaktionen hervor. Diese können mittels geeigneter Lagerungen beeinflusst werden. Die Rückenlage aktiviert den tonischen Labyrinthreflex. Zur Vermeidung der tonischen Aktivität ist die flache Rückenlage zu vermeiden. Seitlage, Bauchlage und Vertikalisierung des Patienten, z. B. in Form angepasster Oberkörperhochlagerungen, sind der Rückenlage vorzuziehen, da in diesen Lagerungen der tonische Labyrinthreflex in abgeschwächter Form auftritt (Freivogel 1997).

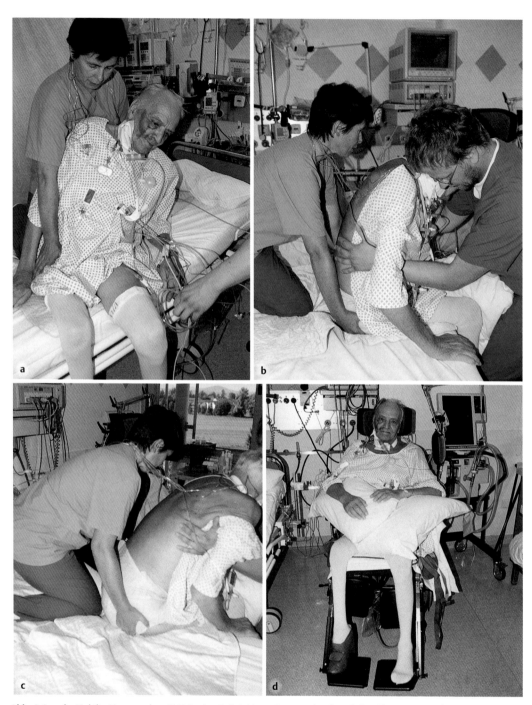

Abb. 9.6 a–d   Mobilisation aus dem Bett in den Rollstuhl über den tiefen Transfer mit 2 Therapeuten. **a** 2 Physiotherapeuten mobilisieren den Patienten langsam aus der Seitenlage in den Sitz. Kurz vor dem Sitz übt die Therapeutin Druck auf das Becken des Patienten nach kaudal aus. Die Gewichtsverlagerung auf die rechte Seite wird erhöht und die Folgereaktion (Oberkörper in die Mitte bringen) des Patienten stimuliert. **b** Der Therapeut vor dem Patienten umgreift den unteren Thorax des Patienten und bringt ihn in ausreichende Oberkörpervorlage. Die Therapeutin hinter dem Patienten greift mit ihren Händen unter das Gesäß. **c** 2- bis 3-mal wird das Gesäß des Patienten leicht angehoben, bis der Patient seitlich an der Bettkante sitzt. **d** Der Patient sitzt, gelagert mit 2 Kissen in einem Rollstuhl.

Reizung des vestibulären Systems

- Tonussenkende Wirkungen zeigen lineare Beschleunigungen des Kopfes z. B. durch rhythmische Vor- und Rückwärtsbewegungen des Rumpfes im Sitz auf der Bettkante oder im Sitz auf einer großen Therapierolle.
- Tonussteigernde Wirkungen können durch die Reizung der Otolithen in den Bogengängen während Rotationsbeschleunigungen des Kopfes erzeugt werden, z. B. durch Schaukelbewegungen.

Lagerung

Bei motorisch unruhigen Patienten können spezielle Lagerungen einen beruhigenden Effekt haben. Manche Patienten sind so unruhig, dass sie sich selbst verletzen, z. B. durch Hängen Bleiben mit den Extremitäten im Bettgitter. Um dies zu verhindern, kann mit Lagerungsmaterial aus festem Schaumstoff das Bett des Patienten gepolstert werden. Diese räumliche Begrenzung wirkt auf einige Patienten beruhigend. Anstatt der sonst üblichen Lagerung des Patienten mit Kissen kann auch festes Lagerungsmaterial genutzt werden. Während Kissen eher weich und nachgiebig sind, geben feste Lagerungsmaterialien einen spürbareren Kontakt und Halt für den Patienten. Auf manche Patienten hat dieses deutliche taktile Feedback einen beruhigenden Einfluss.

Passives Bewegen

Auch rhythmisches, passives Bewegen wirkt tonusregulierend (siehe Kontrakturprophylaxe).

> Passives Bewegen in flacher Rückenlage kann durch die Aktivierung pathologischer Reflexe durch die Ausgangsstellung „Rückenlage" das Ziel der Tonusreduktion verhindern. Besser in Seitlage oder im Sitz passiv bewegen.

9.4 Akinetischer Mutismus
Klaus Scheidtmann

Das Syndrom wird am häufigsten bei bilateralen – also beidseitigen, meist ausgedehnten mittellinennahen Kontusionen des Frontalhirns beschrieben. Es ist oft schwierig vom apallischen Syndrom zu differenzieren, da die Patienten weder Kopf noch Rumpf noch Extremitäten bewegen. Allerdings ist ihre Okulomotorik im Sinne eines Fixierens über Stunden oder Minuten in Ordnung, und es können meist durch wiederholte Schmerzreize verbale Äußerungen erzielt werden. Die Ausprägung des Syndroms kann fluktuieren, manche Patienten können auch längere Sätze sprechen. Es liegt eine ausgeprägte Antriebsschwäche, verbunden mit einem Motivationsdefizit vor. Da die Patienten die Augen überwiegend geschlossen halten und nur kurz spontan öffnen, wurde dieser Begriff beschreibend auch für einen Teil der Übergangsphase zum apallischen Syndrom gewählt, ohne das eigenständige Krankheitsbild bei Frontalhirnläsionen zu berücksichtigen. Da die Frontalhirnschäden entscheidend die grundlegenden Verhaltensschemata, einschließlich des planenden Verhaltens, prägen, ist die Prognose bei traumatisch bedingtem akinetischen Mutismus in sehr vielen Fällen ungünstig.

Therapie

Auch hier wird versucht, pharmakologisch auf die Motivation Einfluss zu nehmen. Dies ist jedoch nur bis zu einem bestimmten Maß möglich, häufig werden Substanzen aus der Stoffgruppe der Antidepressiva sowie antriebssteigernde Medikamente gewählt. Neuere Untersuchungen zeigen, dass Substanzen, die auch bei der Alzheimer-Erkrankung eingesetzt werden, um dort den dementiellen Abbau – also den Verlust der Merkfähigkeit und des Gedächtnisses einzudämmen – eine mögliche Indikation darstellen.

> Die Interventionsmöglichkeiten für die Physiotherapie sind sehr begrenzt. Hier geht es in erster Linie um eine Mobilisierung in den Rollstuhl. Die Prognose ist schlecht. Willkürbewegungen können nicht durchgeführt werden, so dass an einem aktiven Transfer oder auch an der Lokomotion nicht gearbeitet werden kann. Vorrangig gilt es hier, Komplikationen wie Kontrakturen oder Pneumonien vorzubeugen.

Im Wesentlichen sind die therapeutischen Prinzipien zur Behandlung des Apallischen Syndroms hier anzuwenden.

Literatur

Davies P. Wieder Aufstehen. Heidelberg, Berlin: Springer; 1995.

Doman G, Wilkinson R, Dimanescu MD. The effect of intense multi-sensory stimulation on coma arousal and recovery. Neuropsych Rehab, 1993; 3: 203–212.

Duus P. Neurologisch-topische Diagnostik. Stuttgart: Thieme; 1995.

Freivogel S. Motorische Rehabilitation nach Schädelhirntrauma. München: Pflaum; 1997.

Gärtner U, Roth G. Physiotherapie in der Intensivmedizin. München: Pflaum; 2000.

Gerstenbrand F. Das traumatische apallische Syndrom. Berlin: Springer; 1967.

Hufschmidt A. Neurologie compact. Stuttgart: Thieme; 1999.

Kretschmer E. Das apallische Syndrom. 7. Schr. ges. Neurol. Psychiatr. 169. 1940; 576–579.

LeWinn EB, Dimanescu MD. Environmental deprivation and enrichment in coma. Th Lancet, 1978; 2: 156–157.

Stummer W, Fest G. Besonderheiten der neurochirurgischen Intensivstation. In: Gärtner U, Roth G. Physiotherapie in der Intensivmedizin. München: Pflaum; 2000.

Umphred D. Neurologische Rehabilitation. Heidelberg, Berlin: Springer; 1995.

Wedel-Parlow F, Kutzner M. Neurologische Frührehabilitation. In: Frommelt P, Grötzbach H. Neuro-Rehabilitation. Berlin: Blackwell; 1999.

Aufmerksamkeit ist die Ausrichtung der geistigen Aktivität auf einen Gegenstand

Aphasie = durch Hirnschädigung hervorgerufene Sprachstörung

Neglekt = halbseitige Vernachlässigungsphänomene einer Raum- und/oder Körperhälfte

10 Psychiatrische Syndrome

Klaus Scheidtmann

Die Psychiatrie befasst sich mit der Diagnostik, Therapie und Prävention der seelischen Krankheiten des Menschen einschließlich deren Erforschung und Lehre. Von besonderer Bedeutung ist die Psychopathologie, ein Teilgebiet der Psychiatrie, welches sich mit der Beschreibung abnormen Erlebens, Befindens und Verhaltens in seinen seelischen, sozialen und biologischen Bezügen beschäftigt (Mundt 1982).

In diesem Kapitel soll nicht auf das Gesamtgebiet der Psychiatrie eingegangen werden, hier geht es darum, den psychopathologischen Befund herauszuarbeiten und die besondere Bedeutung von bestimmten psychopathologischen Erkrankungen für die Behandlung des Physiotherapeuten herauszustellen.

Um ein Syndrom zu definieren, ist es zunächst wichtig, einen psychopathologischen Befund, welcher einem halbstrukturierten Interview ähnelt, zu erheben und dann anhand einzelner pathologischer Symptome die psychiatrische Erkrankung zu benennen.

Bewusstsein und Orientierung

Das Bewusstsein wird in quantitative und qualitative Bewusstseinsstörung unterteilt. *Quantitativ* bedeutet dabei eine Unterscheidung zwischen Wachheit, Somnolenz, Sopor und Koma. *Qualitative* Bewusstseinsstörung bezieht sich auf die zeitliche oder örtliche Störung, eine Störung hinsichtlich der Person oder der situativen Beurteilung.

Aufmerksamkeit und Gedächtnis

Aufmerksamkeit ist die Ausrichtung der geistigen Aktivität auf einen Gegenstand. Das Gedächtnis beinhaltet die Fähigkeit, Erfahrung und Bewusstseinsinhalte zu registrieren, zu speichern und zu reproduzieren. Dabei wird unterschieden zwischen Sofortgedächtnis, Kurzzeitgedächtnis und Langzeitgedächtnis. Eine Auffassungsstörung besteht, wenn eine Einschränkung der Fähigkeit, Erlebnisse in ihrer Bedeutung zu begreifen und sinnvoll zu verbinden, festzustellen ist. Konzentrationsstörungen bestehen, wenn die Aufmerksamkeit nicht ausdauernd einer Tätigkeit oder einem Gegenstand zugewendet werden kann.

Affektivität

Affektivität ist der Oberbegriff für Affekte, Emotionen, Gefühle von Lust und Unlust. Affektivität kann auch, nicht ganz exakt, als Gefühlsleben umschrieben werden. Darin sind Begriffe geprägt wie Deprimiertheit, Ängstlichkeit, innere Unruhe, aber auch Affektlabilität (schneller Stimmungswechsel), Affektinkontinenz (rasches Anspringen von Affekten und Affektäußerungen) und affektive Verflachung (geringe Affekt- und Gefühlsansprechbarkeit, Lustlosigkeit).

Verhalten, Antrieb und Psychomotorik

Antrieb ist die psychische Grundfunktion, die Kraft, die jedem Verhalten zugrunde liegt. Er ist als solcher nicht fassbar, sondern nur an seinen Wirkungen und Störungen erkennbar.

> *Die Psychomotorik ist ein erfassbarer Ausdruck des Antriebs. Sie ist die Gesamtheit der durch psychische Vorgänge geprägten Motorik.*

Der Antrieb kann gemindert, aber auch gesteigert sein. Die Psychomotorik reicht vom Mutismus (Patient sitzt starr da) bis hin zur psychomotorischen Unruhe oder führt auch dazu, dass Patienten automatisiert bestimmte Handlungen durchführen.

Formales Denken

Darunter versteht man Störungen des Denk- und Sprachablaufes als Begriffsgegensatz zu den Störungen des Denkinhaltes. Patienten können denkverlangsamt, gehemmt, grüblerisch sein, aber auch in ihre Ideen flüchten, umständlich und weitschweifig sein.

Inhaltliches Denken

Unter inhaltlichen Denkstörungen werden Begriffe subsumiert wie Wahn, Wahnideen, Verfolgungsideen; somit im wahrsten Sinne des Wortes Störungen des Denkinhaltes.

Ich-Erleben

Die Ich-Störungen können als besondere Form inhaltlicher Denkstörungen gesehen werden. Wichtige Begriffe sind Gedankenausbreitung, Gedankenentzug, Gedankeneingebung, die wir insbesondere bei Schizophrenien erleben.

Wahrnehmung

Unter Wahrnehmungsstörungen oder auch Sinnesstörungen, bzw. Sinnestäuschungen werden illusionäre Verkennungen wie auch Halluzinationen subsumiert, die sowohl akustisch, optisch als auch taktil wahrgenommen werden können.

Vegetativum

Vegetative Symptome werden auch in der Inneren Medizin beurteilt. In der Psychiatrie sind von besonderer Bedeutung die Schlafstörung, Appetitstörung, sexuelle Störung sowie Schmerzwahrnehmungen.

Selbst- und Fremdgefährdung

Hierunter fällt die Suizidalität sowie Selbst- und Fremdgefährdung. Es ist zu beurteilen, ob ein Patient weglaufgefährdet ist oder auch aufgrund aggressiven Verhaltens gegenüber Mitpatienten oder Betreuern auffällig werden könnte.

Von besonderer Bedeutung in der Neurologie sind dabei die sogenannten affektiven Störungen. So kann es z. B. durch einen Schlaganfall zu schweren Verläufen von Depressionen kommen. Dies ist relativ häufig und betrifft ca. 80 % aller Schlaganfall-Patienten im Verlauf des Zustandes nach dem Ereignis. Diese Patienten sind antriebsgemindert, lust- und interesselos, und zeigen eine geringe Motivation für die Therapien. Die Symptomatik wird oft verkannt oder als rein reaktiv eingestuft; 50–80 % der Patienten wird nicht oder unzureichend antidepressiv behandelt. Als Ursache dieser Depression wird von einem sogenannten Neurotransmitter-Ungleichgewicht, bedingt durch Schlaganfall, Schädel-Hirn-Trauma oder Hirntumor ausgegangen. Leitsymptome sind dabei oft Antriebsminderung, Interesselosigkeit und affektive Verflachung. Vegetative Symptome mit Appetitminderung oder Schlafstörung können das Bild komplettieren. Seltener findet sich Suizidalität. Ausgestanzte affektive Symptome mit inadäquater weinender oder auch lachender Reaktion werden als „pathologisches Weinen oder Lachen" bezeichnet und sind für den Patienten sehr belastend. Dabei fällt auf, dass allein reine Stimuli, wie z. B. der Begriff Schwiegertochter ausreichen, um einen Patienten in ein anhaltendes schluchzendes Weinen zu versetzen.

Unter dem Begriff „from Motivation to Motion" (Damasio 2000) wird die Bedeutung dieses Komplexes klar. Denn nur die Motivation bei ausreichender Krankheitseinsicht und adäquater Zielsetzung kann den Schlüssel zum Erfolg darstellen und den Weg einer effektiven therapeutischen Intervention ebnen.

> *Von besonderer Bedeutung ist die psychopharmakologische Intervention, die Aufgabe eines erfahrenen Neurologen ist. Die jeweiligen Therapeuten sollten im Rahmen der Behandlung Informationen darüber erhalten, worin die Schwerpunkte der Symptomatik liegen, worauf zu achten ist und wann möglicherweise ein medikamentöser Behandlungsversuch unternommen worden ist.*

Ein weiterer wichtiger Aspekt für die physiotherapeutische Behandlung stellt das sogenannte Verwirrtheitssyndrom dar. Dabei imponiert, dass der Patient nicht oder unzureichend orientiert ist, formal wie auch inhaltlich eine Denkstörung zeigt und teilweise produktiv psychotische Symptomatik aufweist, in Form von Halluzinationen oder Sinnestäuschungen. Des Weiteren ist ein gestörter Tag-Nacht-Rhythmus festzustellen. Besonders häufig tritt dieses pathologische Bild bei Zustand nach einem Schädel-Hirn-Trauma oder hypoxischer Hirnschädigung auf. Auch dies bedarf einer kontrollierten psychopharmakologischen Behandlung mit z. B. Neuroleptika.

Medikamentös induzierte Verhaltensänderungen

Die notwendige medikamentöse Behandlung von z. B. Epilepsie, Schlafstörungen, neurologischen Grunderkrankungen, Morbus Parkinson oder auch internistischen Erkrankungen kann zu Verhaltensänderungen führen. Es kann zu einer vermehrten Müdigkeit, Verhaltensänderung mit Affektverflachung, depressiver Stimmung oder auch gesteigertem Schlafbedürfnis kommen. Daher ist auch hier die ärztliche Rückmeldung und möglicherweise Änderung einer entsprechenden Medikation mit Verweis auf mögliche Nebenwirkungen besonders wichtig.

Literatur und weiterführende Literatur

Damasio AR. In: Eight CU. Arienskappen Lecture. The Fabric of the Mind: A Neurobiological Perspective. Prof. Brain Res. 2000; 126: 457–467.

Lotzgeselle M. Psychiatrische Krankheitsbilder im Überblick. In: Hüter-Becker A, Dölken M. Physiotherapie in der Psychiatrie. Stuttgart: Thieme; 2004.

Mundt CH. Psychopathologie heute. In: Kisker KP u. a. Psychiatrische Gegenwart. Bd. 9. Berlin: Springer; 1982–1989.

11   Neuropsychologische Syndrome und Störungen

11.1   Einführung
Klaus Scheidtmann

Die klinische Neuropsychologie ist ein interdisziplinäres Arbeitsgebiet. Sie befasst sich mit der Diagnostik und Therapie hirnorganisch bedingter Störungen der psychischen Funktion bei hirngeschädigten neurologischen Patienten und der Erforschung der Auswirkung von Läsionen zerebraler Strukturen und Funktionssysteme auf psychologische Verhaltens- oder Leistungsmerkmale.

Zu den neuropsychologischen Störungen nach fokaler Hirnschädigung gehören kognitive und affektive Störungen sowie Verhaltensstörungen (**Tab. 11.1**).

Tabelle 11.1 Neuropsychologische Störungen

Kognitive Störungen betreffen ...	Affektive Störungen	Verhaltensstörungen
• die komplexe visuelle-akustische Wahrnehmung	• Depression	• Antriebsstörung
	• Euphorie	• Affektnivellierung
• die räumliche konstruktive Leistung	• pathologisches Lachen/ Weinen	• Impulsivität
• die Aufmerksamkeit	• Affektschwankungen	• Ablenkbarkeit
• das Gedächtnis		• verminderte Wahrnehmung sozialer Regeln
• die Sprache		
• das Rechnen		
• das problemlösende Denken		
• das Planen		

11.1.1   Grundsätzliche physiotherapeutische Untersuchung bei neuropsychologischen Störungen
Dorothe Wulf

Neuropsychologische Störungen können viele Situationen im Alltag des Patienten beeinflussen, sie verzögern häufig den Rehabilitationsverlauf und beeinflussen die physiotherapeutische Behandlung.

Neuropsychologische Störungen werden von klinischen Neuropsychologen und einzelne Störungen auch von Sprachtherapeuten und Ergotherapeuten diagnostiziert.

Zentralneurologische Läsionen können Störungen auf unterschiedlichen Ebenen verursachen: Zentral, auf der Ebene der Informationsaufnahme/-wahrnehmung, der Informationsverarbeitung und der Ebene der Bewegungsausführung (Muskelkraft, Koordination, Muskellänge, ...). Störungen auf diesen Ebenen können sich ähnlich motorisch äußern und werden deshalb leicht verwechselt. Z. B.: Ein Patient geht breitbeinig und unsicher über den Flur. Die Ursache für dieses motorische Erscheinungsbild könnte eine gestörte Perzeption sein oder die Folge einer räumlich-perzeptiven Wahrnehmungsstörung, bei der der Patient Längen falsch einschätzt oder das Ergebnis einer generalisierten Schwäche der Beinmuskulatur, beispielsweise nach monatelanger Bettlägerigkeit oder die Reaktion des Patienten sein, der Angst hat zu stürzen. Die Liste ließe sich noch weiter ausführen. Um gezielt auf die Problematik eingehen zu können, ist es entscheidend, die „Störungsstelle" bei der Untersuchung herauszufinden.

Meistens liegen Kombinationen von kognitiven, motorischen, sensorischen oder anderen Störungen vor, das erschwert die Diagnostik sehr.
Die klinisch-neuropsychologischen Symptome und Störungen sind in **Tab. 11.2** aufgeführt.

> *In der physiotherapeutischen Untersuchung ist es wichtig, Auffälligkeiten im Spontanverhalten des Patienten, die sich auf seine kognitiven und affektiven Störungen beziehen, zu erkennen und beschreibend zu dokumentieren.*

Dazu eignet sich die Verhaltensbeobachtung des Patienten bei Alltagsaktivitäten, wie z. B. An- und Ausziehen des Pullovers, das Greifen nach Gegenständen, der Umgang mit Objekten, Fortbewegung im Raum, etc...

Neben der Dokumentation der Verhaltensauffälligkeit sind folgende Leitfragen von Bedeutung.

Tabelle 11.2 Klinisch-neuropsychologische Symptome und Störungen

Erkrankung	Definition
Aphasie	zentrale Sprachstörung
Dysarthrie	Zentrale Störung der Sprechmotorik
Alexie/Dyslexie	Unfähigkeit zu lesen/Lesestörung
Agraphie/Dysgraphie	Unfähigkeit zu schreiben/Schreibstörung
Apraxie	Zielmotorische Handlungsstörung, ohne motorische oder intellektuelle Störungen
Amnesie	Gedächtnisstörungen
Neglekt	Nichtbeachten der kontraläsionalen Körperseiten
Anosognosie	Nichterkennen der Krankheit, fehlendes Krankheitsbewusstsein
Agnosie	Störung des Erkennens
Aufmerksamkeitsstörungen	
Antriebsstörungen	
Affektivitätsstörungen	
Störungen der visuellen Erkennens	
Störungen der visuellen Raumwahrnehmung	
Störung der Zahlenverarbeitung	

Leitfragen

- Hat die Verhaltensauffälligkeit eine hohe oder eher geringe Relevanz für die Erreichung des physiotherapeutischen Ziels? Beispiel: Ein Patient zeigt Probleme bei der Handhabung seines Pullovers. Er dreht den Pullover mehrfach hin und her und versucht dann über das Ärmelbündchen die Hand und den Arm einzuschieben. Diese Auffälligkeit hat eher geringe Relevanz für die physiotherapeutische Behandlung, wenn das Ziel bei diesem Patienten zur Zeit das selbstständige Treppensteigen ist.
- Wie äußern sich die Auffälligkeiten? Bringt sich der Patient damit selbst oder andere in Gefahr?

Bei einem ausgeprägten sensomotorischen Neglekt kommt es häufiger vor, dass der Patient es nicht wahrnimmt, wenn sein betroffener Arm an der Seite des Rollstuhls herunterhängt und sich beim Fahren des Rollstuhls in den Speichen einklemmt. In diesem Fall besteht eine große Verletzungsgefahr für den Patienten.

- Hat der Patient ein Störungsbewusstsein (Awareness)? Erkennt er beispielsweise, warum sein Arm häufig herabhängt, und dass diese Situation zu Verletzungen führen kann?
- Gibt es Faktoren (Umweltreize, Kompensationsstrategien, Stresssituationen), welche die Symptomatik und die daraus entstehenden Folgen für den Patienten verstärken oder minimieren? Wie kann dieses Wissen in die Behandlung einfließen? Wird der Arm des Patienten auf einer Antirutschfolie auf dem Therapietisch gelagert, dann ist dieser näher an oder sogar direkt im Gesichtsfeld des Patienten. Das steigert die Aufmerksamkeit für die sonst vernachlässigte Seite und ein Herrunterrutschen der Extremität und das damit verbundene Verletzungsrisiko sind minimiert.

Ein Gespräch mit den Angehörigen über die Problematik sowie die Anleitung zum Umgang mit dieser Störung verringern zusätzlich das Verletzungsrisiko des Patienten und unterstützen die Therapie.

„Neglekt" und „Apraxie" sind 2 Störungsformen, denen Physiotherapeuten häufig im klinischen Alltag gegenüberstehen. Auf welche störungsspezifischen Auffälligkeiten bei der physiotherapeutischen Untersuchung zu achten sind, finden Sie im Kapitel 8.

11.1.2 Prinzipien der Physiotherapie bei Patienten mit neuropsychologischen Störungen

Auch in der Physiotherapie kann während der Behandlung sensomotorischer Störungen auf die kognitiven und affektiven Störungen unterstützend eingewirkt werden. Kognitive Beeinträchtigungen unterschiedlichster Art weisen viele Patienten nach einer zentral neurologischen Schädigung auf. Die nachfolgende Übersicht stellt einige Vorschläge zur Modifikation physiotherapeutischer Behandlungsstrategien dar, wenn man mit einem Patienten arbeitet, der kognitive Probleme hat.

Folgende Checkliste stellt die *wichtigsten Strategien für die Arbeit mit Patienten mit kognitiven Beeinträchtigungen* zusammen:

Checkliste

Vermeiden Sie Unklarheiten in der Therapie!	Stellen Sie sicher, dass für den Patienten das Ziel der Aufgabe klar ist.
Steigern Sie die Motivation!	Arbeiten Sie an Aufgaben, die für den Patienten relevant und wichtig sind.
Bestärken Sie sinnvolle Ausführungen!	Seien Sie konkret und wiederspruchsfrei in Ihren Zielen und verstärken Sie nur jene Verhaltensweisen, die mit solchen Zielen kompatibel sind. Wird ein Ziel erreicht oder eine Aufgabe sinnvoll gelöst, dann loben sie den Erfolg, geben Sie positives Feedback. Bleibt der Fortschritt aus, dann zeigen Sie dem Patienten, was und wie er sein Outcome steigern kann. Ermutigen statt entmutigen!
Vermeiden Sie Konfusion in Ihren Anweisungen!	Verwenden Sie einfache, klare und knappe Anweisungen. Weniger ist mehr!
Steigern Sie die Aufmerksamkeit!	Betonen Sie Wahrnehmungshinweise, die für die Aufgabe wesentlich sind und minimieren Sie die Anzahl irrelevanter Stimuli aus dem Umfeld, ggf. in reizarmen Therapieräumen, ohne zusätzliche Stimmen und wechselndem Hintergrund behandeln, auf sukzessive Steigerung der Reize achten.
Verbessern Sie die Fähigkeit zur Problemlösung!	Beginnen Sie mit relativ einfachen Aufgaben und steigern Sie allmählich die Komplexität der Anforderungen. Fordern ohne zu überfordern!
Fördern Sie deklaratives sowie prozedurales Lernen!	Lassen Sie bei der Ausführung einer Aufgabe den Patienten Abläufe verbal und/oder mental proben.
Versuchen Sie, für optimales Lernen ein gemäßigtes Niveau an Wachsamkeit (arousal) zu erreichen!	Mäßigen Sie die sensorische Stimulation durch die Umgebung. Aufgeregte Patienten bedürfen einer verringerten Stimulationsintensität (sanfte Stimme, gedämpftes Licht, vorsichtige Berührung), damit sich das Niveau ihrer Wachsamkeit senkt. Stuporöse Patienten bedürfen einer Stimulation von verstärkter Intensität (jäh und laut ausgesprochene Anweisungen, schnelle Bewegungen, Arbeiten in vertikaler Position).
Bieten Sie verstärkte Aufsicht, insbesondere während der ersten Stadien der Rehabilitation!	
Stellen Sie sich darauf ein, dass sich bei der Arbeit mit Patienten mit kognitiven Einschränkungen Fortschritte vielleicht langsamer einstellen!	

(modifiziert nach Shumway-Cook und Woollacott 1995)

Wie auf die neuropsychologischen Störungen motorischer Neglekt, ideatorische Apraxie und eine spezielle Form der gestörten Raumwahrnehmung, „Pusher-Symptomatik", gezielt in der Physiotherapie eingegangen werden kann, wird im Folgenden beschrieben.

11.2 Neuropsychologische Störungen im Einzelnen
Klaus Scheidtmann

11.2.1 Agnosie

> *Als Agnosien werden Störungen des Erkennens bezeichnet, die nicht oder zumindest nicht hinreichend durch Beeinträchtigung der Wahrnehmung, Aufmerksamkeit oder allgemeinen Intelligenz erklärt werden können.*

Ein charakteristisches Symptom der Agnosie ist die *Prosopagnosie* (griechisch Prosopon = Gesicht). Dies bezeichnet eine Störung der Unfähigkeit, bekannte Gesichter wieder zu erkennen und neue Gesichter im Gedächtnis zu behalten. Obwohl die Patienten ein Gesicht durchaus korrekt als Gesicht wahrnehmen, sind sie nicht in der Lage, die Individualität von Gesichtern einschließlich des eigenen Portraits oder Spiegelbildes zu erkennen. D. h. es kann passieren, dass der Patient ein Gesicht nicht wiedererkennt, er jedoch, sobald man spricht oder bestimmte Gesten aufweist, einen einordnen kann.

11.2.2 Amnesie

> *Der Begriff der Amnesie oder des amnestischen Syndroms wird üblicherweise zur Charakterisierung grober, klinisch auffälliger Defekte der Gedächtnisfunktion verwendet.*

Geringfügige Beeinträchtigung der Lern- u. Merkfähigkeit, die oft nur mit speziellen Untersuchungsverfahren aufzudecken sind, sollten nicht unter diesen Begriff subsumiert werden. Die Amnesie äußert sich als anterograde und/oder retrograde Gedächtnisstörung. Die anterograde Amnesie bezeichnet die Unfähigkeit, neue Gedächtnisinhalte zu erwerben.

Die retrograde Gedächtnisstörung kommt in einer Unfähigkeit zum Ausdruck, Gedächtnisinhalte aus der Zeit vor dem Eintritt der Amnesie in die Erinnerung zurückzurufen, wobei sowohl der freie Gedächtnisabruf als auch das Wiedererkennen betroffen sind. Dies tritt besonders häufig bei Patienten mit Schädel-Hirn-Trauma, z. B. bei einer Commotio auf.

11.2.3 Aphasie

> *Als Aphasie werden erworbene, d. h. durch Hirnschädigung hervorgerufene Sprachstörungen bezeichnet.*

Die Aphasie betrifft meist das gesamte Sprachsystem, so dass es – mit unterschiedlichen Schwerpunkten – zu Regelabweichung in den Komponenten der Phonologie, des Lexikons, des Sinnzusammenhanges und der Grammatik des Aussprechens kommt. Die aphasischen Störungen lassen sich außerdem in allen sprachlichen Modalitäten nachweisen: Auf der expressiven Seite im Sprechen und Schreiben, auf der rezeptiven Seite im Verstehen und Lesen. Die Aphasie wird als multi- und supermodale Sprachstörung verstanden. Man unterscheidet verschiedene Aphasiesyndrome (**Tab. 11.3**).

Tabelle 11.3 Aphasie-Syndrome

	Spontansprache	Sprachverständnis	Nachsprechen
Amnestische Aphasie	erhalten, flüssig	intakt	möglich
Wernicke-Aphasie	erhalten, flüssig	Gestört, rein verbale Aufforderungen können nicht umgesetzt werden	nicht möglich
Broca-Aphasie	deutlich stockend, einzelne Wörter	intakt	nicht möglich
Global-aphasie	minimal	gestört, rein verbale Aufforderungen können nicht umgesetzt werden	nicht möglich

11.2.4 Apraxie

> *Die Apraxie gehört zu den Störungen komplexer Fähigkeiten. Im Grundprinzip handelt es sich um eine Störung der Organisation der willkürlichen Bewegung.*

Eine Lähmung, Tonusveränderung der Muskulatur und die mangelhafte Mitwirkung von Seiten des Patienten dürfen als Ursache der Beeinträchtigung nicht vorliegen.

Die Ursache sind meistens linksseitige Läsionen, besonders im inferioren parietalen Kortex und Läsionen von Marklager und Basalganglien.

Grundsätzlich werden 2 Formen unterschieden:

- *ideomotorische Apraxie:* Eine Störung in der Auswahl und der zeitlichen Sequenzierung von aufeinanderfolgenden Einzelbewegungen; d. h. der motorischen Programme. Wenn ein Patient aufgefordert wird, zu zeigen, wie man sich kämmt, oder wie man beim militärischen Grüßen den Arm hebt, lässt sich die Störung am ehesten feststellen.
- *ideatorische Apraxie:* Eine Störung, nicht einzelner Bewegungen, sondern einzelner komplexe Handlungen die zu einer logischen Reihe aufeinanderfolgender Handlungen mit mehreren Objekten gehören, somit eine Störung auf höherer Ebene. Eine Prüfung für diese Störung könnte z. B. die Aufforderung sein: Lochen Sie bitte ein Blatt Papier, falten es und stecken es in ein Kuvert, kleben Sie das Kuvert zu und versehen es mit einer Briefmarke.

Im Alter haben Patienten mit diesen Beeinträchtigungen z. B. beim Essen erhebliche Probleme, weil nicht das Getränk, sondern die Marmelade, der Senf oder irgend etwas anderes in die Tasse getan wird, das Brot nicht mit dem Messer bestrichen wird, sondern ein ungeeignetes Besteck hierfür in die Hand genommen wird. Auch haben sie Schwierigkeiten beim Waschen oder Anziehen, so dass z. B. die Reihenfolge der Bekleidung nicht eingehalten wird: Unterhemd über dem Pullover. Wichtig ist, dass der Erkrankte durchaus sein Defizit bemerkt und sich auch entsprechend unglücklich darüber äußern kann. Er steht seinem Problem ratlos gegenüber und hat, wenn er alleine gelassen wird, keine Möglichkeiten, in den Handlungsablauf korrigierend einzugreifen, weshalb therapeutische Hilfe, d. h. z. B. Anleitung und Führung von Bewegungen erfolgreich ist. Sowohl die ideomotorische als auch die ideatorische Apraxie lassen sich glücklicherweise durch eine entsprechende Übungstherapie meist gut behandeln und zeigen, als isolierte Störung betrachtet, eine gute Rückbildungstendenz.

Physiotherapeutische Untersuchung bei Apraxie

Dorothe Wulf

In einer für den Therapeuten auffälligen Situation wird das Spontanverhalten des Patienten beobachtet und dokumentiert. Welche Verhaltensauffälligkeiten charakteristisch für einen Patienten mit einer ideatorischen oder ideomotorischen Apraxie sind, wird in Kapitel 8, Physiotherapeutische Untersuchung, dargestellt. Siehe auch Leitfragen im Abschnitt 11.1.1.

Evaluation

Da zunächst die Behandlung einer einzigen Handlung im Vordergrund steht, ist die exakte Dokumentation der Verhaltensauffälligkeiten bei Patienten mit einer Apraxie auch gleichzeitig das Instrument zur Evaluation. Hier werden fatale Fehler, wie z. B. Patient benutzt die Zahnbürste als Kamm oder die Zahnpasta wird in das Waschbecken gegeben oder das Messer wird ausschließlich zum Schneiden verwandt, aber nicht zum Bestreichen des Brotes, oder der Pullover wird mehrfach gewendet und gedreht, schriftlich erfasst und in regelmäßigen Abständen überprüft. Folgende Kriterien können aufgezeichnet werden und dienen später der Erfolgskontrolle:

- Selbstständige Durchführung, ja/nein, wo sind welche Art von Hilfen notwendig?
- Flüssige oder stockende/unregelmäßige Durchführung
- Reproduzierbarkeit der Bewegung/Handlung: Ist die wiedererlernte Handlung auch nach einigen Tagen noch selbstständig und sicher durchführbar?
- Zeigt der Patient Perseverationen?
- Vertauscht er die Reihenfolge?
- Bricht er die Handlung ab?

Da die ideomotorische Apraxie eine geringe Alltagrelevanz für den Patienten hat, wird sie selten in der Physiotherapie behandelt. Die Behandlung enthält die gleichen Therapieprinzipien wie die der ideatorischen Apraxie.

Physiotherapeutische Behandlung bei Patienten mit einer ideatorischen Apraxie

> *Ein Behandlungsprinzip ist das **Shaping**.*
> *Die dyspraktische/apraktische Bewegung oder Handlung wird in Einzelsequenzen zerlegt und systematisch aufbauend wieder zur komplexen Bewegung oder Handlung zusammengesetzt.*

Dabei ist auf folgende Aspekte zu achten (Miller 1986):

- Jede Einzelsequenz solange üben, bis sie automatisiert ist! Anschließend die Einzelsequenzen wieder zur Gesamtbewegung/-handlung zusammenfügen;
- anfangs nur in einer Bewegungsrichtung und Raumebene üben!
- proximale Bewegungen vor distalen Bewegungen üben!
- unilaterale vor bilateralen Ausführungen und bilateral-symmetrische vor bilateral-asymmetrischen Handlungen trainieren!
- sukzessiver Aufbau beim Gebrauch mehrerer Objekte! Werden mehrere Objekte für den

Handlungsablauf benötigt, dann sollte zunächst mit einem Objekt trainiert werden. Erst wenn dieser Gebrauch automatisiert ist, das nächste Objekt hinzunehmen. Bekannte Objekte unbekannten vorziehen!

> *Von Einzelkomponenten zum komplexen Ablauf. Von bekannten Objekten zu unbekannten.*

Ein weiteres Prinzip ist die *Repetition*. Das heißt die Übungen werden immer wieder, zunächst im gleichen Kontext, anschließend mit Variabilität geübt.

Liegt eine Aphasie vor, kann auch mittels einfacher Gesten die geforderte Bewegung durch den Therapeuten gezeigt werden, und der Patient imitiert diese. Hilfreich ist auch der Einsatz von Fotos, auf denen die geforderte Handlung abgebildet ist. Das Foto wird, ggf. mit kurzer verbaler Instruktion, dem Patienten zur Imitation vorgelegt. Siehe Beispiel „Brötchen mit Butter bestreichen" (**Abb. 11.1 a–e**).

Es muss immer gesichert sein, dass der Patient die Aufgabe auch verstanden hat. Das Prinzip „Trail and Error" ist hier nicht indiziert, da der apraktische Patient, besonders zu Beginn der Behandlung,

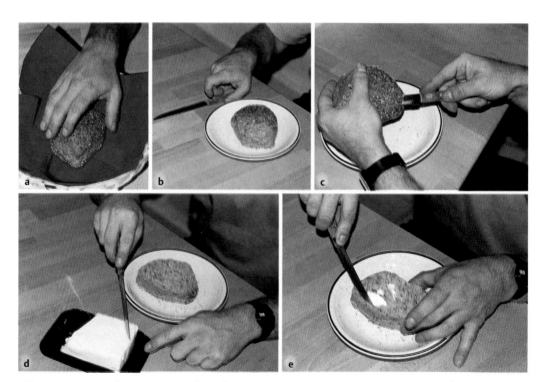

Abb. 11.1 a–e Handlungssequenzen als Vorlage zur Imitation. Handlung: Brötchen mit Butter bestreichen. **a** Brötchen aus dem Korb nehmen, **b** Brötchen auf den Tel-ler legen und das Messer greifen, **c** Brötchen aufschneiden, **d** Butter mit dem Messer nehmen, **e** Brötchen mit Butter bestreichen.

eine erfolgreiche Handlung nicht von einer erfolglosen unterscheiden kann. Um dem Patienten den Bewegungsablauf bewusst zu machen, kann er auch durch den Therapeuten passiv/assistiv geführt werden. Zu Beginn des Trainings wird eine ausgewählte Bewegungssequenz, z. B. Brot aus dem Brotkorb nehmen, passiv/assistiv geführt. Der Patient sollt nur so viel Hilfe wie nötig erhalten. Die Hände des Therapeuten sind nur solange sinnvoll, wie sie dem Patienten die richtige Bewegung darbieten. Um zu kontrollieren, ob der Patient die Bewegung allein durchführen kann, ist es wichtig, die Hände nach einigen Versuchen weg zu nehmen. Bei Bedarf kann das therapeutische Führen wiederholt werden. Das Ziel ist das selbstständige Durchführen der Bewegung oder Handlung durch den Patienten.

Zeigt ein Patient bei unterschiedlichen Bewegungen und Handlungen apraktische oder dyspraktische Auffälligkeiten, dann müssen diese einzeln trainiert werden, da ein Übertrag von wieder erlernten Handlungsabläufen in andere Handlungen nicht möglich ist. Zu diesem Ergebnis kamen Goldenberg und Hagmann (1998). Sie führten eine Therapiestudie durch, bei der sie das Prinzip des „Entfremden von Handlungselementen" in der Behandlung von apraktischen Patienten als wirkungsvoll nachwiesen.

Bei ihrer Vorgehensweise wird eine Handlung zunächst in entfremdeter Form geübt. Es wird nicht das Verstreichen der Butter auf einem Brot geübt, sondern das Verstreichen von Farbe auf einem Blatt Papier. Die Handlung wird entfremdet und auf die wesentlichen Elemente reduziert.

Die Behandlung einer Dyspraxie oder Apraxie erfordert viel Geduld und Ausdauer von Therapeut und Patient beim Üben. Ein scheinbar kleiner Fortschritt, wie z. B. das adäquate Ausdrücken der Zahnpasta auf die Zahnbürste, ist als großen Erfolg für den Patienten zu sehen.

> *Repetition von Bewegungssequenzen! Sukzessiver Therapieaufbau von einfachen Bewegungen zu komplexen Handlungen! Auch kleinste Fortschritte durch gezieltes Feedback positiv rückmelden!*

Interdisziplinäres Team

Arbeiten mehrere Fachdisziplinen an der Behandlung der Apraxie, dann ist eine Absprache sinnvoll. Folgende Aspekte stehen im interdisziplinären Gespräch im Vordergrund: Fachlicher Austausch über die individuell festgestellten Probleme beim apraktischen Patienten, Priorisierung der zu behandelnden Bewegung oder Handlung, Absprache zur Vorgehensweise, Festlegen der Übungsbedingungen, d. h. in welcher Umgebung wird geübt, mit welchen Objekten wird geübt und wie wird die Therapie dokumentiert und evaluiert?

Einbeziehen der Angehörigen

Für Angehörige ist es meistens erschreckend zu sehen, dass ihr Partner oder Kind einfachste Handlungen nicht mehr korrekt ausführen kann. Ein Informationsgespräch mit den Angehörigen über die Apraxie ist hier sinnvoll.

Ein wichtiges Element bei der Behandlung apraktischer Patienten ist die Repetition. Um eine hohe Anzahl an Wiederholungen trainieren zu können, kann die Anleitung von Angehörigen die Therapie unterstützen. Kooperative Angehörige, die das Behandlungsprinzip verstanden haben, können einzelne Bewegungssequenzen mit dem Patienten üben. Es ist wichtig, diese Übungen regelmäßig zu überprüfen, bzw. sich von den Angehörigen zeigen zu lassen, um kontraproduktives Üben zu vermeiden.

11.2.5 Neglekt
Dorothe Wulf, Klaus Scheidtmann

> *Neglekt ist ein Sammelbegriff für unterschiedliche, halbseitige Vernachlässigungsphänomene einer Raum- und/oder Körperhälfte (Prosiegel 2002). Der Patient hat die Fähigkeit verloren, seine Aufmerksamkeit spontan oder durch unterschiedliche Reize auf die kontraläsionale Seite zu richten.*

Kopf- u. Augenbewegungen werden zu der betroffenen Seite nur noch selten oder gar nicht durchgeführt, Gegenstände und Personen in dieser Raumhälfte werden nicht beachtet. Die betroffenen Patienten äußern sich kaum über die von ihnen nicht wahrgenommene Seite und nehmen den Neglekt selbst nicht wahr.

3 Störungsbilder werden unterschieden:

- Vernachlässigungsphänomene: Diese können visuell, akustisch oder auch taktil sein. Z. B. bei einer gleichzeitigen Berührung der Haut rechts und links am Arm berichtet der Patient, dass man ihn nur auf der rechten Seite berührt habe.
- Beeinträchtigende Repräsentationen: Dies gilt für den eigenen Körper wie auch für den externen Raum.

Fallbeispiel: Als Neurologe werde ich zu einem Patienten gerufen, der immer wieder aus dem Bett fällt. Auf die Frage, ob er sich erklären könne, warum er aus dem Bett fällt, berichtet der Patient: „In der Nacht bemerke ich ein ekelhaft kaltes Bein in meinem Bett, welches ich nehme und herauswerfe". Somit ist auch geklärt, warum der Patient hinterher fällt und es zu nächtlichen Stürzen kommt (nach Oliver Sacks 1990).

- Anosognosie: Darunter versteht man das Unvermögen, Krankheiten und motorische Defizite wahrzunehmen. Auf die Frage, „Wie geht es Ihnen?" berichtet ein komplett halbseitig gelähmter Patient, „gut, danke, sollen wir zusammen ein bisschen spazieren gehen".

Die Neglekt-Formen können isoliert oder in Kombination auftreten. Treten alle gleichzeitig auf, spricht man von einem *multimodalen Neglekt*:
- visueller Neglekt (gestörte visuelle Exploration in die linke Raumhälfte);
- akustischer Neglekt;
- somatosensibler Neglekt.

Physiotherapeutische Untersuchung bei Neglekt
Dorothe Wulf

Siehe Abschnitt 11.1.1 „Leitfragen" und Kapitel 8, Physiotherapeutische Untersuchung.

Folgende Verhaltensauffälligkeiten deuten auf einen sinnesspezifischen Neglekt hin (Prosiegel 2002):

Visueller Neglekt

Im Alltag äußert sich ein visueller Neglekt durch wiederholtes Anstoßen an Hindernisse und das Nichtbeachten von Personen auf der kontraläsionalen (linken) Seite. Die Patienten richten ihren Kopf überwiegend nach rechts aus. Auch bei Aufforderung und/oder gezielter Reizsetzung auf der linken Seite wird der Kopf maximal bis zur Mittellinie gedreht, oder er bleibt in einer vermehrten rechts Rotation. Beim Lesen fällt auf, dass sie den Satz in der Mitte des Textes und nicht am linken Rand beginnen.

> Vorsicht im Straßenverkehr! Der Patient nimmt von links kommende Fahrzeuge nicht wahr. Gefahr der Fremd- und Selbstgefährdung!

Akustischer Neglekt

Akustische Reize, die von der linken Seite an den Patienten heran kommen, nimmt er nicht wahr.

> Vorsicht im Straßenverkehr! Der Patient könnte beispielsweise Hup- oder Klingelgeräusche, die von der linken Seite kommen, nicht wahrnehmen. Gefahr der Selbst- und Fremdgefährdung!

Somatosensibler Neglekt

Das Nicht Wahrnehmen sensibler Informationen kann zu Verletzungen führen.

Beispiel: Ein Patient quetscht sich beim Hinsetzen in den Rollstuhl seinen Arm zwischen dem eigenen Körper und der Rollstuhllehne ein. Patienten ohne somatosensiblen Neglekt äußern Unbehagen, bzw. geben Schmerzen im Arm an. Bei einer gestörten Wahrnehmung für Schmerzen zeigt der Patient trotz offensichtlicher Schmerzprovokation keine Reaktionen. In dieser oder ähnlichen Situationen verletzt sich der Patient selbst.

> ■ Hohes Risiko der Selbstgefährdung!

Motorischer Neglekt

Obwohl der Patient über ausreichende Kraft in der betroffenen Extremität verfügt und auch spontan diese bewegt, setzt er die Extremität in Alltagshandlungen nur vermindert ein. Beispielsweise wird eine schwere und große Blumenvase mit der rechten Hand irgendwie gehalten und transportiert, obwohl in diesem Fall ein bimanuelles Halten einfacher und sicherer wäre. Diese Patienten haben eine gestörte Repräsentation des eigenen Körpers, die als Ursache für den verminderten Einsatz der Extremität und die Vernachlässigung der betroffenen Seite gesehen werden kann.

Zeigt ein Patient eine schwere Parese, dann überdeckt diese den motorischen Neglekt, und er ist nicht eindeutig festzustellen.

Bildet sich der Neglekt zurück, dann äußert sich dies darin, dass ein Reiz, der von der linken Seite gegeben wird genauso wahrgenommen wird und die gleichen Reaktionen beim Patienten zeigt, als wenn ein Reiz von der „gesunden"/kontralateralen Seite gegeben wird.

Häufig wird zu diesem Zeitpunkt das sogenannte Extinktionsphänomen übersehen (Prosiegel 2002): Wird der selbe Reiz von beiden Seiten gleichzeitig dargeboten, dann kommt es zu einem Auslöschen des Reizes auf der linken Seite (= Extinktionsphänomen). Diese Stimulation wird als doppelte simultane Stimulation bezeichnet.

Beispiel: Der Patient erhält einen Temperaturreiz nacheinander auf beiden oberen Extremitäten. Er reagiert/antwortet jeweils adäquat. Bei der zeitgleichen Applikation des Temperaturreizes äußert er nur eine Wahrnehmung auf dem rechten Arm. Die linke Seite ist in diesem Fall bei der doppeltsimultanen Stimulation ausgelöscht.

Physiotherapeutische Behandlung bei Neglekt

Das Prinzip der Neglekt-Therapie ist die multimodale Stimulation und die Anregung zur aktiven Exploration zur vernachlässigten Extremität oder in den vernachlässigten Raum (Prosiegel 2002).

Praktische Beispiele zu diesem Prinzip

- Raumgestaltung: Eine verstärkte Reizdarbietung kann über eine entsprechende Raumgestaltung im Schlafzimmer erfolgen (**Abb. 11.2**). Dabei wird das Bett des Patienten so gestellt, dass die rechte („gesunde") Seite zur Wand und die linke („betroffene") in den Raum zeigt. Durch diese Raumgestaltung erhält der Patient vermehrt Ansprache durch die Pflege, die Angehörigen und Therapeuten über die betroffene Seite. Die Blickwendung nach links wird forciert. Ebenso die Raumgestaltung im Bad. Gegenstände, wie z. B. der Kamm, die Zahnbürste oder das Parfum werden so gestellt, dass der Patient aufgefordert wird, sich zur betroffenen Seite zu wenden, um die Gegenstände zu erreichen. Ein 3. Beispiel wäre die Raumgestaltung während einer Freizeitbeschäftigung, z. B. dem Malen. Farben und Pinsel könnten so ausgerichtet werden, dass der Patient verstärkt auch zur linke Seite explorieren muss.

- Sensibilisierung aller am aktiven Rehaprozess beteiligten Personen: Angehörige, Pflegekräfte und andere Therapeuten sollten zur verstärkten Reizdarbietung über die betroffene Seite angeregt werden. Angehörige könnten ihre Gespräche verstärkt über die linke Seite führen, Therapeuten könnten ihre Therapiematerialien vermehrt über die linke Seite anbieten. Sitzt der Patient in einem Rollstuhl, können ihn Pflegekräfte oder auch Angehörige so ausrichten, dass sämtliche Reize (visuell, akustisch und taktil) über die linke Seite auf den Patienten einwirken.

- Bei einem motorischen Neglekt kann das Prinzip der *Restriktion* und des *Shaping* (siehe Kapitel Motorisches Lernen) angewandt werden. Der erzwungene Gebrauch der linken Extremität durch die Restriktion der rechten Extremität führt zur deutlichen Verbesserung der motorischen Leistung der linken Extremität.

- Hinweisreize (Cueing): Bei der multimodalen Stimulation kann der Patient auf die visuelle Exploration in den vernachlässigten Raum durch verschiedene Hinweisreize aufmerksam gemacht werden. Z. B. nachdrückliche verbale Aufforderung durch den Therapeuten, oder durch das Klopfen auf die Tischplatte zur Fokussierung der Aufmerksamkeit in diesen Bereich.

- Multimodale Stimulation der betroffenen Extremität, in Abhängigkeit vom Störungsbild, mittels verschiedener taktiler und propriozeptiver Reize, die möglichst aktiv durch den Patienten selbst appliziert werden, z. B. das Berühren der Extremität mit unterschiedlichen Materialien (Bürste, Tücher, Igelball, Körperlotion, …), unterschiedliche Temperaturreize mit Eiswürfeln, gekühltem Wasser oder mild bis mäßig temperiertem Wasser, Approximationen durch einseitiges oder beidseitiges Stützen in verschiedenen Gelenkstellungen, z. B. beim bimanuellen Abstützen an der Wand, auf dem Boden, auf dem Tisch oder auf den Stuhllehnen, beim Aufstehen und Hinsetzen. Hier sind der therapeutischen Phantasie keine Grenzen gesetzt. Das Ziel, bei der Auswahl der geeigneten Stimulation, ist die Aufmerksamkeitslenkung auf die betroffene Seite, bzw. in den vernachlässigten Raum und das aktive Einbeziehen der betroffenen Extremität und die spezifische Reizdarbietungen, deren Wahrnehmung durch wiederholte Stimulation wieder geschult werden soll.

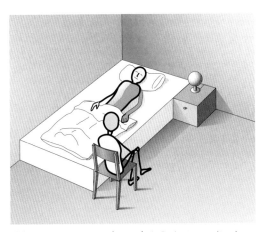

Abb. 11.2 Raumgestaltung bei Patienten mit einem Neglekt.

- Das ADL-Training beim Patienten mit einem motorischen Neglekt berücksichtigt besonders den aktiven Einsatz der linken oberen Extremität und/oder bimanuelle Handlungen, wie z. B. Socken anziehen, den Reißverschluss öffnen und schließen, die Schleife an den Schuhen binden etc. Zur Verstärkung der Aufmerksamkeit hin zur vernachlässigten Extremität kann der Patient verbal zur visuellen Kontrolle der Handlung aufgefordert werden.

11.2.6 Räumliche Verarbeitungs- störungen
Dorothe Wulf

Waren Sie mal in einem 3-D- oder Imax-Kino? Die dargebotenen Bilder suggerieren Ihnen ein Erlebnis, als ob Sie live dabei wären. Sie ziehen den Kopf zur Seite, weil scheinbar ein Gegenstand Ihnen entgegenfliegt, oder Sie entwickeln ein Kribbelgefühl in der Magengegend, weil sie visuell und akustisch in die Situation versetzt werden, als würden Sie in einem Helikopter sitzen und mit 150 km/h frontal auf eine Felswand zurasen. Ihre Reaktionen entsprechen denen, die entstehen, wenn Sie tatsächlich mitgeflogen wären. Obwohl Ihnen bewusst ist, dass der Gegenstand nicht auf Ihren Kopf fallen kann und sie auch nicht gegen die Felswand fliegen, sind Sie durch die räumlich-visuelle und akustisch Darstellung derartig beeinflusst, dass Sie kaum ihr physiologischen Reaktionen unterdrücken können.

Bei Patienten mit Raumwahrnehmungsstörungen verhält es sich in einigen Aspekten umgekehrt.

> *Die Reaktionen, von Patienten mit Raumwahrnehmungsstörungen entsprechen nicht in allen Bereichen der dargebotenen Umgebung bzw. dem dargebotenen Reiz.*

Räumliche Störungen treten häufig bei Patienten mit zentral-neurologischen Schädigungen auf: 30–50 % bei linkshemisphärischen und 50–70 % bei rechtshemisphärischen Hirnschädigungen. Sie beeinflussen viele Alltagssituationen des Patienten und sind ein wichtiger Prädiktor für das Outcome nach einer rechtshemisphärischen Schädigung (Kerkhoff 2002). Somit beeinflussen sie die Wahl physiotherapeutischer Maßnahmen und sind ein Hinweis dafür, dass die (motorische) Funktionsrestitution voraussichtlich länger dauern kann als bei Patienten ohne räumliche Verarbeitungsstörungen.

> *Visuell-räumliche Informationsverarbeitung ist ein wichtiger Faktor für die motorische Orientierung im Raum. Störungen in diesem Bereich nehmen einen z. T. ganz entscheidenden Einfluss auf die motorischen Reaktionen.*

Man unterscheidet folgende Formen:

Räumlich-perzeptive Störungen

Es handelt sich um eine gestörte Aufnahme und Verarbeitung sensorischer Reize. Dazu zählen (Kerkhoff 2002):
- Hauptraumachsen (gestörte Wahrnehmung der visuellen Vertikale und Horizontale);
- Orientierungsschätzung (Fähigkeit, verschiedene Neigungswinkel von Linien oder Objekten zu unterscheiden),
- Längenschätzung (Ausdehung innerhalb von Objekten) und Distanzschätzung (Ausdehung zwischen Objekten, **Abb. 11.3**);
- Formschätzung;
- subjektive Geradeausrichtung, Linienhalbierung (**Abb. 11.4**);
- Positionswahrnehmung.

Patienten mit räumlich-perzeptiven Störungen greifen beispielsweise neben oder einige Zentimeter vor dem Gegenstand ins Leere. Sie zeigen Gangunsicherheiten, nicht aufgrund motorischer oder sensibler Störungen, sondern wegen einer gestörten Längen- und Distanzabschätzung. Sie sind dann z. B. nicht in der Lage, die Geradeausrichtung beim Gehen einzuhalten.

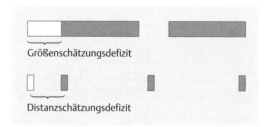

Abb. 11.3 Horizontale Raumverzerrung in der visuellen Längen- und Distanzschätzung. Der rechts abgebildete Balken soll links gleich lang reproduziert werden. Patienten mit parietookzipitalen Läsionen neigen zur perzeptiven Unterschätzung des linken Balkens, wenn sie aufgefordert werden, diesen gleich lang wie den rechten Balken zu reproduzieren. Der linke Balken wird größer reproduziert. Das analoge Phänomen tritt beim Einschätzen horizontaler Abstände auf (Kerkhoff 2000).

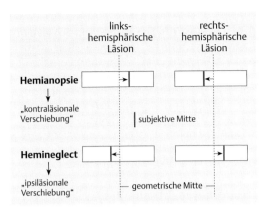

Abb. 11.4 Typische Abweichungen in der Linienhalbierung nach links – versus rechtshemisphärischer Läsion bei Patienten mit Hemianopsie (ohne Neglekt) gegenüber Patienten mit Hemineglekt (ohne Hemianopsie). Hemianoptiker zeigen eine kontraläsionale, Neglektpatienten eine ipsiläsionale Abweichung der subjektiven Mitteneinschätzung (Kerkhoff 2000).

Räumlich-kognitive Störungen

„Einbußen visueller Raumoperationen" nennt Kerkhoff (2002) diese Störungen im räumlich-kognitiven Bereich, die sich in Defiziten beim mentalen Perspektivenwechsel und bei mentalen Rotationsaufgaben äußern. Die **Abb. 11.5 a–c** zeigt räumlich-kognitive Aufgaben zur Verdeutlichung der Defizite (**Abb. 11.5 a–c**).

Räumlich-konstruktive Störungen

Damit wird die „Unfähigkeit, einzelne Elemente einer Figur mit der Hand zu einem Ganzen zusammenzusetzen" umschrieben (Kerkhoff 2002).

Das Zusammensetzen eines Kugelschreibers misslingt, oder beim Anziehen der Hose wird oben mit unten verwechselt und vorne mit hinten. Beim Versuch, seinen Koffer zu packen, hat der Patient Schwierigkeiten, die einzelnen Materialien wie Kleidungsstücke, Waschbeutel, Schuhe und Koffer sinnvoll zusammenzubringen.

Räumlich-topographische Störungen

Diese Störungen betreffen „Orientierungsprobleme im realen oder vorgestellten dreidimensionalen Raum" (Kerkhoff 2002).

Räumlich-topographische Störungen sind sehr belastend, da sie die räumliche Orientierung von Patienten in bekannten oder fremden Umgebungen so sehr einschränken oder aufheben, dass sie sich nicht mehr zurechtfinden. Diese Patienten können sich beispielsweise nicht mehr vorstellen, wie der bereits mehrfach gesehene Therapieraum der Physiotherapeutin aussieht und wie sie zu diesem Raum finden. Die räumliche Orientierungsstörung ist besonders ausgeprägt, wenn sich die Person in der Dämmerung oder in der Dunkelheit aufhält.

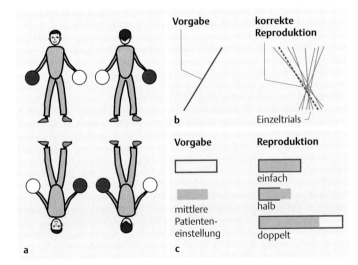

Abb. 11.5 a–c Räumlich kognitive Aufgaben: **a** Der Patient soll jeweils angeben, welche Hand (rechts, links) rot gefärbt ist (nach Ratcliff 1979 in Kerkhoff 2000). **b** Leistungen eines Patienten mit parietaler Läsion in der Orientierungs-Spiegelungsaufgabe. Die fett gepunkteten Linie stellt die korrekte Reproduktion dar. Es kommt zu einer sehr variablen, ungenauen Einschätzung der gespiegelten Orientierung (Kerkoff 1998 in Kerkhoff 2000). **c** Maßstabstransformation in der Längenschätzung. Der vorgegebene Balken soll identisch lang (einfach), halb oder doppelt so lang reproduziert werden. Während die identische Reproduktion gelingt, ist die Skalierung des Maßstabs für „halb so groß" und „doppelt so groß" deutlich beeinträchtigt (rote Rechtecke: korrekte Reproduktion; hellrot: Patienteneinstellung) (Kerkhoff 2000).

Pusher-Syndrom

Eine *gestörte Wahrnehmung des eigenen Körpers im Raum* ist die Ursache für eine auffällige motorische Reaktion der Patienten, der sog. *Pusher-Symptomatik*. Diese Symptomatik wurde erstmals von Davies (1985) beschrieben. Paradoxerweise drücken oder stoßen (= to push) sich die Betroffenen auf ihre gelähmte Seite. Meistens ist dieses Symptom mit einer rechtshirnigen Läsion verbunden.

Während Prosiegel und Henschel (1997) zeigen konnten, dass Pusher-Patienten im subakuten Stadium eine verschobene subjektive visuelle Vertikale zur Läsionsseite aufweisen, konnte Karnath (2000) dies mit seinen Studien nicht bestätigen. Er stellte fest, dass Pusher-Patienten eine Verschiebung der subjektiven posturalen Vertikalen aufweisen bei ungestörter subjektiver visueller Vertikaler. Die subjektive posturale Vertikale war im Mittel um bis zu 18° zur nicht gelähmten Seite verschoben. Karnath (2000) sieht aufgrund seiner Untersuchungen die Ursache für die Pusher-Symptomatik in einer gestörten Wahrnehmung der Körperorientierung in Relation zur Gravitation. Es scheint, als würden die Patienten unter einer Diskrepanz zwischen den Referenzsystemen für eine aufrechte Körperhaltung im Raum leiden: dem visuellen und vestibulären System. Karnath nimmt an, dass der Patient, durch das aktive Verschieben der Körperlängsachse zur kontraläsionalen Seite versucht, das Chaos zwischen der visuellen Vertikalen und der (verschobenen) Orientierung der Körpervertikalen aktiv zu kompensieren. Dieser Konflikt zwischen den 2 Referenzsystemen scheint die Urasche für die motorischen Reaktion, dem Wegdrücken oder -stoßen zur paretischen Seite, der Pusher-Symptomatik, zu sein.

Physiotherapeutische Untersuchung bei räumlichen Verarbeitungsstörungen

Siehe auch Kapitel 8 Physiotherapeutische Untersuchung.
Die Pusher-Symptomatik wird mittels der klinischen Skala für Contraversive Pusher-Symptomatik (SCP) untersucht. Sie gilt als diagnostiziert, wenn „pathologisches Verhalten hinsichtlich aller 3 Parameter zu beobachten ist", so die Autoren Brötz et al. (2002).

Neben den Parametern im Test (SCP) ist für die Pusher-Symptomatik das sog. „Fear of falling" charakteristisch, d. h. der Patient hat Angst, zur gesunden Seite zu fallen und verspürt eine laterale Instabilität, ein „Gefühl des Fallens".

Freivogel (1997) berichtet bei Patienten in der frühen Remissionsphase nach einem Schädelhirntrauma über „Pusher-Phänomene auch in anterior-posterior-Richtung. Die vermehrte Gewichtsverlagerung nach posterior überwiegt und provoziert Angst und muskulären Widerstand beim Patienten, wenn die Körperschwerpunktverlagerung nach vorne, bzw. Richtung Mitte erfolgt.

Patienten mit einer Pusher-Symptomatik zeigen häufig auch einen Neglekt. Grund dafür ist die enge anatomische Lage der Hirnareale.

Physiotherapeutische Behandlung bei räumlichen Verarbeitungsstörungen

Die Dauer der Rehabilitation von Patienten mit einer Pusher-Symptomatik ist im Mittel um 3,6 Wochen erhöht im Vergleich zu Patienten ohne diese Symptomatik (Pedersen 1996). Für die Behandlung dieser Symptomatik gibt es noch keine gesicherten Therapien.

Freivogel (1997) empfiehlt den Einsatz visueller oder taktiler Feedbackmechanismen (**Abb. 11.6 a–b**).

Beispielsweise erhält der Patient im Sitzen taktiles Feedback durch die Wand oder einen großen Lagerungsblock auf der Seite, zu der er drückt, bzw. stößt. Der Patient wird aufgefordert, den Berührungsdruck zu minimieren. Ist der Patient bereits stehfähig, kann er angelehnt in einem Raumeck stehen, gesichert durch einen Therapeuten, der vor ihm steht.

Auch hier ist das Ziel für den Patienten, den Berührungsdruck an die Wand zu reduzieren.

■ *„Hands off" beim Training der posturalen Kontrolle.*

Eine andere Form des Feedbacks kann auch visuell, über einen Spiegel, erfolgen. Der Patient sitzt vor dem Spiegel. Ein deutlich sichtbarer Punkt wird in Höhe des Sternums auf den Pullover geklebt. Ein 2. Punkt wird in der Mitte des Spiegels, oder 2 Markierungen rechts/links von der Mitte, befestigt. Beide dienen als Referenzpunkte für den Patienten, die er durch eine aktive Veränderung seiner Körperhaltung in Richtung „Senkrechte"/„Mitte" übereinander bringen muss. Auch diese Übung kann später im Stand geübt werden (**Abb. 11.7**).

Brötz et al. (2002) empfehlen einen speziell angelegten Behandlungsplan, bei dem der Patient nacheinander Lernstufen durchläuft:
- Erkennen des gestörten Gefühls für die aufrechte Körperposition;

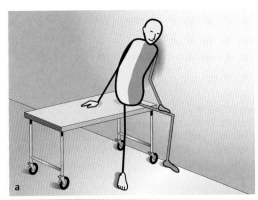

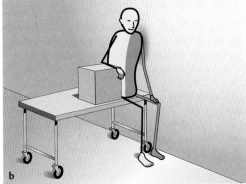

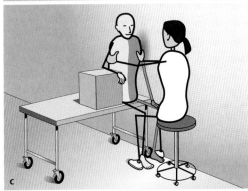

Abb. 11.6 a–c Hemiparetischer Patient mit einer Pusher-Symptomatik. **a** Charakteristische Sitzhaltung: rechte Extremitäten drücken den Körper auf die paretische Seite. **b** Therapiesituation: Üben der posturalen Kontrolle. **c** Der Therapeut hat die Position der Beine korrigiert und unterdrückt das Wegschieben der Extremität durch sein eigenes Bein. Der Patient wird aufgefordert, den Druck auf der linken Seite zu reduzieren. Der Therapeut gibt dem Patienten, mit beiden Händen am Thorax, einen taktilen Hinweis für die Bewegungsrichtung und die Sitzsymmetrie.

- visuelle Exploration des Raumes und des eigenen Körpers;
- Erlernen von Bewegungen, um die vertikale Körperposition einzunehmen;
- Beibehalten der vertikalen Körperposition bei gleichzeitiger Durchführung anderer Aktivitäten.

> *Ziel der Behandlung ist das Erreichen der vertikalen Körperposition durch den Patienten selbst. Dazu sollte der Patient so früh wie möglich vertikalisiert werden. Bei Bedarf unter Zuhilfenahme von einem Kipptisch, Stehtisch oder Beinschienen.*

Hinweise für den Transfer vom Bett in den Rollstuhl bei einem Patienten mit einer Pusher-Symptomatik:

- Zeit lassen beim Transfer. Der Patient reagiert häufig mit einer Zunahme der Symptomatik, wenn er passiv, zu schnell bewegt wird.
- Verbale Aufforderungen immer vor dem passiven Bewegen des Patienten geben, damit dieser weiß, was der Therapeut beabsichtigt.
- Bei manchen Patienten reduziert viel Körperkontakt zum Therapeuten oder zum Lagerungsmaterial (Kissen zwischen dem Oberkörper und den Beinen des Patienten) die Symptomatik und erleichtert so den Transfer.

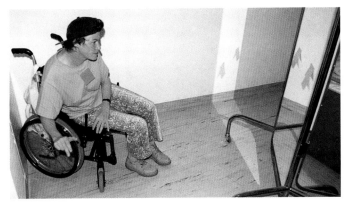

Abb. 11.7 Training der posturalen Kontrolle mit visuellem Feedback.

11

- In schweren Fällen muss der Transfer zu zweit erfolgen.
- Bei ausgeprägten Lähmungen ist der tiefe Transfer für alle Beteiligten leichter.
- Ausnahmen: Bei einer ausgeprägten Symptomatik ist es leichter, das Wegdrücken auf die paretische Seite durch den Patienten für einen sicheren Transfer zu nutzen. Das Ausnutzen der „Pusher-Symptomatik" sollte die Ausnahme bleiben.

Hinweise für eine angepasste Sitzhaltung des Patienten im Rollstuhl:

- Patienten mit einer Pusher-Symptomatik drücken und schieben z.T. nach wenigen Minuten sitzen im Rollstuhl. Ein Therapietisch oder gar eine Fixation können das Rausrutschen aus dem Rollstuhl kaum verhindern. Sie steigern z.T. die Symptomatik.
- Eine aufrechte Haltung im Rollstuhl tolerieren die wenigsten Patienten im Anfangsstadium. Der Patient sollte dort „abgeholt werden, wo er gerade steht", d.h. in diesem Fall, dass die präferierte Sitzposition des Patienten sukzessive in Richtung „aufrechter Sitz" korrigiert werden sollte. Eine Überkorrektur wird selten vom Patienten toleriert und kann zu einer Verstärkung des Symptoms führen.
- Die Sitzdauer im Rollstuhl sollte stufenweise in Abhängigkeit der Tagesform und Belastbarkeit gesteigert werden. Fordern aber nicht überfordern!

Je nach Schweregrad der „Pusher-Symptomatik", zeigt der Patient Zeichen von Angst oder Überforderung, beispielsweise: Nesteln mit der rechten oberen Extremität, affektive Reaktionen wie weinen oder lachen oder auch Aggressionen gegenüber sich selbst, den Therapeuten oder anderen. Der Patient benötigt in solchen Fällen dringend eine Pause, und es sollten reduzierte Anforderungen an ihn gestellt werden.

Literatur

Brötz D, Götz A, Müller H, Karnath HO. Physiotherapeutische Diagnostik und Therapie der Pusher-Symptomatik. Zeitschrift für Physiotherapeuten. 2002;:365.

Davies PM. Hemiplegie. 6. Nachdruck. Berlin: Springer; 1992.

Freivogel S. Motorische Rehabilitation nach Schädelhirntrauma. München: Pflaum Verlag; 1997.

Hufschmidt A, Lücking CH. Neurologie Compact. 2. aktual. und erweit. Aufl. Stuttgart: Thieme; 1999.

Karnath HO, Brötz D, Götz A. Klinik, Ursache und Therapie der Pusher-Symptomatik. Nervenarzt. 2001a;72: 86.

Karnath HO, Ferber S, Dichgans J. The neural representation of postural control in humans. Proc Natl Acad Sci USA 2000b; 97: 13931.

Karnath HO, Ferber S, Dichgans J. The origin of contraversive pushing; Evidence for a second graviceptive system in humans. Neurology. 2000a; 55: 1298.

Kerkhoff G. Störungen der visuellen Raumwahrnehmung und Raumkognition. In: Hartje W, Poeck: Klinische Neuropsychologie. 5. überarb. und erweit. Aufl. Stuttgart: Thieme; 2002.

Prosiegel M, Henschel R. Das Pusher-Syndrom – Untersuchungen der Läsionsmuster und der subjektiven visuellen Vertikalen. Neurol & Rehabil 1997: 1 (Suppl); 4.

Prosiegel M. Neuropsychologische Störungen und ihre Rehabilitation. 3. völlig neu bearb. Aufl. München: Pflaum; 2002.

Sacks O. Der Mann, der seine Frau mit dem Hut verwechselte. Reinbek: Rowohlt; 1990.

12 Motorische Syndrome bei neurologischen Erkrankungen

„Hands off" beim Training der posturalen Kontrolle!

Üben unter variablen Bedingungen!

Repetitiv üben!

12 Motorische Symptome bei neurologischen Erkrankungen

Klaus Scheidtmann

Die Aufgabe des motorischen Systems ist es, die Bewegungen der Muskulatur einzuleiten und durchzuführen. Läsionen in diesem System bringen unterschiedliche motorische Symptome mit sich.

Da Mobilität und Greiffunktion für die Lebensqualität von entscheidender Bedeutung sind, nehmen therapeutische Bemühungen und motorisch funktionsverbessernde neurologische Behandlungen einen breiten Raum ein.

Jede Bewegung einer Gliedmaße wie auch des gesamten Körpers ist aus motorischen Aktionen mit Elementen unterschiedlicher Komplexität aufgebaut, die logisch in einem hierarchischen Verhältnis zueinander stehen. Dabei sind 3 wesentliche Kriterien zu berücksichtigen, um die Syndrome nach einer Schädigung des motorischen Systems zu verstehen und einzuordnen:

- *Muskelkontraktion und Dekontraktion*: Eine Muskelkontraktion bewirkt eine Verkürzung des Muskels und damit eine Krafteinwirkung auf einen Hebel. Die entscheidenden Parameter sind Größe und Geschwindigkeit der Kraftentwicklung und der Dekontraktion. Auf dieser Ebene manifestieren sich Funktionseinschränkungen als periphere und zentrale Lähmung (Parese), spastische Tonuserhöhung und Rigor.
- *Bewegung*: Eine Bewegung resultiert aus koordinierter Muskelkontraktion und Dekontraktion von agonistischen und antagonistischen Muskeln oder Muskelgruppen über ein oder mehrere Gelenke. Auch hierbei sind die entscheidenden Parameter Geschwindigkeit, Richtung und über eine sog. sensorische Feedback-Kontrolle oder Schleife Zielgenauigkeit der Bewegung.

Die Rumpfmuskulatur ist für die Stabilisierung primär gegen die Schwerkraft und eine ausreichende posturale Stabilität verantwortlich, also eine Stabilisierung der Haltung, der Stand- und Spielbeinfunktion. Die Extremitäten können zielgenaue Bewegungen ausführen, vorwiegend unter visueller Kontrolle, aber auch unter sensorischem Feedback. Für die Gesichtsmuskulatur gilt dies insbesondere hinsichtlich der Mimik.

Funktionseinschränkungen manifestieren sich

- primär bei Störungen der zeitlichen und räumlichen Koordination, wie z. B. die zerebelläre Ataxie oder auch optische Ataxie;
- sekundär nach Störung auf der Ebene der Muskulatur, wenn Muskelkontraktionen nicht oder nur unzureichend ausgeführt werden können.
- *Motorisches Handeln*: Motorisches Handeln resultiert aus der Koordination von Bewegung auf ein Handlungsziel hin. Hier werden zusätzlich höhere Hirnleistungen erbracht, um z. B. einen Bewegungsplan zu entwerfen, die Bewegung zu kontrollieren und den gewünschten Erfolg rückzumelden. Bei Störungen kommt es zu apraktischen Syndromen, räumlich-visuellen Störungen wie Ataxie oder spastische Hemiparese. Erfolgt eine Schädigung des sensomotorischen Systems mit Beteiligung der Hirnzentren oder auch der absteigenden motorischen Bahnsysteme, kann es zu einer komplexen neurologischen Symptomatik kommen, die bereits von Jackson 1873 in Minusphänomene und Plusphänomene aufgegliedert wurde. Beide treten, wenn nicht zeitgleich, so doch gemeinsam auf.

Als Minussymptome werden z. B. die Kraftminderung, die Beeinträchtigung unabhängiger Fingerbewegung oder das Defizit bei der Generierung rasch aufeinander folgender Einzel- oder Wechselbewegungen aufgefasst.

Unter Plussymptomen versteht man vermehrt muskulären Widerstand bei passiver Bewegung, gesteigerte Muskeleigenreflexe sowie die Auslösbarkeit pathologischer Reflexe, wie z. B. das Babinski-Zeichen.

Im Folgenden wird auf die häufig in der Physiotherapie vorkommenden Symptome und die Möglichkeit zur Behandlung eingegangen.

In diesem Kapitel wird auf die Symptome bzw. Syndrome eingegangen, die physiotherapeutisch beeinflusst werden können:

- Paresen,
- Spastik,
- Ataxie und
- extrapyramidalmotorische Syndrome.

12.1   Periphere Nervenläsionen
Dorothe Wulf

Ursachen

Die *periphere* Parese ist bedingt durch eine Nervenläsion des 2. motorischen Neurons. Der Ursprung des (spinalen) peripheren Nervensystems liegt „an den Zellen der Motoneurone im Vorderhorn und an den zentralen dendritischen Synapsen der sensiblen Fasern" (Maskill 2000).

Eine *periphere* Parese kann durch eine lokale oder diffuse Schädigung des peripheren Nervs entstehen. Beispielsweise an der Nervenwurzel (radikuläre Symptomatik), an einem einzelnen Nerv, wie bei der Ulnaris-Läsion, an mehreren peripheren Nerven (Polyneuropathie) oder an einzelnen Nervenbündeln, den Plexus-Läsionen.

Anhand der Verteilung der motorischen und sensiblen Ausfälle lässt sich meistens genau der Schädigungsort bestimmen.

Verschiedene Faktoren kommen als Ursache in Frage:

- Traumatisch:
  - Frakturen;
  - Stich-, Schuss- und Schnittverletzungen;
  - Zerrungen/Einklemmungen;
  - Abriss/Dehnungen.
- Mechanische Ursachen:
  - Druckschäden von außen, z. B. Gips, Gehstützen;
  - OP-Lagerung;
  - Druckschäden von innen, z. B. Tumore, Ödeme, Hämatome, anatomische Engpässe.
- Entzündliche und immunologische Prozesse:
  - Autoimmunreaktion gegen das periphere Nervengewebe (Guillain-Barré-Syndrom).
- Metabolisch-toxische Ursachen:
  - Drogen;
  - Diabetes mellitus.

Klassifikation peripherer Nervenläsionen

Neurapraxie

> *Bei einer Neurapraxie besteht eine vorübergehende Läsion des Nervs durch beispielsweise ein Hämatom.*

Es handelt sich dabei um eine leichte Verletzungsform. Die Myelinscheide, nicht das Axon, wird durch den Druck des Hämatoms zeitweilig in ihrer Funktion gestört. Klinisch ist Folgendes festzustellen: keine vegetativen Störungen, geringe Sensibilitätsstörungen (leichtes Kribbelgefühl)

und ein kurzzeitiger Kraftverlust oder sogar eine vorübergehende Parese. Wird die Ursache, sprich die Druckbelastung auf den Nerv, aufgehoben, tritt die Spontanerholung mit vollständiger Funktionsrestitution ein. Elektrophysiologisch zeigen sich keine Denervierungspotenziale im EMG und die Nervenleitgeschwindigkeit ist bei leichten Druckverletzungen regelrecht. Bei starken Druckbelastungen kann das Leitvermögen des Nervs auch blockiert sein. Diese Leitungsblockierung wird als Neurapraxie bezeichnet.

Axonotmesis

> *Verursacht durch beispielsweise eine Quetschung des peripheren Nervs entsteht eine lokale Schädigung der Markscheide und der Axone bei intakter Schwann-Zelle.*

Daraus resultieren Funktionsausfälle im motorischen, sensiblen und vegetativen Bereich. Distal der Verletzung tritt die *Waller-Degeneration* ein. Elektrophysiologisch ist die Nervenleitgeschwindigkeit distal der Schädigung in den ersten Tagen nach der Verletzung zunächst normal und nach maximal 10 Tagen wieder aufgehoben. Das EMG weist nach 1–2 Wochen Denervierungszeichen auf.

Die intakte Hülle (Schwann-Zelle) stellt die Grundlage für eine mögliche Regeneration dar. Diese bindegewebige Hüllstruktur ist richtungsweisend für das aussprossende Axon. Die Regenerationsgeschwindigkeit eines degenerierten Axons beträgt ca. 1,5 mm/Tag. Die Geschwindigkeit variiert und ist abhängig vom Alter des Patienten und dem Ort der Aussprossung (Maskill 2000).

Neurotmesis

> *Bedingt durch ein Trauma (Schnittverletzung), entsteht eine komplette Durchtrennung des Nervs.*

Die Folge ist der völlige Funktionsverlust im motorischen, sensiblen und vegetativen Bereich. Distal der Verletzung tritt die Waller-Degeneration ein. Die proximalen Endigungen des Nervs können wieder aussprossen, erreichen jedoch meistens nicht ihr Zielgebiet. Häufig wird dieser Prozess durch Narbenbildung im Nervenstrang behindert (Hummelsheim 1998).

Waller-Degeneration (Abb. 12.1)

Zu einer Waller-Degeneration kommt es bei der 2. und 3. Klassifikation einer peripheren Nervenläsion. Die distale Verletzungsstelle eines Axons degeneriert und die Myelinscheide zerfällt. Die Schwann-Zellen hingegen vermehren sich und bilden eine Art Bänder (Bugner-Bänder). Für den Axonspross sind diese Bänder richtungsweisend bis zum Zielort des Axons (Maskill 2000).

12.1.1 Physiotherapeutische Untersuchung von Patienten mit peripheren Paresen

Dorothe Wulf

Anamnese

- *Beschwerdebild* des Patienten: Der Patient gibt sensible Reiz- und Ausfallerscheinungen an, z. B. Kribbeln, Stechen, Taubheitsgefühle, Gefühl des Eingeschnürtseins, Schwellungsgefühl, unangenehmer Druck, Gefühl wie auf Watte zu gehen, Gangunsicherheit bei Dunkelheit, schmerzlose Hautverletzungen, fehlendes Temperaturempfinden etc. Weiter berichtet er über motorische Veränderungen, wie z. B. (nächtliche) Muskelkrämpfe, Muskelzuckungen und Muskelschwäche.
- *Berufsanamnese*: Je nach Schweregrad der Läsion und Grad der Regenerationsfähigkeit, können mehr oder weniger stark ausgeprägte Funktionsdefizite Auswirkungen auf die berufliche Situation des Patienten haben.
  Leitfragen: Ist der bisherige Beruf weiter ausführbar? Welche beruflichen Alternativen kommen aufgrund der motorischen Ressourcen in Betracht? Welche technischen Hilfen können das Funktionsdefizit kompensieren oder ersetzen?
- *Befunde ärztlicher Untersuchungen*:

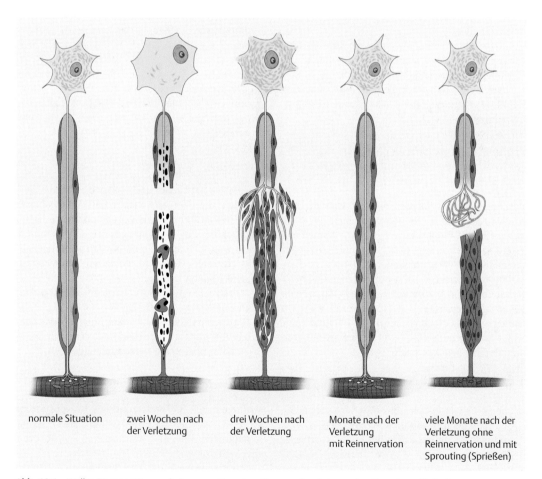

| normale Situation | zwei Wochen nach der Verletzung | drei Wochen nach der Verletzung | Monate nach der Verletzung mit Reinnervation | viele Monate nach der Verletzung ohne Reinnervation und mit Sprouting (Sprießen) |

Abb. 12.1 Waller-Degeneration und -Regeneration eines Neurons (nach Junqueira, Carneiro u. Kelley).

– Elektrophysiologische Befunde, Nervenbiopsie, Liquoruntersuchung. Veränderte Laborwerte können ein Hinweis für eine metabolische oder immunologische Erkrankung des Patienten sein, die zu einer Schädigung der peripheren Nerven führen können.
– Operationsberichte.

Funktionsuntersuchung

Prüfung der Muskelkraft in Beziehung zu den Ausfallerscheinungen (MRC-Scale)

Eine periphere Nervenläsion geht immer mit einer schlaffen Lähmung einher. Bei leichten, einzelnen Nervenläsionen ist bei der Prüfung der groben Kraft kaum eine Auffälligkeit zu erkennen. Eine differenzierte Prüfung der einzelnen Muskeln und ihrer Funktion sollte im Seitenvergleich durchgeführt werden. Die Prüfung der Muskelkraft ist das Untersuchungsinstrument für die Lokalisation der Schädigung und der Maßstab für die Evaluation der Maßnahme.

Ein spezieller Befundbogen (siehe Kap. 16, **Abb. 16.9**) erleichtert die segmentale Zuordnung und dient der Verlaufs- und Evaluationsdokumentation.

Tests zur Prüfung der Koordination sind dem Kapitel 8, Physiotherapeutische Untersuchung zu entnehmen.

Prüfung der Gelenkbeweglichkeit (aktives/passives ROM nach der Neutral-Null-Methode)

Besonders bei der Polyneuropathie oder im chronischen Stadium einer idiopathischen Polyradikuloneuritis (Guillain-Barré-Syndrom) können aufgrund längerer Immobilität Muskelverkürzungen entstehen, die sich im weiteren Verlauf zu Kontrakturen entwickeln. Ist mit einer längeren Immobilität zu rechnen, könnte eine orthopädische Versorgung indiziert sein; beispielsweise mit einer Schiene zur passiven Sicherung des Gelenks und somit zum Schutz vor Verletzungen oder unterstützend zur Kontrakturprophylaxe.

Sensibilitätsprüfung

• *Oberflächensensibilität*: Das Vibrations-, Schmerz- und Temperaturempfinden kann gestört oder aufgehoben sein. Pallästhesien, Parästhesien (Kribbeln, Ameisen Laufen, pelziges Gefühl) Dysästhesien (Missempfindungen nach einem Berührungsreiz, z.B. leichtes Berühren der Haut

führt zu einem unangenehm stechenden Gefühl), Hypästhesien, Anästhesie, Hypalgesie, Thermhyp- oder Thermanästhesie sind die Folge.
  – Tiefensensibilität: gestörtes Lage- und Bewegungsempfinden.
• *Reflexprüfung*: Typisch ist die abgeschwächte oder fehlende Reflexreaktion (Hyporeflexie oder Areflexie). Gesteigerte Reflexe wären ein Zeichen für eine zentralneurologische Läsion.

Atembefund

Viele neuromuskuläre Erkrankungen (z.B. Myopathien, Polyradikulitis, etc.) gehen mit einer Schwäche der Atem- und Atemhilfsmuskulatur einher. Es kann zu Sekretanhäufungen durch die motorische Inaktivität kommen und aufgrund fehlender tiefer Atemzüge zu einer reduzierten Thorax- und Lungenbeweglichkeit. Ein detaillierter Atembefund muss hier erstellt werden. (*Anmerkung*: Dazu sei auf Grundlagenliteratur für Physiotherapeuten hingewiesen, wie z.B. Göhring, Atemtherapie – Therapie mit dem Atem. Thieme; 2001.)

> *Bei ventilatorischer Ateminsuffizienz sind Maßnahmen kontraindiziert, die die Atembewegung extrem beanspruchen. Hier ist eine zeitweilige Ruhigstellung der Atemmuskulatur mit Hilfe eines Atemgerätes erforderlich.*

Vegetative Störungen

Vegetative Störungen nach peripheren Nervenverletzungen können sich in Form einer aufgehobenen Schweißsekretion zeigen. Durchblutungsstörungen und Ödeme, aufgrund einer gestörten Vasomotorik, und trophische Hautveränderungen können ebenfalls auftreten. Aufgrund fehlenden Schmerzempfindens können Druckulzera entstehen.

Atrophierte Muskulatur wird als Folge andauernder Denervation sichtbar.

Darüber hinaus können Schwellung, Rötung oder erhöhte Temperatur der Haut im Bereich der Narbe nach einer operativen Versorgung auftreten.

Tensionstest/Spannungstest

Bedingt durch die Verletzung des Nervensystems kann es zu neuralen und muskulären Gegenspannungen kommen. Der Spannungstest prüft die Symptome (Schmerz, Dysästhesien, etc.), die durch Gegenspannung der Strukturen entstehen können.

> Keine Spannungstests im akuten Stadium nach einer Nerven-Operation durchführen. Verletzungsgefahr! Tensionstests immer nach Rücksprache mit dem behandelnden Arzt.

Beobachtende Ganganalyse

Je nach Lokalisation und Umfang der peripheren Schädigung zeigt sich die Parese auch beim Gehen. Typisch ist der Steppergang bei einer N.-peronaeus-Läsion. Mangelnde oder fehlende Kraft der Dorsalextensoren des Fußes und der Zehen provozieren einen initialen Vorfußkontakt anstatt des physiologischen Fersenkontaktes, zum Zeitpunkt Initial Contact. Damit der Fuß in der Schwungbeinphase nicht am Boden anschlägt, bzw. hängen bleibt, flektiert der Patient sein Hüft- und/oder sein Kniegelenk vermehrt und schleudert z.T. den Unterschenkel nach vorn, um mit dem ganzen Fuß den Boden zu berühren.

Bei der beobachtenden Ganganalyse können auch Paresen und die damit verbunden Ausfallerscheinungen der oberen Extremität sichtbar werden. Beispielsweise bei einer Plexus-brachialis-Läsion. Hier wird beim Gehen der einseitig fehlende Armpendel sichtbar. Der Arm hängt schlaff herab und baumelt hin und her.

Bewegungsanalyse der ADLs und einzelner motorisch-funktioneller Leistungen

Hervorgerufen durch die Läsion eines einzelnen peripheren Nervs, können Paresen oder Schwächen einzelner kleinerer Muskeln häufig durch umgebende stärkere Muskulatur kompensiert werden. Patienten mit einer N.-ulnaris-Läsion können beispielsweise nicht mehr flächig ein Blatt Papier zwischen dem Daumen und dem Zeigefinger halten, da es bei einer Ulnaris-Läsion u. a. zu einem Ausfall des M. adductor pollicis kommen kann und somit die Adduktion des Daumens nicht mehr möglich ist. Der Patient versucht die Adduktion des Daumens mit einer Flexion des Endgelenkes des Daumens zu kompensieren. Im Alltag fällt diese Kompensation kaum auf. Sie kann jedoch bei andauernder Anwendung zu einer übermäßigen Beanspruchung der umliegenden Strukturen, zu Fehlbelastungen und Schmerzen führen.

Der Ausfall mehrerer Nerven geht mit sichtbar funktionellen Verlusten einher.

Folgende Leitfragen sind von Bedeutung:

Leitfragen

- Welche motorisch-funktionellen Aktivitäten sind gestört, bzw. nicht möglich?
- Welche Kompensationsbewegungen macht der Patient?
- Bei welchen Aktivitäten benötigt der Patient technische oder personelle Hilfe zur Bewältigung seiner Alltagfunktionen und seiner beruflichen Tätigkeit?

Bei einigen wenigen Muskellähmungen können einzelne Aktivitäten zur Evaluation verwandt werden, z. B. Greifen und Anheben eines Bleistiftes oder Halten und Transportieren eines Tabletts. Bei komplexen Lähmungserscheinungen sollte eine Skala, die mehrere motorisch-funktionelle Funktionen prüft, zur Evaluation verwandt werden, z. B. Rivermead-Motor-Assessment oder krankheitsspezifische Test, wie z. B. die Muscular-Disability-Rating-Scale bei dystrophischen Myotonien und anderen neuromuskulären Störungen (siehe Masur 2000).

Auffälligkeiten beim Sicht- und Tastbefund

Bedingt durch die Kompensationsbewegungen kann sich übermäßig beanspruchtes Gewebe verändern und beim Sicht- und Tastbefund wie folgt darstellen: Hypertrophie der umgebenden Muskulatur (Seitenvergleich), druckschmerzhafte Muskulatur aufgrund unökonomischer Bewegungen, Haltungsasymmetrie, etc.

12.1.2 Physiotherapeutische Behandlung von Patienten mit peripheren Paresen

Ziele

Die *Ziele* aller physiotherapeutischen Maßnahmen sind:

- Maximierung der funktionellen Fähigkeiten;
- Minimierung der Sekundärprobleme.

Bei der Behandlung peripherer Nervenläsionen muss bezüglich der Grunderkrankung und des Verlaufs unterschieden werden. Die Dosierung der Maßnahme ist eine der Herausforderungen für den Physiotherapeuten. So war beispielsweise die Devise bei der Behandlung der Poliomyelitis immer: „No pain, no gain!". Diese Devise ist nicht mehr Stand heutigen Wissens bei Patienten mit einem Post-Polio-Syndrom.

Behandlung eines Post-Polio-Sydroms

Was ist das Post-Polio-Syndrom? Nach einem klinisch stabilen Zustand von mindestens 10 Jahren nach der durchgemachten Poliomyelitis zeigen die Patienten plötzlich wieder nachweisbare Residuen der akuten Polio. Die zu Grunde liegende Pathophysiologie ist noch nicht endgültig geklärt. Es wird angenommen, dass eine metabolische Belastung der teilweise vorgeschädigten Motoneuronen zur Dekompensation führt, so dass nicht mehr alle Muskelfasern unmittelbar wieder reinnerviert werden können (Dalakas 1991). Dies hat erneute Paresen zur Folge.

Aufgrund des derzeitigen Kenntnisstandes wird eine muskuläre Überbeanspruchung, z. B. durch ein intensives Training in der Physiotherapie, nicht empfohlen. Untersuchungen haben gezeigt, dass langsam aufbauende, nicht ermüdende Übungen die Muskelkraft und die kardiorespiratorische Leistungsfähigkeit erhöhen (Agre 1991/Kritz 1992). Unmittelbar konnten keine negativen Effekte festgestellt werden. Langzeituntersuchung über eventuelle Spätfolgen stehen noch aus.

> *Die Dosierung der Übungen ist von der Grunderkrankung abhängig.*

Bei Muskelschwächen und Paresen, wie sie bei neuromuskulären Erkrankungen auftreten, sollte das Training zu keiner Ermüdung der Muskulatur führen.

Beachten von versteckten Grunderkrankungen

Eine weitere Herausforderung in der Behandlung peripherer Nervenläsionen ist das Erkennen versteckter Krankheiten. Die amyotrophe Lateralsklerose beispielsweise geht zunächst mit einer Störung des 2. motorischen Neurons einher. Dies äußert sich anfangs in atrophierten Handmuskeln und/oder einem Fallfuß. Zunächst ein Hinweis auf eine periphere Nervenläsion. Wird ein Patient in diesem Zustand mit Verdacht auf eine periphere Nervenläsion zur Physiotherapie überwiesen, dann wird von einer Regeneration des Nervens ausgegangen, was in einem läsionsspezifischen Zeitfenster zu einer Reinnervation des Muskels und somit zu einer Funktionsrestitution führt, ggf. mit Defektheilung. Es wird ein Krafttraining für den Patienten erstellt, welches ihn entsprechend fordert. Die Funktionsrestitution steht im Vordergrund. Für die Behandlung einer peripheren Nervenläsion ist dies das Mittel der Wahl, aber nicht bei der Behandlung einer amytrophen Lateralsklerose, von der zunächst nicht ausgegangen wurde. Zeigen sich nach einigen Behandlungseinheiten in der Evaluation und der Verlaufsdokumentation nicht die zu erwartenden funktionellen Verbesserungen, oder treten sogar Rückschritte auf, dann sollte dies unbedingt ärztlich diagnostisch abgeklärt werden. Dem Patienten sollte ein erneuter Arztbesuch empfohlen werden. Denn hinter einer anfänglich scheinbaren „einfachen" peripheren Nervenläsion kann eine andere Krankheit stecken. Bei der amytrophen Lateralsklerose beispielsweise kommt es im Verlauf zu einer zusätzlichen Degeneration des 1. motorischen Neurons. Daraus resultiert die Spastik. Für die Physiotherapie bedeutet die Diagnose „amytrophe Lateralsklerose" jedoch nicht mehr das maximale Krafttraining, weil der Allgemeinzustand des Patienten bereits zu geschwächt ist und die vorhandene Muskelkrampfbereitschaft dadurch erhöht würde. Die Erstellung eines individuell angepassten Trainings, welches die Tagesform des Patienten und das Stadium der progredienten Erkrankung berücksichtigt, ist hier die Aufgabe der Physiotherapie. *Funktionserhalt* und *Prävention* stehen im Vordergrund.

Dies am Beispiel der amytrophen Lateralsklerose erläuterte Phänomen versteckter Krankheiten ist möglich in der Neurologie und sollte im Hinterkopf des Physiotherapeuten sein.

Ziele im Einzelnen

- Körperstruktur/Körperfunktion:
  - erhalten und verbessern der Muskelkraft und Muskelkoordination;
  - Schmerzlinderung;
  - Sensibilitätsstörungen reduzieren/aufheben;
  - Tiefensensibilität verbessern;
  - Durchblutung und venösen Rückfluss fördern;
  - erhalten und verbessern der Atemfunktion;
  - Gelenkbeweglichkeit erhalten und verbessern;
  - Sekundärschäden vermeiden (Schulung des Patienten für den Umgang mit Schienen/Patientengespräch: über Verletzungsrisiken aufklären).
- Aktivität:
  - Wiedererlangen motorisch-funktioneller Fähigkeiten und der Aktivitäten des täglichen Lebens (ADL);
  - Wiedererlangen der Gehfähigkeit;
  - Anleitung und Training von Ersatzfunktionen.

- Partizipation/Teilhabe:
  - Teilhabe am öffentlichen Leben entsprechend der beruflichen und privaten Lebenssituation vor der Verletzung.
- Umwelt:
  - orthopädische Orthesen-/Schienenversorgung;
  - Hinweise zur Arbeitsplatzgestaltung/Arbeitsplatzberatung.

Maßnahmen bezüglich Körperstruktur und Körperfunktion

Erhalten und verbessern der Muskelkraft und Koordination

Entsprechend der Untersuchungsergebnisse bei der Prüfung der Muskelkraft, wird der Muskel gekräftigt.
- Kraftgrad 0

Taktile, thermische und *propriozeptive Reizsetzung* durch Tapping, Bürstungen z. B. mit einer Flaschenbürste, schnelle Hautreize mit und ohne Eis (Quick-Eis) über die zu stimulierende Muskulatur. Da der Muskel in Annäherung leichter Kraft entwickeln kann, sollte die Ausgangsstellung eine Annäherung des Muskels berücksichtigen. Der Patient wird zusätzlich zur aktiven Mitarbeit aufgefordert. Verbale Kommandos werden zeitgleich zur Stimulation gegeben, um die Aufmerksamkeit des Patienten auf die Bewegung zu lenken (**Abb. 12.2**).

Stimulationstechnik „Tapping": Beim Tapping erfährt der Patient einen deutlichen Berührungsreiz auf der Haut, oberhalb der zu stimulierenden Muskulatur. Mittels unterschiedlicher taktiler Reize (streichen, klopfen, drücken) der Finger oder Hände des Therapeuten wird zum Einen eine kurzfristige Steigerung des Muskeltonus bewirkt und zum Anderen wird die Aufmerksamkeit des Patienten auf die Aktivität gelenkt. Sie stellt somit für den Patienten auch einen Reiz zur aktiven Mitarbeit dar.

Es können unterschiedliche Tapping-Techniken angewandt werden:
- **Klopf-Tapping:** Dabei sind die Hände des Therapeuten zur Hohlhand geformt und klopfen gleichzeitig oder alternierend auf die Muskulatur (Agonist). Besonders für große Muskeln wie die Glutealmuskulatur oder die Oberschenkelmuskulatur geeignet. Soll eine Bewegung in einer bestimmten Position gestoppt und gehalten werden, dann kann alternierend oder zeitgleich auf den Agonisten und Antagonisten geklopft werden. Unterstützt wird dies mit dem Kommando: „Halt hier!" oder „Bleib!".

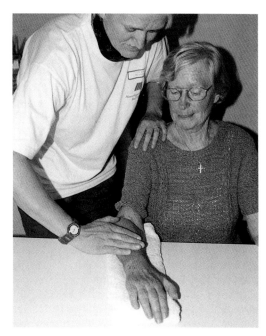

Abb. 12.2 Die Hand der Patientin ist in leichter Annäherung der Dorsalextensoren der Hand und Finger gelagert. Die Physiotherapeutin führt schnelle Streichreize über den Dorsalextensoren der Hand aus. Gleichzeitig wird die Patientin aufgefordert, die Bewegung, Dorsalextension von Hand und Fingern, aktiv durchzuführen.

- **Pressure-Tapping:** Der Therapeut setzt kurze, schnelle Druckreize (Approximationen) über den distalen oder proximalen Gelenkpartner in das Gelenk. Mittels Stampfen auf den Boden kann der Patient auch selbst vor der Bewegungsausführung einen Druckreiz ausüben und die Muskulatur damit zur Kontraktion anregen. Zur Stimulation der aufrechten Körperhaltung können diese Reize flächig, über beide Schultern in Längsrichtung nach kaudal gegeben werden.
- **Deep-Tapping:** Mit angespannten und gestreckten Fingern II und III wird die Muskulatur mit kräftigen, klopfenden Bewegungen stimuliert. Eignet sich zur gezielten Stimulation der kleinen Finger-, Hand- und Fußmuskulatur.
- **Sweep-Tapping:** In Längsrichtung der Muskulatur wird mit einer schnellen Wischbewegung der Finger stimuliert. Z. B. am lateralen Fußrand und im Verlauf des M. tibialis anterior, um die Dorsalextension des Fußes zu stimulieren. Anstatt der Finger kann auch mit Eiswürfeln oder einem Eislolly stimuliert werden.

Tappingreize können therapeutisch in jedem Stadium der Lähmung gesetzt werden.

> Vorsicht bei Patienten mit einer Hyp- oder Anästhesie oder bei marcumarisierten oder heparinisierten Patienten. Hier besteht eine erhöhte Gefahr der Hämatombildung durch das Klopfen!

Elektrotherapie: Ob die Elektrostimulation einen positiven Einfluss auf die Regeneration der peripheren Nerven hat, wird kritisch diskutiert. Im Tierexperiment konnte belegt werden, dass die Muskelatrophie mittels Elektrostimulation verzögert werden kann (Gutmann 1944). Dabei wird die Atrophie der phasisch kontrahierenden (Typ II) Muskelfasern aufgehalten, während die Typ-I-Fasern atrophierten (Messina 1980).

Hummelsheim (1998) hält die Anwendung von Exponential-, bzw. Exponentialschwellstrom mit einer Reizfrequenz zwischen 25 und 75 Hz und einer Reizintensität von 30–80 mA zur Vermeidung schwerer Atrophien für gerechtfertigt. Er betont auch, dass aktive physiotherapeutische Maßnahmen die Hauptrolle in der Behandlung peripherer Paresen spielen müssen. Er begründet dies mit den Studienergebnissen von Mucha (1983), der festgestellt hat, dass eine Kombinationstherapie aus Reizstrombehandlung und aktiver Übungsbehandlung keine besseren Resultate ergab als die aktive Übungsbehandlung allein.

Zur Verzögerung der Muskelatrophie ist es wichtig, dass die Elektrotherapie möglichst früh nach der Verletzung angewandt wird (**Abb. 12.3 a–b**).

Mentales Training: Wenn mit einer monatelangen Denervierung zu rechnen ist, verändert sich selbstverständlich auch die zentrale Repräsentation der Aktivität. Um hier entgegen zu wirken, kann das Prinzip des mentalen Training angewandt werden. Der Patient wird aufgefordert, während des passiven Bewegens des Therapeuten und auch mehrmals am Tag ohne Therapeut, die Bewegungen einzelner Bewegungsrichtungen oder auch kombinierter Bewegungen gedanklich sich vorzustellen. Mentales Training kann während des gesamten Rehabilitationsverlaufs unterstützend angewandt werden.
- Kraftgrad 1

Einige Muskelfasern zeigen wieder Innervation. *Isometrische Spannungsübungen*, bei angenähertem Muskel, finden jetzt Anwendung. Da der Muskel zu schneller Ermüdung neigt, sollten ausreichend lange Pausen gemacht werden. Um trotzdem häufige Muskelkontraktionen am Tag zu erzielen, wird der Patient zum Eigentraining angeleitet. Für das Eigentraining eignet sich auch der Einsatz von Biofeedbackgeräten, die dem Patient akustisch

und/oder visuell ein Signal geben, wenn er eine ausreichende Aktivierung der Muskulatur erreicht hat.

Übungsbeispiel: Periphere Peronäus-Läsion. Der Patient sitzt auf einem Stuhl. Das Kniegelenk ist in ca. 70° Flexionsstellung. Der betroffene Fuß ist mit einem kleinen Kissen oder einer Handtuchrolle unterlagert. Der Patient wird aufgefordert den Fuß und die Zehen hoch zu ziehen. Die maximale Muskelspannung (Kontraktionsdauer) sollte 3–5 s gehalten werden. 5–10 Wiederholungen. Dazwischen ca. 10 s Pause. 4-mal täglich durchführen. Dauer der Pause und Anzahl der Wiederholungen hängt von der Kontraktionsfähigkeit ab. Ermüdet der Muskel (sichtbar durch das Ausbleiben der Muskelkontraktion, die Kontraktionsdauer von 3–5 s wird nicht erreicht), sollten die Pausenzeiten erhöht und die Anzahl der Wiederholungen reduziert werden.

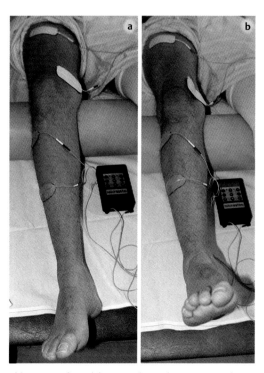

Abb. 12.3 a–b   Elektrostimulation bei einer peripheren Parese zur Verzögerung der Muskelatrophie der Fuß- und Zehenheber und des M. quadriceps (hier die Stimulation des Vastus medialis) **a** während der Stimulationspause liegt die Extremität entspannt **b** während der elektrischen Stimulation kommt es zur Extension im Kniegelenk (1. Pfeil), Dorsalextension im OSG und Extension der Zehen (2. Pfeil). Der Patient wird aufgefordert, während jeder Stimulationsphase aktiv sein Kniegelenk zu strecken sowie den Fuß- und die Zehen aktiv hoch zu ziehen.

Die Übung „Fußheben", einschließlich der Kontraktionsdauer, Anzahl der Wiederholungen, Pausenzeiten und die Anzahl der Wiederholungen pro Tag sollte dokumentiert werden und als Hausaufgabe dem Patienten gegeben werden. Zusätzlich kann auf dem Trainingsbogen eine Dehnübung der Antagonisten, die aufgrund der Inaktivität des Agonisten zur Verkürzung neigen, abgebildet werden. Vor dem isometrischen Training kann der Patient seine Antagonisten selbstständig dehnen.

Assistive Übungen mit Bewegungsausschlag. Der Therapeut hält die zu bewegende Extremität des Patienten. Während der Patient zur Kontraktion des Muskels aufgefordert wird, bewegt zeitgleich der Therapeut die Extremität.

> *Keinen Dehnreiz auf die Muskulatur, da die Anzahl der innervierten Muskelfasern zur Beantwortung eines Dehnreizes zu gering ist!*

Sichtbare Bewegung wirkt häufig motivationssteigernd für den Patienten. Zusätzlich wird die Gelenkbeweglichkeit erhalten, bzw. verbessert.
- Kraftgrad 2

Irradiation – Overflow. Die Ausbreitung einer Nervenerregung (Overflow) zählt zu den Funktionsprinzipien unseres neuromuskulären Systems. Sie wird auch als Irradiation bezeichnet. Therapeutisch wird dieses Prinzip wie folgt angewandt:
Beispiel: Schwäche der Fingerextensoren. Während der aktiven Dorsalextension der Finger und der Hand können stärkere Muskeln, in diesem Fall die Dorsalextensoren der Hand, zu einer Ausbreitung der Nervenerregung auf die nervale Versorgung der schwächeren Muskulatur, der Fingerexten-

soren, führen. Somit wird eine möglichst hohe Anzahl an motorischen Einheiten aktiviert. Dieser Overflow wird als *ipsilateral* bezeichnet.

Ein *kontralateraler* Overflow entsteht wie folgt: Setzen Sie sich bitte auf einen Stuhl und heben sie ihren Oberschenkel vom Stuhl an. Jetzt drücken Sie mit viel Kraft ihre Hand auf den Oberschenkel, ohne dass sich der Oberschenkel wieder absenkt. Halten Sie einige Sekunden diese Anspannung und spüren Sie dabei die Muskelspannung in Ihrem kontralateralen Bein. Es spannt in die entgegengesetzte Richtung, Hüftextension, an! Dieser Effekt kann auch therapeutisch genutzt werden. Beispiele bei der PNF-Methode: bimanuelles Armpattern im Liegen Extension/Abduktion/Außenrotation erzeugt einen Overflow für die Extensoren der Wirbelsäule und weiterlaufend bis zu den Extensoren der Beine (**Abb. 12.4 a–c**); Beinmuster im Sitzen: Flexion/Abduktion/Innenrotation mit Knieextension erzeugt einen Overflow für die Kniegelenksflexoren und Hüftgelenksextensoren im kontralateralen Bein.

Die Irradiation zählt zu den Grundprinzipien der PNF-Methode (Beckers, Buck 1990).

Der Patient ist jetzt in der Lage, unter Abnahme der Schwere das volle Bewegungsausmaß zu erreichen. Übungen, die den Irradiationseffekt (s. o.) ausnutzen, können jetzt angewandt werden, z. B. mittels PNF, hier wird durch assistives Üben in Muskelketten die schwächere Muskulatur durch stärkere Muskulatur unterstützt.

Unter Abnahme der Schwere können Übungen im *Schlingentisch* und/oder *Bewegungsbad* durchgeführt werden. Der Therapeut muss das Gewicht der Extremität nicht halten und er kann den Patienten zum Eigentraining anleiten. Der Therapeut

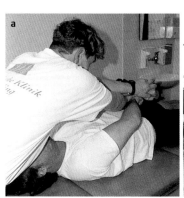 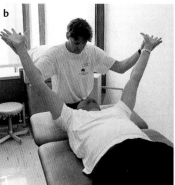 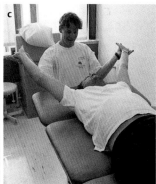

Abb. 12.4 a–c Bimanuelles Armpattern, Extension/Abduktion/Außenrotation, zur Stimulation des Overflow-Effekts auf die Rumpf- und Beinextensoren **a** Ausgangsposition: Flexion/Adduktion und Innenrotation der Schulter, mit flektierten Hand- und Fingergelenken **b** während des Bewegungsablaufs **c** annähernde Endposition: Extension/Abduktion/Außenrotation.

sollte dem Patienten unterschiedliche Zielvorgaben bezüglich des Bewegungsausmaßes machen. Das steigert die Aufmerksamkeit des Patienten und trainiert gleichzeitig die Koordination.

> Lässt eine Kontraktion in der Bewegung sichtbar nach, muss eine Erholungspause eingelegt werden. Bei der Anleitung zum Eigentraining den Patienten darauf hinweisen!

- Kraftgrad 3

Jetzt können Bewegungen gegen die Schwerkraft mit vollem Bewegungsausmaß durchgeführt werden. Techniken aus der *PNF-Methode*, die konzentrische, exzentrische und statische Kontraktionen üben, werden angewandt.

Beim Üben im Wasser können *Bewegungen gegen den Wasserwiderstand* ausgewählt werden.

Training am *isokinetischen Trainingsgerät*. Dieses Gerät kann neben dem Training auch als objektives Evaluationsinstrument dienen. Unterschiedliche Parameter, wie z. B. Kraftentwicklung, Maximalkraft, Kraftausdauer, das aktive Bewegungsausmaß usw. können zu Beginn, im Verlauf und am Ende der Behandlung aufgezeichnet werden.

Ausgewählte Alltagsbewegungen und Aktivitäten, entsprechend dem Kraftgrad 3, werden geübt. Z. B. Haare kämmen, Kissen beziehen, Staub wischen, Schreiben, Malen etc. ... Die Alltagsaufgaben sollten dabei so gewählt werden, dass der Patient keine Kompensationsbewegungen machen muss. Hat sich der Patient bereits Kompensationsbewegungen angeeignet, dann sind sie ihm bewusst zu machen, damit die bereits gewonnene Muskelkraft auch im Alltag angewendet wird und die Bewegungsabläufe wieder ökonomischer werden. Beim Üben von Alltagsbewegungen werden neben der Kraft auch die spezifische Muskelkoordination trainiert.

> Entwickelt sich während des Übens eine Kompensationsbewegung, die zu Beginn des Trainings nicht aufgetreten ist, dann kann dies ein Zeichen von muskulärer Überforderung sein. In diesem Fall ist eine Pause notwendig.

- Kraftgrad 4

Sämtliche Variationen an *Alltagsaktivitäten* können mit dem Patienten geübt werden.

Interessenspezifisches Training: Einen sehr motivierenden Charakter haben Übungen, die direkt oder indirekt mit der Ausübung eines Hobbys des Patienten zu tun haben. Z. B. beim Hand-, Volley- oder Basketballspieler sind Übungen mit dem Ball (prellen, werfen, rollen, pritschen, baggern, etc.), mit und ohne Fortbewegung im Raum eine Möglichkeit.

> Kompensationsbewegungen beachten (s. o., Kraftgrad 3)!

Einsatz von Trainings- und Therapiegeräten

- Übungen am Zugapparat, mit Hanteln, Sandsäcken, Gewichtsmanschetten;
- Therabandübungen;
- Laufbandtherapie, Ergometertraining je nach Bedarf für die obere und untere Extremität;
- Übungen mit dem Pezziball, Schaukelbrett, Trampolin, Kreisel, Posturomed, etc. trainieren neben der Muskelkraft auch die Koordination.
- Schutzreaktionen üben durch eine bewusste Provokation von Schutz- oder Abwehrreaktionen; durch repetetives Üben wird der Bewegungsablauf wieder automatisiert, z. B. beim Falltraining (**Abb. 12.5 a–b**).

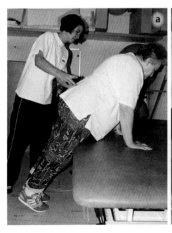 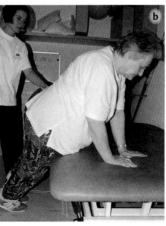

Abb. 12.5 a–b Falltraining (Auszug): Beispiel für das Training von Schutz-/ Stützreaktionen der oberen Extremität **a** bewusstes u. kontrolliertes Stützen auf beiden Armen: die Patientin steht vor der Therapiebank und wird aufgefordert, sich nach vorn auf die Bank fallen zu lassen und sich mit beiden Händen abzustützen. Absolviert sie dies schmerzfrei, dann ... **b** ... schubst die Therapeutin die Patientin (relativ) unerwartet und provoziert somit Schutzreaktionen. Der Schwierigkeitsgrad kann z. B. über eine zunehmend niedriger eingestellte Therapiebank und variable Fallrichtung variiert werden.

- Reaktionsgeschwindigkeit trainieren, durch z. B. Reaktionsspiele in Sportgruppen, Tischtennis, etc.

Erhalten und verbessern der Muskelkraft bezieht sich auch auf die Atemhilfsmuskulatur.

Sensibilitätsstörungen reduzieren/aufheben

Durch systematische Desensibilisierung im betroffenen Hautareal, mittels unterschiedlicher sensibler Reizdarbietung: wechselnde Materialien (Igelball, Tücher, Papier, Metall, Bürsten, Bohnen-„Tauchbäder" etc.), thermische Reize (kühle, feuchte Umschläge, Eis, Fango, warme Umschläge, unterschiedlich temperiertes Wasser etc.). Die Applikation erfolgt mit unterschiedlicher Berührungsintensität und -geschwindigkeit.

Schmerzreduzierend wirken Bindegewebsmassage, CO_2-Bäder, Eisapplikation, Stanger-Bäder, Vier- und Zweizellenbäder, Elektrotherapie (diadynamische Ströme, TENS).

> *Eisapplikation verlangsamt den Stoffwechselvorgang. Bei Durchblutungsstörung sollte die Anwendung genau geprüft werden.*

Wärmeanwendungen (Fango, Wärmeträger, etc.) wirken schmerzreduzierend und stimulieren das neurovegetative und endokrine System.

Schmerzen lindern

Kompensationsbewegungen sind bei peripheren Nervenläsionen in vielen Fällen vorübergehend, bis die Regeneration des verletzten Nervs wieder zur vollen Funktionsfähigkeit der entsprechenden Muskulatur führt. Bis dahin sind Kompensationsbewegungen hilfreiche und effektive Bewegungen für den Patienten, um seinen Alltag selbstständig zu bewältigen.

Kompensationsbewegungen können jedoch Schmerzen in den übermäßig belasteten Strukturen erzeugen. Um diese zu vermeiden oder zu lindern, wirken z. B. Wärmeanwendungen (heiße Rolle, Fango, etc.), manuelle Massage, Dehnungen und Elektrotherapie detonisierend und schmerzlindernd.

Eine Anleitung zum Eigentraining, beispielsweise Dehnübungen, ist hilfreich, damit der Patient direkt nach einer körperlicher Anstrengung selbstständig das belastete Gewebe entspannen und mobilisieren kann.

Patienten mit neuromuskulären Erkrankungen (z. B. beim Guillain-Barré-Syndrom) haben häufig Schmerzen in den Gelenken, teilweise in Ruhe, verstärkt bei Bewegungen. Oszillierendes Bewegen und passives Bewegen unter Traktion wirken bei vielen Betroffenen schmerzlindernd.

Tiefensensibilität verbessern

Bewusstes Wahrnehmen von verschiedenen Gelenkstellungen. Dazu bewegt der Therapeut die Extremität, während der Patient aufmerksam dieser Bewegung visuell folgt. Die Bewegung verläuft zunächst in einzelne Bewegungsrichtungen (Extension/Flexion oder Abduktion/Adduktion), später auch kombiniert. In unterschiedlichen Positionen wird die Bewegung gestoppt und ggf. erfolgt eine Approximation zur Verstärkung des sensiblen Reizes. Im Behandlungsverlauf soll der Patient immer wieder versuchen, die Bewegung auch mit geschlossenen Augen nach zu spüren.

Durchblutung und venösen Rückfluss fördern

Maßnahmen, die positiv auf die Durchblutung wirken, zeigen z. T. eine negative Wirkung für den venösen Rückfluss. Bei der Auswahl der Maßnahme muss anhand der vorliegenden Symptomatik die Indikation und Kontraindikation überprüft werden:

- Hochlagern;
- apparative/manuelle Lymphdrainage mit anschließender Kompression;
- Kompressionsstrümpfe;
- Bindegewebsmassage;
- Warmhalten der Extremität;
- Elektrotherapie;
- leichte Bürstungen;
- Hydrotherapie, z. B. ansteigende Teilbäder, Kohlensäurebäder, Wechselbäder;
- assistives/aktives Bewegen.

Atemfunktion erhalten und verbessern

Ist die Atem- und/oder Atemhilfsmuskulatur geschwächt oder gelähmt, dann kann mittels Atemtherapie die Funktion entsprechend trainiert werden, oder Sekundärprobleme, wie z. B. inaktivitätsbedingte, übermäßige Sekretansammlungen können behandelt werden:

- Kräftigen der Atem- und Atemhilfsmuskulatur, z. B. durch PNF.

Übungsbeispiel: Patient ist in Rückenlage. Der Therapeut steht am Kopfende. Beide Hände liegen übereinander auf dem Brustbein des Patienten.

Während der Ausatmung gibt der Therapeut Druck mit beiden Händen in Richtung Kreuzbein. Am Ende der Ausatmung kann er einen Stretchreiz auf die Atemmuskulatur setzen, um so die Einatmung zu stimulieren. Sollte die Einatmung zu schwach und zu kurz sein, dann kann der Therapeut den Stretchreiz wiederholt ausüben.

> *Keinen Stretchreiz bei einem Kraftgrad 1–2 der Atem- und Atemhilfsmuskulatur.*

- Unterstützen der Atembewegungen durch z. B. Kontaktatmung, passive Dehnungen, Dehnlagerungen, Gewebelockerung durch z. B. interkostale Ausstreichungen, Massagegriffe;
- Drainagelagerung zur Erleichterung des Sekretabtransports: Eine Kopftieflage bewirkt einen Transport des Sekrets aus den peripheren Lungenbezirken unter Ausnutzung der Schwerkraft in die Trachea;
- Dehnlagerungen zur Unterstützung der Inspiration und gesteigerten Belüftung in den gedehnten Arealen;
- Atemübungen zur Vertiefung der Atmung: Watte pusten, bewusste tiefe Atemzüge.

Gelenkbeweglichkeit erhalten und verbessern

Häufiges (2-mal/Tag, 3 bis 5-mal jedes Gelenk), passives, endgradiges, schmerzfreies Bewegen, wenn möglich assistives oder aktives Bewegen, wirkt Kontrakturen entgegen. Unterstützend kann eine Motorschiene eingesetzt werden. Regelmäßiges Einnehmen der Bauchlage bei Patienten mit der Gefahr von Flexionskontrakturen in Hüft- und Kniegelenken.

Rumpfmobilisationen z. B. durch wechselnde Drehdehnlagerungen bei bettlägerigen Patienten, z. B. beim akuten Guillain-Barré-Syndrom. Bei der Lagerung des Patienten sollte mit Kissen oder Lagerungsblöcken das Gelenk in die Funktionsstellung gebracht werden.

Nachtlagerungsschienen verhindern ebenfalls die Kontrakturbildung. In Absprache mit dem Arzt und einem Orthopädiemechaniker kann die passende Schiene ausgesucht oder individuell angepasst werden. Es sollte darauf geachtet werden, dass die Extremität in Funktionsstellung gelagert wird. Es sollte regelmäßig geprüft werden, ob die Schiene noch notwendig ist, um den aktiven Muskelgebrauch nicht zu unterdrücken.

Apparativ kann das passive Bewegen durch eine Bewegungsschiene unterstützt werden.

Ist die Gelenkbeweglichkeit bereits eingeschränkt, geben Spannungstest und Tests aus der manuellen Therapie genauen Aufschluss über die möglichen Ursachen: bindegewebige oder kapsuläre Verklebungen, verkürzte neurale Strukturen. Diese können mit spezifischen Maßnahmen aus der manuellen Therapie behandelt werden (*Anmerkung:* Dazu sei auf Grundlagenliteratur für Physiotherapeuten hingewiesen, wie z. B. Schomacher, Manuelle Therapie. Thieme; 2004.)
Beispiele:

- *Muskulär* bedingte Bewegungseinschränkungen: Muskeldauerdehnung (Schienen/3-min-Dehnung) der betroffenen Muskulatur mehrmals täglich/angepasste Lagerungen/Aktivierung der Antagonisten;
- *kapsulär* bedingte Bewegungseinschränkungen: manuelle Mobilisation (Manuelle Therapie);
- *neural* bedingte Bewegungseinschränkungen: Neurotension (nicht in der Akutphase);
- Funktionsmassage und Wärmeapplikation vor der Mobilisation sorgen für eine Mehrdurchblutung und erleichtern die Therapie.

In der Regel bewegt der Patient die nicht betroffenen Extremitäten ausreichend, so dass Maßnahmen hier nicht nötig sind. Über längere Zeit Bettlägerige vernachlässigen häufig Bewegungen mit den nicht betroffenen Extremitäten. Es ist deshalb wichtig, die Beweglichkeit auch hier regelmäßig zu überprüfen und den Patienten zum aktiven Üben aufzufordern.

Sekundärschäden vermeiden

- Kontraktur-, Dekubitus-, Thrombose-, Pneumonieprophylaxe.
- Informationsgespräch mit dem Patienten: In diesem Gespräch soll der Patient über seine Problematik, die möglichen Folgen daraus und, falls bekannt, auf die zu erwartende Regenerationszeit und den Regenerationsprozess aufgeklärt werden. Ziel des Gesprächs ist es, den Patienten auf mögliche Gefahren hinzuweisen (z. B. bei fehlendem Schmerzempfinden kann es Druckverletzungen an der Haut, bis hin zu zusätzlichen Druckverletzungen am Nerv kommen), die Notwendigkeit zur aktiven Mitarbeit hervorzuheben und ihn dazu zu motivieren. Ggf. können auch Angehörige in die Behandlung integriert werden.

Maßnahmen bezüglich der Aktivität

Wiedererlangen der Aktivitäten des täglichen Lebens

Entsprechend dem Kraftgrad (3–5) werden Alltagsaktivitäten ausgewählt, die im Hinblick auf eine koordinierte und ausdauernde Bewegung ohne Ausweichbewegungen geübt werden.

Alltagsaktivitäten können in Form eines Selbsthilfetrainings geübt werden. Z. B. das Zähneputzen nach dem Frühstück oder Mittagessen, Kleidung an- und ausziehen.

Bei rollstuhlpflichtigen Patienten sollte ein Rollstuhltraining durchgeführt werden. Angepasst an seine örtlichen Gegebenheiten werden folgende Aspekte geübt:

- Transfers in und aus dem Rollstuhl (Toilette, Stuhl, Sofa, Bett), selbstständig oder mit Hilfe der Angehörigen;
- Anleitung zur Bremsenbetätigung;
- praktisches Üben beim Rangieren mit dem Rollstuhl, z. B. vorbereitend für den Transfer ins Bett parallel ans Bett fahren, Hindernisse umfahren oder rückwärts fahren;
- Angehörige im Umgang mit dem Rollstuhl anleiten, z. B. Bremsenbetätigung, für einen Transport des Rollstuhls auf die Zusammenklappbarkeit des Rollstuhl hinweisen, etc.

Gehfähigkeit wiedererlangen

Ein Laufbandtraining bietet hier zunächst den Rahmen für ein kontrolliertes Gehtraining. Der Patient erhält durch den Blick in den Spiegel ein visuelles Feedback und kann Kompensationen oder Ausweichbewegungen erkennen und korrigieren. Dadurch, dass der Patient ohne Fortbewegung geht, fällt die beobachtende Ganganalyse auch für den Therapeuten leichter. Er kann auf Fehler aufmerksam machen und gezielt mittels taktiler und/oder verbaler Stimuli/Aufforderungen den Patienten korrigieren.

Auf dem Laufband kann auch ein systematisches und individuelles Ausdauertraining erfolgen, welches die kardiale und muskuläre Ausdauer steigert und sich positiv auf die Atmung auswirkt.

Im Verlauf ist es wichtig, das Gehen unter unterschiedlichen Bedingungen in der Ebene zu trainieren, bis hin zum Treppen steigen, joggen und laufen.

Training von Ersatzfunktionen

Bleiben Paresen bestehen, dann können Trickbewegungen/Ersatzfunktionen mit dem Patienten erarbeitet werden, die diese funktionellen Defizite ersetzen. Beispiele wie die Funktionshand oder den Armstütz des Tetraplegikers finden Sie in Kap. 16, S. 320.

Maßnahmen bezüglich der Partizipation/Teilhabe

Teilhabe am öffentlichen Leben entsprechend der beruflichen und privaten Lebenssituation vor der Verletzung

Die gegenwärtige Lebenssituation des Patienten mit seinen Wünschen und Vorstellungen ist zu berücksichtigen. Die Angehörigen sind, je nach Krankheitsstadium, die wichtigsten Personen für die Betroffenen. Sie ermöglichen ihnen häufig überhaupt die Teilnahme am öffentlichen Leben. Bei einer Muskelschwäche oder Parese, bedingt durch eine Myopathie, z. B. der häufigsten hereditären Myopathie, der Muskeldystrophie Typ Duchenne, oder neuromuskulärer Erkrankungen, wie der amytrophen Lateralsklerose, ist das frühzeitige Einbeziehen der Angehörigen sehr hilfreich. Viele sind dankbar über Hinweise, worauf sie beim Training mit ihren Angehörigen achten müssen oder über Tipps zum richtigen Handling beim Transfer etc.

Umwelt

- Orthopädische Orthesen-/Schienenversorgung;
- Hinweise zur Arbeitsplatzgestaltung/Arbeitsplatzberatung.

Die physiotherapeutischen Maßnahmen sind darauf ausgerichtet, dem Patienten seine individuelle Teilhabe am öffentlichen Leben wieder zu ermöglichen. Ggf. ist eine Arbeitsplatzberatung notwendig. In Zusammenarbeit und Absprache mit dem behandelnden Ergotherapeuten und/oder Orthopädiemechaniker können auch technische Hilfsmittel zur Erreichung funktioneller Ziele eingesetzt werden, z. B. eine Peronäus-Schiene bei einer Peronäus-Parese (**Abb. 12.6**).

Bei Krankheitsverläufen ohne Aussicht auf Funktionsrestitution bezüglich der Gehfähigkeit, ist die adäquate Rollstuhlversorgung wichtig. Entsprechend der motorischen Fähigkeiten und evtl. vorliegender Probleme, wie z.B. Spastik, Dekubitus (-gefahr), sollte in Absprache mit der Ergotherapie der passende Rollstuhl ausgesucht und empfohlen werden.

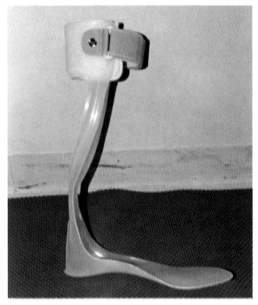

Abb. 12.6 Peronäus-Schiene.

12.1.3 Fazialisparese

Klaus Scheidtmann

> Unter einer Fazialisparese versteht man eine Lähmung der Gesichtsmuskulatur im Versorgungsgebiet des Gesichtsnervs, des sog. N. facialis (Hirnnerv Nr. VII).

Man unterscheidet einen peripheren Lähmungstyp, bei dem eine Schädigung des Nervs selbst vorliegt und einen zentralen Lähmungstyp, bei dem die Schädigung innerhalb des Gehirns liegt. Die häufigste Form der peripheren Fazialisparese ist die sog. ideopatische Form, deren Ursache nicht bekannt ist.

Der N. facialis, ein sog. gemischter Nerv, der motorische, sensible, sekretorische und sensible Geschmacksfasern beinhaltet. Der Nerv entspringt paarig aus dem Hirnnervenkern in der Medulla oblongata. Von dort verläuft er zum inneren Gehörgang weiter durch den Fazialiskanal im Felsenbein, der sich nahe des Innenohres befindet. Von dort aus zieht er durch das Foramen zyglomastoideum, dies ist der Austrittspunkt aus dem Schädelknochen in den sog. extrakraniellen Teil. Ein Hauptteil des Nervs zieht zur Ohrspeicheldrüse, versorgt diese und zieht weiter fächerförmig auf die mimische Gesichtsmuskulatur.

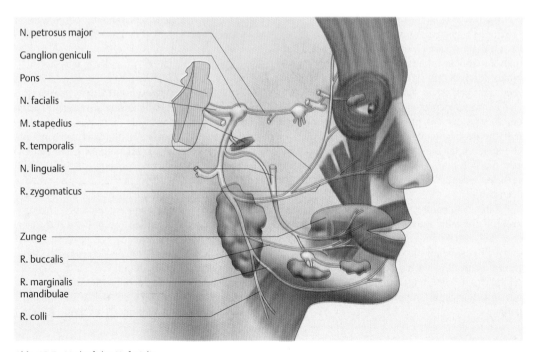

Abb. 12.7 Verlauf des N. facialis.

Generell muss unterschieden werden, ob der Stirnast mitbetroffen ist oder nicht. Sollte dies sein, liegt eine periphere Lähmung vor, ansonsten eher eine zentrale Lähmung.

Symptome

Zu den wichtigen *Symptomen* gehört:
- erweiterte Lidspalte;
- positives Bell-Phänomen: Bei unvollständigem Lidschluss wird die physiologische Aufwärtsbewegung des Augapfels sichtbar;
- verstrichene Stirnfalten und Nasolabialfalten;
- beeinträchtigte Artikulation (Dysarthrie).
  Des Weiteren können auftreten:
- Geräuschüberempfindlichkeit;
- Geschmacksstörung;
- reduzierte Tränen- und Speichelsekretion.

Diagnostik

Zur erweiterten *Diagnostik* gehört neben einer gründlichen neurologischen Untersuchung und Prüfung der einzelnen Hirnnerven, im speziellen des Gesichtsnervs, auch eine elektrophysiologische Untersuchung sowie möglicherweise weitere Abklärung in Form von Computertomographie oder Magnetresonanztomographie und Liquordiagnostik.
  Ursachen können sein:
- Hirntumoren;
- Hirndurchblutungsstörungen;
- Hirnblutung;
- Multisystemerkrankungen, wie Multiple Sklerose;
- Entzündungen;
- Ideopathisch (Ursache nicht erklärbar).

Therapie

Ärztlicherseits ist natürlich die Grunderkrankung zu bekämpfen, d. h. z. B. bei einer entzündlichen Genese im Rahmen eines Herpesbefalls mit antiviraler Behandlung. Darüber hinaus ist bei unvollständigem Lidschluss und herabgesetzter Tränensekretion das betroffene Auge zu schützen. Dies erfolgt in Form eine Uhrglasverbandes und mithilfe einer Augensalbe.

Physiotherapeutische Behandlung eines Patienten mit Fazialisparese

Fallbeispiel: Akute ideopathische periphere Fazialisparese (**Abb. 12.8 a–e**). Fr. Fazial, 45 Jahre, allein-stehend, Mitarbeiterin im Außendienst, bemerkt am Morgen nach einer gewöhnlichen Nacht beim Blick in den Spiegel ihre herabhängende linke Gesichtshälfte (**Abb. 12.8 a** u. **b**). Während Sie telefonisch einen Termin bei ihrem Arzt vereinbart, überrascht sie die ungewöhnlich, laute und unangenehme Stimme am Telefon. Diese Geräuschempfindlichkeit besteht immer noch, ebenso hat sie noch Schmerzen hinter dem Ohr. Als sehr unangenehm und störend empfindet Fr. Fazial zur Zeit das Herauslaufen des Speichels und der Speisen. Bei der Frage nach möglichen Ursachen (Gesichtsverletzungen, grippaler Infekt, Zugluft, …) berichtet Fr. Fazial von einer mehrstündigen Autofahrt am Tag zuvor, bei der sie über längere Zeit mit offenem Fenster gefahren sei.
Die Prüfung der mimischen Muskulatur zeigt eine schlaffe Gesichtsparese der linken Seite. Beim Versuch zu lächeln, hängt die linke Gesichtshälfte hypoton herab, lediglich die rechte Gesichtshälfte bewegt sich (**Abb. 12.8 c**). Das linke Auge (**Abb. 12.8 d**) und der Mund können nicht mehr geschlossen werden. Auch Stirnrunzeln ist nicht möglich. Dies deutet auf eine periphere Fazialisparese hin. Bei einer zentralen Fazialisparese wäre das Stirnrunzeln möglich, da der Stirnast von beiden Hemisphären innerviert wird.
Damit das Auge nicht austrocknet, erhält Fr. Fazial von ihrem Arzt ein Uhrglas (**Abb. 12.8 e**).

85 % der ideopathischen Fazialisparesen heilen nach 4–6 Wochen. In 10–15 % der Fälle entwickelt sich eine Defektheilung. Die kann sich wie folgt äußern:
- eine fehlende Regeneration des Axons führt zu einer dauerhaften Fazialisparese;
- bei der Regeneration des Nervs entwickelt sich eine Fehlinnervation, d. h. der Nerv, oder einzelne seiner Äste, können „fremde" Muskulatur innervieren. Diese Fehlinnervation kann dazu führen, dass der Patient beim Versuch zu lächeln, einen Lidschluss erzeugt (Hufschmidt 1999, Netter 1989).

Ziele

- Vollständige Gesichtssymmetrie, dabei hat der Mundschluss Priorität, da diese Funktion für die Patientin am wichtigsten ist;
- Vermeiden einer Hypertrophie auf der nicht betroffenen Seite.

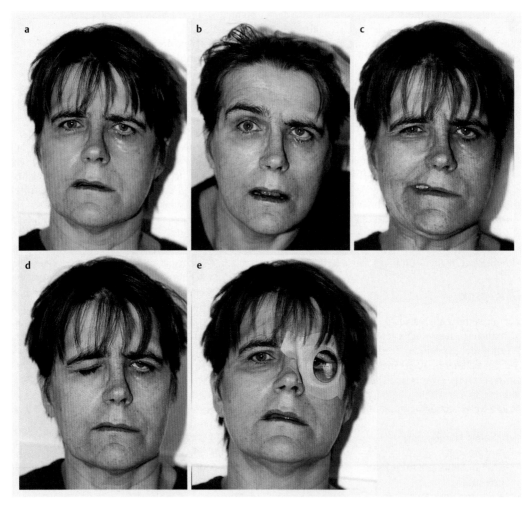

Abb. 12.8 a–e a leichte Gesichtsasymmetrie bei entspannter Gesichtsmimik **b** deutlich sichtbare Asymmetrie der Augen, beim Versuch die Augenbrauen hoch zu ziehen **c** Gesichtsasymmetrie beim Versuch zu lächeln. Die Zähne werden auf der linken Seite nicht sichtbar. **d** nach Aufforderung, die Augen zu schließen, bleibt das linke Auge geöffnet **e** Uhrglasverband gegen das Austrocknen des Auges.

Maßnahmen

- Vollständige Gesichtssymmetrie. Myofaziales Training mittels gezielter Übungen der betroffenen Gesichtsmuskulatur.

  Übungsbeispiele:
  - 1. siehe Fotoserie (**Abb. 12.9/1** bis **12.9/29**). Die Legendentexte entsprechen den Bewegungsaufträgen.
  - 2. Strohhalm mit den Lippen halten, Sprechübungen z. B. mit Vokalen a/e/i/o/u. Dabei sollen die Buchstaben mit gesteigerten Gesichtsbewegungen ausgesprochen werden. Die Übungen werden vor einem Spiegel durchgeführt. Somit erhält der Patient ein visuelles Feedback.

- Beidseitiges Üben fördert die Ausbreitung der Nervenerregung (Overflow) und unterstützt dadurch die Aktivierung möglichst vieler motorischer Einheiten auf der betroffenen Seite.

Ob und wie häufig beidseitig geübt wird, sollte im Einzelfall entschieden werden, um eine Hypertrophie der gesunden Muskulatur zu vermeiden und dadurch die Asymmetrie zu verstärken.

Um eine Überaktivität zu reduzieren, kann die Hand des Therapeuten oder des Patienten flächig auf die nicht betroffene Gesichtshälfte gelegt wer-

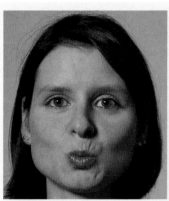

Spitzen Sie Ihre Lippen!

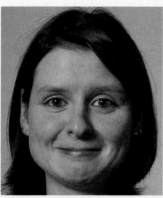

Ziehen Sie die Lippen breit, ohne die Zähne zu zeigen!

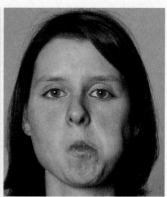

Drücken Sie Ihre Zungenspitze in die linke Wange und bewegen Sie Ihre Zunge daran entlang!

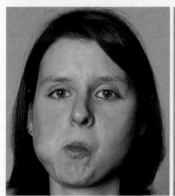

Drücken Sie Ihre Zungenspitze in die rechte Wange und bewegen Sie Ihre Zunge daran entlang!

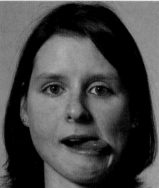

Strecken Sie Ihre Zunge raus und bewegen Sie sie entlang der Lippen bis zum linken Mundwinkel!

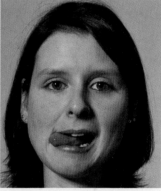

Strecken Sie Ihre Zunge raus und bewegen Sie sie entlang der Lippen bis zum rechten Mundwinkel!

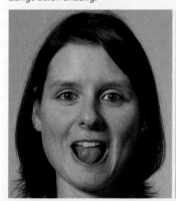

Tippen Sie mit Ihrer Zungenspitze auf Ihre Unterlippe!

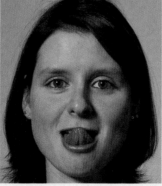

Tippen Sie mit Ihrer Zungenspitze auf Ihre Oberlippe!

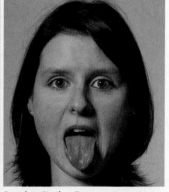

Strecken Sie Ihre Zunge weit raus!

Abb. 12.9

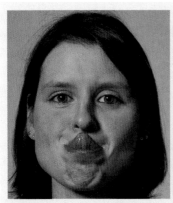

Strecken Sie die Zunge Richtung
Nasenspitze!

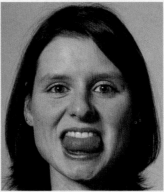

Legen Sie Ihre Zungenspitze hinter die
unteren Schneidezähne und federn Sie
mit Ihrer Zunge vor und zurück!

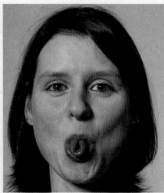

Formen Sie Ihre Zunge zu einer Rinne
und strecken Sie sie heraus!

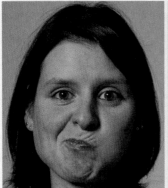

Blasen Sie Ihre linke Wange mit
unterschiedlich viel Luft auf!

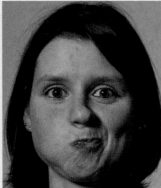

Blasen Sie Ihre rechte Wange mit
unterschiedlich viel Luft auf!

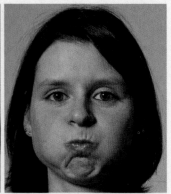

Blasen Sie beide Wangen mit Luft auf!

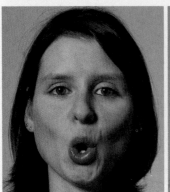

Sagen Sie laut „Oh"!

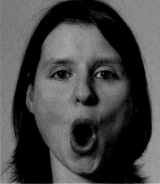

Öffnen Sie weit Ihren Mund und
sagen Sie „a"!

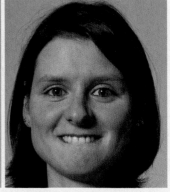

Umschließen Sie mit den Zähnen
Ihre Unterlippe!

Abb. 12.9

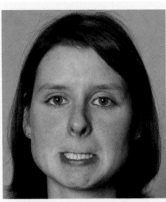

Umschließen Sie mit Ihren Zähnen die Oberlippe!

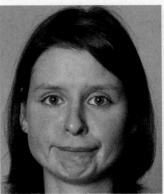

Ziehen Sie Ihre Oberlippe über die Unterlippe!

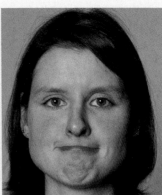

Ziehen Sie Ihre Unterlippe über die Oberlippe!

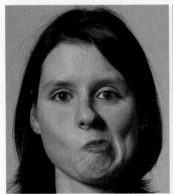

Ziehen Sie Ihren geschlossenen Mund nach links!

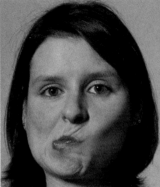

Ziehen Sie Ihren geschlossenen Mund nach rechts!

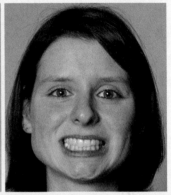

Zeigen Sie Ihre Zähne!

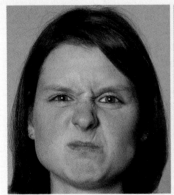

Rümpfen Sie Ihre Nase!

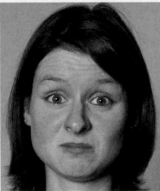

Runzeln Sie Ihre Stirn!

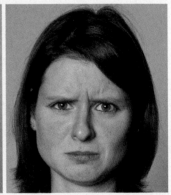

Ziehen Ihre Augenbrauen zusammen!

Abb. 12.9

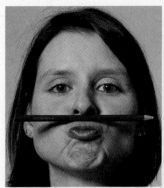
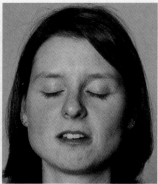

Balancieren Sie einen Bleistift auf Ihrer Oberlippe!

Schließen Sie beide Augen!

Abb. 12.9

den, um bei einer Anspannung leicht entgegen der Bewegungsrichtung einen „bremsenden" Druck auszuüben. Dies gibt dem Patienten ein taktiles Feedback für die Intensität der Bewegung und der Kraftaufwendung. Er soll versuchen, den Druck gegen seine Hand minimal zu halten, um eine Hypertrophie und übermäßige Tonisierung zu vermeiden.

Aktive Bewegungsübungen vor dem Spiegel mit einer Übungsintensität von 2 × 20 min/Tag nach Anleitung und unter Kontrolle durch Krankengymnasten empfiehlt die Deutsche Gesellschaft für Neurologie (DGN).
- Stimulation der paretischen Muskulatur mit Quick-Eis.

Um die Gesichtsmuskulatur zur Kontraktion anzuregen, kann diese mit Kurzzeiteis gezielt stimuliert werden. Die Stimulation kann vor der Bewegungsaufforderung und zeitgleich mit der Bewegung gegeben werden.

Bei der Stimulation sollte immer auf regelrechte Reizantworten geachtet werden. Fehlinnervationen können dadurch erkannt werden. Diese könnten zum Abbruch der Therapie führen, wenn die pathologischen Mitbewegungen in der Therapie nicht reduziert werden können.

Anleitung zum Eigentraining. Dabei auf die Pausen hinweisen. Wenn das Ausmaß der Muskelzuckung oder Bewegung nachlässt, muss eine Pause erfolgen. Mehrfach täglich üben!

Keine Elektrostimulation! Wird in den meisten Fällen als äußerst unangenehm empfunden. Ob eine Regeneration des Nervs positiv damit beeinflusst werden kann, ist sehr umstritten.

Der Aspekt „Verzögern einer Atrophie" ist bei einer ideopathischen Fazialisparese relativ unbedeutend.

Einen dauernden funktionellen Effekt konnten Targan (2000) und Gittins (1999) während der Behandlung einer peripheren Fazialisparese mittels Elektrostimulation nicht feststellen.

Fallbeispiel (Fortsetzung): Das Herauslaufen von Flüssigkeiten und Speisen belastet Fr. Fazial stark. Damit sie bereits in der Remissionsphase einen ausreichenden Mundschluss hat, können ihr Kompensationsmöglichkeiten gezeigt werden: Beispielsweise kann sie versuchen, mit aufgestütztem Ellenbogen, die laterale Seite eines Zeigefingers an den unteren Rand der Unterlippe zu legen und diese beim Kauen und Schlucken leicht nach oben zu drücken, um passiv einen vollständigen Mundschluss zu erzeugen. Beim Trinken empfiehlt sich ebenfalls das passive Gegendrücken der Unterlippe gegen das Glas. Je nach Ausmaß der Parese ist das Trinken mit einem Strohhalm möglich.

- Vermeiden einer Hypertrophie auf der nicht betroffenen Seite.

Bereits beim aktiven Training kann therapeutisch auf die Hypertrophie hemmend eingewirkt werden (siehe oben). Zusätzlich können Gesichtsmassagen angewandt werden: mit leichten und flächigen Ausstreichungen entgegen der Zugrichtung der betroffenen Muskulatur. Die erhöhte muskuläre Anspannung, die aus der Überaktivität der Muskulatur auf der nicht betroffenen Seite resultiert, kann durch detonisierende Maßnahmen, wie z. B. warme Gesichtsumschläge, gemildert werden.

12.2 Zentrale Paresen

Klaus Scheidtmann

> *Eine Läsion des motorischen Kortex oder der von dort absteigenden Bahnen (Pyramidenbahnen) verhindert eine Stimulationsweiterleitung von der motorischen Rinde zu den Vorderhornzellen und unterbricht somit alle willkürmotorischen Impulse an die von diesen Zellen versorgten Muskulatur (Duus 1994). Daraus folgt eine Lähmung der betroffenen Muskulatur.*

In Abhängigkeit vom Läsionsort entsteht eine Monoparese, Hemiparese, Paraparese oder Tetraparese. Eine beispielsweise einseitige Läsion, vor der Kreuzung der Pyramidenbahn, führt zu einer kontralateralen spastischen Hemiparese (Halbseitenlähmung).

In den ersten Tagen nach dem Ereignis ist die Muskulatur zunächst schlaff. Erst nach Tagen oder Wochen kehren Dehnungsreflexe zurück und es entwickelt sich eine spastische Lähmung. Allen Formen der zentralen Parese gemeinsam ist das Phänomen eines verminderten willkürlichen motorischen Antriebs auf dem Niveau des spinalen Alpha-Motoneuronen-Pools.

Die zentrale Parese zeigt sich als verminderte Kraftentfaltung sowohl bei willkürlicher Aktivierung als auch bei posturalen Funktionen, wie z.B. eine zu geringe Kraftentwicklung der Dorsalextensoren der Hand beim willkürlichen Faustschluss oder eine reduzierte Kraftentwicklung in der Gesäßmuskulatur zur Stabilisierung in der Standbeinphase bei Aufgaben im aufrechten Stehen. Neben der reinen Kraftminderung, bedingt durch die Parese, kommt es aber auch zu einer Verzögerung des Bewegungsbeginns und Beeinträchtigung bei schnellen Kontraktionen und Dekontraktionen von Muskeln. Geprüft wird die rasch alternierende Bewegung mit der sog. Diadochokinese (siehe Kapitel 7). Des Weiteren können Störungen des Gleichgewichts auftreten. In welchem Ausmaß und in welcher Körperregion sich die Kraftminderung manifestiert, hängt vom jeweiligen Läsionsort ab. Bei kortikalen Läsionen sind überwiegend die Extremitäten und überproportional die distalen Muskeln betroffen. Die Rumpfmuskulatur und die rumpfnahe Extremitätenmuskulatur sind in geringerem Maß betroffen, weil sie auch über bilateral angelegte Bahnsysteme aktiviert werden. Generell können diese Phänomene als *Minussymptome* aufgefasst werden.

Ursachen

- Läsion der motorischen Zentren kortikal: Schlaganfall, Hirnblutung, Schädel-Hirn-Trauma, diffuse Hirnschädigung, z.B: Hypoxie, Hypoglykämie, Hirntumore, Hirnabszesse;
- Schädigungen auf Rückenmarksebene: Diese führen zur Paraparese, Rückenmarkstrauma, Durchblutungsstörung, Blutung, entzündliche Prozesse (z.B. bakterielle Infektionen, Multiple Sklerose, virale Entzündung).

Diagnostik

Die ärztliche Diagnostik umfasst primär die Klärung der Ursache einer aufgetretenen Parese, um die entsprechende Therapie einzuleiten. Darüber hinaus wird auf das Kraftdefizit eingegangen, welches nach der Muskelaktivitätsskala (siehe S. 77) vorgenommen und im neurologischen Befund niedergeschrieben wird. Geprüft werden auch die Muskeleigenreflexe. Gesteigerte Reflexe weisen auf eine Schädigung des 1. Motoneurons, abgeschwächte auf eine Schädigung des 2. Motoneurons hin. Wichtig ist, zu bedenken, dass auch Schädigungen sowohl des 1. als auch 2. Motoneurons auftreten können, ein Beispiel ist die Amyotrophe Lateralsklerose.

Verlauf und Prognose

Hier muss zwischen den einzelnen Schädigungsmechanismen unterschieden und geklärt werden, ob es sich um eine zentrale, spinale oder periphere Läsion handelt. Es gibt keine generellen Aussagen zur Dynamik der Restitution (Dettmers 1996).

Zentrale Paresen, z.B. nach Schlaganfall, können sich sehr gut erholen, wenn nicht noch weitere Zentren wie z.B. die Sensibilität mitbetroffen sind.

Bei *spinalen* Schädigungen muss zwischen inkomplett und komplett unterschieden werden. Des Weiteren ist eine Restitution von der Höhe der Schädigung abhängig.

Periphere Läsionen können sich bei erhaltenem Axon langsam regenerieren, bei Durchtrennung z.B. kommt es zur kompletten Plegie des innervierten Muskels, ein langsames Aussprossen geschieht mit ca. 1 cm pro Woche. Allerdings garantiert dies noch nicht eine Regeneration in den alten Zustand vor der Schädigung.

12.2.1 Physiotherapeutische Untersuchung von Patienten mit zentralen Paresen

Dorothe Wulf

Selbstverständlich wird wie stets die Anamnese einschließlich der Sozial- und Berufsanamnese erhoben (siehe Kapitel 8).

Funktionsuntersuchung

Bewegungsbeobachtung

Bei einer zentralen Parese ist im akuten Stadium keine Willkürmotorik vorhanden. Die Muskulatur ist hypoton. Im Verlauf entwickelt sich eine spastische Parese mit charakteristischen Bewegungsauffälligkeiten (s. Spastik, S. 204).

Leitfragen

- Welche Bewegungen und ADLs kann der Patient selbstständig oder mit Hilfe durchführen?
- Welche Kompensationsbewegungen wendet er an? Kompensationsbewegungen sind äußerst hilfreich für den Betroffenen. Sie ermöglichen ihm, die aktuell eingeschränkten motorischen Funktionen durch noch vorhandene zu ersetzen. Wenn eine Funktion wieder erlernt und automatisiert wurde, dann wird der Betroffene sie auch wieder anwenden.

Motorisch-funktionelle Fähigkeiten

Zur standardisierten Erfassung motorisch-funktioneller Fähigkeiten und als Evaluationsmaßstab können Skalen oder Assessments herangezogen werden, welche den motorischen Zustand und das zu erreichende Ziel abbilden, z. B.: MFAS, RMA (siehe Kapitel 8 Physiotherapeutische Untersuchung).

Zusätzlich sollte eine Bewegungsbeobachtung, am Beispiel einer individuell ausgewählten Handlung, ergänzt werden. Dadurch können Bewegungsanomalien wie Dysmetrie, Ataxie, Hypermetrie etc. überhaupt erkannt und bei Bedarf detaillierter geprüft werden.

- **Posturale Kontrolle:** Bei einer zentralen Parese ist neben der willkürlichen Muskelaktivität auch die unwillkürliche in ihrer Kraftentfaltung dezimiert. Dies wird z. B. sichtbar durch verminderte oder nicht vorhandene Equilibriumreaktionen der Fußmuskulatur beim Stehen oder durch ungenügende und/oder unkoordinierte Muskel-

aktivität der Rumpfmuskulatur beim Sitz, die sich in übermäßigen Schwankungen des Rumpfes oder im Fehlen der kleinen, kaum sichtbaren Bewegungen des Rumpfes im Raum zeigen.

Zur Prüfung und Evaluation können spezifische Test verwendet werden (siehe auch Kapitel 8 Physiotherapeutische Untersuchung).

- **Koordination:** Die Kraftentfaltung, besonders die Schnellkraftentfaltung, ist bei Patienten mit einer zentralen Parese häufig gestört. Dies wird mit Prüfung der Diadochokinese untersucht. Je nach Grad der Parese können weitere Tests zur Prüfung der Koordination verwandt werden. Z. B. der Finger-Nase-Versuch zur Prüfung der Zielgenauigkeit oder der Spiraltest zu Prüfung der präzisen und schnellen Handkoordination. Tests zur Prüfung der Koordination der unteren Extremität und des Rumpfes (posturale Kontrolle) sind in Kapitel 8 Physiotherapeutische Untersuchung nachzulesen.
- **Tonus:** In den ersten Tagen nach der zentralen Läsion ist die Muskulatur hypoton. Beim passiven Bewegen wird deutlich, dass der Bewegung keine Spannung entgegengesetzt wird. Beim plötzlichen Loslassen der Extremität fällt auf, dass diese ohne Gegenhalt auf die Unterlage fallen würde.

> *Beim Prüfen die Extremität nur einige Zentimeter fallen lassen und direkt wieder auffangen.*

Der Tonus kann bei einer zentralen Parese im weiteren Verlauf ansteigen. Geprüft und skaliert wird er mit der Modified-Ashworth-Scale (weitere Ausführungen unter 12.3 Spastik, S. 204).

- **Gelenkbeweglichkeit:** Im akuten Stadium nach der Läsion sind keine Veränderung beim passiven Bewegungsausmaß zu erwarten. Bleibt die Extremität über Wochen und Monate inaktiv, dann besteht die Gefahr von eingeschränkter Gelenkbeweglichkeit aufgrund der Muskelverkürzung. Ein weiterer Grund für eine eingeschränkte Gelenkbeweglichkeit kann die Spastik sein, die sich in den meisten Fällen nach einer zentralen Läsion entwickelt. Die Gelenkbeweglichkeit sollte in regelmäßigen Abständen geprüft und nach der Neutral-Null-Methode dokumentiert werden.

Beispiel: subluxierte Schulter

Bei der Prüfung der Gelenkbeweglichkeit und bei der Wahl der therapeutischen Maßnahmen stellt die subluxierte Schulter eine Besonderheit dar (**Abb. 12.10 a–b**).

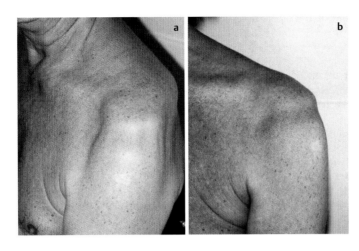

Abb. 12.10 a–b Subluxiertes Schultergelenk, ca. 2 cm, bei Zustand nach Hirninfarkt rechts.

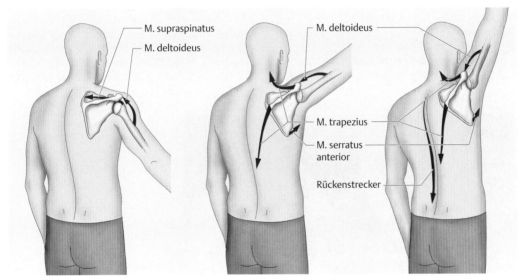

M. supraspinatus

M. deltoideus

M. deltoideus

M. trapezius

M. serratus anterior

Rückenstrecker

Abb. 12.11 Normale zeitliche Koordination der muskulären Aktivität beim Heben des Armes: 1 = M. supraspinatus, 2 = M. deltoideus, 3 = M. trapezius, 4 = Rückenstrecker.

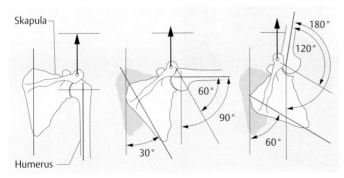

Skapula

180°

120°

60°

90°

30°

60°

Humerus

Abb. 12.12 Humeroskapularer Rhythmus

Die Pathogenese der Schultersubluxation ist noch nicht allumfassend geklärt. Das überwiegend muskulär und ligamentär gesicherte Schultergelenk (**Abb. 12.11, 12.12**), ist bei einer Lähmung der auf das Glenohumeralgelenk und auf die Scapula einwirkenden Muskulatur einer besonders hohen Luxationsgefahr ausgesetzt. Die beim Gesunden leicht nach oben zeigende Fossa glenoidales kann sich durch die Parese tendenziell oder komplett nach unten neigen. Die Luxationsgefahr nach kaudal ist in dem Fall begünstigt, da bei herabhängendem Arm die Schwerkraft das Caput humeri aus der Fossa glenoidales zieht. Entwickelt sich aus der schlaffen Parese eine spastische Parese, dann neigen besonders die Schultergelenksadduktoren und Innenrotatoren zu einer Tonuserhöhung, während die Abduktoren und Außenrotatoren hypoton bleiben. Diese muskuläre Dysbalance bewirkt einen erhöhten Zug auf den Oberarm nach ventral und in einigen Fällen auch nach medial. Eine Subluxation in diese Richtungen wird dadurch begünstigt.

Beim passiven Bewegen ist aufgrund dieser veränderten Schultermechanik auf ein angepasstes, korrektes Handling zu achten. Der Untersucher greift mit der einen Hand möglichst weit proximal am Oberarm, ggf. hoch bis in die Achsel. Distal wird der Patientenarm zwischen dem Arm des Untersuchers und seinem Rumpf gehalten (**Abb. 12.13 a–b**). Dadurch wird die Eigenschwere des Armes abgenommen und der Therapeut hat die Möglichkeit, das Caput humeri zunächst in der Fossa glenoidales zu zentrieren. Die andere Hand des Therapeuten umfasst die Scapula, denn vor dem Bewegen im Schultergelenk sollte die Beweglichkeit der Scapula geprüft werden. Bewegt sich die Scapula ab ca. 60° Schulterabduktion nicht mit, besteht große Gefahr von Kompressionsverletzungen und damit verbundenen Schmerzzuständen. Deshalb ist es notwendig, beim passiven Bewegen einer subluxierten Schulter auf das oben beschriebene, angepasste Handling zu achten und den Angulus inferior der Scapula ggf. passiv in die entsprechende Abduktion/Außenrotation zu bringen. Erst dadurch wird es möglich, die physiologische Gelenkmechanik herzustellen, umliegende Strukturen (Kapselbandapparat und Bursen) vor Kompressions- oder Zugverletzungen zu schützen

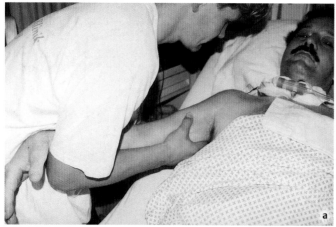
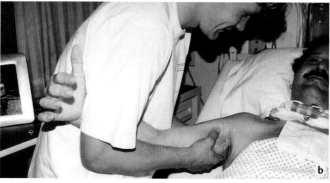

Abb. 12.13 a–b   Die Eigenschwere des Armes wird durch das Einklemmen der Extremität durch den Therapeuten abgenommen. Mit der rechten Hand greift er proximal den Humerus und zentriert das Caput humeri mit Außenrotation und Abduktion in der Fossa glenoidales. Die linke Hand (verdeckt) des Therapeuten greift flächig die Scapula zur Mobilisation.

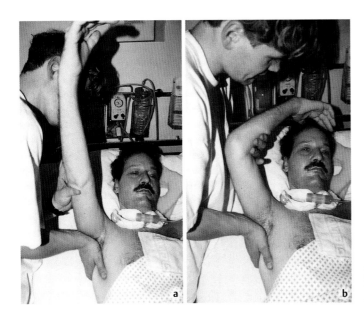

Abb. 12.14 a–b Sind Skapula und Schultergelenk ausreichend mobil, kann der Arm kontrolliert bewegt werden. Schmerzgrenze beachten!

und Schmerzen und Schmerzsyndrome zu vermeiden. Ob die hundertprozentige physiologische Gelenkmechanik der Schulter durch das Handling wieder erreicht werden kann, wird kritisch gesehen und ist sicher vom Einzelfall abhängig. Kaick (2003) empfiehlt aufgrund von Untersuchungsergebnissen, beim passiven Bewegen einer subluxierten Schulter nicht über 90–120° hinaus zu gehen (**Abb. 12.14 a–b**).

Schmerzen bei zentralen Nervenläsionen

Bei zentralen Nervenläsionen können unterschiedliche Schmerzsyndrome entstehen. Welche Formen es gibt und wie sie behandelt werden können, lesen Sie im Kapitel 13 Schmerzsyndrome.

Nahezu die Hälfte aller hemiparetischen Patienten nach einem Schlaganfall haben eine schmerzhafte Schulter (Turner-Stokes 2002) und ca. 1/3 davon entwickelt ein *Schulter-Hand-Syndrom*.

Da die Parese ein Risikofaktor für die Entstehung eines Schulter-Hand-Syndroms sein kann, wird an dieser Stelle auf das komplexe, regionale Schmerzsyndrom, das Complex-Regional-Pain-Syndrome Typ 1, kurz CRPS Typ 1, eingegangen (Synonyme: Morbus Sudeck, sympathische Reflexdystrophie).

Untersuchung: Bei der Untersuchung des Patienten fällt auf, dass er über andauernden, brennenden Schmerz klagt, der ohne erkennbarem Grund spontan auftritt. Vorsichtiges Berührungen des Armes empfindet der Patient als unangenehm bis

schmerzhaft (Hyperalgesie) Dies kann sich bis zu einem intensiven Berührungsschmerz, der Allodynie, entwickeln. In manchen Fällen können Berührungsreize auch an entfernten Körperstellen zu Schmerzen im betroffenen Arm führen (Synästhesalgie). Die Schmerzen sind nicht konkret zu lokalisieren und deuten nicht auf ein spezifisches Versorgungsgebiet eines Nervs hin. Die Haut der betroffenen Partien, besonders der Hand, verfärbt sich aufgrund von Durchblutungsstörungen bläulich bis livide, sie ist meistens ödematös und weist häufig eine gestörte Schweißsekretion auf. Im weiteren Verlauf können die beteiligten Gelenke versteifen.

Ursachen: Die Gründe für die Entstehung dieses CRPS sind im Einzelnen nicht bekannt. Es besteht jedoch ein Zusammenhang zwischen Schulterschmerzen und einer subluxierten Schulter, die häufig gemeinsam auftreten (vgl. Hummelsheim 1998). Eine zentrale Parese ist zunächst keine Ursache für Schmerzen, aber es liegt in der Natur der Sache, dass eine schlaffe Parese eine erhöhte Luxationsgefahr für die Schulter darstellt. Bedingt durch die Subluxation oder Luxation, verändert sich die Gelenkmechanik. Beim Bewegen der Extremität durch den Patienten, Angehörige, Pflegepersonal, Therapeuten, Ärzte, usw. kann es zu Überdehnungen, Kompressions- und Zugverletzungen im Bereich des Kapselbandapparates der Schulter kommen, die zu Entzündungen und Schmerzen führen können.

Neben den Mikrotraumen im Schulterbereich, werden weitere *Risikofaktoren* für das CRPS Typ 1 genannt (Kaick 2003):

- Grad der Parese: je höher der Paresegrad, desto höher das Risiko für eine schmerzhaften Schulter;
- eingeschränkte Beweglichkeit im Glenohumeralgelenk und der Skapula, besonders bei einer verminderten aktiven oder passiven Außenrotation und unphysiologischem Bewegungsspiel der Skapula bei der Schulterflexion;
- gestörte Oberflächensensibilität;
- gestörtes Kältegefühl.

Die Schmerzen entwickeln sich meistens von proximal nach distal und entstehen in vielen Fällen zwischen dem 1. und 4. Monat nach der Läsion, selten später. Anfänglich handelt es sich um sporadisch auftretende Schmerzen beim aktiven und passivem Bewegen. Im Verlauf können sich Ruheschmerzen entwickeln, von denen ca. 18 % der Patienten betroffen sind.

Zur Evaluation empfiehlt sich die analoge Schmerzskala sowie das passive und aktive, schmerzfreie ROM und Tests zur Prüfung der motorisch-funktionellen Fähigkeiten der oberen Extremität.

Sensibilitätsprüfung

Sowohl die Oberflächen- als auch die Tiefensensibilität sind häufig bei einer zentralen Parese gestört.

Individuelle Aspekte der Teilhabe am öffentlichen Leben

Die Betroffenen können ganz unterschiedliche persönliche Ziele haben, die ihnen die Teilhabe am öffentlichen Leben ermöglichen und die Lebensqualität verbessern. Deshalb ist es wichtig, den Patienten dazu zu befragen und die physiotherapeutischen Ziele und Maßnahmen unter Berücksichtigung der Bedürfnisse und Wünsche des Patienten auszurichten.

12.2.2 Physiotherapeutische Behandlung von Patienten mit zentralen Paresen

Die Untersuchung und Therapie der spinalen Parese, wie sie bei einer Querschnittssymptomatik auftritt, wird im Kapitel 16 beschrieben. Im Folgenden wird auf Formen der zentralen Parese eingegangen, die sich aus supraspinalen Läsionen ergeben können.

Ziele

- Entladungsbereitschaft des Alpha-Motoneurons aktivieren und steigern;
- Erhalten und Erweitern des aktiven und passiven Bewegungausmaßes (ROM);
- kardiopulmonale und muskuläre Ausdauer steigern;
- Prävention von Schulterschmerzen;
- Schmerzlinderung und Fördern des lymphatischen Rückflusses;
- Sensibilitätsstörungen reduzieren/aufheben;
- Wiedererlernen und Verbessern motorisch-funktioneller Fähigkeiten;
- Hilfsmittelversorgung.

Diese Ziele haben eins gemeinsam: Die Partizipation des Betroffenen am täglichen Leben.

Entladungsbereitschaft des Alpha-Motoneurons aktivieren und steigern

> Steigern der Entladungsbereitschaft des Alpha-Motoneurons wird auch Fazilitation genannt.

Zur Behandlung der schlaffen, zentralen Parese steht die Aktivierung spinaler Alpha-Motoneurone im Vordergrund (vgl. Freivogel 1997). Physiotherapeutisch kann dies mittels peripher-afferenter, zentraler oder kombinierter Fazilitationstechniken durchgeführt werden. Sie haben einen erregenden Einfluss auf das Alpha-Motoneuron.

Tapping (**Abb. 12.2**), Approximation, Vibration, Dehnreize, Quick-Eis, Elektrostimulation, ggf. verstärkt durch verbale Aufforderungen und Kommandos sind *periphere* Fazilitationsmöglichkeiten.

Irradiation (Overflow) und mentales Training in Form von reiner Bewegungsvorstellung sind *zentrale* Fazilitationstechniken.

Mentales Training, kombiniert mit aktiv-assistiven Bewegungen, wie z. B. bei der Spiegeltherapie, ist eine *kombinierte* Fazilitationsform. Ebenso die EMG-getriggerte Elektrostimulation, bei der der Patient aufgefordert wird, gedanklich die Bewegung bis an das Bewegungsende durch zu führen. (s. o., unter physiotherapeutische Maßnahmen bei peripheren Nervenläsion und Kapitel 6 Motorisches Lernen).

Diesen Fazilitationsmöglichkeiten liegt die Theorie von Sherrington über Inhibition und Fazilitation zu Grunde (siehe Kapitel 5 Motorische Kontrolle).

Erhalten und erweitern des aktiven und passiven Bewegungsausmaßes (ROM)

Passives Bewegen
Siehe dazu Kap. 9: Der komatöse Patient.

▌ *Schmerzhafte Schulter! Beachte das korrekte Handling bei subluxierten Schultergelenken.*

Muskeldehnungen sind effektiv zur Behandlung von bereits verkürzter Muskulatur
Aus Untersuchungen ist bekannt, das post-isometrische oder dynamische Dehnungen zum Lösen von Adhäsionen und Cross-Link-Bildungen effektiver sind als statische Dehnungen und auch bei Patienten mit einer zentralen Läsion angewandt werden sollten. Bei einer zentralen Parese ist häufig der Antagonist der zu dehnenden Muskulatur noch inaktiv, dann muss die statische Dehnung durchgeführt werden. Täglich 30–45 s statisches Dehnen der betroffenen oder gefährdeten Muskulatur mit 4–5 Wiederholungen wird empfohlen (vgl. Kraft 2003). Eine vorbereitende Wärmepackung ist empfehlenswert.

Post-isometrische und funktionell-dynamische Muskeldehnungen werden am Beispiel der spastischen Bewegungsstörungen (siehe unten) beschrieben.

▌ *Langsam bewegen und dehnen! Schnelles Bewegen kann einen monosynaptischen Dehnreiz auslösen und somit den Dehneffekt verhindern.*

Lagern der Gelenke
Während die Kontrakturprophylaxe bei einer peripheren Parese auch durch Lagerungsschienen unterstützt werden kann, wird dies bei der zentralen Parese kritisch gesehen. Der Grund liegt darin, dass sich in den meisten Fällen im Verlauf zu der zentralen Parese auch eine Spastik entwickelt. Lagerungen, wie z. B. die Spitzfußlagerung, bei der ein Holzbrett oder das Ende des Bettgestells zur Lagerung des Fußes in Dorsalextension genutzt werden, kann die Spastik erhöhen, vermehrte Plantarflexion provozieren und den Spitzfuß verstärken. Sollte es zum Einsatz von Lagerungsschienen kommen, dann muss die Muskulatur im Hinblick auf die Entwicklung oder Verstärkung der Spastik beobachtet und, unter Abwägung der Prioritäten, eine Veränderung der Lagerung vorgenommen werden. Lagerungen der Gelenke mit weichen Materialien, z. B. Kissen, Handtücher oder Lagerungspacks aus Schaumgummi sind eine Alternative. Auch zirkuläre Reize um Agonist und Antagonist wirken in vielen Fällen einer Kontraktur entgegen, ohne die Spastik zu verstärken. So kann beispielsweise zur Kontrakturprophylaxe stundenweise ein hoher Turnschuh, oder, falls vorhanden, ein hoher orthopädischer Schuh im Bett getragen werden. Dies setzt zeitgleich einen sensiblen Reiz auf die Plantarflexoren und Dorsalextensoren und wirkt einem Spitzfuß entgegen.

▌ *Lagerungsschienen als Kontrakturprophylaxe bei der zentralen Parese vermeiden! Auf weiche Lagerungsmaterialien und zirkuläre Reize ausweichen!*

Lagerungsmöglichkeiten im Bett
In Abhängigkeit vom Allgemeinzustand sollte der Patient möglichst rasch aus dem Bett an die Bettkante oder in den Rollstuhl mobilisiert werden. Dies steigert die Vigilanz, regt das Herz-Kreislauf-System an und stimuliert den Extensionstonus im Rumpf. Muss der Patient jedoch längere Zeit im Bett verbringen, dann ist auf eine angepasste Lagerung im Bett zu achten. In vielen Kliniken wird das 24-Stunden-Management, ein Begriff aus dem Bobath-Konzept, von Therapeuten und Pflegepersonal angewandt. Hierzu gehören u. a. spezifische Lagerungsmöglichkeiten (**Abb. 12.15 a–c**).

Hinweise zur Lagerung im Bett bei Patienten mit einer schlaffen Parese:

- Lagerungen im Bett sollten befundorientiert sein: Dazu 2 Beispiele:
  - Bei Sensibilitätsstörungen auf der paretischen Seite ist häufiges Lagern auf der betroffenen Seite geeignet, da sowohl das Körpergewicht einen Stimulationsreiz auf die Rezeptoren setzt, als auch das leichte Bewegen des Patienten, wenn er auf der Seite liegt. Die Wahrnehmung der betroffenen Seite wird dadurch stimuliert.
  - Werden durch eine Lagerung Schmerzen, z. B. Schulter- oder Hüftschmerzen, ausgelöst oder verstärkt, dann muss sie angepasst werden. Dies erfolgt gemeinsam mit dem Patienten, indem verschiedene Möglichkeiten probiert werden, bis die Lagerung schmerzfrei und somit möglichst angenehm für den Patienten ist. Leichte Veränderungen der Gelenkstellung, Druckentlastung der schmerzhaften Strukturen, Unterlagerung von Hohlräumen zwischen dem Rumpf oder den Extremitäten und dem Bett, etc. können die Schmerzen reduzieren.

▌ *Gelenke sollten nicht in Endstellungen gelagert werden!*

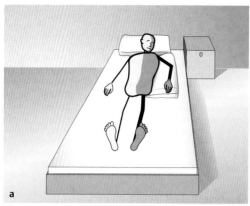

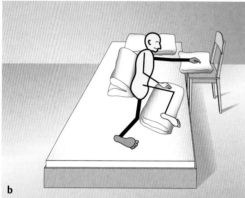

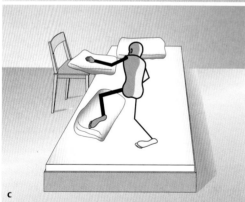

Abb. 12.15 a–c Lagerungsmöglichkeiten **a** Rückenlage: liegen die betroffene Schulter und das betroffene Becken (links) tiefer als auf der nicht betroffenen Seite, dann kann die Asymmetrie durch eine Unterlagerung mit einem Kissen aufgehoben werden **b** Seitenlage auf der paretischen Seite: damit die betroffene Hand nicht über dem Bettrand herabhängt, kann ein Stuhl als Lagerungshilfe hinzugezogen werden **c** Seitenlage auf der nicht betroffenen Seite.

- Lagerungen sollten zu erwartende Sekundärprobleme berücksichtigen.
Beispiel: Eine schlaffe Parese der oberen Extremität ist ein Risikofaktor für die Entwicklung einer

schmerzhaften Schulter, bis hin zu einem Schulter-Hand-Syndrom, dem sog. CRPS Typ 1 (siehe S. 239). Die sichere und schmerzfreie Lagerung des betroffenen Armes steht in diesem Fall im Vordergrund.

- Informationsgespräch mit dem Patienten: Viele Patienten sind überrascht, dass sie plötzlich in eine für sie neue Lagerung gebracht werden. Diese befremdliche Lage wird für den Betroffenen durch den Einsatz von Lagerungsmaterialien verstärkt. Es ist wichtig, den Patienten über die Gründe für diese Lagerung zu informieren. Das schafft Verständnis, Vertrauen und erhöht die Akzeptanz der Lagerung.
- Lagerungen sollten die Wünsche und Vorstellungen des Patienten berücksichtigen. Kann ein Patient, trotz ausführlichen Informationsgesprächs, sich nicht auf die Lagerung einlassen, dann sollte gemeinsam mit ihm ein Kompromiss gefunden werden. Lieber ein Kompromiss, als die Tatsache, dass der Patient bei therapeutischer oder pflegerischer Abwesenheit die Lagerung selbstständig verändert und sich dabei verletzt.

Kardiopulmonale und muskuläre Ausdauer steigern

Die kardiopulmonale und muskuläre Ausdauer ist eine wesentliche Voraussetzung für die Leistungsfähigkeit des Patienten in der Therapie und im Alltag. Sie kann durch regelmäßiges Training auf dem Ergometer für die obere und untere Extremität verbessert werden. Rollstuhlpflichtige Patienten können an speziellen motorbetriebenen Bewegungstrainern üben. Verschiedene Funktionseinstellungen, wie z. B. Symmetrietraining, eine Spastikererkennung und -steuerung, ermöglichen den Patienten auch mit geringer Eigenkraft ein aktives Training mit höchster Sicherheit für Gelenk und Muskulatur (**Abb. 12.16 a–c**).

Prävention von Schulterschmerzen

Aus Schulterschmerzen kann sich das Schulter-Hand-Syndrom entwickeln. Um das zu vermeiden, ist die präventive Behandlung erforderlich.
Zunächst sollte die Aufmerksamkeit des Patienten und aller an der Rehabilitation des Patienten Beteiligten auf die vorliegende oder zu erwartende Problematik gerichtet werden. Mögliche Ursache der Schmerzen und ihre auslösenden Faktoren werden besprochen. Anschließend erfolgt die

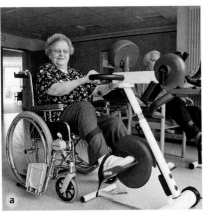
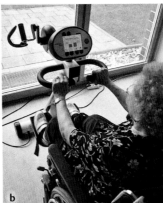
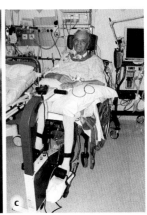

Abb. 12.16 a–c a Motorbetriebener Bewegungstrainer **b** Über das Display erhält der Patient ein visuelles Feedback über seine Leistungen und Einstellungen. Das Beispiel zeigt die Einstellung „Symmetrietraining" **c** Patienten mit ausrei-chender kardialer und pulmonaler Belastbarkeit können bei entsprechender Indikation bereits auf der Intensivstation trainieren.

Anleitung aller zum korrekten Handling mit der betroffenen Schulter.

Schmerzauslösende Faktoren ergeben sich in den meisten Fällen aus dem fehlerhaften Handling mit dem betroffenen Arm. Wie der Griff beim Bewegen der Extremität durch den Therapeuten anzuwenden ist, wurde oben bereits erläutert. Dieses Handling sollten Angehörige, Pflegepersonal und Ärzte erlernen, um einer schmerzhaften Schulter vorzubeugen. Mit dieser Technik Unerfahrene sind wiederholt anzuleiten.

Folgende Hinweise sollte der Patient und alle Beteiligten erhalten:

- Schmerzauslösende Faktoren vermeiden! Dazu zählt z. B. ruckartiges Bewegen, Ziehen am Arm, Bewegungen über 90° Elevation, etc.;
- vorsichtiges und langsames Bewegen der Extremität!
- Zug- und Druckbelastungen für das Schultergelenk vermeiden! Beim Sitz im Rollstuhl auf eine sichere Lage der Extremität achten, z. B. auf einem Rollstuhltisch (**Abb. 12.17**). Der Arm sollte keinesfalls herunterrutschen. Beim Liegen auf eine schmerzfreie Position für die Schulter achten. Den Arm möglichst weit proximal greifen, dadurch wird der Zug auf das Schultergelenk reduziert!
- Ist die Hand ödematös, sollte sie leicht erhöht gelagert werden. Keine endgradigen Gelenkstellungen einnehmen. Patienten und Angehörige mit guter Compliance können angeleitet werden, regelmäßig die Finger mit leichtem Druck von

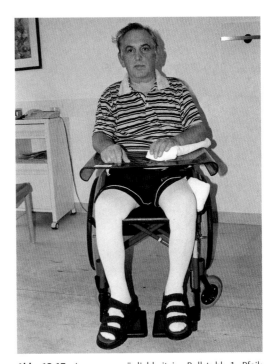

Abb. 12.17 Lagerungsmöglichkeit im Rollstuhl: 1. Pfeil: Der paretische Arm liegt auf einem gefalteten Handtuch. Die Hand liegt leicht erhöht, um einem Ödem entgegen zu wirken. Das Handtuch wirkt einer Druckbelastung des medialen Epicondylus humeri und/oder des Olecranons entgegen. 2. Pfeil: Das Handtuch zwischen dem Oberschenkel und dem Seitenteil des Rollstuhls verhindert eine Druckbelastung des N. peronaeus. Das paretische Bein neigt häufig dazu, in übermäßige horizontale Abduktion und Außenrotation zu kippen.

proximal nach distal auszustreichen und die Finger und das Handgelenk passiv im schmerzfreien Ausmaß zu bewegen. Eine Übung für Angehörige und Patienten ist zunächst ausreichend, um sie nicht zu überfordern und um die korrekte Ausführung nach ein paar Tagen zu prüfen. Ggf. kann eine weitere Übungen ergänzt werden.

- Stützaktivität auf die schmerzhaft und/oder subluxierte Schulter vermeiden!

Elektrostimulation als additive Maßnahme. Durch die frühe, pro Tag mehrstündige Anwendung der Elektrostimulation des M. deltoideus und M. supraspinatus, kombiniert mit anderen physiotherapeutischen Maßnahmen, konnte bei Patienten nach einem Hirninfarkt ein präventiver Einfluss in Bezug auf die Gelenkbeweglichkeit, Ausmaß der Subluxation, Schmerzen und der Armfunktion nachgewiesen werden (Faghri 1994).

Schmerzen lindern und den lymphatischen Rückfluss fördern

Hat sich bereits ein Schulter-Hand-Syndrom entwickelt, können folgende Maßnahmen den Schmerz lindern:

- Patienten mit Schmerzen in den Fingergelenken empfinden leichte Traktionen, ggf. kombiniert mit passiven Bewegungen mit geringem Bewegungsradius, als angenehm und schmerzlindernd;
- Entspannungsübungen zur Schmerzlinderung;
- beim Bewegen auf ein korrektes Alignment zwischen Humerus und der Fossa glenoidales achten. Kopf muss in die Pfanne zentriert werden;
- in Abhängigkeit vom Befund die Schultergelenk und Scapula umgebende Muskulatur fazilitieren oder inhibieren.

Beispiel: Verkürzten und/oder spastischen M. pectoralis major dehnen (inhibieren) und die Entladungsbereitschaft der Alpha-Motoneurone, welche auf die Mm. rhomboidei wirken, mittels Tapping der Rhomboiden fazilitieren.

- Üben der aufrechten Haltung. Die Stellung des Rumpfes hat Einfluss auf die Position der Scapula. Flexion des Rumpfes fördert die Schulterprotraktion, Rumpfextension die Schulterretraktion. In Abhängigkeit der vorliegenden Problematik kann eine korrigierte Haltung die Schmerzen reduzieren.
- Tapeverbände, Elektrotherapie (Biofeedback) können additiv eingesetzt werden. Der Nutzen muss im Einzelfall geprüft werden.
- Schmerzlinderung über Desensibilisierung bei CRPS (vgl. Slater 2001).

Patienten mit einer Hyperalgesie oder Allodynie können zur sanften Selbstmassage, unterhalb der Schmerzprovokationsgrenze, angeleitet werden. Außerdem sollten sie ermutigt werden, die Haut mit unterschiedlichen Materialien (Sand, Handtuch, Watte, etc.) in Berührung zu bringen. Bäder mit wechselnden thermalen Reizen durchführen. Mit einem kalten Bad (8–10 °C) sollte begonnen werden. Die Dauer liegt zwischen 30 s und 2 min und hängt von der Toleranzgrenze des Patienten ab. Anschließend ein warmes Bad (40–45 °C) über 3–5 min. Das kalte und warme Bad wechselt sich ab, über eine Dauer von ca. 20–30 min.

Ob eine Schulterorthese mehr Vor- als Nachteile für den Patienten bringt, konnte bisher nicht abschließend geklärt werden. Ein positiver Effekt beim Tragen einer Schulterschlinge konnte bei einer Untersuchung in Bezug auf die Prävention oder Korrektur der Subluxation nicht festgestellt werden (Goldstein 1995). Die Zentrierung des Humeruskopfes in der Fossa glenoidales ist durch das Tragen einer Schulterschlinge nur in wenigen Fällen möglich und es ist fraglich, wie lange die Zentrierung durch die Schlinge bestehen bleibt, besonders wenn der Patient mobil und aktiv ist. Die Eigenschwere der Extremität wird durch das Tragen einer Schlinge oder Orthese abgenommen. Besonders bei gehfähigen Patienten kann dies ein Vorteil sein, da ihr Arm ohne Fixierung und Gewichtsabnahme deutlichen Traktions- und Scherkräften ausgesetzt ist, die Schmerzen provozieren können. Da das An- und Ablegen einer Orthese je nach Modell wieder Schmerzen provozieren kann, z. B. durch inkorrekte Anlage oder starkes Ziehen an der Orthese, und manche Patienten diese Schienen nicht tolerieren, sollte im Einzelfall mit dem Patienten und einem Orthopädiemechaniker über die Anwendung einer geeigneten Schulterorthese entschieden werden.

Das Tragen einer Schulterorthese macht in jedem Fall auf eine Schulterproblematik aufmerksam, hat deshalb für den Patienten, Pflegekräfte und Angehörige einen signalisierenden Charakter und erinnert an das korrekte Handling der Extremität.

Regelmäßiges Hochlagern der Extremität und manuelle Lymphdrainage fördern den lymphatischen Rückfluss.

Manuelle Lymphdrainage und Elektrotherapie, z. B. TENS, können additiv zur Schmerzlinderung eingesetzt werden.

Sensibilitätsstörungen reduzieren/aufheben und die Tiefensensibilität verbessern

Siehe: periphere Nervenläsion, Seite 170.

> Kritisch angemerkt: "Does proprioceptive loss influence recovery of upper extremity after stroke?" Diese Frage stellten und untersuchten Rand et al. (1999). Sie führten eine Studie bei 40 Patienten, im Mittel 17 Tage, nach einem Schlaganfall durch. 20 mit rein motorischen Defiziten und 20 mit motorischen und propriozeptiven Defiziten. Sie wurden mehrfach während eines 6-wöchigen Rehaaufenthaltes mit der Fugel-Meyer-Subskala für die obere Extremität, mit dem Frencha-Arm-Test und, zur Prüfung der Propriozeption, mit dem Daumenlokalisationstest untersucht. Das Ergebnis zeigte keine signifikanten Unterschiede zwischen den beiden Gruppen. Die Autoren betonen aufgrund ihrer Ergebnisse, dass Propriozeptionsdefizite keinen Einfluss auf den Funktionsgewinn innerhalb der ersten 6 Wochen einer Rehabilitation haben.

Motorisch-funktionelle Fähigkeiten wiedererlernen und verbessern

Patienten mit einer zentralen Parese verwenden Kompensationsbewegungen, um motorische Handlungen, die sie zur Zeit nicht in gewohnter Weise durchführen können, trotzdem durchzuführen. Das ist eine äußerst hilfreiche und sinnvolle Lösung des Körpers.

Dauernde Kompensationen, z. B. ein Extensionsthrust im Kniegelenk während der Standbeinphase, können jedoch Schmerzen und arthrotische Veränderungen im Kniegelenk hervorrufen. Ob und nach welcher Belastungsdauer dies im Einzelfall auftritt, ist kaum vorherzusagen. Viele Patienten mit einem Extensionsthrust sind ohnehin nur zu kurzen Gehstrecken fähig.

Generell freuen sich Patienten über jeden Schritt, den sie selbstständig gehen können, auch mit Kompensationen. Missverständnis und Demotivation können bei Patienten hervorgerufen werden, wenn ihnen Kompensationsbewegungen verboten werden. Hinzu kommt, dass Bewegungen nur erlernt werden können, wenn sie geübt werden. Während des Übens ist jedoch auf Folgendes zu achten:

- Funktionen vom Patienten fordern, die er selbstständig ausführen kann.
- Kompensationen können durch den Patienten selbst oder durch den Therapeuten in der Übungssituation unterdrückt werden (Prinzip der Restriktion). Z. B., der Patient versucht über Beckenelevation mangelnde Hüftflexion zu kompensieren. Der Therapeut unterdrückt die Beckenelevation durch einen Griff am Becken und gibt dem Patienten ein taktiles Feedback über die maximal zugelassene Beckenelevation beim Treppensteigen. Es kann sein, dass der Patient seinen Fuß jetzt nicht mehr auf die Stufe stellen kann, weil die Hüftflexion allein nicht ausreichend ist. Um einen sichtbaren Bewegungserfolg, ohne Beckenelevation, für den Patienten zu erreichen, kann die Übung an einer niedrigen Stufe geübt werden. Systematisch kann im Verlauf die Stufenhöhe gesteigert werden. Ziel dieser Übung ist es, die physiologische Flexion im Hüftgelenk zu erreichen, und die übermäßige Beckenelevation beim Treppensteigen zu reduzieren. Ob und mit welchem Trainingsaufwand dieses Ziel im Einzelfall erreicht werden kann, ist bisher nicht untersucht worden.

Ob dies ein relevantes Ziel für den Patienten darstellt, ist vorher mit ihm zu klären. Für viele Patienten ist das Ziel, wieder selbstständig und sicher die Treppen steigen zu können wichtiger als die Art, wie sie es machen. Welche Fortschritte in welchem Zeitraum zu erreichen sind, kann nicht festgelegt werden.

Im Prozess des Funktionswiedererwerbs kommt es häufig vor, dass ein Patient die Bewegung oder Handlung in der Therapiesituation ausführen kann jedoch nicht in Alltagssituationen. Es fehlt das „carry over". Der Therapeut sollte prüfen, was die Gründe dafür sind. Viele Handlungen im Alltag sind Dual-Task- oder Multi-Task-Aufgaben. Z. B. Telefonieren: Sie halten sich das Telefon an Ihr Ohr, sprechen, hören zu und gehen gleichzeitig in die Küche, um sich ein Glas Wasser zu holen.

Ein Patient, der in einer ruhigen und bereits mehrfach erfahrenen Therapiesituation wieder ohne Extensionsthrust gehen kann, kann dies meistens nicht, wenn er parallel zur Fortbewegung auch sprechen oder einen Gegenstand tragen muss. Das Gehen, ohne Extensionsthrust, erfordert noch viel Aufmerksamkeit von ihm. Dual- oder Multi-Task-Aufgaben müssen erlernt werden. Solange eine Bewegung Konzentration und Aufmerksamkeit vom Patienten abverlangt, kann sie selten mit einer weiteren Funktion kombiniert werden.

Erlernt und automatisiert der Patient die Bewegung wieder, dann wird er sie auch anwenden. Der Körper ist auf Bewegungsökonomie ausgerichtet. Oder würden Sie die Tür mit beiden Händen öffnen, wenn Sie diese mit einer Hand öffnen könnten? Sicher nicht.

Hat ein Patient ausreichende Kniekontrolle für die Standbeinphase wieder erlernt und durch mehrfache Ausübung ohne negative Erfahrungen, z. B. Stürze, angewandt, dann wird er beim Gehen keinen Extensionsthrust mehr zeigen. Bedingt durch eine Reihe an verschiedenen Defiziten, wie z. B. verminderte Kraftentfaltung, mangelnde Schnellkraftentwicklung, propriozeptive Störungen, Aufmerksamkeitsstörungen, Angst, etc. kann es sein, dass Funktionen nicht wieder erlernt werden können. Wann dieser Zeitpunkt im Einzelfall erreicht ist, ist nicht vorher zu sagen. Auch Patienten, deren Läsion Jahre zurück lagen, haben noch Funktionsverbesserungen erzielen können (siehe Kapitel 6 Motorisches Lernen).

Patienten mit beginnenden Finger-/Handfunktionen wenden diese kaum im Alltag an, da sie meistens nicht ausreichend sind um ADLs sicher, zielgerichtet und selbstständig durch zu führen. Die andere Hand ist in der Regel schneller und sicherer, was dazu führt, dass die Patienten mehr und mehr ihre betroffene Extremität vernachlässigen. Taub spricht vom „learned non use" (siehe Kapitel 6 Motorisches Lernen). Um diesen Effekt zu vermeiden, bzw. den gelernten Nichtgebrauch zu stoppen und den Gebrauch der Extremität zu forcieren, können die Betroffenen nach dem Prinzip der Restriktion und des Shapings üben. Im Rahmen der Constraint induced Movement Therapy (CIMT) wird die weniger betroffene Extremität in eine Arm-Hand-Schlinge fixiert (Restriktion). Mit dem betroffenen Arm übt der Patient entsprechend seinem Funktionsstand Finger-, Hand- und Armbewegungen mit einer möglichst hohen Analogie zum Alltag. Systematisch wird der Schwierigkeitsgrad der Übungen gesteigert. Ein Wechsel in den nächsten Schwierigkeitsgrad erfolgt erst, wenn die Funktion beherrscht wird (**Abb. 12.18 a–b**). Siehe auch Kapitel 6, Motorisches Lernen, Restriktion und Shaping.

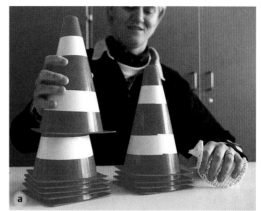

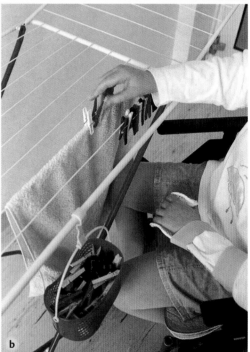

Abb. 12.18 a–b Constraint induced Movement Therapy (CIMT) **a** Training grobmotorischer Handfunktion **b** Training feinmotorischer Handfunktion.

Funktionswiedererwerb der posturalen Kontrolle

Positionen, in denen der Körper gegen die Schwerkraft gehalten werden muss, stimulieren die muskuläre Aktivität, die zur Aufrechterhaltung der posturalen Kontrolle notwendig ist. Das beginnt bei aktiven Lagewechseln, bei denen der Patient z. B. den Kopf aktiv anhebt oder in der freien Seitlage, ohne Abstützung mit Kissen oder ähnlichen Lagerungsmaterialien. Je kleiner die Unterstützungsflä-

che für den Patienten ist, umso höher ist die muskuläre Anforderung, sich gegen die Schwerkraft zu halten und nicht umzufallen. Deutlich höhere Anforderungen an das System der posturalen Kontrolle entstehen beim Sitz, Stand, Gang, Einbeinstand, etc.

Sobald der Allgemeinzustand des Patienten es erlaubt, sollte dieser in den Sitz, Stand und auch zum Gehen mobilisiert werden.

Sitzt der Patient an der Bettkante, dann können sukzessive die Gewichtsverlagerungen in alle Richtungen (vorn, hinten, seitlich, diagonal) geübt werden. Der Patient sollte eine Zielvorgabe bekommen, z. B. die Hand des Therapeuten, hochgestellte Lagerungspacks oder das Seitenteil des Rollstuhls.

Beispiel für ein Training bei deutlicher posturaler Instabilität im Sitz:

Der Patient sitzt auf der Bettkante oder im Rollstuhl, ggf. mit dem Rücken angelehnt. Der Therapeut steht vor dem Patienten und hält seine Hand, zunächst nur einige Zentimeter vom Rumpf entfernt, auf Höhe des Sternums. Der Patient wird aufgefordert, die Hand des Therapeuten mit seinem Brustbein leicht zu berühren und sich wieder in die Ausgangsposition zurück zu bewegen. Um unwillkürliche Reaktionen zu trainieren, muss die Bewegung des Patienten ohne manuelle Führung durch den Therapeuten durchgeführt werden. Taktile oder visuelle Stimuli, wie z. B. die Hand höher halten, damit der Patient reaktiv den Rumpf in vermehrte Extension bringt, unterstützen die Bewegung. Im Verlauf kann der Abstand der Hand zum Rumpf vergrößert werden und in unterschiedliche Richtungen wechseln. Anstatt der Hand des Therapeuten kann der Patient versuchen, Gegenstände wie Ball, Kissen, etc. mit den Händen oder mit dem Kopf zu erreichen.

> Ist der Patient sehr instabil im Rumpf, besteht die Gefahr des Umfallens!

Beispiel für ein Training bei leichter posturaler Instabilität im Stand:

Der Patient lehnt sich mit dem Gesäß an eine hoch gestellte Therapiebank, so dass die Hüften nur noch in leichter Flexion sind. Bei Bedarf steht an der nicht betroffenen Seite ein Rollstuhl oder eine 2. Therapiebank, zur Sicherung des Patienten. Vor dem Patienten steht ein Spiegel. In der Mitte wird ein Punkt markiert sowie 2 weitere Punkte einige Zentimeter rechts und links davon. Der Patient erhält ebenfalls eine Markierung, z. B. durch einen Haft-Zettel, auf Höhe des Sternums. Beim aufrechten Stand liegen der mittlere Punkt am Spiegel und die Markierung am Pullover des Patienten übereinander. Der Patient wird aufgefordert, die seitlichen Markierungen zu erreichen, kurz dort die Bewegung zu stoppen und wieder zurück zu bewegen. Der Schwierigkeitsgrad kann gesteigert werden durch z. B. Verringern der Unterstützungsfläche, Verkleinern der Markierungspunkte, Üben aus der Schrittstellung, Üben aus dem freien Stand heraus, Abstand der Markierungen Vergrößern, ohne visuelles Feedback Üben.

> Viele Patienten sind sehr motiviert und überschätzen sich beim Üben. Fähigkeitsbezogen die Übungen sukzessive steigern!
> „Hands off" beim Training der posturalen Kontrolle! Den Patienten sichern, ohne Gleichgewichtsreaktionen zu verhindern!

Die Posturographie stellt eine technisch unterstützte Variante des Trainings der posturalen Kontrolle dar (siehe Kapitel 6 Motorisches Lernen).

Übungsbeispiel zum Wiedererwerb der Funktion Hinsetzen und Aufstehen bei einer schlaffen Parese

Bei der Untersuchung der Patientin fiel während der Bewegungsbeobachtung beim Hinsetzen und Aufstehen aus dem Rollstuhl Folgendes auf: Die Patientin kann die betroffenen Extremitäten bewegen, setzt sie jedoch beim Aufstehen nicht ein. Sie stützt sich nicht mit der betroffenen Hand ab und übernimmt kaum Gewicht auf das betroffene Bein. Die Therapeutin erklärt der Patientin den Bewegungsablauf. Sie wird aufgefordert, sich mit beiden Händen an den Armlehnen abzustützen und Gewicht auf beiden Beinen zu übernehmen. Zur Verdeutlichung gibt die Therapeutin taktile Reize an der Hand und am Kniegelenk (**Abb. 12.19 a–b**). Jetzt wird die Patientin aufgefordert, aufzustehen und sich wieder hinzusetzen. Ist der Bewegungsablauf klar, nimmt die Therapeutin ihre Hände wieder weg (**b**). Dieser Bewegungsablauf wird mehrfach wiederholt und variiert. Z. B.: aufstehen von unterschiedlichen Sitzmöbeln, aus unterschiedlicher Höhe, mit oder ohne Rückenlehne oder Armlehnen.

Übungsbeispiel zum Funktionswiedererwerb der Gehfähigkeit

Das Wiedererlangen der Gehfähigkeit ist für viele Patienten das wichtigste Ziel. Gehen bedeutet Unabhängigkeit, Selbstbestimmung und Spontaneität in Alltag, Beruf und Freizeit. Somit ist die selbstständige Gehfähigkeit ein entscheidender Faktor, der über die Partizipation und die Lebensqualität des Betroffenen entscheidet. Hinzu kommt, dass die selbstständige Gehfähigkeit, nicht selten, über die Heimeinweisung oder die Rückkehr nach Hause entscheidet.

Das Gehen sollte früh geübt werden. Wann der Zeitpunkt dafür gekommen ist, hängt weniger von der motorischen Situation des Patienten ab als von der allgemeinen Belastbarkeit. Bei einer zentralen Parese sollte, trotz Parese, das Gehen zu einem frühen Zeitpunkt geübt werden. Z. B. durch Gehtraining mit 2 Therapeuten, ggf. un-

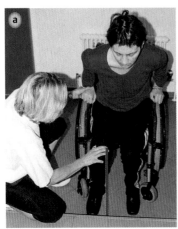
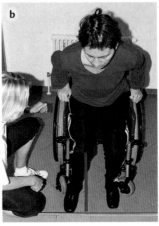

Abb. 12.19 a–b Training der Funktion Hinsetzen und Aufstehen **a** mit taktilen Hinweisen am Hand- und Kniegelenk (die Unterschenkellängsachse sollte vertikal stehen) **b** ohne taktile Therapeutenhilfe.

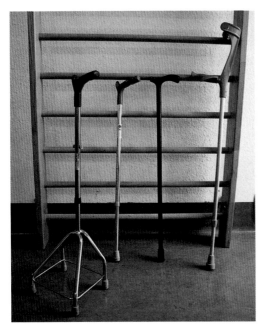

Abb. 12.20 Gehstöcke (von links nach rechts): 4-Punkt-Stock mit anatomischem Handgriff; Handstock mit anatomischem Handgriff, höhenverstellbar; Fischerstock; Unterarmgehstütze mit anatomischem Handgriff.

terstützt durch Hilfsmittel: Gehstock (**Abb. 12.20**), Peronäus-Wickel (**Abb. 12.21 a–e**) oder Schiene (**Abb. 12.22**), Rollator (**Abb. 12.23 a–b**), Gehwagen, Easy-Walker (**Abb. 12.24**) etc. Ob ein Tapeverband unterstützend für die Dorsalextension im Sprunggelenk ist, ist unter Berücksichtigung des Kosten-Nutzen-Verhältnisses im Einzelfall zu entscheiden. Bei einer kompletten schlaffen oder spastischen Parese reicht ein Tapeverband häufig nicht aus,

den Fuß in der gewünschten Dorsalextension zu halten.

Ein Extensionstrust im Kniegelenk kann durch eine fixierte Bandage in der Kniekehle verhindert oder reduziert werden (**Abb. 12.25**). Sie begrenzt die Extensionsbewegung und verhindert so ein andauerndes Überstrecken, welches bei einigen Patienten zu Schmerzen führen kann.

Auch leichtes Schleifen des Fußes am Boden kann zum Sturz führen. Damit der Reibungswiderstand zwischen Schuh und Unterlage geringer wird, kann das vordere Drittel der Schuhsohle des Patienten mit einem glatten Tapestreifen, z. B. Leukotape abgeklebt werden. Das erleichtert die Schwungbeinphase für den Patienten und reduziert die Verletzungsgefahr.

Der Peronäus-Wickel (**Abb. 12.21 a–e**) ist rasch angebracht. Mit einer fest-elastischen Binde, ca. 8 cm breit, wird entgegen der Fallrichtung des Fußes gewickelt. In Richtung Dorsalextension und leichte Pronation wird der Zug auf die Wickel verstärkt. Macht der Patient bereits in der 1. Woche rasche Fortschritte, dann kann die Zeit bis zum sicheren Gang ohne Peronäus-Schiene mit dem Peronäus-Wickel überbrückt werden. Ist jedoch abzusehen, dass der Patient eine dauerhafte Unterstützung bei der Dorsalextension des Fußes benötigt, dann sollte eine Peronäus-Schiene verordnet werden. Welches Hilfsmittel, mit oder ohne Scharniergelenk, angepasst nach Gipsabdruck oder das Standardmodell, geeignet ist, ist im Einzelfall mit dem Patienten und Orthopädiemechaniker zu entscheiden.

Zum Wiedererwerb der Gehfähigkeit kann die Laufbandtherapie mit partieller Gewichtsentlastung eingesetzt werden. Studienergebnisse und

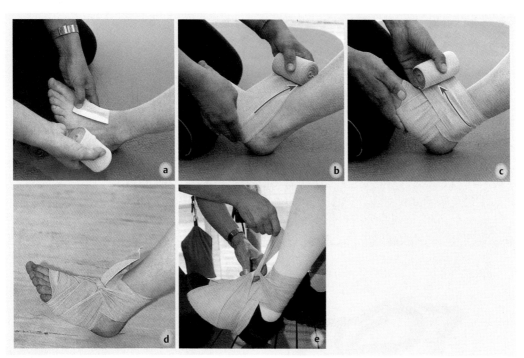

Abb. 12.21 a–e Peronäus-Wickel **a** Je nach Fußgröße wird mit einem 8 oder 10 cm langen Wickel der Fuß in Dorsalextension gebracht. Gewickelt wird von medial nach lateral, so dass der Zug immer über den lateralen Fußrand erfolgt. Begonnen wird mit 2 Touren um die Mittelfußknochen. **b** Die 3. Tour wird mit Zug über den lateralen Fußrand über die Fußwurzeln um den Unterschenkel gelegt und **c** von medial wieder um den Fuß gewickelt. Diese Wickelung wird bis zum Ende der Wickel wiederholt. Zug wird jedes Mal über den lateralen Fußrand in Richtung Pronation und Dorsalextension gegeben, damit der Fuß in der gewünschten Position gehalten wird. **e** Der Peronäus-Wickel kann auch über einem Schuh angelegt werden. Hier im Beispiel vor der Laufbandtherapie.

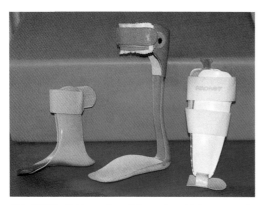

Abb. 12.22 Schienen (von links nach rechts): angepasste Sprunggelenksschiene mit Unterstützung bis in den Vorfußbereich, schützt das OSG vor Distorsionstraumen und unterstützt mäßig die Fußhebung; angepasste Peronäus-Schiene, hält den Fuß annähernd in Null-Stellung im OSG und verhindert so den Fallfuß in der Schwungbeinphase; Aircast-Schiene, zur Stabilisierung des OSG, keine Auswirkungen auf die Fußhebung.

Informationen zur Therapiedurchführung lesen Sie im Kapitel 6 Prinzipien des Motorischen Lernens.

Der Vorteil der Laufbandtherapie bei einer zentralen Parese liegt darin, dass komplette Gangzyklen über lange Strecken repetitiv trainiert werden können. Durch die Griffe der Therapeuten sollen Verletzungen des Patienten, durch z. B. Hängen Bleiben des Fußes am Laufband, verhindert und die Bewegung überhaupt ermöglicht werden. Trotz Gewichtsentlastung ist es nicht allen Patienten möglich das Bein selbstständig vorzusetzen. Dabei muss der Therapeut assistieren. Die Griffe haben zum einen das Ziel, ein schädigendes Malalignement der Gelenke zu verhindern. Dazu können auch Wickel, Schienen oder Orthesen, wie oben erwähnt, eingesetzt werden. Zum anderen soll der Griff die Extremitäten in ein Alignement bringen, welches die Muskelaktivität stimuliert, bzw. verbessert.

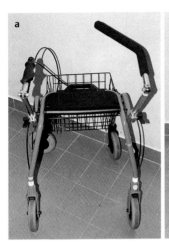
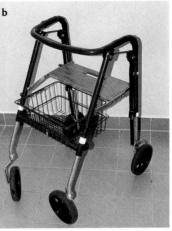

Abb. 12.23 a–b   Rollatoren **a** Rollator mit adaptiertem Handgriff rechts für hemiparetische Patienten. Ermöglicht die Ablage der betroffenen Hand in unterschiedlichen Positionen **b** Rollator mit klappbarer Sitzfläche.

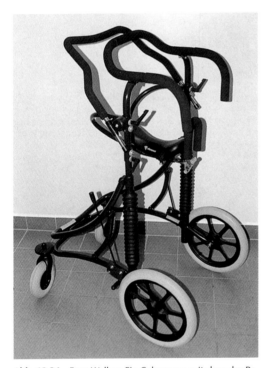

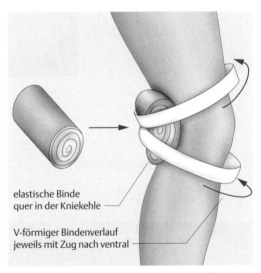

elastische Binde
quer in der Kniekehle

V-förmiger Bindenverlauf
jeweils mit Zug nach ventral

Abb. 12.25   Bandage gegen den Extensionsthrust im Kniegelenk. Eine aufgewickelte Binde wird quer in die Kniekehle gelegt und mit einer elastischen Binde v-förmig um den Oberschenkel und Unterschenkel gewickelt.

Abb. 12.24   Easy-Walker. Ein Gehwagen, mit dem der Patient bereits im frühen Stadium unterstützt Schritte durchführen kann. Die Sitzfläche (Pfeil) kann individuell eingestellt werden.

In Abhängigkeit vom Paresegrad unterstützen 1–2 Therapeuten den Patienten (**Abb. 12.26 a–c**).

Das Gehen in der Ebene sollte zusätzlich geübt werden, um die charakteristischen Aspekte des Gehens, wie Richtungswechsel, Gehen auf unebenem Boden usw. in alltäglichen Situationen zu üben. Eine solche Situation ist z.B. das Treppensteigen (**Abb. 12.27 a–c**).

Hilfsmittelversorgung

Siehe Kapitel 12.3 Spastik.

Erfolgreicher Transfer braucht hohe Analogie zwischen Übung und Alltag! Repetitiv Üben! Üben unter variablen Bedingungen!

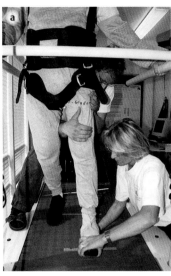
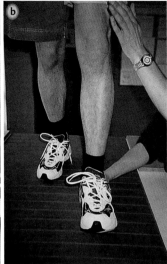
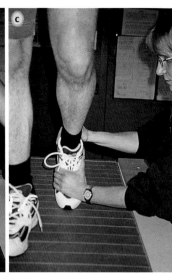

Abb. 12.26 a–c Therapeutische Assistenz beim Laufbandtraining **a** Patient ist im Gurtsystem gesichert und geht mit Teilentlastung auf dem Laufband. Da selbstständiges Gehen noch nicht möglich ist, unterstützen 2 Therapeuten beim Vorsetzten des Beines. **b** Taktiler Stimulus (Tapping) auf dem Quadrizeps stimuliert die insuffizienten Knieextensoren in der Standbeinphase. **c** Die Therapeutin hält den Fuß im Alignment, da aufgrund spastischer Plantarflexoren und Supinatoren beim selbstständigen Vorsetzen eine erhöhte Verletzungsgefahr besteht.

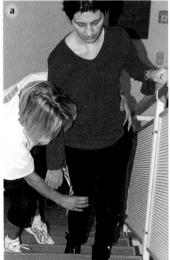
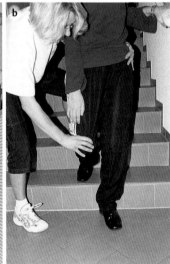
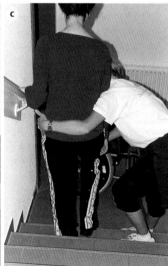

Abb. 12.27 Treppensteigen **a** die Therapeutin sichert mit ihrer rechten Hand das Kniegelenk der Patientin während dem Treppaufsteigen **b** derselbe Griff auch beim Treppabsteigen **c** Die linke Hand der Therapeutin sichert die Patientin nach hinten. Außerdem kann sie eine taktile Richtung der Gewichtsverlagerung (seitlich/vor/zurück) damit vorgeben.

12.3 Spastik

Klaus Scheidtmann

Wie bereits erwähnt, kommt es bei Läsionen kortikal motorischer Neurone zu einer komplexen Symptomatik, die in Plus- u. Minussymptome gegliedert werden kann. Die Spastik zählt zu den Plussymptomen bei einer Läsion des 1. motorischen Neurons und wird auch als Upper-Motor-Neuron-Syndrom bezeichnet.

> *Die Spastik wird definiert als geschwindigkeitsabhängiger Widerstand eines Muskels bei seiner Dehnung unter Aktivierung tonischer Dehnungsreflexe. Dagegen wird unter Rigidität gleichbleibender Widerstand im ganzen Bereich passiver Bewegungen eines Gelenkes verstanden.*

Bei der Spastik sind zudem die Antischwerkraftmuskeln (Armflexoren und Beinextensoren) stärker betroffen. Die spastischen Befunde sind mit einem unterschiedlichen Grad an Parese verbunden, beides zusammen ergibt das Syndrom der *spastischen Parese*.

Mit der Spastik assoziiert sind folgende Phänomene:

- Reflexirradiation, d. h. die Ausbreitung der Erregung auf benachbarte Muskeln;
- verminderte reziproke Hemmung, d. h. die fehlende, bzw. reduzierte, gleichzeitige Dekontraktion des jeweiligen Antagonisten;
- Klonus, d. h. eine durch Dehnreiz ausgelöste repetitive Aktivierung;
- Hyperreflexie (gesteigerte Muskeleigenreflexe);
- positives Babinski-Zeichen;
- erhöhter Widerstand beim passiven Bewegen;
- Massenbewegungen sind leicht auslösbar;
- Bewegungsabläufe häufig mit ausgeprägter synergistischer Komponente.

Ursachen

Zu einer Tonuserhöhung kommt es, wenn die durch die extrapyramidalen „Bahnen" (Tractus vestibulospinalis, Tractus rubrospinalis, Tractus reticulospinalis) vermittelte Aktivierung nach Schädigung kortikaler deszendierender Bahnen überwiegt.

Somit kann als Ursache der Spastik eine Schädigung dieser retikulo- und vestibulospinalen Bahnsysteme oder deren Ursprungsneurone angenommen werden. Sie üben einen kontrollierenden Einfluss auf die Aktivitätsbereitschaft der α-Motoneurone, der spinalen Dehnungsreflexe sowie der Beuge- und Streckreflexe aus. Bei einer Schädigung auf spinaler Ebene kommt es meist zu einer ausgeprägteren Spastik als bei einer supraspinalen Schädigung im Bereich der kortikoretikulären Bahnen.

Eine reine Schädigung der Pyramidenbahn und somit rein motorische Ausfälle sind eher sehr selten und führen zu rein motorischen Defiziten, insbesondere der Feinmotorik. Aufgrund der engen anatomischen Beziehung zwischen Pyramidenbahn und retikulospinalen Bahnen kommt es aber meist zu einer kombinierten Läsion mit Spastik und Parese. Eine isolierte Spastik kann allerdings im Rahmen einer spastischen Spinalparalyse, bei der wahrscheinlich überwiegend retikulospinale Bahnsysteme degenerieren, auftreten.

Zur physiologischen Erklärung der Spastik gibt es viele Ansätze, deren Ursache zentral, im Rückenmark am Alpha-Motoneuron oder im Muskel gesehen wird. Letztendlich ist die Genese ungeklärt, so kann es nach einem Schlaganfall zu einer schlaffen als auch spastischen Parese kommen, welches auch prognostisch zu berücksichtigen ist. Vieles deutet darauf hin, dass die Spastik möglicherweise die erste noch unkontrollierte zentrale Bewegungsaktivierung darstellt und somit nicht als negatives Merkmal zu werten ist.

Diagnostik

Die Beurteilung der Ausprägung spastischer Symptome basiert neben der sorgfältigen neurologischen Untersuchung auf teilweise gut validierten Skalen, die Defizite aufweisen. Hauptproblem hierbei ist die Diskrepanz zwischen Skalierung der Spastik und Beurteilung der Funktion. Die am häufigsten benutzte klinische Skala ist die Modified-Ashworth-Scale (siehe S. 98), eine Ordinalskala, bei der Muskeltonus an verschiedenen Gelenken von 0–4 gradiert wird (siehe S. 98).

Neben der Erfassung der Tonuserhöhung gilt es auch, ein Augenmerk auf die Entwicklung möglicher Kontrakturen oder sonstige biomechanische Veränderungen zu legen. Das Eintreten dieser sekundären Veränderungen begrenzt die konservativen therapeutischen Möglichkeiten erheblich. Hier sind häufig chirurgische, rekonstruierende Maßnahmen erforderlich.

Therapie

Ziel der Therapie ist die Erhaltung und Wiederherstellung der Funktionen. Eine gering ausgeprägte Spastik, die nicht wesentlich von der normalen Funktion einer oder mehrerer Extremitäten differiert, ist in aller Regel nicht behandlungsbedürftig. Ein weiterer Behandlungsgrund sind durch Spastik hervorgerufene Schmerzen, die insbesondere bei plötzlichem Einschießen erheblich sein können. Des Weiteren können Schmerzreize oder emotionale Trigger spastische Symptome und insbesondere schmerzhafte Flexorenspasmen hervorrufen. Daher ist darauf zu achten, dass z. B. Blasenentleerungsstörungen oder Dekubitalulzera konsequent behandelt werden.

Systemische Pharmakotherapie

Die Wirksamkeit systemisch wirksamer Pharmaka resultiert einerseits aus einer Beeinflussung von Rezeptoren und Transmittern des zentralen Nervensystems (Glutamin – Aminobuttersäure), zum anderen aus der direkten Hemmung der Muskelkontraktilität.

Dabei sollte berücksichtigt werden, dass generell bei dem Einsatz systemisch antispastisch wirksamer Medikamente eine Reduzierung der kortikalen Plastizität in Kauf genommen werden muss. Bei höherer Dosierung kommt es zu einer Zunahme der Muskelschwäche, die häufig durch Reduktion der Spastik zu einer Verschlechterung der Funktion führt. Eine Überdosierung kann zu einer deutlichen Reduktion der Aufmerksamkeitsleistung bis hin zu vermehrtem Schlafbedürfnis führen.

Lokale Pharmakotherapie

Für die lokale Therapie der Spastik spricht die Vermeidung generalisierter Nebenwirkungen, insbesondere Sedierung, die den Einsatz oraler Antispastika häufig limitiert. Für den Einsatz von Botulinum-Toxin A, das bereits seit vielen Jahren erfolgreich zur Behandlung fokaler und segmentaler Dystonien eingesetzt wird, gibt es mittlerweile eine Reihe von zum Teil Plazebo-kontrollierter Studien bei verschiedenen Formen der Spastik, welche die antispastische Wirksamkeit belegen (infantile Zerebralparese, Spastik bei Multipler Sklerose, Spastik nach Schlaganfall, Spastik nach Schädel-Hirn-Trauma und traumatischem Querschnitt) (Wissel 2003).

Botulinum-Toxin wirkt über eine irreversible präsynaptische Hemmung der cholinergen Über-

tragung an der motorischen Endplatte. Trotz dieser irreversiblen Hemmung kommt es allerdings innerhalb von 3–4 Monaten zu einem Wirkungsverlust, der durch das Einsprossen kolateraler Axone in die Endplatten bedingt ist. Vorteil der Behandlung mit Botulinum-Toxin ist das weitgehende Fehlen generalisierter Nebenwirkungen sowie die Möglichkeit der Therapieadaptation an individuelle Spastikmuster. So wird kombiniert z. B. zur Behandlung eines spastischen Spitzfußes mit Injektion in die M. gastrocnemii und M. soleus gleichzeitig eine Schienenapplikation durchgeführt, um frühzeitig der Spastik entgegenzuwirken und ein Rezidiv zu vermeiden.

Chirurgische Verfahren

Zu den chirurgischen Verfahren zur Behandlung der Spastik zählen neurochirurgische Eingriffe am ZNS (stereotaktische Läsion im Thalamus) sowie die Stimulation des Zerebellums, Eingriffe am peripheren Nervensystem und orthopädische Eingriffe wie Sehnenverlängerung, Durchtrennung und Verlagerungen.

12.3.1 Physiotherapeutische Untersuchung von Patienten mit einer Spastik
Dorothe Wulf

Anamnese, einschließlich Sozial- und Berufsanamnese siehe Kapitel 8 Physiotherapeutische Untersuchung.

Funktionsuntersuchungen

Tonus

Beim zügigen, passiven Bewegen z. B. des Sprunggelenks oder des Handgelenks in Richtung Extension, fällt ein erhöhter Widerstand auf. Anhand der Modified-Ashworth-Scale kann der Widerstand skaliert werden.

Aufgrund gesteigerter Reflexaktivität und Immobilität kommt es zu einer Adaptation der Muskulatur und des Bindegewebes. Veränderte intrinsische Gewebeeigenschaften sind die Folge. Der Widerstand beim passiven Bewegen kann mit und ohne Schädigung des ZNS erhöht sein (vgl. Mehrholz 2003). Ältere Menschen ohne ZNS-Läsion z. B., zeigen im Allgemeinen einen erhöhten Tonus (Harburn 1993).

| Sowohl die Hyperreflexie als auch strukturelle Geweberänderungen können zu einem Widerstand beim passiven Bewegen führen!

Reflexe

Eine Hyperreflexie, z. B. beim Achillessehnenreflex (Eigenreflex), ist charakteristisch für die Spastik. Pathologische Fremdreflexe, wie z. B. das Babinski-Zeichen, treten auf.

Kloni

Erschöpfliche oder unerschöpfliche Kloni sind auslösbar.

Gelenkbeweglichkeit

Die Gelenkbeweglichkeit kann durch unterschiedliche Faktoren eingeschränkt sein. Bindegewebig, muskulär, kapsulär oder neural bedingt. Muskeln, die besonders zur Verkürzung neigen, sind die Flexoren, Adduktoren und Innenrotatoren der Extremitäten, z. B.: M. pectoralis major und minor, M. latissimus dorsi, M. biceps brachii, Hand- und Fingerflexoren, M. Iliopsoas, ischiokrurale Gruppe, M. adductor longus, Plantarflexoren und Zehenflexoren.

Beim Prüfen der Gelenkbeweglichkeit sollte das Gelenk in unterschiedlichen Ausgangsstellungen geprüft werden. Z. B. kann sich in Rückenlage, einer Lage, in der die tonische Reflexaktivität erhöht ist, ein Spitzfuß als kontrakt darstellen. Das Gelenk zeigt beim passiven Bewegen keinen Grad an Beweglichkeit und würde als kontrakt dokumentiert. Dies kann sich im Sitz oder im Stand, unter Einfluss der veränderten Kopfstellung und der auf das Gelenk wirkenden Schwerkraft jedoch anders darstellen. Die Lage, in der untersucht wurde, wird dokumentiert, um im Verlauf einen vergleichbaren Wert zu haben.

Bewegungsbeobachtung

Nach einer zentral-neurologischen Läsion, wie z. B. nach einem Hirninfarkt oder Schädel-Hirn-Trauma, entwickelt sich aus der schlaffen Parese nach Tagen oder Wochen eine spastische Parese mit charakteristischen Bewegungsauffälligkeiten (modifiziert nach Conrad 1984):
- verzögerte Bewegungsinitiierung;
- langsame Bewegungen, mit geringem Bewegungsausschlag;

- z. T. ausgeprägte *Massenbewegungen*, hervorgerufen durch eine überschießende Aktivierung synergistisch wirkender Muskulatur. Diese Massenbewegungen werden auch als assoziierte Reaktionen bezeichnet. Sie zeigen sich typischerweise immer im gleichen Muster (**Tab. 12.1**), was bei andauernder Aktivierung zu Verkürzung der Muskulatur und im Verlauf auch zu Kontrakturen führen kann. Massenbewegungen können nicht nur bei willentlichen Bewegungen hervorgerufen werden, sondern auch bei unwillkürlichen, z. B. beim Husten, Gähnen oder in Schrecksituationen. Obwohl der reizauslösende Stimulus, z. B. das plötzliche Zuschlagen einer Tür, vorüber ist, kann die Massenbewegung länger andauern. Die Muskulatur entspannt sich zeitverzögert und z. T. nicht vollständig. Massenbewegungen können auch Menschen ohne zentrale Läsionen zeigen. Sie treten bei erhöhter körperlicher Belastung oder in extremen Schrecksituationen auf, und sind bei nachlassendem Reiz direkt wieder aufgehoben.
- gestörte räumliche und zeitliche Organisation der Bewegung;
- vermehrte Kokontraktion der antagonistischen Muskulatur;
- gestörte Schnellkraftentwicklung;
- gestörte Muskelentspannung;
- verminderte Kraftgenerierung bei willkürlichen und unwillkürlichen Bewegungen.

Bevor Sie weiterlesen, gehen Sie bitte zur nächsten Tür, öffnen diese, schließen sie wieder und kom-

Tabelle 12.1 Synergistische Muster bei hemiparetischen Patienten (modifiziert nach Zorowitz 1999)

Extremitäten	Synergistisches Muster	Komponenten
Obere Extremitäten	Flexionsmuster	
	Extensionsmuster (selten)	Schulterflexion, Adduktion, Innenrotation, Ellbogen-, Handgelenk- und Fingerflexion; selten mit einer Schulterabduktion kombiniert
Untere Extremität	Flexionsmuster	Hüftflexion, Adduktion, Knieflexion, Dorsalextension im Sprunggelenk; häufig kombiniert mit Supination
	Extensionsmuster	Hüft- und Kniegelenksextension und Plantarflexion im Sprunggelenk

men zurück. Rekapitulieren Sie gedanklich den Bewegungsablauf, nachdem Sie ihn durchgeführt haben.

Sicher werden Sie den direkten Weg zur Tür gewählt haben. Während Sie auf die Tür zugegangen sind, haben Sie mit dem letzten Schritt bereits den Bewegungsablauf im Arm initiiert; anschließend den Türgriff mit angepasster Kraftdosierung umfasst und durch eine adäquate Generierung von Muskelkraft diesen heruntergedrückt, die Tür aufgezogen, vielleicht einen kleinen Schritt zur Seite gemacht, um die Tür weit öffnen zu können und die Tür wieder geschlossen. Sie sind zurückgegangen und haben sich hingesetzt. Ihre Bewegungen liefen spontan, zielgerichtet, harmonisch aufeinanderfolgend, mit einem für diese Handlung adäquatem Bewegungstiming und Kraftaufwand, mit optimaler Raumaufteilung und mit Erfolg ab.

Fallbeispiel: Bewegungsbeobachtung und Analyse bei der Aktivität „Tür öffnen". Hr. Stroke, spastische Hemiparese rechts, selbstständig gehfähig, mit beginnenden Finger-, Hand- und Armfunktionen, wird aufgefordert, die Tür zu öffnen. Er steht auf und geht zur Tür. Dabei fällt auf, dass er nicht spontan eine Position vor der Tür einnimmt und direkt seine Hand auf den Türgriff legt, sondern sich zunächst vor der Tür positioniert, einige kleine Schritte vor, zurück und seitlich macht (Zeichen für eine gestörte räumliche Bewegungsorganisation), bis er schließlich stehen bleibt. Erst als er sicher steht, fixiert er den Türgriff und hebt seinen Arm an (Hinweis auf eine verzögerte Bewegungsinitiierung und gestörte zeitliche Bewegungsorganisation). Dabei fällt auf, das die Bewegung dysmetrisch (Hinweis auf eine gestörte synergistische Muskelkoordination) ist und mit einer übermäßigen Scapulaelevation, Innenrotation der Schulter und Ellenbogenflexion einhergeht (entspricht einer Massenbewegung). Der Patient ist beim ersten Versuch den Türgriff herunter zu drücken gescheitert (deutet auf eine mangelnde Kraftgenerierung hin). Der Bewegungsablauf ist verlangsamt. Nach 3 Versuchen auch erfolgreich. Er zieht die Tür auf und stößt mit der Türkante an seinen Fuß. Er stand zu dicht an der Tür und hätte gleichzeitig mit dem Öffnen der Tür auch einen Schritt zurück machen müssen. (Zeichen für einen gestörten zeitlichen und räumlichen Bewegungsablauf, gestörte Koordination zwischen Körper und oberer Extremität) Er bricht die Handlung ab und will seine Hand vom Türgriff lösen. Beim Versuch, die Hand zu öffnen, wird die Co-Kontraktion von Fingerflexoren und Extensoren sichtbar. Die verminderte Kraftentwicklung der Fin-

gerextensoren und die gestörte Muskelentspannung der Fingerflexoren verhindern die Handöffnung. Der Bewegungsablauf endet indem der Patient die Handöffnung mit der nicht betroffenen Hand unterstützt.

An diesem Beispiel wird deutlich, dass die Problematik bei der spastischen Parese nicht auf allein auf fehlende Kraft und gesteigerte Dehnungsreflexe zurückzuführen ist. Der Muskel wäre theoretisch in der Lage, die Kraft zu entwickeln, ihm fehlen jedoch die kortikalen Impulse zur Kraftgenerierung. Erhält der Muskel über Wochen oder Monate keine Impulse von Zentral, dann verändert sich zusätzlich auch die Muskelphysiologie, dies zeigt sich u. a. in einer Muskelatrophie.

Beim oben genannten Beispiel werden die Bewegungsstörungen u. a. im Bereich der räumlichen und zeitlichen Organisation deutlich sowie in der reduzierten willkürlichen Kraftentwicklung. Bei der Untersuchung ist es jedoch sinnvoll, die einzelnen Komponenten im Rahmen einer Handlung zu prüfen und nicht selektiv. Folgendes Beispiel soll dies verdeutlichen:

Ein Patient mit einer zentralen Parese ist nicht in der Lage, aus der Rückenlage sein Bein anzuheben. Unter Abnahme der Schwere der Extremität kann er aus leichter Annäherung der Hüftflexoren das Bein um ca. 30° aktiv beugen. Ist der Kraftgrad 2, ohne volles Bewegungsausmaß, ausreichend für das Gehen? Nein, glauben die meisten zunächst, aber der Patient ist gehfähig. Warum? Er hebt das Bein nicht so hoch an und setzt es auch nicht so weit nach vorn. Für diesen kurzen Schritt ist die vorhandene Kraftgenerierung ausreichend. Hinzu kommt, dass Synergisten der Hüftflexoren die Bewegung unterstützen. Dieses Beispiel hat keinen Anspruch auf Vollständigkeit, es soll vielmehr die Zusammenhänge zwischen Kraft und Funktion verdeutlichen und soll auf die Komplexität der einzelnen Faktoren hinweisen. In diesem Fall sagt die geprüfte Muskelkraft nichts über die Funktion „gehen" aus.

> *Durch das Prüfen der Muskelkraft einzelner Muskeln oder Muskelgruppen bei einer zentralen Parese kann nicht direkt auf die motorisch-funktionellen Fähigkeiten des Patienten rückgeschlossen werden.*

Deshalb gibt der Grad der Muskelkraft nicht zwingend eine Informationen über motorisch-funktionellen Fähigkeiten. Hinzu kommt, dass für den Patienten nicht der isolierte Kraftzuwachs von

Bedeutung ist, sondern die motorisch-funktionelle Aktivität. Deshalb sollte eine Skala, welche die motorisch-funktionellen Fähigkeiten des Patienten erfasst, zur Evaluation angewandt werden z. B. MFAS, FIM, RMA (siehe Kapitel 8 Physiotherapeutische Untersuchung). Zusätzlich sollte eine Bewegungsbeobachtung und Analyse, am Beispiel einer individuell ausgewählten Handlung, ergänzt werden. Dadurch können Bewegungsauffälligkeiten wie Dysmetrie, Ataxie, Hypermetrie, Kloni, etc. erkannt, beschrieben und behandelt werden.

Der Gangablauf eines Patienten mit einer Spastik stellt sich sehr unterschiedlich dar.

Charakteristisch sind Massenbewegungen, verminderte Gehgeschwindigkeit und ein asymmetrisches Gangbild.

Ein Beispiel für die Bewegungsbeobachtung und Analyse eines hemiparetischen Gangablaufs ist im Kapitel 8 Physiotherapeutische Untersuchung, nachzulesen.

12.3.2 Physiotherapeutische Behandlung von Patienten mit einer Spastik

Ziele

- Entladungsbereitschaft des Alpha-Motoneurons inhibieren,
- Gelenkbeweglichkeit wieder herstellen, erhalten und verbessern, einschließlich Kontrakturprophylaxe;
- Wiedererwerb oder Funktionserhalt motorisch-funktioneller Fähigkeiten;
- Hilfsmittelversorgung;
- Partizipation am öffentlichen Leben.

Entladungsbereitschaft des Alpha-Motoneurons inhibieren

> Die Entladungsbereitschaft des spinalen Alpha-Motoneurons senken wird auch Inhibition genannt.

Muskeldehnung

- Statische Muskeldehnung (Synonym: passive oder tonische Dehnung). Statische, langandauernde Muskeldehnungen haben einen inhibierenden Einfluss. Der Wirkmechanismus wird wie folgt erklärt: Ein kurzer Dehnreiz auf eine Muskelspindel erregt das Alpha-Motoneuron. Dieser erregende Einfluss der Ia-Afferenz, der auf das Alpha-Motoneuron des gedehnten Mus-

kels einwirkt, hat während der langandauernden Dehnung (> 15 min) der Muskelspindel eine inhibierende Wirkweise. Es wird vermutet, dass durch die andauernde Dehnung eine Adaptation der Muskelspindel erfolgt und somit der erregende Einfluss inhibiert wird (vgl. Hummelsheim 1997:156).

> *Langsam ausgeführter, langandauernder Dehnreiz inhibiert! Kurzer Dehnreiz fazilitiert!*

Übungsbeispiele „Inhibition":
- langandauernde Dehnlagerungen der Extremitäten oder des Rumpfes;
- Dehnung über Belastung der Extremität durch das eigene Körpergewicht, z. B. spastische Wadenmuskeln: 1. Stehen auf einem Kipptisch, an einem Stehtisch dehnt die Wadenmuskulatur und inhibiert so die Erregbarkeit des Alpha-Motoneurons. 2. Selbstständiges Dehnen spastischer Muskulatur (**Abb. 12.28 a–b**).

> *Dehnen der Unterarm- und Fingerflexoren durch den Stütz auf die obere Extremität kann, besonders bei hypotoner Schultermuskulatur, Schulterschmerzen provozieren.*

- dauerhafte Muskeldehnung durch zirkuläre Reize, wie z. B. durch das Tragen einer Gipsschiene (**Abb. 12.29**).

Langzeit-Eis

Eine Kühlung des spastischen Muskels hemmt bei ausreichend langer Applikation (5–20 min), den erregenden Impuls auf das Alpha-Motoneuron (vgl. Hummelsheim 1997:161). Eisanwendungen können vorbereitend auch vor der statischen Dauerdehnung gegeben werden, z. B. durch ein Eistauchbad.

Gelenkbeweglichkeit wieder herstellen, erhalten und verbessern, einschließlich Kontrakturprophylaxe

Regelmäßiges Dehnen und Bewegen ist eine effektive Prävention gegen Kontrakturen und Muskelverkürzungen. Liegen bereits starke bindegewebige Verklebungen und Kontrakturen vor, dann ist ein langandauernder Dehnreiz (> 30 min) notwendig.

Zur Kontrakturbehandlung erweist sich in vielen Fällen das redressierende Gipsen einzelner Gelenke als effektiv (Edward 2001). Aufgrund der Komple-

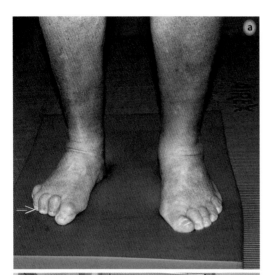

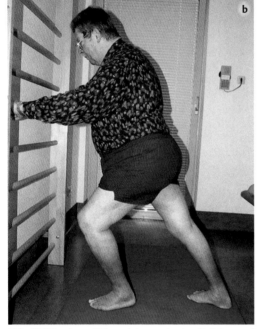

Abb. 12.28 a–b **a** Während des posturalen Trainings auf einer labilen Unterlage zeigt der Patient zunehmenden Muskeltonus in den Zehen- und Fußflexoren rechts. **b** Nach dem posturalen Training wird der Patient zum selbstständigen Dehnen angeleitet.

xität diese Themas, kann hier nicht weiter darauf eingegangen werden.

In extremen Fällen von Spastik und entsprechender Indikation kommen auch chirurgische Interventionen zum Einsatz, z. B. die intrathekale Baclofen-Pumpe, operative Durchtrennung der Afferenz, operative Muskelverlängerung.

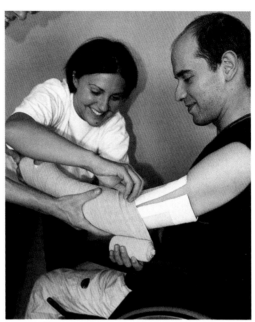

Abb. 12.29 Redressierendes Gipsen. Anlegen einer individuell angefertigten Gipsschiene zur Redression der Finger-, Hand- und Ellenbogenflexoren.

Wiedererwerb oder Erhalt motorisch-funktioneller Fähigkeiten

Beim Üben motorischer Fähigkeiten ist bei Patienten mit einer Spastik auf das Ausmaß der Tonuserhöhung und die Entspannungsmöglichkeit während und nach der Belastung zu achten. Ein gewisses Maß an erhöhtem Tonus kann Voraussetzung für die Durchführung von Bewegungen für den Patienten bedeuten (siehe unten, Beispiel Hr. Stroke). Zu viel Tonus hingegen kann Funktionen einschränken oder verhindern und Schmerzen auslösen (s. u., Beispiel Hr. Emes).

Fallbeispiel: Funktionsgewinn durch Spastik. Bei Hr. Stroke entwickelte sich einige Wochen nach dem Hirninfarkt aus der schlaffen Beinparese, eine spastische Bewegungsstörung. Er war in der Lage, sein Hüft- und Kniegelenk wieder aktiv zu bewegen. Für einen sicheren Stand oder Gang war die Kraftgenerierung und Kraftausdauer jedoch nicht ausreichend. Parallel zum aktiven Bewegen der unteren Extremität, steigerten sich auch die Muskeleigenreflexe. Außerdem stieg der Widerstand beim passiven Bewegen im Knie- und Sprunggelenk von Ashworth Grad 0 auf Grad 2 an. Aufgrund der leichten Spastik kann das Bein trotz Parese wieder seine Stützfunktion übernehmen, die Grundlage für die

Standbeinphase. Bedeutung für die Behandlung: Ziel jeder physiotherapeutischen Behandlung ist der Funktionswiedererwerb und die Funktionsverbesserung. Spastikreduktion in Form von langsamen und andauernden Muskeldehnungen vor dem Gehtraining könnten im Fall von Hr. Stroke ausreichen, die Spastik, bzw. die Erregbarkeit des Alpha-Motoneurons, so weit reduzieren, dass Gehen für den Patienten nicht mehr möglich ist. Er braucht diesen Grad an erhöhtem Tonus in der Muskulatur, um gehfähig zu bleiben.

Bei Patienten mit reduzierter Kraftgenerierung und geringer Spastik keine Langzeitdehnungen vor dem Training, da die Leistungsfähigkeit der Muskulatur dadurch reduziert wird!
Spastik kann zum Funktionsgewinn führen.

In der Behandlung von Hr. Stroke stehen tonussenkende Maßnahmen nicht im Vordergrund, sondern das Üben motorischer Funktionen, wie z. B. das selbstständige und sichere Gehen oder das Greifen und Halten von Gegenständen. Zeigen einige Muskeln, z. B. nach einem intensiven Gehtraining, erhöhte Muskelspannung, dann sollte die betroffene Muskulatur gedehnt werden.

Die Spastik kann sich im Verlauf einer Behandlungseinheit, z. B. durch eine motorisch oder kognitiv beanspruchende Übung oder Handlung so weit erhöhen, dass sich die Extremität nur sehr langsam wieder entspannt. Die Gelenke verharren zum Teil über Minuten in der angespannten Position. Übungen, die einen Tonusanstieg mit derartigen Reaktionen hervorrufen, können dauerhaft zu Muskelverkürzungen bis hin zu Kontrakturen führen.

Zur Entspannung der Muskulatur und zur Prävention von Muskelverkürzungen sollte die tonische Muskulatur, 2 bis 4-mal 45–60 s nach der Anstrengung gedehnt werden. Bei ausreichender Compliance des Patienten oder seiner Angehörigen, sollte auch er zum selbstständigen Dehnen angeleitet werden. Dadurch kann der Patient nach Belastungen im Alltag die gesteigerte Reflexantwort bei Bedarf selbst hemmen und gleichzeitig die Elastizität der Muskulatur und die Gelenkbeweglichkeit erhalten.

Tritt unerwartet ein Muskelaktivitäts- und/oder Funktionsverlust im Behandlungsverlauf auf, dann sollte dies mit dem Arzt besprochen werden. Eine Veränderung in der pharmakologischen Behandlung, z. B. die Gabe von antispastisch wirkenden Medikamenten, könnte die Ursache sein.

Eine Rückmeldung über Veränderungen in der Motorik des Patienten sind auch entscheidend für die Auswahl und Dosis von Medikamenten. Die Vor- und Nachteile der Medikamentenwirkung müssen abgewogen werden, um das beste Ergebnis für den Patienten zu erreichen.

Fallbeispiel: Funktionsverlust durch Spastik. Hr. Emes ist seit 3 Jahren an Multipler Sklerose erkrankt. Er leidet unter plötzlich einschießenden Spastikattacken. Zum Zeitpunkt der Spastikattacke und auch nach dem Abklingen kann er nur bedingt oder gar nicht seine Beine bewegen. Die Spastik ist so ausgeprägt, dass seine kraftreduzierte Willkürmotorik nicht ausreicht, eine Bewegung entgegen dem spastischen Muster, Hüftgelenksextension, Adduktion und Knieextension, durch zu führen. Während der Spastik hat er zusätzlich Schmerzen in der betroffenen Muskulatur. Vergleichbar mit Schmerzen bei einem starken und andauernden Muskelkrampf. Diese Muskelspannungsschmerzen halten bis zu 30 Minuten danach an. Bedeutung für die Behandlung: Im Fall von Hr. Emes behindert die Spastik seine Funktionen in den Beinen, provoziert Schmerzen und erhöht das Risiko für Kontrakturen. Reduktion der Entladungsbereitschaft des α-Motoneurons, Anleitung zum selbstständigen Dehnen und Übungen zur Aufrechterhaltung der motorischen Leistungsfähigkeit sind Behandlungsschwerpunkte bei Hr. Emes.

Wärmeanwendungen bei MS-Patienten kann Fatigue und Muskelschwäche verstärken!

In der Behandlung von Patienten mit Multipler Sklerose werden z. B. zur Schmerzlinderung und Muskelentspannung bei Spastik Wärmepackungen oder heiße medizinische Bäder eingesetzt. Bei einigen Patienten kann jedoch nach einer Wärmeanwendung oder auch bei Fieber eine vorübergehende Verschlechterung vorbestehender Symptome auftreten, das sog. Uhthoff-Phänomen. Die Ursache liegt in der gestörten nervalen Impulsweiterleitung der Nervenfasern, hervorgerufen durch geringe Körpertemperaturerhöhungen.

Erhöht sich der Tonus während der Übungen, z. B. beim Laufbandtraining oder beim repetitiven Üben unterschiedlicher Funktionen, dann können in der Pause oder am Ende der Behandlung Dehnübungen durchgeführt werden. Die betroffene Muskulatur wird 2 bis 4-mal für 30–45 min gedehnt.

Übungsbeispiel für den Funktionswiedererwerb der oberen Extremität

Spiegeltherapie bei einer Patientin mit einer spastischen Hemiparese rechts. Aktive Schulterbewegungen sollen geübt werden. Die Patientin sitzt auf einem Stuhl. Vor ihr steht ein Spiegel, dessen Spiegelseite nach links zeigt. Der rechte Arm der Patient liegt auf der rechten Seite und der linke auf der linken Seite vom Spiegel. Beide Hände sind mit einem Waschhandtuch überzogen. Die Patientin wird aufgefordert, mit beiden Waschhandschuhen nach vorn und hinten über den Tisch zu reiben. Gleichzeitig soll sie in den Spiegel blicken und ihre Bewegung verfolgen. Der Spiegel gibt der Patientin ein visuelles Feedback, als ob sie die Bewegung mit der betroffenen Seite ausführen würde. Die Therapeutin bewegt die betroffene Extremität zeit- und richtungsgleich zur Bewegung der Patientin mit (**Abb. 12.30 a–d**). Sie gibt nur so viel Unterstützung, wie die Patientin benötigt.

Diese Übung wird repetitiv wiederholt. Bewegungsvariationen: Bewegungsrichtung ändern, eingelenkige/mehrgelenkige Bewegungen, Richtungen kombinieren, Materialien austauschen, Tempo und Bewegungsausmaß variieren, etc.

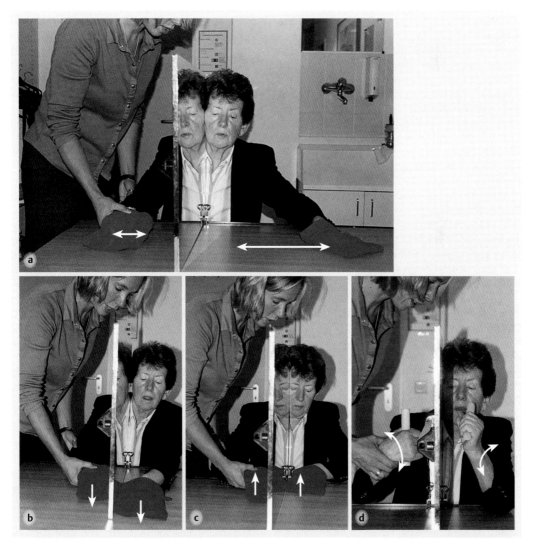

Abb. 12.30 a–d Spiegeltherapie, Schulter- und Ellenbogenbewegungen, der paretische Arm wird so wenig wie möglich und so viel wie nötig mitbewegt **a** Wischbewegungen zur Seite und zur Mitte **b** vor und **c** zurück **d** Ellenbogenflexion und Extension.

Steigt der Tonus z. B. der Hand an, wird dies durch vermehrte Finger- und Handflexion sichtbar. Beim Versuch, die Hand zu öffnen, ist der entgegenwirkende Widerstand, im Vergleich zum Widerstand vor dem Training, erhöht. Um den Tonus zu senken, kann der Therapeut das Handgelenk und die Fingergelenke langsam in Extension bewegen und die Dehnung über (bei Bedarf) einige Minuten halten. Die Patientin sollte aufgefordert werden, die Extension der Finger aktiv mit durch zu führen. Es kann sein, dass bei willentlicher Aktivierung der Fingerextensoren die Fingerflexion verstärkt wird. Die willentliche Ansteuerung der Extensoren ist in diesem Fall gestört. Erfolgt solch eine Muskelantwort, ist die willentliche Ansteuerung zunächst zu vernachlässigen und der Bewegungsauftrag wie folgt zu verändern. Wird die Patientin aufgefordert die Finger „nur" locker zu lassen, entspannt sich die Hand meistens und der Therapeut kann passiv die Flexoren dehnen.

Einige Patienten versuchen, die Finger nach Aufforderung zu strecken, können jedoch keine sicht- oder spürbare Muskelaktivierung durchführen und äußern dies meistens auch. Trotzdem sollten sie aufgefordert werden, die Extension in Gedanken durchzuführen, weil in vielen Fällen der Flexionstonus dadurch gesenkt wird.

Patienten mit einer Spastik können, in Abhängigkeit vom individuellen Leistungsstand des Patienten, die gleichen Übungen durchführen wie Patienten mit einer zentralen Parese, z. B.: Laufbandtherapie, repetetives Armtraining, etc. Die Prinzipien des motorischen Lernen sollten in die Behandlung einfließen.

Therapiemaßnahmen für den Funktionswiedererwerb am Beispiel „Tür öffnen"

Wie in dem oben genannten Beispiel (Tür öffnen) deutlich wurde, ist neben der Fazilitation einzelner Muskel auch das Üben des gesamten Bewegungsablaufs wichtig, um die funktionsspezifischen Aspekte einer Bewegung wieder zu erlernen.

Entscheidend ist dabei die befundbezogene und systematische Vorgehensweise. Bei der Bewegungsbeobachtung (s. o., Untersuchung) fiel auf, dass Hr. Stroke unterschiedliche Probleme in der Bewegungsausführung hatte. Exemplarisch wird anhand von 2 Problemen die therapeutische Vorgehensweise in der Therapie dargestellt:

- Position des eigenen Körpers im Raum, bzw. zur Tür, als Voraussetzung für einen ökonomischen Bewegungsablauf:

Hr. Stroke benötigte vermehrt Zeit, bis er die für ihn geeignete Position gefunden hatte, um die Tür

zu öffnen. Er machte mehrfach kleine Schritte vor, zurück und seitlich. Durch wiederholtes Gehen zur Tür, aus unterschiedlichen Richtungen zu unterschiedlichen Türen, kann dieser Bewegungsablauf trainiert werden. Der Patient sollte durchaus mehrfach hintereinander aus der selben Richtung zu der selben Tür gehen. Wird beim mehrfachen Üben der Ablauf sicherer, die benötigte Zeit kürzer, dann kann die Richtung, aus der gestartet wird und in die der Patient wieder zurück läuft, verändert werden. Diese Übung sollte weiterführend auch an unterschiedlichen Türen (große/kleine Türen, Griff links/rechts) geübt werden. Dadurch lernt der Patient die für den Bewegungsablauf „Tür öffnen" typischen, abstrakten Regeln (siehe auch Schmidts Theorie im Kapitel 6 Motorisches Lernen), z. B. die vorherrschenden Bedingungen zu Beginn der Behandlung. Wie standen die Beine, als ich vor der Tür stand, um sie zu öffnen und wieder zu schließen? Oder das Wissen um das Ergebnis der Aktion. Wie muss ich stehen, damit ich mit passendem Abstand zur Tür stehen, um 1. den Griff zu erreichen und 2. in der Bewegung mir nicht die Tür an den Fuß zu schlagen.

- Willkürliche Kraftentwicklung in der rechten oberen Extremität:

Hr. Stroke schaffte es nicht, den Türgriff herunterzudrücken. Beim Prüfen der aktiven Extension des Ellenbogens fiel auf, dass Hr. Stroke den M. triceps brachii nur mit spürbarer Muskelanspannung, ohne Bewegungsausmaß, aktivieren konnte. Das reicht nicht aus, um den Türgriff zu öffnen. Zumal die Synergisten der Ellenbogenextension ebenfalls eine ausgeprägte Parese zeigten. Die Kraft der Ellenbogenextensoren kann zunächst in niedrigen Ausgangsstellungen geübt werden. Z. B. in der Seitlage auf der nicht betroffenen Seite. Der betroffene Arm liegt in ca. 50–60° Schulterelevation auf einem Tisch vor dem Patienten. Aus unterschiedlichen Winkelstellungen im Ellenbogengelenk kann jetzt die aktive Extension geübt werden. Variation: Winkelstellung im Schultergelenk verändern.

Weiterführend kann aus dem Sitz vor dem Tisch geübt werden. Das Gewicht der Extremität wird durch den Tisch abgenommen. Um den Reibungswiderstand gering zu halten, kann ein Handtuch o. ä. unter den Unterarm gelegt werden. Der Patient wird aufgefordert, einen in erreichbarer Nähe liegenden Kugelschreiber zu berühren. Sukzessive kann dieser weiter vor gelegt werden, bis die volle Ellenbogenextension erreicht wird. Der eigentlich zu trainierende Bewegungsablauf „Tür öffnen" findet im Stand statt. Deshalb sollten die Übungen möglichst bald im Stand durchgeführt werden. Auf niedrige Ausgangsstellungen sollte nur zurückgegriffen werden, wenn im Stand die geforderte Funktion noch nicht möglich ist. Im Stand kann die Ellenbogenextension z. B. durch den Druck in ein weiches, später auch festes Schaumstoffkissen oder einen Schaumstoffball trainiert werden. Der Patient drückt aus unterschiedlichen Positionen (seitlich, von vorn, mit gebeugtem, gestrecktem Ellenbogengelenk) in das Kissen. Versuchen Sie Positionen zu wählen, die dem zu trainierenden Bewegungsablauf („Tür öffnen") ähnlich sind. Als letzter Steigerungsgrad kann direkt am Türgriff repetitiv geübt werden.

> *Lenken Sie die Konzentration des Patienten auf die Übung und motivieren Sie beim Training. Das steigert den Lerneffekt!*

Zwischen den Übungen können aktive Pausen gemacht werden. Z. B. Dehnung des M. biceps brachii oder anderer zur Verkürzung oder zum Hypertonus neigenden Muskeln!

Hilfmittelversorgung

In Zusammenarbeit und Absprache mit dem behandelnden Ergotherapeuten und/oder Orthopädiemechaniker können auch technische Hilfsmittel zur Erreichung funktioneller Ziele eingesetzt werden.

Nicht gehfähige Patienten erhalten vorläufig und je nach Krankheitsverlauf auch dauerhaft einen Rollstuhl. Entsprechend motorischer Fähigkeiten und evt. vorliegender Probleme, wie z. B. Spastik, Dekubitus (-gefahr) wird ein adäquater Rollstuhl mit dem notwendigen Zubehör, wie z. B. eine Kopfstütze, einem Therapietisch oder einem Antidekubitus-Sitzkissen ausgesucht und empfohlen. Rollstuhl und Zubehörbeispiele siehe **Abb. 12.31 a–f**. Für rollstuhlabhängige Menschen kann eine Treppensteighilfe (**Abb. 12.27 a–c**) das Mittel der Wahl sein, wenn sie Zuhause Treppen überwinden müssen. Angehörigen muss das Handling mit diesem Gerät theoretisch und praktisch gezeigt werden. Der Patient muss am Training beteiligt werden.

Partizipation am öffentlichen Leben

Fallbeispiel (Fortsetzung): Ein großes Stück Lebensqualität bedeutete für Hr. Emes, regelmäßig Sport zu treiben. In der Vergangenheit hat er 2-mal pro Woche Fußball gespielt und zusätzlich 1-mal pro Woche 10 km gejoggt. Sport zu treiben ist Hr. Ems sehr wichtig. Nicht zuletzt wegen der sozialen Kontakte. Aufgrund der Paresen in den Beinen und des progredienten Krankheitsverlaufs, spinaler Tumor, können die bisherigen Sportarten nicht mehr durchgeführt werden.

Ein Informationsgespräch über geeignete Sportarten kann in diesem Beispiel sehr hilfreich für den Patienten sein. Ggf. kann eine neue, alternative Sportart, wie z. B. das Bogenschießen (**Abb. 12.32 a–b**) während der Rehamaßnahme erlernt werden. So werden die Restfunktionen in den Beinen, die posturale Kontrolle und die Armkraft trainiert, und der Patienten lernt gleichzeitig eine neue Sportart, die ihm seine individuelle Teilhabe am öffentlichen Leben wieder ermöglicht. Besteht während der Rehamaßnahme keine Möglichkeit, diese oder andere Sportarten zu trainieren, dann können alternative und für das Krankheitsbild förderliche Sportarten empfohlen und eine Kontaktadressen, wie z. B. des Deutschen Behindertensportbundes, dem Patienten vermittelt werden.

Fallbeispiel (Fortsetzung): Hr. Stroke fährt für sein Leben gern mit dem Auto. Durch die Folgen des Schlaganfalls wird er dazu nicht mehr selbstständig in der Lage sein. Seine Frau fährt ebenfalls gern. Sie würde ihren Mann mitnehmen, hat jedoch Bedenken, dass er nicht allein ins Auto hinein und wieder heraus kommt. Zusätzlich fühlt Sie sich selbst unsicher. Aus Angst, irgendetwas falsch zu machen, lehnt sie es zur Zeit ab, mit ihrem Mann Auto zu fahren.

Ein Informationsgespräch mit der Ehefrau sowie die praktische Anleitung beim Transfer ins Auto kann hier das Ziel des Patienten, als Beifahrer im Auto mitzufahren, wieder ermöglichen. Zusätzlich zur Angehörigenanleitung, kann ein Aufstehtraining aus verschiedenen Sitzhöhen mit Hr. Stroke und das Training am Auto selbst dazu beitragen, die Teilhabe am öffentlichen Leben für den Patienten zu ermöglichen.

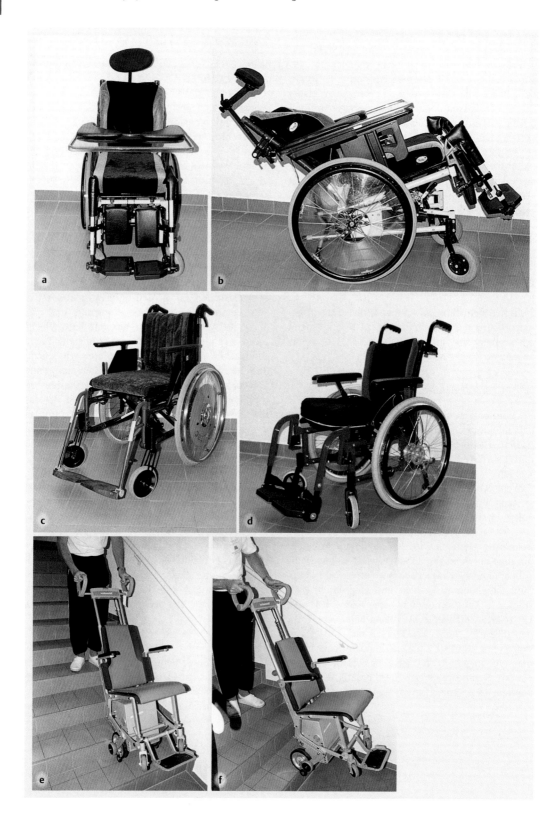

◀**12.31 a–f a** Multifunktionsstuhl (Vorderansicht): höhenverstellbare Kopfstütze, Therapeutisch mit Polsterung, Sitzkissen mit eingefräster Sitzvertiefung, welches ein nach vorne rutschen des Beckens verhindert. **b** Multifunktionsstuhl (Seitansicht): gekantelter Stuhl mit zusätzlich geneigter Rückenlehne schafft Flexibilität in der Sitzposi- tionierung, Rückenkissen mit stabiler seitlicher Führung, winkel- und höhenverstellbare Beinstütze, Kippschutz. **c** Adaptivstuhl: schwenk- und abnehmbaren Fußstützen, höhenverstellbare Seitenteile, Speichenschutz. **d** Adaptivstuhl: Antidekubitus-Sitzkissen, verlängerte Griffe, gummierter Greifreifen. **e–f** Treppensteighilfe.

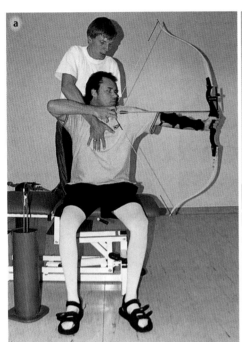
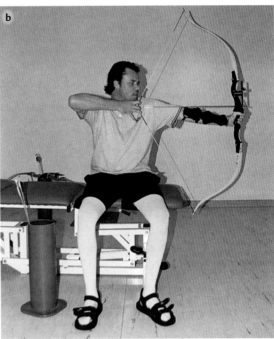

Abb. 12.32 a–b Bogenschießen als Alternativsportart **a** der Therapeut gibt dem Patienten taktile und verbale Hinweise für eine adäquate Körperposition **b** der Patient führt die Bewegung selbstständig durch.

12.4 Ataxie

Klaus Scheidtmann

Der Begriff Ataxie stammt aus dem Griechischen (He Tàxís) und bedeutet Anordnung oder Einrichtung. Die Vorsilbe a deutet die Verneinung an: Nichtanordnung oder Nichteinrichtung. In der Medizin wird mit dem Begriff Ataxie eine mangelnde Koordination, ein fehlerhaftes Zusammenspiel verschiedener Muskelgruppen bei der Ausführung von Bewegung bezeichnet. Dabei kann die Bewegungsgeschwindigkeit und -amplitude gestört sein sowie die Bewegungsrichtung und die Kraft (Brown 1990).

Daraus resultieren Störungen der Bewegungsabläufe, es kommt z. B. zum Auftreten unzweckmäßiger Bewegungen infolge gestörter funktioneller Abstimmung der entsprechenden Muskelgruppen.

Rumpfataxie: Rumpfschwankung im Sitzen infolge Abstimmungsstörung zwischen Rumpf und Gliedmaßenmuskulatur bei vorrangig Kleinhirnwurmerkrankung;

Gliedmaßenataxie: Fehlkoordination der Gliedmaßenmuskeln (laterales Kleinhirnzeichen);

Gangataxie: Kombination von Rumpf- und Gliedmaßenataxie.

Ursachen

Dieses fehlerhafte Zusammenspiel von Muskelgruppen kann seine Ursachen im zentralen aber auch im peripheren Nervensystem haben, kann auf genetischer Grundlage beruhen oder im Laufe des Lebens durch verschiedene Ursachen erworben sein. Sehr häufig lässt sich als Ursache für Ataxie ein Untergang von Nervenzellen im Zentralnervensystem, vor allem im Kleinhirn oder Rückenmark, nachweisen.

Ataxieerkrankung als Folge von Störungen im zentralen Nervensystem

Hier sind zuerst die genetisch bedingten Ataxiekrankheiten zu nennen. Nach den genetischen Gesichtspunkten erfolgt eine weitere Unterteilung innerhalb der heterogenen Gruppe der autosomal-dominant vererbten Ataxien in spinozerebelläre Ataxien unterschiedlicher Typen. Gemeinsames Merkmal ist die Gangataxie. Ein bekannter Vertreter dieser Erkrankungsgruppe ist die sog. Friedreich-Ataxie (**Abb. 12.33**).

Nicht genetische Ataxien von besonderer Bedeutung sind vor allen Dingen die alkoholtoxischen Ataxien, die zu einer Degeneration des Kleinhirns und Kleinhirnwurms führen. Aber auch Schilddrüsenunterfunktion und Tumorgrunderkrankungen führen zu Kleinhirndegenerationen. Des Weiteren Multisystemerkrankungen, z.B. Multiple Sklerose, Infarzierung, andere degenerative Erkrankungen. Auch Hirnblutungen können zu ataktischen Symptomen führen (**Abb. 12.34**).

Ataxie als Folge von Störungen im peripheren Nervensystem

Neben den zentral bedingten Ataxienformen gibt es Ataxieerkrankungen als Folge von Störung im peripheren Nervensystem. Eine Vielzahl von Erkrankungen der peripheren Nerven, als (Poly-) Neuropathien bezeichnet, geht mit einer leichten ataktischen Symptomatik einher. Bei dieser Ursache ist ebenfalls zwischen umweltbedingten und ideopatischen Genesen zu unterscheiden. Darüber hinaus gibt es auch vererbte Formen der motosensorischen Neuropathien.

Ataxie als Folge von Stoffwechselerkrankungen

Stoffwechselerkrankungen können ebenfalls zu polyneuropathischen Veränderungen mit Ataxien führen. Die häufigsten Formen sind Alkoholismus oder Diabetes mellitus. Aber auch Vergiftungen mit Schwermetall, wie z.B. Blei und Thalium führen zur Polyneuropathie.

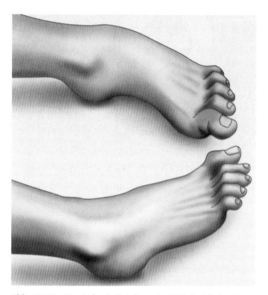

Abb. 12.33   Typische Fußstellung bei Friedreich-Ataxie.

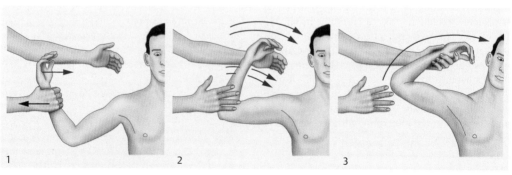

1   2   3

Abb. 12.34   Rebound-Phänomen.

12.4.1 Physiotherapeutische Untersuchung von Patienten mit einer Ataxie
Dorothe Wulf

Koordination

- **Dysmetrie:** Die Dysmetrie ist typisch bei der zerebellären Ataxie. Sowohl die Hypermetrie (überschießende Bewegungen) als auch die Hypometrie (ungenügende Ausdehnung der Bewegung) können auftreten. Test: Finger-Finger-/Finger-Nase-Versuch, siehe Kapitel 8.
- **Dysdiadochokinese:** Schnelle alternierende Bewegungen sind nicht oder in gestörter Form möglich. Z.B. bei der schnell und alternierend durchgeführten Pro- und Supination der Unterarme wirkt die Bewegung unbeholfen und verlangsamt.
- **Dyssynergie:** Fehler bei der Koordination zwischen Agonist, Antagonist und Synergisten bewirken dysharmonische und stockende Bewegungsfolgen.
- **Rebound-Phänomen:** Eine Dysfunktion zwischen Agonist und Antagonist wird beim Rebound-Phänomen deutlich. Die verzögerte Reaktion des Antagonisten beim plötzlichen Spannungsverlust des Agonisten führt zu einer Art Hypermetrie. Die Extremität schnellt ungebremst in die Richtung der Anspannung.
- **Kraft:** Bei der zerebellären Ataxie zeigt sich kein Defizit bei der Produktion der Maximalkraft (Mai 1988). Die Aufrechterhaltung der generierten Kraft ist in einigen Fällen jedoch nicht möglich. Versucht der Patient z.B. sein Bein im Sitzen mit gestrecktem Kniegelenk zu halten, dann ist dies kurzfristig möglich. Soll er die Spannung jedoch konstant halten, dann sinkt die Extremität ab.

Posturale Kontrolle

Patienten mit einer Ataxie haben Schwierigkeiten, sich gegen die Schwerkraft zu halten. Bei einigen Patienten kommen vestibuläre Dysfunktionen hinzu sowie visuelle Fehlinformationen, die durch den Nystagmus bedingt sein können.

Nystagmus

Rhythmisch oszillierende Augenbewegungen treten je nach Schädigungslokalisation auf.

Bewegungsbeobachtung

Charakteristische Bewegungsauffälligkeiten bei Patienten mit einer Ataxie sind mangelnde (Ziel-)Genauigkeit beim Bewegen, überschießende oder verminderte Bewegungsamplitude, keine andauernde Kraftgenerierung, Schwierigkeiten bei der posturalen Kontrolle, verzögerter Bewegungsstart und -stopp und unkoordinierte Bewegungen (**Abb. 12.35 a–d**).

Patienten mit einer Ataxie entwickeln häufig ein angepasstes Bewegungsverhalten. Sie versuchen ihre Stand- und Gangunsicherheit durch eine breite Basis zu kompensieren; oder sie nutzen Widerstände, um trotz Dysmetrie und Dyssynergie Bewegungen möglich zu machen. Z.B. Abstützen mit den Ellenbogen auf dem Tisch, um die Tasse Kaffee sicherer zum Mund führen zu können; oder die Wasserflasche wird mit beiden Händen gehalten, um beim Wasser ausgießen den Becher zu treffen (**Abb. 12.35 b-d**).

Durch schnelles Gehen ist der gestörte Bewegungsablauf bei Patienten mit leichter Ataxie kaum erkennbar. Um alle Defizite erkennen zu können, ist es sinnvoll, den Patienten während der Untersuchung auch zum langsamen Gehen auf zu fordern.

12.4.2 Physiotherapeutische Behandlung von Patienten mit einer Ataxie

Ziel

Wiedererwerb der Bewegungskontrolle

Je nach individueller Leistungsfähigkeit wird die Bewegungskontrolle im Kontext unterschiedlicher Bewegungsabläufe geübt. Z.B. beim Bewegungsübergang Sitz → Stand, Stand → Sitz, während dem Gehen, bei Greif- und Manipulationsbewegungen.

Um die Zielgenauigkeit und einen harmonischen Bewegungsablauf zu trainieren, sollten Bewegungen mit unterschiedlicher Bewegungsamplitude und -geschwindigkeit durchgeführt werden. Dabei ist auf unterschiedliche Ausgangspositionen zu Beginn und am Ende der Bewegung zu achten.

Übungsbeispiele:
- *Training der Bewegungskontrolle für die obere Extremität*: Wasser aus einem Becher in den anderen umfüllen. Beim Umfüllen wird der Patient

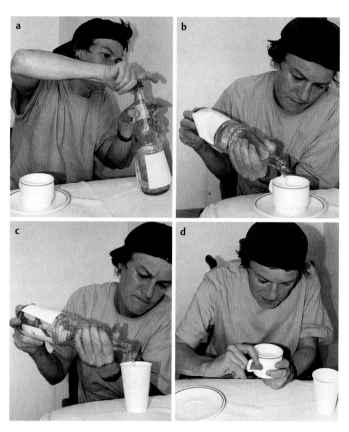

Abb. 12.35 a–d Patientin mit Ataxie **a** beim Öffnen der Wasserflasche wirken die Bewegungen dysmetrisch. Die Zeigefinger sind sichtbar hypermetrisch. **b** Das Umfüllen des Wassers in die Tasse erfolgt mit erhöhter Kraftanstrengung. Beide Hände halten die Flasche fest, beide Arme werden am Rumpf fixiert, um die hypermetrischen Bewegung der Arme zu kontrollieren und somit ein daneben Gießen zu vermeiden. **c** Beim Umfüllen des Wassers in einen Becher, der im Vergleich zur Tasse etwas höher und instabiler auf dem Tisch steht, steht der Patientin die Anstrengung ins Gesicht geschrieben. Mit ihrer linken Hand drückt Sie die Flasche gegen ihre rechte Hand um die hypermetrischen Armbewegungen unter Kontrolle zu bekommen. **d** Beim Versuch, die Tasse zum Mund zu führen, fasst sie unkoordiniert in den Griff der Tasse. Die linke Hand stützt sich auf der Tischkante, um die Bewegungsamplitude der Extremität klein zu halten.

aufgefordert, den Bewegungsablauf auf Zuruf zu unterbrechen. Oder er soll mit selbstgewähltem Rhythmus das Wasser in kleinen Mengen umfüllen.
- *Training der Bewegungskontrolle für die untere Extremität*: Im Stand vor der Treppe wird der Patient aufgefordert, den Fuß mal auf die 1. und mal auf die 2. Stufe zu setzen. Dabei wird der Zielpunkt z. B. mit einer Markierung auf der Treppenstufe vorgegeben. Tempo sowie die Start- und Zielposition können variiert werden. Wird der Patient aufgefordert, sich nicht am Geländer festzuhalten, dann erhöht dies die Anforderungen an das posturale System.
- *Training der Bewegungskontrolle beim Gehen*: Der Patient wird aufgefordert, zu gehen. Entweder selbstgewählt, oder auf Zuruf, kann das Tempo variiert werden. Die Schrittlänge und die Spurbreite sowie der Zeitpunkt für das Starten und Stoppen der Bewegung können im Verlauf variiert werden.
- *Training der posturalen Kontrolle im Sitz*: Der Patient sitzt sicher in seinem Rollstuhl. Er wird auf-

gefordert, nach vorn an die Kante der Sitzfläche zu rutschen. Bei Bedarf steht zur Sicherheit ein Stuhl auf der nicht betroffenen Seite in greifbarer Nähe für den Patienten. Er soll versuchen, die Markierung auf seinem Pullover im Wechsel mit den 2 Markierungen auf dem Spiegel überein zu bringen. Der Abstand und die Größe der Markierungen und das Bewegungstempo können variiert werden (**Abb. 12.36**).
- Training der posturalen Kontrolle im Stand. Der Patient steht angelehnt in einem Raumeck. Die linke und rechte Schulter haben jeweils Kontakt zur Wand. Der Therapeut sitzt oder steht zur Sicherung vor dem Patienten. Der Patient wird aufgefordert, sich frei hinzustellen, ohne Kontakt zur Wand. Nach einigen Sekunden freier Stand soll er sich wieder zurücklehnen an die Wand. Dieser Vorgang kann durch eine veränderte Bewegungsrichtung (Tendenz nach links/rechts), Bewegungstempo und Bewegungsamplitude variiert werden (**Abb. 12.37 a–d**).

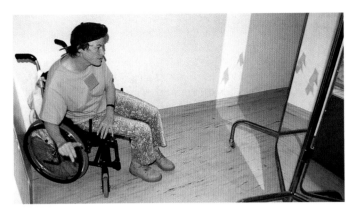

Abb. 12.36 Training der posturalen Kontrolle. Die Markierungen an T-Shirt und Spiegel sollen übereingebracht werden.

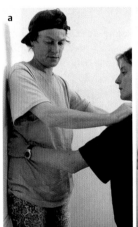 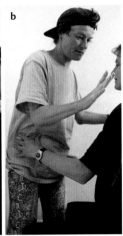 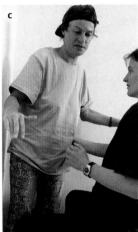 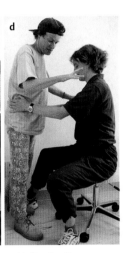

Abb. 12.37 a–d Posturales Training im Stand **a** Patientin steht angelehnt im Raumeck und hält sich zunächst bei der Therapeutin fest. **b** Sie wird aufgefordert, sich aus dem Raumeck nach vorn zu bewegen und frei zu stehen. Die Therapeutin sichert die überschießenden Bewegungen. **c** Die Patientin versucht frei zu stehen. Zunehmend „Hands off"! **d** Variante: Die Patientin trainiert die posturale Kontrolle aus der Schrittstellung heraus.

Bewegung ermöglichen durch externe Widerstände

Um Bewegung überhaupt möglich zu machen, können, bei Bedarf, externe Widerstände gegeben werden. Patienten mit stark überschießenden Bewegungen ermöglichen sie ein sichereres und störungsfreieres Bewegen und verhindern grobe Kompensationsbewegungen. 2 Beispiele:

Fallbeispiel: 1. Hr. Atax leidet unter einer ausgeprägten Rumpfataxie. Er ist nicht in der Lage frei aufzustehen und frei zu gehen. Durch das Festhalten an der Stuhlkante kann er selbstständig und sicher aufstehen und durch den Einsatz eines Rollators ist er in der Lage, selbstständig zu gehen.
2. Mit frei schwebenden Arm ist Fr. Hut nicht in der Lage, die Tasse, ohne Wasser zu verschütten, auf-

zufüllen. Legt sie ihren Arm auf dem Tisch ab, kann sie die Handlung sicherer durchführen.

Bei einigen Patienten ermöglicht erst das Tragen von Gewichtsmanschetten, z.B. als Gürtel um den Körper oder um die Hand- und Sprunggelenke, das freie Gehen ohne Hilfsmittel oder das zielgenauere Greifen nach Gegenständen. Das hat den Vorteil, dass die Betroffenen die Hände beim Gehen frei haben, bzw. beim Greifen nach Gegenständen erfolgreicher sind. Wird die Gewichtsmanschette wieder entfernt, treten in den meisten Fällen die selben Probleme auf wie zuvor.

- Bewegungen zur Schnellkraftgenerierung sollten geübt werden, z.B. in spielerischer Form, bei Wurfspielen (**Abb. 12.38**), wie Basketball. Auch

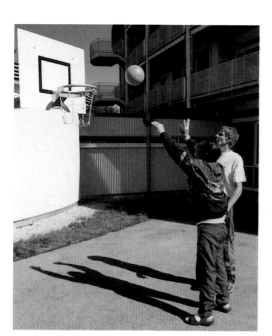

Abb. 12.38   Wurfspiele.

Bewegungen wie joggen, hüpfen und springen (Trampolin) eignen sich.

- Um das antizipatorische Timing zu trainieren, eignen sich Spiele wie z. B. Hockey oder Fußball (auch im Sitzen).
- Automatisierung der Bewegung. Der Patient soll seine neu erlernte motorisch-funktionelle Fähigkeit durchführen und sich gleichzeitig einer anderen Aufgabe widmen. Die Aufmerksamkeit für die erlernte Bewegung wird dadurch reduziert.

Übungsbeispiele:
- Gehen und gleichzeitig ein Buch o.ä. tragen oder sich mit jemanden unterhalten;
- frei stehen und gleichzeitig aktive Kopfbewegungen in unterschiedliche Richtungen durchführen, ein Regal einräumen, Fenster putzen oder seine Jacke anziehen;
- frei sitzen und gleichzeitig aktive Kopfbewegungen in unterschiedliche Richtungen durchführen, Gegenstände vom Boden auf einen Tisch räumen, Reaktionsspiele durchführen.

> *Visuelle Kontrolle während der Übung gibt dem Patienten Feedback über Erfolg und Misserfolg der Bewegung! Ein unterstützender Faktor beim Funktionserwerb.*

Hilfsmittel zur Unterstützung der Gehfähigkeit

In Abhängigkeit vom Ausmaß der Ataxie, bzw. Grunderkrankung, können alle Hilfsmittel eingesetzt werden z. B.: Handstock, Rollator, Gehbock, oder der Control-Walker (synonym: Posterior-Posture-Walker) Der Control-Walker ist ein spezielle Rollatorform, den der Patient zieht anstatt schiebt. Dadurch ist die Gefahr des übermäßigen Abstützens nach vorne und die damit verbundene Flexionshaltung reduziert. Durch die Rücklaufsperren an den Hinterrädern, ist der Patient gesichert, wenn es zu einer Retropulsion kommt. Die Vorderräder sind starr oder lenkbar einstellbar. Bei starr eingestellten Vorderrädern kann ein Richtungswechsel nur erfolgen, wenn der Control-Walker angehoben wird. Welche Einstellung der Vorderräder die geeignete ist, ist im Einzelfall zu entscheiden.

12.5   Extrapyramidalmotorische Syndrome („Basalganglien-Erkrankungen")
Klaus Scheidtmann

Formen

Die Basalganglien, eine Gruppe grauer, paariger, dem extrapyramidalmotorischen System zugehöriger Endhirn- u. Zwischenhirnkerne, haben eine wichtige Aufgaben bei der Ausgestaltung der Bewegungsabläufe (unwillkürliche Bewegungen). In diesem extrapyramidalmotorischen System besteht im gesunden Zustand ein Gleichgewicht aus hemmenden und erregenden Neuronen sowie Transmittersystemen, ein Gleichgewicht zwischen phasischen und tonischen Komponenten der Bewegung.

Als Folge einer neurologischen Erkrankung können sich die natürlichen Bewegungen des Menschen verändern. Es kann zu einer Verlangsamung der Bewegungen kommen, zu hypokinetischen Bewegungsstörungen oder ungewollt überschiessende Bewegungen, hyperkinetischen Bewegungsstörungen.

Diese Aufteilung in hypokinetisch-rigides Syndrom und hyperkinetisch-hypotones Syndrom hat sich aus klinischer Sicht bewährt und differenziert auch gut in die jeweiligen physiotherapeutischen Behandlungsstrategien. Im Folgenden sollen für jede Form der Bewegungsstörung wichtige neurologische Krankheitsbilder dargestellt werden.

> *Hypokinetische Bewegungsstörungen zeichnen sich dadurch aus, dass alle Bewegungen langsamer und für den Patienten mühsamer auszuführen sind. Die häufigste Erkrankung ist die Parkinson-Erkrankung.*

> *Hyperkinetische Bewegungsstörungen zeichnen sich durch ungewollte Bewegungen von Armen, Beinen oder Kopf aus, die in emotionalen Situationen verstärkt werden. Es werden choreatische, athetotische, ballistische, dystone und myoklone Formen unterschieden. Diese Hyperkinesien sind bisweilen von einem Muskelhypotonus begleitet.*

Morbus Parkinson

Der Morbus Parkinson oder die Parkinson-Erkrankung hat ihren Namen von dem englischen Arzt James Parkinson, der 1817 das Krankheitsbild erstmals beschrieb. Es kommt hierbei aus bis heute weitgehend unklarer Ursache zu einem langsam fortschreitenden Untergang von Nervenzellen in einer kleinen Region des Gehirns (Substantia nigra). Dies bewirkt einen Mangel im Gehirn an einem sog. Botenstoff (Transmitter), dem Dopamin, was wiederum zu Funktionsstörungen der Bewegungssteuerung mit Verlangsamung und Verarmung von Bewegungen, Muskelsteifheit und Zittern vor allem der Hände führt (Hypokinese, Rigor, Tremor). Die Erkrankung tritt meist im mittleren Lebensalter (Erkrankungsgipfel zwischen 50 und 60 Jahren) auf. Durch pharmakologische Substitution des fehlenden Transmitters lassen sich die Symptome des Morbus Parkinson über viele Jahre gut behandeln, ein Fortschreiten der Erkrankung kann nicht verhindert werden. In besonders fortgeschrittenen, pharmakologisch ausgereizten Situationen, gibt es die Möglichkeit einer operativen Therapie, bei der elektrische Stimulationssonden direkt in einen Teil der Basalganglien implantiert werden und so die Symptome des Zitterns unterdrücken.

Atypische Parkinson-Syndrome

Unter diesem Begriff werden Erkrankungen zusammengefasst, die ähnliche Symptome wie die Parkinson-Krankheit aufweisen, sich jedoch durch zusätzliche Merkmale von dieser unterscheiden lassen. Hierzu gehören z.B.

- die progressive supranukleäre Paralyse (PSP: Parkinson-Symptomatik plus Blickparese);

- die Multisystematrophie (MSA: Parkinson-Symptomatik plus z.B. vegetative Dysregulation, orthostatische Dysregulation);
- die kortikobasale Degeneration (CBD: Parkinson-Symptomatik plus Störungen der höheren Hirnleistungen, z.B. Apraxie).

Die Unterscheidung zwischen „typischer" und „atypischer" Parkinson-Erkrankung ist wichtig für Therapie und Prognose. Atypische Parkinson-Syndrome lassen sich meist nicht pharmakologisch behandeln und führen relativ rasch zum Tod.

Dystonie

> *Dystonie (dys = fehlreguliert, Tonus = Spannung), beschreibt ein organisches Krankheitsbild, das sich durch unwillkürliche, vom Willen nicht beeinflussbare, anhaltende Muskelkontraktionen auszeichnet.*

Diese Muskelkontraktionen können zu eigenartig aussehenden Bewegungen und Haltungen führen. Sie können am ganzen Körper auftreten oder nur bestimmte Körperteile, bzw. Muskelgruppen betreffen. Man unterscheidet dabei verschiedene Typen der Dystonie. Einerseits können einzelne Muskelgruppen befallen sein, aber auch ganze Körperregionen oder der ganze Körper. Die sog. generalisierten Dystonien sind meist schwere Erkrankungen, die häufig im Kindes- oder Jugendalter beginnen und zu schweren Behinderungen führen. Meist besteht auch eine geistige Retardierung. Unter den fokalen Dystonien wird je nach Muskelgruppen unterschieden.

- **Torticollis spasmodicus:** Der Torticollis spasmodicus beginnt mit einem Spannungsgefühl im Nacken, über Wochen gefolgt von einer zunehmenden unwillkürlichen Kopfdrehung auf immer die gleiche Seite. Es fällt dem Patienten schwer, sich gegen die ungewollte Kopfdrehung zu wehren, andererseits kann er durch Berühren des Kopfes mit der Hand oder Anlehnen an eine Kopflehne die Drehung unterbrechen. Die Beschwerden führen den Patienten zuerst zum Rheumatologen. Da es sich jedoch nicht um eine simple „Halskehre" handelt, sondern um eine Störung im Gehirn, gelangt der Patient schließlich zum Neurologen. Dieser kann dem Patienten v.a. durch Injektionen von Botulium-Toxin in die überaktiven Muskeln helfen.
- **Blepharospasmus:** Der Patient mit Blepharospasmus klagt über Augenbrennen, Blenden der Sonne und über ein unüberwindbares unwillkürliches Augenzukneifen. Durch dauerndes unge-

wolltes Zukneifen der Augen wird der Patient beim Lesen, Fernsehen oder beim Überqueren der Straße stark behindert. Die Beschwerden führen den Patienten meist zuerst zum Augenarzt. Meistens findet dieser jedoch keine Ursache (wie Bindehautentzündung oder Linsentrübung), welche das Zukneifen der Augen erklären würde. Neurologisch kann dem Patienten durch Injektion von Botulinum-Toxin in die überaktiven Muskeln geholfen werden. Durch die Injektion werden die Beschwerden für mehrere Monate gelindert.

- **Schreibkrampf:** Der Schreibkrampf äußert sich in der Verkrampfung der Hand beim Schreiben, so dass das Schreiben schwer fällt und die Schrift unleserlich wird. Bei anderen Tätigkeiten kommt es zu keinen Verkrampfungen. Daneben können auch Musiker oder Handwerker an Verkrampfungen nur beim Ausführen einer bestimmten, oft durchgeführten Tätigkeit leiden.

Ursachen

Es werden 2 Gruppen von fokalen dystonen Bewegungsstörungen unterschieden:

Am häufigsten sind die sog. *ideopatischen* Dystonien, also solche ohne erklärbar Ursache, für die bisher kein spezifischer Auslöser gefunden wurde. Z.T., insbesondere beim Torticollis spasmodicus, können diese auch vererbbar sein. Die Ausprägung der Symptome zwischen den Generationen sind jedoch sehr variabel.

Die *sekundären* Dystonien bilden die 2., kleinere Gruppe an Dystonien, deren Ursache bekannt sind. Es gibt sehr viele unterschiedliche Ursachen, z. B.:

- Chorea Huntington;
- bestimmte Formen der Parkinson-Erkrankung;
- seltene Stoffwechselerkrankungen, wie Morbus Wilson;
- infektiöse Erkrankungen;
- medikamentös induzierte Dystonien.

Die folgenden Krankheitsbilder sind der Vollständigkeit halber kurz aufgeführt.

- **Chorea:** Mit Chorea werden plötzliche, schnell ausfahrende Bewegungen von Armen und Beinen bezeichnet. Die Ursachen einer Chorea sind vielfältig und reichen von einer (zu behandelnden) Infektion des Gehirns über die Folge eines Hirnschlages bis zur vererbten Chorea Huntington.
- **Hemiballismus und Ballismus:** Unter (Hemi-) Ballismus versteht man abrupte, sehr rasche, proximal betonte, weit ausholende, schleudernde oder wurfartige Bewegungen der Extremitäten, meist im Arm ausgeprägter als am Bein, oft auch mit Beteiligung der Muskeln von Gesicht, Hals und Rumpf. Die anscheinend koordinierten Bewegungen sind jedoch übertrieben und über das Ziel hinausschießend.
  Ursächlich ist eine Störung im Nucleus subthalamicus, meist ischämischer Natur (Schlaganfall).
- **Tourette-Syndrom:** Als Tourette-Störung bezeichnet man eine heterogene neurologische Erkrankung, die durch Tics charakterisiert ist:
  - multiple motorische und ein oder mehrere fokale Tics zu einer Zeit während des Verlaufs der Erkrankung, aber nicht unbedingt gleichzeitig;
  - das mehrmalige Auftreten von Tics während des Tages, praktisch jeden Tag oder intermittierend über einen Zeitraum von mehr als 1 Jahr;
  - der regelmäßige Wechsel in der Anzahl, der Frequenz und der Art sowie der körperlichen Lokalisation der Tics und dem fluktuierenden Verlauf in der Ausprägung der Symptome;
  - Auftreten vor dem 21. Lebensjahr.
  Patienten mit einer Tourette-Störung weisen oftmals eine zusätzliche Zwangsneurose oder als Kinder eine Aufmerksamkeits- und Hyperaktivitätsstörung auf. Ein Zusammenhang zwischen Tourette-Störung, chronischer Tic-Störung und Zwangsneurose ist durch genetische Untersuchung gesichert. Die Assoziation mit psychiatrischen Problemen ist für die Therapie von Bedeutung.
- **Myoklonus und verwandte Syndrome:** Die Myoklonie ist durch unwillkürlich auftretende und blitzartig ablaufende Muskelkontraktionen charakterisiert, vergleichbar einer Muskelzuckung, wie man sie nach elektrischer Reizung erhält. Myoklonien können einen oder mehrere Muskeln betreffen, symmetrisch oder asymmetrisch verteilt sein und rhythmisch oder irregulär auftreten. Es lassen sich Ruhe- und Aktionsmyoklonien unterscheiden.
  Vorwiegend auslösend wirken optische Reize und Bewegungsintentionen; die Lokomotion kann sowohl auslösend als auch hemmend auf die Myoklonie wirken. Durch psychische Belastung lassen sich Myoklonien häufig unspezifisch aktivieren. Dabei kann die zugrundeliegende Funktionsstörung auf allen Ebenen des zentralen motorischen Systems liegen (Kortex, Basalganglien, Hirnstamm, Rückenmark). Auf der einen Seite besteht bei den Koordinaten Myoklonien ein fließender Übergang zu den Epilepsien (Myo-

klonusepilepsie; simultane Registrierung von EEG und EMG stets sinnvoll!), auf der anderen Seite bei den spinalen Myoklonien zu sonstigen spinalen Enthemmungsphänomenen. Myoklonien können isoliert oder im Rahmen anderer neurologischer Syndrome auftreten; die Ätiologie ist vielfältig und kann hier nicht im Einzelnen dargestellt werden.

- **Athetosen:** Als Athetose bezeichnet man unwillkürliche wurmförmige, langsame Bewegungen, vorwiegend distal an den Extremitäten. Typische Ursache ist ein perinataler Hirnschaden wie der Icterus neonatorum (Neugeborenen-Gelbsucht). Übergänge zu den Dystonien und zu choreatischen Störungen sind fließend.

12.5.1 Physiotherapeutische Untersuchung von Patienten mit einer Dystonie
Dorothe Wulf

Bewegungsbeobachtung

Bei der Bewegungsbeobachtung von Patienten mit einer Dystonie, fallen zeitweise auftretende und länger anhaltende, unwillkürliche Kontraktionen der quergestreiften Muskulatur, mit z. T. entstellenden und repetitiven Bewegungen, abnormen Haltungen oder bizarren Fehlstellungen von Körperteilen auf. Dystonien können durch äußere Faktoren wie z. B. Stress, emotionale Anspannung und körperliche Aktivität verstärkt werden. Welche unwillkürlichen Bewegungen der Patient macht, wird im Einzelfall beschreibend im Befund dokumentiert.

Ein kennzeichnendes Merkmal von ideopathischen Formen der Dystonien ist der sog. „sensorische Trick" (synonym: „Trick-Manöver", „geste antagonistique"). Dabei handelt es sich um ein Phänomen, welches bei Berührung bestimmter Hautareale eine Linderung der Verkrampfungen und eine deutliche Besserung der Symptomatik zur Folge hat. So führt bei Patienten mit einem Schiefhals (Torticollis spasmodicus, s. o.) allein die Berührung des Kinns und der Wange zu einer Abnahme der unwillkürlichen Muskelkontraktionen und somit zu einer entspannteren Kopfposition. 2/3 aller Patienten mit Schiefhals wenden derartige Tricks an, so Naumann (2001). Der Wirkmechanismus dieser „sensorischen Tricks" ist ungeklärt.

Schmerzen

Bedingt durch die abnormen Haltungen und Fehlstellungen leiden die Patienten unter Schmerzen in der betroffenen Muskulatur und z. T. unter Kopfschmerzen.

Beim spasmodischen Schiefhals (Torticollis spasmodicus) ist die gesamte Halsmuskulatur, besonders der M. sternocleio mastoideus, schmerzhaft verspannt.

Muskulatur

Die dauerhaft angespannte Muskulatur verkürzt im Krankheitsverlauf und kann zu Gelenkeinschränkungen führen.

12.5.2 Physiotherapeutische Behandlung von Patienten mit einer Dystonie

Ziele und Maßnahmen

- Schmerzlinderung;
- Gelenkbeweglichkeit erhalten/verbessern;
  - Wärmeanwendungen: Fango, heiße Rolle, medizinische Entspannungsbäder, Rotlicht etc.;
  - Elektrotherapie, z. B.: TENS;
  - Muskeldehnung verspannter und verkürzter Muskulatur;
  - Erlernen von Entspannungstechniken, z. B. Atemtechniken oder progressive Muskelentspannung nach Jacobsen, Feldenkrais;
  - Massage mit leichten Ausstreichungen, ohne stimulierenden Reiz für die Muskulatur;
  - Anwendung „sensorischer Tricks";
- Verbessern motorisch-funktioneller Fähigkeiten/ Übungen zur Haltungskorrektur.

Pharmakologisch wird zur Behandlung der Dystonie, z. B. der zervikalen Dystonie, die Injektionsbehandlung mit Botulinum-Toxin eingesetzt. Das Toxin bewirkt eine Blockierung der cholinergen Innervation an der motorischen Endplatte des injizierten Muskels, was mit einer partiellen Lähmung einhergeht. Einige Tage nach der Injektion beginnt die Wirkung, die bis zu 4 Monate anhalten kann. Innerhalb dieses Zeitfensters sollten Übungen zur Verbesserung der Haltung, bzw. motorisch funktionelles Üben physiologischer Bewegungen intensiv durchgeführt werden.

12.5.3 Weitere Bewegungsstörungen: Tremor und Akinese
Klaus Scheidtmann

Tremor ist die am häufigsten auftretende Bewegungsstörung. Er wird von anderen unwillkürlichen Bewegungsstörungen wie Chorea, Athetose, Ballismus, Ticks und Myoklonus dadurch unterschieden, dass es sich um wiederholende (repetitive), stereotype Bewegungen mit einer bestimmten Amplitude und Frequenz handelt.

> Tremor kann definiert werden als eine unfreiwillige, rhythmische, periodische, mechanische Oszillation eines Körperteils.

Da ein kleinamplitudiger Tremor oft nicht mit dem bloßen Auge erkennbar ist, ist er manchmal durch spezielle Apparaturen sichtbar zu machen.

Eine genaue Diagnose des Tremors ist die Basis einer erfolgversprechenden Behandlung. In **Tab. 12.2** sind die nach dem klinischen Erscheinungsbild unterschiedenen Formen aufgeführt (**Tab. 12.2**).

Physiotherapeutische Untersuchung von Patienten mit einem Tremor
Dorothe Wulf

In der Bewegungsbeobachtung wird der Tremor situationsbezogen dokumentiert. Z.B.: hochfrequenter, feinschlägiger Ruhetremor, während der Bewegung nimmt der Tremor ab, oder die Frequenz des Tremors erhöht sich bei Greifbewegungen kurz vor dem Gegenstand.

Der Tremor tritt häufig kombiniert mit anderen Symptomen auf. Z.B. beim Morbus Parkinson zählt er neben Rigor und Akinese zu den Kardinalsymptomen der Erkrankung.

Die Tremorbehandlung erfolgt im Wesentlichen über eine medikamentöse Einstellung.

> Physiotherapeutische Interventionsmöglichkeiten zur effektiven Tremorbeeinflussung sind bisher nicht bekannt.

Physiotherapeutische Untersuchung von Patienten mit einer Akinese

Akinese: Eine Verlangsamung von Willkürbewegungen mit fortschreitender Abnahme der Bewegungsgeschwindigkeit und Amplitude bei repetiti-

Tabelle 12.2 Erscheinungsformen des Tremor

Klinische Klassifikation	Klinisches Erscheinungsbild	Ursache
Ruhetremor	tritt auf wenn keine willentliche Muskelaktivität vorhanden ist, und die Gliedmaße in vollem Umfang gegen die Schwerkraft unterstützt ist, nimmt typischerweise bei willkürlichen Bewegungen ab	Morbus Parkinson
Aktionstremor	wird durch die willkürliche Einnahme einer bestimmten Körperposition gegen die Schwerkraft ausgelöst	physiologischer Tremor, essentieller Tremor, medikamenten-induzierter Tremor
Intentionstremor	tritt bei Willkürbewegung auf	Morbus Parkinson, Kleinhirnläsionen, primärer Schreibtremor, medikamenten-induzierter Tremor
orthostatischer Tremor	16 Hz, das Stehen wird unsicher, beim Gehen und Sitzen verschwindet er. Die Patienten stehen breitbeinig und gehen aber normal. Nur im EMG diagnostizierbar	nicht tumorbedingte Aquaduktstenose, beim Guillain-Barré-Syndrom, bei pontinen Läsionen und nach Schädeltrauma
psychogener Tremor	betrifft meist nicht die Finger, Amplitude nimmt bei Ablenkung meist ab	psychogene Krankheitsbilder

ven Bewegungen bezeichnet man als Bradykinese. Als Akinese wird der Zustand der Bewegungslosigkeit bezeichnet.

Häufig tritt dieses Symptom in Kombination mit anderen Symptomen auf. Z.B. zählt es neben Rigidität und Tremor zu den Kardinalsymptomen beim ideopathischen Parkinson-Syndrom oder Morbus Parkinson.

Mit einer Prävalenz von 100–200/100.000 Einwohner in Deutschland zählt das ideopathische Parkinson-Syndrom zu den häufigsten neurologischen Erkrankungen (Leitlinien der Deutschen Gesellschaft für Neurologie).

Koordination

Bei der Diadochokinese fällt auf, dass die repetitiven Bewegungen der Hände zunehmend kleiner werden, bis hin zum Bewegungsstillstand.

Tonus

Rigidität: Wächserner Widerstand der Extensoren und Flexoren beim passiven Bewegen.

Bewegungsbeobachtung

Eine Akinesie beeinträchtigt die Durchführung aller motorischen Aktionen. Bewegungen werden nicht mit der notwendigen Amplitude ausgeführt, um z. B. nach einem entfernt gelegenen Gegenstand zu greifen. Hinzu kommt eine verzögerte Bewegungsinitiierung, schnelle Ermüdung bei repetitiven Bewegungen und Schwierigkeiten bei Simultanbewegungen, wie z. B. während dem Gang über den Flur gleichzeitig den Behandlungsplan aus der Jackentasche ziehen. Die Akinesie wird auch beim Sprechen deutlich. Artikulation und Phonation sind gestört.

Kurzzeitige (einige Sekunden) Bewegungshemmung oder Bewegungsstopps während einer Bewegung oder Schwierigkeiten beim Starten einer Bewegung werden als Freezing-Phänomen bezeichnet. Sie treten häufig bei Parkinson-Patienten auf, wenn diese z. B. einen Wechsel von einem breiten Gang in schmale Räume (Türschwelle) vor sich haben. Oder beim Gehen um eine Ecke. Diese plötzlichen auftretenden Episoden, bei denen die Bewegung wie eingefroren wirkt, erschrecken und frustrieren die Betroffenen häufig. Sie beschreiben die Situation, als ob sie Leim unter ihren Füßen hätten, der jegliches Weiterbewegen unmöglich macht.

Gelenkbeweglichkeit

Bedingt durch mangelnde Bewegung und unvollständiges Bewegungsausmaß, kann die Gelenkbeweglichkeit reduziert sein. Dies bezieht sich auch auf die Thoraxbeweglichkeit.

Atem- und Herzkreislauffunktion

Die fixierte Flexionshaltung und die allgemeine Immobilität führen im Verlauf zur Atemdysfunktion und zu herabgesetzter kardiopulmonaler Belastbarkeit.

Physiotherapeutische Behandlung von Patienten mit einer Akinese

In der physiotherapeutischen Behandlung steht die Verbesserung motorisch-funktioneller Fähigkeiten sowie die Prävention und Behandlung von Sekundärschäden an Muskel- /Skelettsystem und kardiopulmonalem System im Vordergrund. Diese Sekundärschäden sind die Effekte pathophysiologischer Mechanismen, Inaktivität und altersbezogene Einschränkungen (Carr, Shephard 2002).

Ziele

- Erhalten oder Verbessern motorisch-funktioneller Fähigkeiten;
- Sekundärschäden vermeiden;
- Verbessern der posturalen Kontrolle und Koordination;
- Erhalten oder Erreichen der Selbstständigkeit und Gangsicherheit;
- Verbessern der Gelenkbeweglichkeit;
- Erhalten oder Steigern der kardiopulmonalen Leistungsfähigkeit.

Im Folgenden wird das Symptom Bradykinese/Akinese im Zusammenhang mit anderen Symptomen am Fallbeispiel einer Patientin mit einem ideopathischen Parkinson-Syndrom beschrieben.

Fallbeispiel: Fr. Rigid, 76 Jahre alt, alleinstehend, ist seit 10 Jahren an Morbus Parkinson erkrankt. Ihr Zustand hat sich seit einigen Wochen verschlechtert, sie ist sturzgefährdet und schafft ihren eigenen Haushalt nicht mehr. Alle Transfers sind unsicher, ebenso das Gehen. Ihr Hausarzt hat sie zur medikamentösen Einstellung in einer Rehabilitationsklinik überwiesen. Es geht um die Entscheidung, ob die Patientin wieder in ihre Wohnung zurück kann oder eine Heimversorgung notwendig wird. In der physiotherapeutischen Untersuchung fiel eine ausgeprägte Bradykinese mit Freezing-Phänomenen (**Abb. 12.39 a–b**) auf. Auffällig war außerdem der rigide Muskeltonus beim passiven Bewegen der Extremitäten und des Rumpfes. Der feinschlägige Ruhetremor („Pillendrehen") der Hände und Finger hatte keine Auswirkungen auf motorisch-funktionelle Fähigkeiten. Der mimische Ausdruck von Fr. Rigid war reduziert (**Abb. 12.40**).

Die gestörte posturale Kontrolle wurde beim Transfer Sitz → Stand deutlich, der ohne Unterstützung nicht möglich war. Die Prüfung der Muskelkraft (MRC) ergab keine Paresen. Alle großen Muskelgruppen der unteren Extremitäten hatten einen Kraftgrad von 4–5. Mit Hilfe eines Rollators konnte

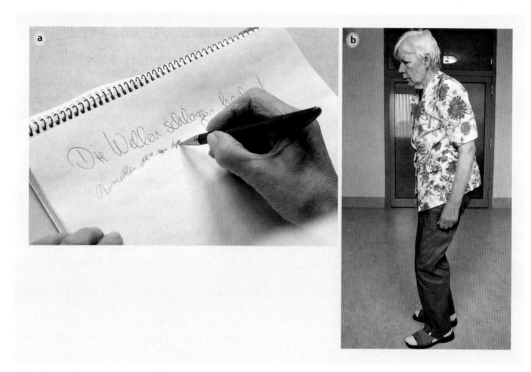

Abb. 12.39 a–b   **a** Die Patientin schreibt den oben stehenden Satz nach. Mitten im Satz stoppt sie die Bewegung („Freezing-Phänomen"). Charakteristisch für Parkinson ist auch die Mikrographie **b** Fr. Rigid geht durch den Raum. Im Bewegungsablauf bleibt sie plötzlich stehen und verharrt für mehrere Sekunden in der Position.

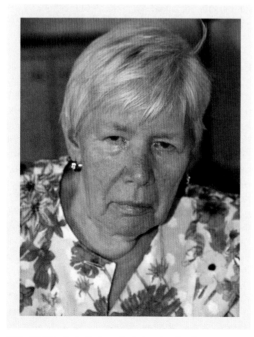

Abb. 12.40   Reduzierter mimischer Ausdruck.

sie aufstehen, jedoch unsicher, zeitverzögert und mit mehreren Bewegungsversuchen. (**Abb. 12.41 a–b**). Ihre Flexionshaltung des gesamten Körpers im Stand ist charakteristisch für Patienten mit Morbus Parkinson: Flexion der Knie-, Hüft- und Ellenbogengelenke, Rumpfflexion, Blick zum Boden. Eingeschränkte Gelenkbeweglichkeit beider Hüftgelenke Extension/Flexion: 0°/20°/140° (**Abb. 12.42**).

Beobachtende Ganganalyse (**Abb. 12.43**): Fr. Rigid hatte Schwierigkeiten, die Gehbewegung zu initiieren. Mit kleinschrittigem, schlurfendem Gang in typischer Flexionshaltung des Rumpfes ging sie einige Schritte frei, stoppte die Bewegung für ca. 5 s beim Richtungswechsel auf der Stelle (Freezing-Phänomen). Der Bewegungsablauf war sehr unsicher. Die maximale Gehstrecke mit dem Rollator lag bei 200 Meter, dann benötigte die Patientin eine Sitzpause. Ungerichtete, unwillkürliche Pulsionen konnte die Patientin beim Gehen mit dem Rollator auffangen.

Beim Treppensteigen wurden die gestörte Bewegungsinitiierung und die reduzierte kardiale Belastbarkeit deutlich. Bereits nach 5 Treppenstufen benötigte sie eine Standpause, sie hatte einen Puls von 100 und war hörbar außer Atem.

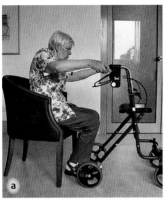
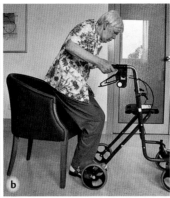

Abb. 12.41 a–b Transfer Sitz → Stand
a Die Patientin benötigt mehrere Versuche um aufzustehen **b** zeitverzögert und mit großer Anstrengung kommt sie in den Stand.

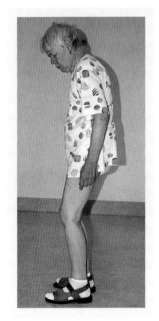

Abb. 12.42
Charakteristische Flexionshaltung des Körpers bei Parkinson-Patienten.

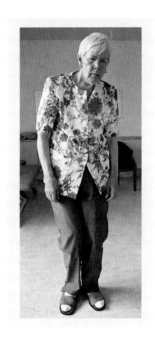

Abb. 12.43
Schlurfender, kleinschrittiger Gang mit Flexionshaltung.

Häusliche Situation: 2-Zimmer-Wohnung im 1. Stock, ohne Fahrstuhl, Treppengeländer an beiden Seiten. Das Wohnzimmer und der Flur sind mit Teppichboden ausgelegt. Zusätzlich liegt eine Teppichbrücke im Flur. Um die Transfers von der Toilette und Badewanne zu erleichtern, wurden vor 2 Jahren Haltegriffe und ein Badewannenlifter installiert.

Das Rehaziel der Patientin ist es, wieder in ihre Wohnung zu kommen und sich dort selbstständig zu versorgen. Sie möchte ihre Einkäufe im ca. 300 entfernten Einkaufszentrum wieder selber erledigen können und auf dem Weg dorthin ihre Nachbarin hin und wieder besuchen. Auch ihrer Freizeitbeschäftigung, Pflege ihrer Balkonpflanzen, möchte sie wieder nachgehen. Zunächst ist der Aufenthalt in einer Rehabilitationsklink für 3 Wochen genehmigt. Die Patientin erhält 4-mal pro Woche 30 min Physiotherapie Einzelbehandlung, 2 bis 3-mal Ergotherapie Einzelbehandlung, 3-mal pro Woche nimmt sie an einer Gruppentherapie „Gleichgewichtstraining" teil, sowie am 2-mal wöchentlich stattfindenden Küchentraining in der Ergotherapie. Zusätzlich hat sie einige Beratungsgespräche beim Sozialdienst der Klinik.

Aufgrund der Fakten, Patientenziel, ärztlichen und therapeutischen Befundergebnissen, Dauer und Intensität der Rehabilitationsmaßnahme wird folgendes Rehabilitationsziel definiert und mit der Patientin besprochen: Wiedererreichen der Selbstständigkeit für die individuelle häusliche Situation, mit Hilfe des Pflegedienstes 1-mal täglich und eines Zivildienstleistenden der kleine Botengänge wie z. B. Einkaufen, Weg zur Post, etc, für sie erledigt. Um das Rehabilitationsziel zu erreichen, werden die in **Tab. 12.3** aufgeführten physiotherapeutischen Ziele für Frau Rigid festgelegt (ICF orientiert):

Fallbeispiel (Fortsetzung): Aufgrund der Gangstörung mit Pulsionsneigungen und dem Wissen über den langsam progredienten Krankheitsverlauf bei Morbus Parkinson, ist ein selbstständiges, sicheres Gehen ohne Hilfsmittel nicht zu erwarten. Der sichere Umgang und das Gehen mit dem Rollator sind die wichtigsten Ziele, um die selbstständige und sichere Gehfähigkeit zu erreichen.

Eine Steigerung der kardiorespiratorischen und muskulären Belastbarkeit in dem Umfang, dass die Patientin wieder selbstständig und sicher einkaufen gehen kann (Gehstrecke insgesamt ca. 700 m), ist prognostisch in dem zur Verfügung stehenden Zeitraum (3 Wochen) nicht zu erwarten. Bei nachweislichen motorisch-funktionellen Verbesserungen während des Rehabilitationsverlaufs, wird einer Ver-

längerung der Rehamaßnahme durch die Kostenträger möglicherweise zugestimmt. Deshalb bleibt die Steigerung der kardiorespiratorischen und muskulären Ausdauer ein Ziel. Ein weiterer Grund für diese Zielsetzung ist, dass eine verbesserte allgemeine Ausdauer auch die Leistungsfähigkeit der Patientin im innerhäuslichen Bereich steigert und die Basis für jegliche körperliche Aktivität ist.

Um die bereits begonnene Kontrakturentwicklung in beiden Hüftgelenken zu stoppen, bzw. wieder rückgängig zu machen sowie die Geheffizienz zu steigern, ist das Erhalten und Verbessern der aktiven Extensionsbeweglichkeit in beiden Hüftgelenken ein therapeutisches Ziel.

Zur Sicherung der Selbstversorgung und auch zur Aufrechterhaltung sozialer Kontakte ist das Üben der Gehfähigkeit im Straßenverkehr äußerst relevant für die Patientin, jedoch innerhalb der zur Verfügung stehenden Zeit nicht das realistisch zu erreichende Ziel. Um Frustrationen über nicht erreichte Ziele zu vermeiden, sollten gemeinsam mit der Patientin realistische Ziele festgelegt werden, die ggf. priorisiert werden, z. B. 1. selbstständiges und sicheres Gehen in der Wohnung, 2. selbstständige Pflege ihrer Balkonpflanzen, 3. selbstständiges und sicheres außerhäusliches Gehen (Besuch der Nachbarin). Das Treppensteigen mit einer Hilfsperson ist wichtig, damit die Patientin hin und wieder in Begleitung des Zivis oder der Verwandten/

Tabelle 12.3 ICF-orientierte Reha-Ziele für Frau Rigid

ICF-Ebene	Ziele
Körperfunktion und -struktur	• Steigern der kardiorespiratorischen Belastbarkeit; • Steigern der muskulären Ausdauer; • Erhalten/Verbessern der aktiven Extensionsbeweglichkeit in beiden Hüftgelenken; • Überwinden des Freezing Phänomens; • Verbessern der posturalen Kontrolle im Stand und Gang.
Aktivitäten und Teilhabe	• sichere, selbstständige Transfers (Toilette, Sessel, Sofa, Stuhl, Bett); • sicherer Umgang mit dem Rollator (Handling, Richtungswechsel, rückwärts, vorwärtsgehen, Hindernisse überwinden ...); • innerhäusliche Gehfähigkeit mit dem Rollator (wechselnder Bodenbelag: Teppichboden, Fliesen, Brücken, Türschwellen, Gang auf den Balkon, einschließlich Dual-Task-Fähigkeiten wie z. B. Gehen und sich gleichzeitig mit jemanden unterhalten oder einen Gegenstand tragen und gleichzeitig gehen); • eine Etage Treppensteigen, mit einer Person zur Sicherung; • Sturzprävention.
Partizipation	• Durchführen von Aufgaben und Handlungen in der alltäglich üblichen Umgebung der Patientin, wie z. B. selbstständiger und sicherer Toilettengang, Körperpflege, Essenkochen, Gehen in der Wohnung und auf dem Balkon, Treppensteigen, Balkonpflanzen pflegen ...
Kontextfaktoren	• Hilfsmitteleinsatz: Rollator; • Berücksichtigen und Einbeziehen von Pflegedienst und Zivildienstleistenden (Initiierung erfolgt durch den Sozialdienst); • Anpassen der innerhäuslichen Umgebung/Wohnungseinrichtung

Freunde ein paar Schritte vor die Haustüre machen kann.

Sturzprävention: Umweltfaktoren, wie z. B. Stolperkanten oder ungenügendes Licht im Korridor können Stürze provozieren. Ein Informations- und Beratungsgespräch (siehe unten) hat das Ziel auf potentielle Gefahrenquellen aufmerksam zu machen, welche die Patientin daheim selbständig beseitigen, bzw. verändern kann.

Maßnahmen

Arm- und/oder Bein-Ergometertraining und medizinische Trainingstherapie zur Steigerung der muskulären und kardiopulmonalen Leistungsfähigkeit. Dabei ist auf ein hohes Maß an Übungen für die Rumpf- und Extremitätenextension zu achten.

Laufbandtherapie: siehe Kapitel 6 Motorisches Lernen.

Rhythmisch-akustische Stimulation: Es ist bekannt, dass Musik einen positiven Effekt auf die Psyche und auf Emotionen beim Menschen bewirken kann. Außerdem wirken Musik, bzw. rhythmische Taktgeber, wie z. B. ein Metronom, synchronisierend in Bezug auf die zeitliche Schrittsymmetrie und die Variabilität der EMG-Muster der unteren Extremität bei Gesunden. Ähnliche Ergebnisse fanden auch McIntosh (1994) und Thaut (1996) bei der Untersuchung von Parkinson-Patienten heraus. Unter Verwendung eines Metronoms stellten sie fest, dass die Schrittfrequenz der Patienten höher war, wenn sie ein Metronom als Taktgeber verwandten, im Gegensatz zu der initialen, niedrigen Schrittfrequenz. Thaut stellte weiter fest, das neben dem zeitlichen Gangparameter Schrittfrequenz auch kinematische Parameter wie die Schrittlänge durch die externe Taktgebung verbessert wurden (siehe Kapitel 6 Motorisches Lernen).

Muskeldehnung:
- Post-isometrische, aktive oder statische Dehnungen verkürzter oder zur Verkürzung neigender Muskulatur (**Abb. 12.44**);
- Anleiten zum selbstständigen Dehnen (**Abb 12.45 a–d**).

Repetitives Üben motorisch-funktioneller Fähigkeiten, wie z. B. Transfer Sitz → Stand oder Lagewechsel, oder das Gehen unter unterschiedlichen Bedingungen (außer Haus, schräge Ebenen, unterschiedlicher Untergrund, Distanzen steigern etc.), einschließlich Treppensteigen.

Beratung und Informationsgespräche, ggf. auch mit den Angehörigen.

Hilfen beim Freezing-Phänomen

Folgende Checkliste informiert über mögliche Hilfen und nennt Tipps und praktische Übungen.

> *In der Physiotherapie werden einige dieser Tricks zur Überwindung von Freezing-Phänomenen ausprobiert. Der wirksamste Trick sollte repetitiv geübt werden, bis er routiniert angewendet werden kann.*

Informationen zur Sturzprävention

Beim Besprechen der häuslichen Situation sollen potenzielle Gefahrenquellen identifiziert werden. Dazu gehören z. B. Teppich-Brücken, Teppichböden, Türschwellen etc. Der Patient erhält Tipps zur Vermeidung von Stürzen. Was kann z. B. zur Seite geräumt werden, wo kann man sich sicher festhalten, abstützen usw.

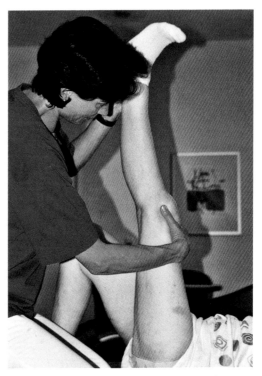

Abb. 12.44 Adaptierte Dehnung der ischiokruralen Gruppe links, mit angestelltem Bein rechts. Die Patientin tolerierte eine Streckung des rechten Beines nicht.

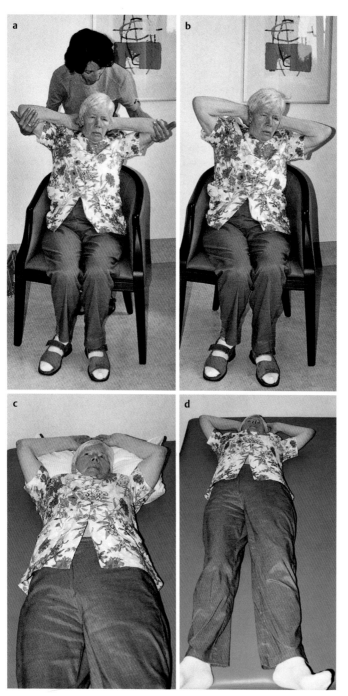

Abb. 12.45 a–d Anleitung zum selbstständigen Dehnen **a** die Therapeutin zeigt Fr. Rigid die Bewegungsrichtung beim Dehnen der Rumpfflexoren und Schulteradduktoren **b** die Patientin wird aufgefordert, die Bewegung selbstständig durch zu führen. Ob die Bewegungsdurchführung korrekt ist, kann nun durch den Therapeuten erkannt und ggf. korrigiert werden. **c** Um der flektierten Körperhaltung entgegen zu wirken, werden der Patientin Lagerungsmöglichkeiten in Extension gezeigt. Hier mit einem Kissen, um die Arme entspannt darauf lagern zu können. **d** Steigerung der Dehnungswirkung durch eine Lagerung ohne Kissen.

Bei bestehender Sturzgefahr ist ein Beratungsgespräch über das Tragen eines Hüftprotektors zur Prävention einer Oberschenkelhalsfraktur nach einem Sturz.

Heimprogramm

- Informieren über die Notwendigkeit regelmäßiger motorischer Anforderungen zur Vermeidung von Sekundärschäden;
- Vorteile des Trainings verdeutlichen und anleiten zum selbstständigen Training durch individuell ausgewählte Übungen zur Muskeldehnung und Kräftigung;
- auf regelmäßige, aktive Freizeitbeschäftigungen hinweisen, z. B. 2 bis 3-mal/Woche schwimmen, verabreden mit Freunden zum täglichen Spaziergang, eine neue Sportart lernen, z. B. Golf oder Tanzen;
- Kontaktadresse für Selbsthilfegruppen und/oder spezifischen Sportgruppen vermitteln.

Übungsbeispiele für eine Gruppentherapie mit Parkinson-Patienten

Sitz auf einem Stuhl:
- Nach vorn rutschen an die Stuhlkante, abwechselndes Strecken der Arme Richtung Decke, vergleichbar mit dem Rekeln am Morgen. Dabei tief ein- und ausatmen, gähnen, die Augen aufreißen und wieder entspannen;
- Fortsetzen der Stimulation der mimischen Muskulatur: mit dem vorderen Drittel der Hände und leichtem Druck über die Wangen, von innen nach außen streichen, anschließend leicht auf die Wangen klatschen, alternierend oder gleichzeitig mit beiden Händen; alternierend die gesamte Hand von unten nach oben durch eine Gesichthälfte streichen; Übungen aus dem Trainingsprogramm bei der Fazialislähmung (S. 181) durchführen; Laute „a, e, i, o, u" laut sprechen oder mit unterschiedlicher Melodie singen;
- Rumpfextension fördern: alternierende oder symmetrische Greifübungen zur Decke, nach rechts, links, in die Mitte und diagonal; mit verbundenen Händen, z. B.: Hände falten, eine 8 senkrecht oder waagerecht in die Luft schreiben, Bälle oder anderes Therapiematerial über Kopf oder hinter dem Rücken an den Partner weitergeben. Richtungen auf Zuruf plötzlich ändern; beide Hände hinter dem Kopf falten, die Ellenbogen ziehen gleichzeitig rhythmisch nach hinten und werden für einige Sekunden hinten gehalten; alternierende Schwungübungen seitlich am Stuhl, die Bewegungen in kleinen Schritten

Checkliste

Position ändern	• Versuchen Sie Ihre Position, in der Sie verharrt sind, zu korrigieren, verändern Sie die Fußposition, versuchen Sie die Füße einzeln einige Zentimeter zu bewegen und versuchen Sie anschließend, die Bewegung fortzusetzen.
Taktile und verbale Anweisungen vermeiden	• Als Helfer, z. B. Angehöriger oder Pflegepersonal, widerstehen Sie der Versuchung zu viel Hilfe, taktil oder verbal zu geben, Anweisungen verunsichern den Betroffenen und verstärken die Situation.
Gewicht verlagern	• Versuchen Sie, das Gewicht aktiv von einem Fuß auf den anderen zu verlagern, beugen Sie ihre Kniegelenke leicht, heben Sie die Zehen vom Boden ab und machen einen Schritt nach vorn.
Eigene taktile Reize setzen	• Versuchen Sie, das Gewicht aktiv von einem Fuß auf den anderen zu verlagern, beugen Sie ihre Kniegelenke leicht, heben Sie die Zehen vom Boden ab und machen einen Schritt nach vorn.
Zählen und los	• Zählen Sie 1, 2, 3 oder rechts – links – rechts und gehen los.
Über einen imaginären Stock steigen	• Stellen Sie sich einen Stock vor, der direkt vor Ihren Füßen liegt, heben Sie ihren Fuß an, als wollten Sie den Stock übersteigen.
Armschwung der Begleitperson nutzen	• Wenn jemand neben Ihnen geht, nehmen Sie seinen Arm und folgen Sie dem Rhythmus vom Armschwung.
Blick in die Ferne	• Wenn Sie Schwierigkeiten haben, ohne zu stoppen in einen Fahrstuhl einzusteigen, oder über eine Türschwelle zu gehen, dann richten Sie Ihren Blick in die Ferne, nicht auf den kurzen Weg in die Tür.

immer größer werden lassen, bis die Arme senkrecht zur Decke zeigen;

- Bewegungsamplitude im Knie- und Sprunggelenk steigern: alternierend die Unterschenkel nach vorn und hinten strecken, über den Boden ziehend oder frei schwebend. Dabei auf das volle Bewegungsausmaß achten. Rhythmisch alternierende Fußbewegungen in die Dorsalextension/Plantarflexion. Akustische Hilfen, z. B. die Rhythmusvorgabe durch ein Metronom, verbale Rhythmusvorgabe oder durch einen klar erkennbaren musikalischen Rhythmus, bzw. Takt (Marschmusik o. ä.) hilft den Patienten, das Bewegungstempo aufrecht zu erhalten und die Rigidität zu überwinden; hohe Schritte auf der Stelle repetitiv mit wechselndem Tempo durchführen;
- Dual-Task-Fähigkeit fördern: die Patienten werden aufgefordert ein Lied zu singen oder zu pfeifen und gleichzeitig einen oder mehrere Bälle herumzugeben;
- Dehnübungen im Sitzen für die obere und untere Extremität: z. B. zur Dehnung der dorsalen Beinmuskulatur, ein Bein nach vorn ausgestreckt auf die Ferse stellen, den Oberkörper aufrichten und mit extendiertem Rumpf nach vorne lehnen.

> *Der Einsatz visueller und akustischer Hilfen beim Üben unterstützt die Bewegungsausführungen des Patienten und verbessert die Bewegungsparameter, wie z.B: Bewegungsinitiierung, Bewegungsamplitude und das Tempo!*

Behandlungsdauer

Eine Dauerbehandlung von Parkinson-Kranken ist unumgänglich, da die Therapieeffekte meistens nur kurz anhalten. Sensorische Stimuli während der Therapie können die Therapieeffekte länger erhalten, so das Ergebnis von Marchese (2000). Er untersuchte 20 Parkinson-Kranke in einem frühen Krankheitsstadium. Alle erhielten das gleiche Übungsprogramm. Bei 10 Patienten wurde jedoch ein sensorischer Reiz eingebaut. Z. B. wurden sie aufgefordert, mit geschlossenen Augen Körperpositionen zu erspüren, sich selbst beim Bewegen im Spiegel zu betrachten, beim Gehen auf die Taktsignale eines Metronoms zu achten und bei Koordinationsübungen auf die Durchführung einer 2. Aufgabe zu achten (Dual-Task), z. B. Training auf einem Schaukelbrett und gleichzeitig mit dem Zeigefinger eine Zahl in die Luft schreiben. Beide Gruppen verbesserten sich, der UPDRS-Score erniedrigte sich gleichermaßen. Bei einer Kontroll-

untersuchung nach 6 Wochen konnte nur noch die Gruppe, die mit zusätzlichen sensorischen Stimuli behandelt wurde, einen nachweisbaren Trainingseffekt vorweisen. Vor allem Bradykinese und Haltungsstabilität profitierten langanhaltend vom Training.

> *Sensorische Stimuli während der Behandlung fördern die Langzeiteffekte der Therapie!*

On-Off-Phasen

Lässt die Wirkung von Levodopa (wichtigste Wirkstoffe zur Behandlung der Parkinson-Krankheit) im Tagesverlauf nach, dann nimmt die Bradykinese wieder zu und auch andere Krankheitssymptome können sich verstärken. Diese Effekt, der auf eine Verkürzung des medikamentösen Wirkzeitraums zurück zu führen ist, wird „Off-Effekt" genannt.

Ist der Patient in einer On-Phase, dann können überschießende, hyperkinetische Bewegungen auftreten.

Literatur

Agre JC, Rodriguez AA. Intermittent isometric activity: Its effect on muscle fatigue in post-polio patients. Arch Phys Med Rehabil. 1991;72:971–75.

Beckers D, Buck M. PNF in der Praxis. 1. korr. Nachdruck; Berlin: Springer; 1990.

Dalakas MC, Illa I. Post-polio syndrome: Concepts in clinical diagnosis, pathogenesis, and etiology. In: Rowland LP, eds. Advances in Neurology: Amyotrophic lateral sclerosis and other motor neuron diseases. New York: Raven Press 1990.

Daviet J, Preux P, Salle J, Lebreton F, Munoz M, Dugognon P, Pelissier J, Perrigot M. Clinical Factors in the prognosis of complex regional pain syndrome type I after stroke. A prospective study. Am J Phys Med and Rehabil. 2002;81,1:34 (30 % Handsyndrom).

Dettmers, C.; Stephan K. M., Rintjes M., Fink G. R.: Reorganisation des motorischen kortikalen Systems nach zentraler oder peripherer Schädigung. Neurol. Rehabil 3 (1996) 137–148.

Duus P. Neurologisch-topische Diagnostik. Stuttgart: Thieme; 1995.

Edwards S. Neurological Physiotherapy: A Problem-Solving Approach. Philadelphia: Churchill Livingstone; 2001.

Faghir PD, Rogers MM, Glaser RM, Bros JG, Ho C, Akuthota P. The effects of functional electrical stimulation on shoulder subluxation, arm function recovery and shoulder pain in hemiplegic stroke patients. Arch Phys Med Rehabil. 1994;74:73–79.

Freivogel S. Motorische Rehabilitation nach Schädelhirntrauma. München: Pflaum; 1997.

Gamble G, Barberan E, Laasch H, Bowsher D, Tyrrel P, Jones A. Poststroke shoulder pain: a prospective study of the association and risk factors in 152 patients from a consecutive cohort of 205 patients presenting with stroke. Eur. J. Pain. 2002;6:467 (Hälfte hat Schulterschmerzen und Aufmerksamkeit bei Handling).

Gittins J, Martin K, Sheldrik J, et al. Electrical stimulation as a therapeutic option to improve eyelid function in chronic facial nerve disorders. Invest Ophthalmol Vis Sci. 1999;40:547.

Goldstein LB. Common drugs may influence motor recorery after strokes. The Sygen in Acute Stroke Study Investigators. Neurology. 1995;45,5:865–871.

Gutmann E, Gutmann L. Effect of galvanic exercise of denervated and reinnervated muscles in the rabbit. Journal f Neurology Neruosurgery Psychiatry. 1944;7:7.

Harburn KL, Potter PJ. Spasticity and contractures. Philadelphia: Hanley & Belfus;1993:113.

Hummelsheim H. Neurologische Rehabilitation. Berlin: Springer;1998.

Jackson, J.H.: On the anatomical and physiological localisation of movements in the brain. In: J. Taylor (Ed.): Selected writings of John Hughlings Jackson. Basic Books, N.Y. (1873/1958).

Junqueira LC u.a. Histologie. Berlin: Springer; 2001.

Kaick S. Evidenzbasierte Diagnostik und Therapie. Schulter-Hand-Syndrom bei Hemiparese-Patienten. Physiopraxis. 2003;3:24.

Kraft WE. Dehnen, aber richtig! physiopraxis. 2003;6:32.

Kriz JL, Jones DR, Speier JL et al. Cardiorespiratory responses to upper extremity aerobic training by postpolio subjects. Arch Phys Med Rehabil. 1992;73:49.

Leitlinien der deutschen Gesellschaft für Neurologie: siehe: http://www.dgn.org/55.0.html.

Mai N, Bolsinger P, Avarello M. Control of isometric finger force in patients with cerebellar disease. Brain. 1988; 111:973–998.

Mehrholz J. Tonus, Muskeltonus und spastisches Syndrom: Begriffschaos und der Versuch einer Neuordnung. Krankengymnastik – Zeitschrift für Physiotherapeuten. 2003;55,1:26–31.

Messina G, Dattola R, Girlanda P. The crush of the sciatic nerve: a classical and useful experiment model in the study of denervation and reinnervation. Its utilisation to evaluate the effects of electrotherapy on denervated muscles in rabbits. In: Caruso G, Ludin HP. Swiss Italian Meeting, Capri 1980. Huber: Bern.

Mucha C, Behr AM, Zysno EA. Klinische Untersuchungen zur Effizienz der Kombinationstherapie mit Elektrothe-

rapie-Verfahren bei der Übungsbehandlung der Peronäus-Parese. Zeitschrift für Phys. Med Baln Med Klein. 1983;12:307.

Rand D, Weiss PL, Gottlieb D. Does Proprioceptive Loss Influence Recovery of the Upper Extremity After Stroke? Neurorehabilitation and Neural Repai.r 1999;13:15–21.

Roy C, Sands M, Hill L, Harrison A. Shoulder Pain in Acutely Admitted Hemiplegics. Clinical Rehabilitation 1994;8:334 (18% Ruheschmerz und Hälfte schmerzhafte Schulterschmerz).

Schomacher J. Manuelle Therapie. 2. Auflage. Stuttgart: Thieme; 2001.

Slater H. Vegetatives Nervensystem. In: van den Berg F. (Hrsg.). Angewandte Physiologie. Band 3. Therapie, Training, Tests. Stuttgart: Thieme; 2001.

Targan RS, Alon G, Kay SL. Effect of long-term electrical stimulation on motor recovery and improvements of clinical residuals in patients with unresolved facial nerve palsy. Otolaryngol Head Neck Surg. 2000; 12:246.

Thiemens U. Krankengymnastik. In. Jerusalem, F, Zierz, St, Hrsg. Muskelerkrankungen. Klinik, Therapie, Pathologie. Stuttgart, New York: Thieme; 1991.

Turner-Stokes L, Jackson D. Shoulder pain after stroke: a review of the evidence base to inform the development of an integrated pathway. Clin Rehab. 2002;16:276.

Wissel J., Benecke R., Erbguth F., Heinen F., Gost W., Naumann M., Reichel G.: Konsensus-Statement zur fokalen Behandlung der Spastizität mit Botulinumtoxin. Arbeitskreis Botulinumtoxin e.V. der DGN. Neurol. Rehabil 2003, 9, 242–243.

Akinese

Leitlinien zu Parkinson: http://www.dgn.org/168.0.html

R. Marchese. The role of sensory cues in the rehabilitation of Parkinsonian patients: a comparison of two physical therapy protocols. Movement Disorders. 2000;15: 879–883.

Ataxie

Brown SH, Hefter H, Mertens M. Disturbance in human arm movement trajectory due to mild cerebellar dysfunction. Journal of Neurology, Neurosurgery and Psychiatry. 1990;53:306–313.

Carr J, Shepherd R. Neurological Rehabilitation: optimizing motor performance. Oxford: Butterworth-Heinemann 2002.

13 Schmerzsyndrome

Schmerz ist immer subjektiv!

*Schmerz mit der visuellen
analog Skala messen*

*Thalamusschmerz
gehört zu den am
schwierigsten zu
behandelnden Schmerzen*

13 Schmerzsyndrome

13.1 Was ist Schmerz?
Klaus Scheidtmann

Schmerz ist eine unangenehme, emotionale Erfahrung, die jeder Mensch, z. B. durch Gewebeverletzungen, seit Lebensbeginn mehrfach mit unterschiedlicher Intensität, erlebt hat. Schmerzen sind für das menschliche Erleben von zentraler Bedeutung.

„Alles, was von den Menschen getan und gedacht wird, gilt der Befriedigung gefühlter Bedürfnisse, sowie der Stillung von Schmerzen." Diese Worte von Albert Einstein kennzeichnen die zentrale Bedeutung, die Schmerzen für das menschliche Erleben haben.

Schmerzen entstehen durch Reize, die mechanischer, thermischer, elektrischer oder chemischer Natur sein können. Dabei werden die Empfindungen über Schmerzrezeptoren, bei denen es sich meist um so genannte freie Nervenendigungen handelt, in das zentrale Nervensystem übermittelt. Der Schmerzreiz erreicht das zentrale Nervensystem als zunächst „wertfreies Signal" und wird dort zu einer unangenehmen Empfindung verarbeitet, um eine Folgereaktion auszulösen, die zur Schmerzvermeidung führen soll.

Schmerzen können jedoch auch direkt am Rückenmark durch eine abnorme Erregbarkeit von Nervenzellen entstehen. Ein Beispiel hierfür ist der sogenannte Phantomschmerz, der nach Amputation von Körperteilen auftreten kann.

Je nach Entstehungsort unterscheidet man den

- *somatischen* Schmerz, der sich an der Oberfläche, also z. B. auf der Haut oder auch in der Tiefe abspielen kann. Bei den Tiefenschmerzen können die Muskulatur, die Gelenke oder die Knochen beteiligt sein. Auch Kopfschmerzen zählen hierzu. Der Oberflächenschmerz ist meist gut lokalisierbar, wogegen der Tiefenschmerz in die Umgebung ausstrahlen kann und da häufig schwer zuzuordnen ist.
- *viszeralen* Schmerz, der auch als Eingeweideschmerz bezeichnet wird. Er tritt bei einer Dehnung der Bauchorgane, bei Krämpfen der Eingeweidemuskulatur, bei einer Mangeldurchblutung der Organe oder bei entzündlichen Erkrankungen auf.

Je nach der Dauer wird zwischen *akutem* und *chronischem* Schmerz unterschieden.

- *Akute* Schmerzen dauern nur eine kurze Zeit an und können als eine Art Warnsignal des Körpers verstanden werden. Sie signalisieren eine Gefährdung des Körpers, z. B. durch Verletzung oder bestimmte Krankheitsprozesse, die im Körper stattfinden. Bei akuten Schmerzen kann in der Regel ein auslösender Reiz gefunden werden, der Schmerz ist gut lokalisierbar und klingt nach Beendigung der Reizung zumeist innerhalb von Sekunden bis Wochen wieder ab. In solch einem Fall hat besitzt der Schmerz noch eine klare Warn- bzw. Schutzfunktion und löst Verhaltensreaktionen zur Beseitigung oder Vermeidung der Schmerzursache aus.
- *Chronische* Schmerzen dagegen, die z. B. als Rückenschmerzen oder Tumorschmerzen dauerhaft auftreten können, haben keine warnende oder schützende Funktion, sondern können sogar ein eigenes Krankheitsbild darstellen.

13.2 Komplexes regionales Schmerzsyndrom Complex regional pain syndrome (CRPS)
Dorothe Wulf

Ursächliche Erkrankungen, Formen und Verlauf

In der Neurologie begegnen Physiotherapeuten häufiger dem komplexen regionalen Schmerzsyndrom. Charakteristisch für das CRPS ist der nach einem schädigenden Ereignis (z. B. Fraktur, Hirninfarkt) (siehe **Abb. 13.1**) regionale Schmerz in den Extremitäten, besonders distal. Schmerzdauer und Intensität übersteigen den zu erwartenden klinischen Verlauf. Der progressive Verlauf geht mit motorischen, autonomen und sensorischen Störun-

Mechanismus von sympathischer Reflexdystrophie (SRD)

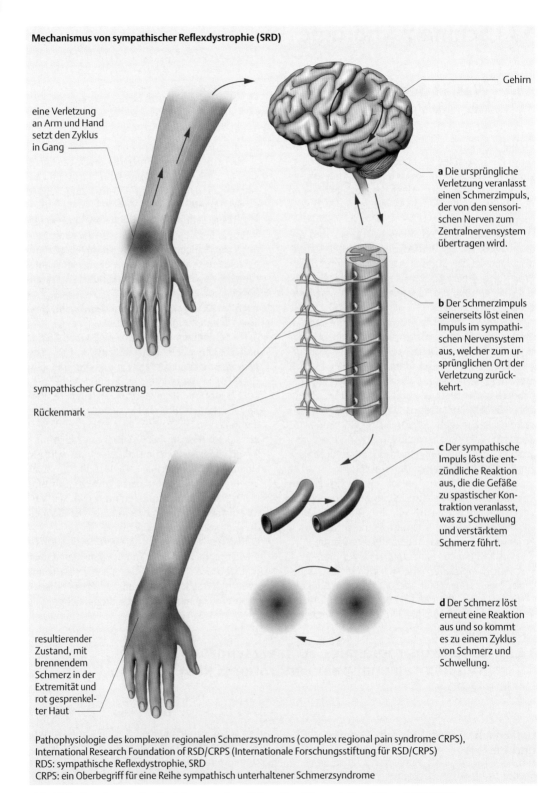

eine Verletzung an Arm und Hand setzt den Zyklus in Gang

Gehirn

a Die ursprüngliche Verletzung veranlasst einen Schmerzimpuls, der von den sensorischen Nerven zum Zentralnervensystem übertragen wird.

sympathischer Grenzstrang

Rückenmark

b Der Schmerzimpuls seinerseits löst einen Impuls im sympathischen Nervensystem aus, welcher zum ursprünglichen Ort der Verletzung zurückkehrt.

c Der sympathische Impuls löst die entzündliche Reaktion aus, die die Gefäße zu spastischer Kontraktion veranlasst, was zu Schwellung und verstärktem Schmerz führt.

resultierender Zustand, mit brennendem Schmerz in der Extremität und rot gesprenkelter Haut

d Der Schmerz löst erneut eine Reaktion aus und so kommt es zu einem Zyklus von Schmerz und Schwellung.

Pathophysiologie des komplexen regionalen Schmerzsyndroms (complex regional pain syndrome CRPS), International Research Foundation of RSD/CRPS (Internationale Forschungsstiftung für RSD/CRPS)
RDS: sympathische Reflexdystrophie, SRD
CRPS: ein Oberbegriff für eine Reihe sympathisch unterhaltener Schmerzsyndrome

Abb. 13.1 Komplexes regionales Schmerzsyndrom (International Research Foundation of RSD/CRPS).

gen einher. Kinder und Erwachsene jeden Alters können CRPS entwickeln. Frauen sind häufiger von diesen Schmerzzuständen betroffen, als Männer (vgl. Slater 2001:506 ff).

Es werden 2 Typen unterschieden:
- CRPS Typ I: (Synonym: Morbus Sudeck, sympathische Reflexdystrophie, Algodystrophie, Schulter-Hand-Syndrom, Reflex Sympathic Dystrophy (RSD), Post Traumatic Dystrophy);
- CRPS Typ II: (Synonym: Kausalgie).

Beim Typ I geht eine Schädigung im Bereich der Weichteilgewebe und/oder Knochen voraus oder es bestand ein Grund für eine längere Ruhigstellung der Extremität, *ohne* eine definierte Nervenläsion.

Der Typ II entsteht als Folge einer definierten Läsion eines Nerven. Diese Erkrankung tritt meist nach nur geringfügigen Verletzungen oder Operationen auf. In vielen Fällen geht eine längere Ruhigstellung voraus. Auch im Rahmen einer schweren Parese des Armes kann es zu diesem Krankheitsbild kommen, welches dann im Speziellen als Schulter-Arm-Syndrom bezeichnet wird.

Eine körperliche Ursache der Erkrankung konnte bisher nicht nachgewiesen werden. Es gibt jedoch verschiedene Theorien zu ihrer Entstehung:
- Störung in der Schmerzweiterleitung;
- überschießende Reaktion des Sympathikus.

13.2.1 Physiotherapeutische Untersuchung
Dorothe Wulf

Anamnese

Im Vordergrund des komplexen regionalen Schmerzsyndroms stehen andauernde, tiefe und brennende Schmerzen als Folge einer vorangegangenen lokalen Verletzung. Schmerzen entstehen bereits durch normalerweise nicht schmerzauslösende Reize (Allodynie), wie z.B. Kleidung auf der Haut, leichter taktiler Druck durch Berührung, kühler Windzug. Repetitives Klopfen auf das Areal steigert den Schmerz mit jeder Berührung. Stoppt der Reiz dauert der Schmerz weiter an. Die Schmerzen nehmen bei emotionalem Stress und körperlicher Aktivität zu.

Sicht- und Tastbefund

Funktionseinschränkungen

Für den Befund der Funktionseinschränkungen gibt es verschiedene Stadien (**Tab. 13.1**).

Bewegungsbeobachtung

Bedingt durch die unerträglichen Schmerzen, bewegt der Betroffene die Extremität kaum oder gar nicht mehr. Der Therapeut muss herausfinden, welche Bewegungen die Schmerzen verstärken oder lindern, um später in der Therapie darauf eingehen zu können.

Die International Research Foundation for RSD/CRPS schreibt in ihren klinischen Leitlinien, dass die Stadieneinteilung des CRPS ein „sterbendes Konzept" sei. Der Verlauf der Erkrankung scheint so wenig vorhersehbar, dass eine Stadieneinteilung keine Hilfe für die Behandlung von CRPS sei. Hinzu kommt, dass die klinischen Symptome in den einzelnen Stadien nicht im Einzelfall bei jeder Person vorliegen. Die Übergänge der Stadien sind fließend und nicht eindeutig voneinander zu trennen. Die Geschwindigkeit des Krankheitsverlaufs variiert individuell.

Die Krankheitsdauer des CRPS ist unterschiedlich. In milden Fällen dauert es einige Wochen bis die Symptome rückläufig sind. In vielen Fällen jedoch dauert der Schmerz über Jahre an. Manche Betroffenen zeigen abwechselnd Remissionsphasen und Phasen der Verschlechterung. Eine Remission kann Wochen, Monate oder Jahre dauern.

■ *Schmerz ist immer subjektiv!*

Das CRPS kann beide Geschlechter betreffen. Frauen, besonders junge Mädchen, sind häufiger betroffen als Männer.

Mögliche Verletzungsursachen, die dem CRPS vorausgehen:
- traumatische Verletzungen;
- Herzinfarkt;
- zervikale Rückenmarksverletzungen;
- zerebrale Läsionen;
- Z.n. chirurgischen Eingriffen;
- wiederholte Traumata, z.B. nach wiederholtem oder andauerndem Karpaltunnelsyndrom.

Tabelle 13.1 Stadieneinteilung (International Foundation for RSD/CRPS)

Stadium	Symptome
I	• starke Schmerzen, begrenzt auf die Seite der Verletzung; • zunehmende Empfindlichkeit der Haut bei Berührung und leichtem Druck (Hyperästhesie); • lokale Schwellung; • Muskelkrämpfe; • Steifigkeit und eingeschränkte Beweglichkeit; • zu Beginn ist die Haut warm, rot und trocken, später bläulich-zyanotisch sowie kaltschweißig; • Hyperhydrosis (übermäßiges Schwitzen) • bei leichten Fällen dauert dieses Stadium einige Wochen, es kommt zum spontanen Abflauen der Symptome oder zur rapiden Reaktion auf die Therapie
II	• die Schmerzen steigern sich und werden diffuser; • das Ödem breitet sich aus und kann sich vom weichen Typ zum harten entwickeln; • die Haare wachsen lokal zunächst kräftig, später spärlich. Nägel wachsen anfangs schnell, später langsamer, sie werden spröde, brüchig und zeigen Rillen; • Entkalkungsflecken werden auf dem Röntgenbild sichtbar, die im Verlauf zunehmen und sich diffus ausbreiten; • beginnende Muskelatrophie
III	• Muskelatrophie, z. T. irreversibel; • bei einigen Patienten ist der Schmerz hartnäckig und kann auch die nicht betroffene Extremität mit ein beziehen • eine geringe Anzahl Betroffener hat eine generalisierte Form des RSD entwickelt, bei dem der gesamte Körper betroffen ist

13.2.2 Physiotherapeutische Behandlung

Grundlage therapeutischer Maßnahmen bei der Behandlung des CRPS ist die Vorstellung, dass die abnormen Reaktionen des sympathischen Nervensystems als ein möglicher pathophysiologischer Mechanismus (siehe **Abb. 13.1**) zu durchbrechen sind (Deutsche Gesellschaft für Physikalische Medizin und Rehabilitation).

> Ziele sind: Wiederherstellen der ADL-Fähigkeit, Schmerzen zu lindern und das Erhalten und Verbessern der Gelenkbeweglichkeit.

Maßnahmen

ADL Fähigkeiten wieder herstellen

Das primäre Ziel der Physiotherapie, so die International Research Foundation of CRPS, sollte die Anleitung zur Selbstständigkeit im Bereich der ADLs sein. Der Patient muss lernen, wie er die schmerzhafte Extremität während seiner Alltagsaktivitäten einsetzen kann. Bei Alltagshandlungen wie z. B. Körperpflege, Kleidung an- und ausziehen, bis hin zu berufsspezifischen Handlungen werden die schmerzauslösenden Bewegungen so weit wie möglich reduziert, ggf. unter Einsatz von Hilfsmitteln, z. B. Anziehhilfe.

So kann z. B. das Eigengewicht des Unterschenkels in der Sitzposition bereits zu unerträglichen Schmerzen des Fußes führen. Eine angepasste Sitzhaltung, z. B. durch ein kleines Kissen zwischen dem Oberschenkel und dem Stuhl, reduziert das Gewicht, das auf den Fuß einwirkt und reduziert somit auch die Schmerzen des Patienten.

Erhalten und Verbessern der Gelenkbeweglichkeit

• Aktives und passives Bewegen der betroffenen Extremität in allen Gelenken, ggf. unter Kühlung. Behandlungszeit: 2 × täglich 30–45 min sowie aktives Bewegen des ganzen Körpers (Mobilisierung aller Gelenke, Haltungsschulung, Gehtraining) empfiehlt die Deutsche Gesellschaft für Physikalische Medizin und Rehabilitation in ihren Leitlinien.
• Übungen im Bewegungsbad werden von vielen Patienten gut toleriert. Das Bewegen der betroffenen Extremität, besonders der Beine, ist aufgrund der reduzierten Gelenkbelastung im Wasser weniger schmerzhaft und stellt somit eine Möglichkeit zum Erhalten/Verbessern der Gelenkbeweglichkeit dar.

Dehnübung

• wenn möglich manuelle Therapie.

Schmerz lindern

• Manche Patienten empfinden leichte, oszillierende Gelenktraktionen als schmerzlindernd.
• Elektrotherapie: Die schmerzlindernde Wirkweise diadynamischer Ströme und Ultrareiz-

strom (niederfrequente Ströme) ist individuell zu versuchen.

- Auch TENS kann zur Schmerzlinderung eingesetzt werden. Ob die **T**ranskutane **E**lektrische **N**ervenstimulation (TENS) den gewünschten Effekt zeigt, muss im Einzelfall geprüft werden. Eine häufig angewandte Pulsfrequenz bei der TENS-Behandlung liegt zwischen 90 und 130 Hz. Dabei werden hauptsächlich die sensorischen Alpha-Fasern stimuliert und somit der Pain-Gate-Mechanismus aktiviert (vgl. Watson 2001). 2–3 ×/Tag, 20 min TENS-Behandlung ist mindestens notwendig. Optimal sind längere Zeiträume,

z. B. über Nacht, so die Deutsche Gesellschaft für Physikalische Medizin und Rehabilitation.

- Bindegewebsmassage im Hautsegment;
- großflächige milde Kühlung mit langsamem Abkühleffekt über 24 Stunden, in Form von Umschlägen mit Wasser; ev. Anwendung von Kaltluft. Eis oder Kältepackungen sind kontraindiziert (Werner 2000);
- 2–3 ×/Tag Kohlensäurebäder 28–32° C, 20 min. Nutzen der konsensuellen Reaktion durch gleichzeitige Behandlung der kontralateralen Extremität (Mucha 1992).

13.3 Thalamusschmerz

Dorothe Wulf

Ursächliche Erkrankungen, Diagnostik, Formen und Verlauf

Durch eine zentralneurologische Läsion, z. B. nach einem Schlaganfall, kann es zu Störungen schmerzkontrollierender Areale des ZNS kommen. Nervenfasern, die Empfindungen von Berührung und Temperatur vermitteln, passieren den Thalamus, der deshalb auch „Tor zum Bewusstsein" genannt wird. Der Thalamusschmerz entwickelt sich am häufigsten bei Schädigung des paramedianen und ventrolateralen Anteils des Thalamus. Die Entwicklung von Schmerzen kann unmittelbar nach dem Insult oder aber auch erst nach Monaten einsetzen (Andersen 1995). Die Inzidenz liegt bei 8 % (Wessel 1994).

Die Betroffenen leiden unter stechenden und brennenden Schmerzen. Leichte Berührungen genügen, um unerträgliche Schmerzsensationen auszulösen.

Die Behandlung des Thalamusschmerzes ist schwierig und häufig unbefriedigend. Schmerzfreiheit wird selten erreicht. Übliche Schmerzmittel sind wirkungslos, selbst Morphin bringt nur bei einigen Betroffenen Linderung (Yamamoto 1997). Noradrenerge Antidepressiva (Saroten) werden häufig eingesetzt. Sie bewirken eine Veränderung der Schmerzwahrnehmung.

Lokalanästhesie in Form von Plexusblockaden wird außerdem angewandt.

Thalamusschmerzen bestehen lange. Eine Chronifizierung erfolgt unausweichlich. Deshalb werden die Patienten zusätzlich psychologisch oder psychotherapeutisch behandelt.

13.3.1 Physiotherapeutische Untersuchung und Behandlung

(Siehe auch CRPS, Kap. 13.2)

Anamnese

Patienten mit einer zentralneurologischen Läsion klagen über stechende, brennende Schmerzen, in der kontraläsionalen Körperhälfte, teilweise mit einem Hitzegefühl. Stress und Berührung steigern die Symptomatik. Der Schmerzcharakter ist ähnlich dem des CRPS (siehe oben).

Welche Faktoren beeinflussen den Schmerz positiv oder negativ? Welche Positionen (Sitz, Stand, Liegen ...) sind tolerabel für den Patienten? Gibt es Tageszeiten an denen die Schmerzsymptomatik geringer ist? Wann wirken die Medikamente?

Maßnahmen

Der Thalamusschmerz gehört zu den am schwierigsten zu behandelnden Schmerzen überhaupt. Für Physiotherapeuten ist es eine besondere Herausforderung, Patienten mit einem Schlaganfall, die gleichzeitig auch unter einem zentralen Schmerz leiden, zu behandeln. Die unerträglichen Schmerzen schränken viele therapeutische Behandlungsmöglichkeiten ein, bzw. machen sie unmöglich, da bereits Berührung, zum Teil auch Berührungen der kontralateralen Seite die Schmerzen verstärken. Es liegt in der Kunst des Therapeuten einen Behandlungsweg zu finden.

Lassen sich schmerzfreie Tageszeiten, z. B. nach der Medikamentennahme, ausmachen in denen die Schmerzen erträglicher sind, dann sollten die Behandlungseinheiten darauf abgestimmt werden.

Zur Schmerzlinderung können die selben Behandlungsmaßnahmen wie beim CRPS versucht werden.

Toleriert der Patient die Elektroden bei der TENS-Behandlung nicht auf der betroffenen Seite, dann kann die Applikation auf der kontalateralen Seite versucht werden.

Die Behandlung von Patienten mit Thalamusschmerzen ist mühsam, langwierig und leider häufig ineffektiv.

13.4 Radikuläre Schmerzen

Klaus Scheidtmann

Der Nucleus pulposus, also der Gallertkern der Bandscheibe, besteht beim jungen Menschen weitestgehend aus Mucopolysacchariden. Diese können Wasser an sich binden und bilden so den elastischen Teil der Bandscheibe. Der Wassergehalt nimmt im Laufe eines Tages ab, daher verkleinern sich die Zwischenwirbelräume im Laufe des Tages (dadurch schrumpfen wir bis zum Abend).

Mit zunehmendem Alter werden die wasserbindenden Mucopolysacchariden durch andere Proteinkomplexe ersetzt, welche Wasser nur zu einem geringeren Grade binden können. Der Nucleus pulposus schrumpft und verliert langsam seine gallertartige Konsistenz und damit seine Pufferfunktion zwischen den einzelnen Wirbelkörpern.

> *Beim Bandscheibenvorfall (Prolaps) dringt bei fortschreitender Belastung Bandscheibenmaterial in die Wurzeltaschen, bzw. sie können auch als sogenannte Sequester auf das Rückenmark drücken. Es kommt zu Komprimierung der Spinalnerven mit Schmerzen, Sensibilitätsstörung und möglichen motorischen Ausfällen.*

Dies ist in einer neurologischen Untersuchung genau zu verifizieren, denn sobald es zu motorischen Ausfällen kommt, ist Gefahr in Verzug. Bei der gezielten neurologischen Untersuchung ist es daher sinnvoll, möglichst genau die Höhenlokalisation des Bandscheibenvorfalles herauszufinden.

Ärztliche Therapiestrategien

Je nach Lage und Umfang des Bandscheibenvorfalls kommt es neben Schmerzen zu sensiblen und motorischen Ausfällen im Versorgungsbereich der befallenen Nervenwurzel oder des Rückenmarks. Die Therapie ist konservativ oder operativ.

Schwerpunkte der konservativen Therapie sind Physiotherapie und begleitende medikamentöse schmerzlindernde und entzündungshemmende Medikation. Indikationen zur Operation sind Lähmungen der Blasen- u. Darmfunktion und schwere motorische Lähmungen.

> *Die Physiotherapie bei radikulären Schmerzen und bei Bandscheibenschädigungen ist ausführlich im Band Physiotherapie in der Orthopädie in dieser Lehrbruchreihe beschrieben.*

Differentialdiagnostik

Radikuläre Schmerzen können auch auftreten bei:
- entzündlichen Erkrankungen (z. B. Lyme-Borreliose durch Zeckenbiss);
- Aufweitung des Zentralkanals (Syringomyelie);
- Nerventumoren (z. B. Neurinom).

Literatur

Andersen G, Vestergaard K, Ingemann-Nielsen M, Jensen TS. Incedence of central post-stroke pain. Pain 1995 May;61(2):187–193.

International Research Foundation of RSD/CRPS http://www.rsdfoundation.org/en/en_clinical_practice_guidelines.html

Leitlinien der Deutschen Gesellschaft für Physikalische Medizin und Rehabilitation http://www.uni-duesseldorf.de/WWW/AWMF/ll/phymed06.htm

Mucha C. Einfluss von CO2-Bädern im frühfunktionellen Therapiekonzept der Algodystrophie. Phys Rehab Kur Med. 1992; 2:173–178.

Slater H. Vegetatives Nervensystem. In: Berg F. (Hrsg.) Angewandte Physiologie 3. Stuttgart: Thieme; 2001.

Watson T. Elektrotherapie. In: van den Berg F. (Hrsg.) Angewandte Physiologie 3. Stuttgart: Thieme 2001.

Werner, G, Klimczyk T, Rude J. Checkliste Physikalische und Rehabilitative Medizin. Stuttgart: Thieme. 1997; 2. Aufl. 4/2000.

Wessel K, Vieregge P, Kessler C, Kompf D. Thalamic stroke: correlation of clinical symptoms, somatosensory evoked potentials, and CT findings. Acta Neurol Scand. 1994; Sep;90(3):167–173.

Yamamoto T, Katayama Y, Hirayama T, Tsubokawa T. Pharmacological classification of central post-stroke pain: comparison with the results of chronic motor cortex stimulation therapy. Pain; 1997; Aug;72(1-2):5–12.

Internet:

http://www.iasp-pain.org/defsopen.html

14 Schwindel

*Gewichtsverlagerungen
auf dem Schaukelbrett*

*posturales
Training im
Stand*

14 Schwindel

Klaus Scheidtmann

14.1 Einführung

Schwindel (lat. vertigo) ist neben dem Kopfschmerz das häufigste neurologische Symptom und sehr vieldeutig. Es handelt es sich dabei um ein sogenanntes multisensorisches Syndrom, das durch eine gestörte Wahrnehmung verschiedener Sinne gekennzeichnet ist und mit dem Verlust der Körpersicherheit im Raum und dadurch hervorgerufenen Gleichgewichtsstörungen einhergeht.

Bei einer Schwindelattacke berichten Patienten, dass sie Scheinbewegungen des Bodens oder der Umwelt wahrnehmen, sie klagen über Stand-/Gang-Unsicherheiten bis hin zu einer ausgeprägten Fallneigung, über Angst, Übelkeit und Erbrechen. Dabei kann es zu Nystagmus kommen, d. h. einem Augenzittern in Form von unwillkürlichen, schnell aufeinanderfolgenden Zuckungen der Augäpfel.

Schwindel kann vorübergehend (episodisch), aber auch anhaltend auftreten; er kann entweder peripher (d. h. am Schwindelorgan, Gleichgewichtsorgan) oder zentral (im zentralen Nervensystem) ausgelöst sein. Er kann somit durch einen krankheitsbedingten Ausfall der Funktion von Sinnesorganen, vor allem dem Gleichgewichtsorgan oder durch eine Schädigung bestimmter Strukturen des Gehirns hervorgerufen werden. Die Ursachen dafür sind vielfältig und reichen von Entzündung, Tumoren und Durchblutungsstörung bis hin zu Erkrankungen wie Morbus Menière, Epilepsie oder Multiple Sklerose.

Diagnose

Für die Diagnose des Schwindels sind die Anamnese wie auch der neurologische Befund sehr aufschlussreich. Bei der neurologischen Untersuchung wird die Augenmuskulatur und eine mögliche Körperschiefhaltung geprüft sowie eine Untersuchung mit der so genannten Frenzel-Brille vorgenommen. Diese Brille, die dem Patienten aufgesetzt wird, erlaubt ihm nicht mehr, im Raum zu fixieren. Der Untersucher sieht jedoch die Augen des Patienten vergrößert. Durch Seitwärtslagerungen oder auch Lagerung nach hinten können die einzelnen Bogengänge des Gleichgewichtsorganes getestet und somit möglicherweise eine Schädigung ausgemacht werden.

Wichtige Schwindelformen

- Schwankschwindel, auch Benommenheitsschwindel;
- Benigner paroxysmaler Lagerungsschwindel;
- Neuritis vestibularis.

14.2 Benigner paroxysmaler Lagerungsschwindel

14.2.1 Ursache und Formen

Der Kopf-/Lage- oder Lagerungsschwindel tritt typischerweise auf, wenn der Kopf auf die Seite gelegt wird. Der so genannte benigne paroxysmale Lagerungsschwindel, der erstmals 1912 von Barani beschrieben wurde, ist für das Erwachsenenalter die häufigste Schwindelform überhaupt. Es handelt sich dabei um eine typische Alterskrankheit mit einem Häufigkeitsgipfel zwischen dem 60. und 80. Lebensjahr. Die Patienten berichten über das Auftreten von kurzdauernden Schwindelanfällen, die meist mit dem Gefühl einer scheinbaren Drehung der Umwelt einhergehen und bevorzugt nachts beim Herumdrehen im Bett oder beim Aufrichten nach dem Nachtschlaf auftreten. Dieser paroxysmale benigne Lagerungsschwindel beruht auf der sogenannten Cupulolithiasis. Dabei lösen sich, traumatisch oder spontan degenerativ bedingt, im Gleichgewichtsorgan des Innenohrs, dem sogenannten Utriculus, dem hinteren Vorhofsäckchen, kleine Kalksteinchen und lagern sich an der Kuppel des hinteren Bogenganges an. Durch ihr Gewicht führen sie zu einer Funktionsstörung des hinteren Bogenganges, der jetzt auf Drehbeschleunigungen überempfindlich reagiert und somit Schwindel auslöst.

14.2.2 Physiotherapeutische Untersuchung
Dorothe Wulf

Patienten mit einem benignen paroxysmalen Lagerungsschwindel berichten von kurzen Drehschwindelepisoden beim Aufsitzen, aus der Rückenlage in den Sitz oder beim Lagewechsel von der Rückenlage in die Seitenlage. Andere Auslöser können Kopfreklination oder Bücken sein. Zum Teil ist der Schwindel mit Übelkeit verbunden.

14.2.3 Physiotherapeutische Behandlung

Um die Partikel, die sich von dem Utrikulusotolithen der Cupula abgelöst haben, wieder in ihre physiologische Position zu bringen, gibt es physikalische Befreiungsmanöver, die fast immer erfolgreich sind (Herdman 1993). Üblicherweise hat der Patient ein Befreiungsmanöver bereits ambulant bei seinem Arzt durchgeführt. Blieb dies erfolglos, dann wird der Patient physiotherapeutisch in die spezifischen Maßnahmen eingewiesen, die er selbständig mehrmals täglich durchführt. Innerhalb von Tagen, selten Wochen, kommt es in fast allen Fällen zu Beschwerdefreiheit.

Nachfolgend die Empfehlungen aus den Leitlinien der Deutschen Gesellschaft für Neurologie.

Befreiungsmanöver nach Semont- oder Brandt-Steddin (Abb. 14.1)

Die 3 Lagerungsschritte erfolgen rasch unter Hilfe des Therapeuten auf einer Therapiebank.
- In sitzender Ausgangsposition wird der Kopf um 45° zum nicht betroffen (»gesunden«) Ohr gedreht. Die Teilchen befinden sich am Boden des posterioren Bogengangs.
- Lagerung des Patienten nach links, d. h. zum betroffen Ohr unter Beibehaltung der Kopfposition: Dies löst eine Bewegung der Teilchen im Bogengang entsprechend der Schwerkraft aus und führt zu einem rotierenden, erschöpflichen Nystagmus zum unten liegenden Ohr. Diese Position sollte der Patient ca. 1 min einnehmen.

- Der Patient wird unter Beibehaltung der Kopfdrehung im raschen Schwung zum nicht betroffenen Ohr gekippt, wobei nun die Nase nach unten zeigt. Jetzt bewegen sich die Teilchen zum Ausgangs des Bogengangs, auch diese Position soll 1 min beibehalten werden.
- Der Patient richtet sich langsam auf und die Teilchen gelangen in den Utriculusraum, wo sie keinen Drehschwindel mehr auslösen können (Brandt et al. 1994).

> *Der Kopf des Patienten muss um 45° zum gesunden Ohr gedreht sein, damit der betroffene posteriore Bogengang während der Lagerung parallel zur Bewegungsebene steht!*

Der Lagerungs-Nystagmus zum oben liegenden Ohr (Abb.1, Spalte 3) zeigt an, dass der Pfropf den Bogengang verlässt und damit die Therapie erfolgreich ist. Ein Lagerungs-Nystagmus zum unten liegenden gesunden Ohr zeigt an, dass das Befreiungsmanöver nicht erfolgreich war und wiederholt werden muss.

(Alternatives) Befreiungsmanöver nach Epley (1992)

Das Befreiungsmanöver erfolgt durch Kopf- und Rumpfrotation des liegenden Patienten in leichter Kopfhängelage (**Abb. 14.2**).

Lagerungsschritte:
- In sitzender Ausgangsposition wird der Kopf um 45° zum betroffenen linken Ohr gedreht.
- Kopf und Oberkörper werden rückwärts gekippt in eine leichte Kopfhängeposition. In dieser Position bleibt der Patient für 1 min.
- A: Der Kopf wird jetzt um 90° zum nicht betroffenen (»gesunden«) Ohr gedreht.
- B: Kopf und Oberkörper werden in gleicher Richtung weitere 90° nach rechts gedreht. Diese Position wird etwa 1 min beibehalten. Ein Lagerungsnystagmus zum betroffen, oben liegenden Ohr während der Lagerungsschritte A und B zeigt an, dass die Therapie erfolgreich war.
- Der Patient wird wieder zur sitzenden Position aufgerichtet (Brandt et al. 1994).

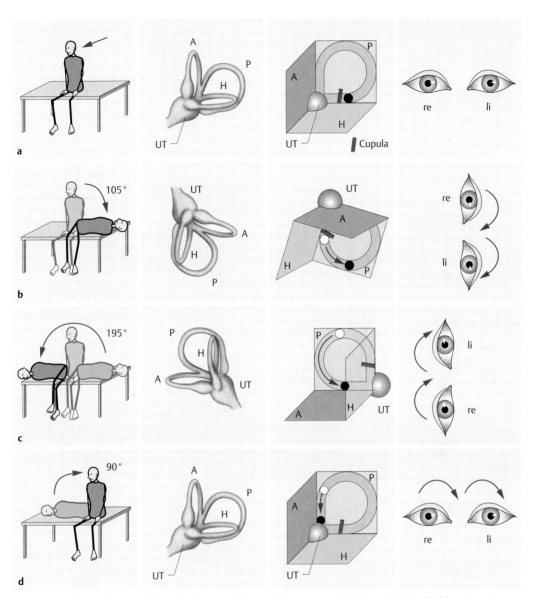

re   li

UT   Cupula

105°

UT

re

li

195°

li

re

90°

re   li

UT

Abb. 14.1 Schematische Darstellung des therapeutischen Lagerungsmanövers nach Semont oder Brandt-Steddin bei einem Patienten mit linksseitigem benignen paroxysmalen Lagerungsschwindel (BPPV). In den Spalten sind von links nach rechts angegeben: Die Position des Kopfes und Körpers, die Position des Labyrinths im Raum, die Position und Bewegung der (gegenüber der Endolymphe) spezifisch schwereren Teilchen (Pfropf) im posterioren Bogengang (die zu einer Auslenkung der Cupula führen) sowie, ganz rechts, die Richtung des Nystagmus. Die spezifisch schwereren Teilchen sind dargestellt als ein offener Kreis (vor der jeweiligen Lageänderung) und schwarz gefüllter Kreis (am Ende der jeweiligen Lageänderung). (Abkürzungen: A, P, H = anteriorer, posteriorer und horizontaler Bogengang, CUP = Cupula, UT= Utriculus, RE = rechtes Auge, LE = linkes Auge).

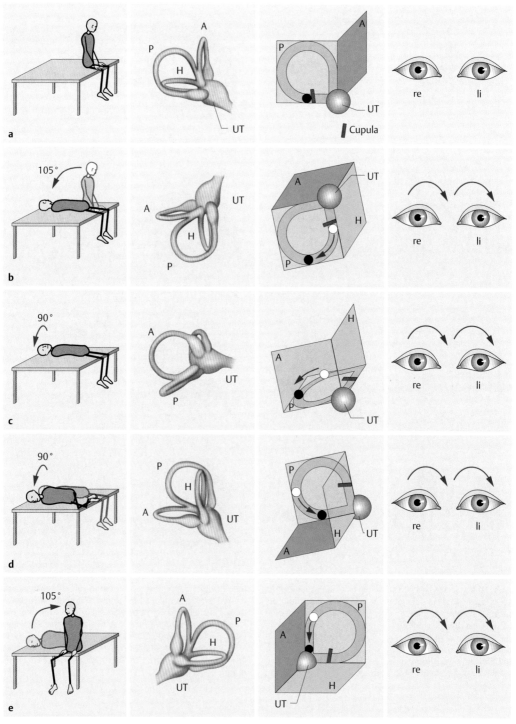

Abb. 14.2 Schematische Darstellung des modifizierten Epley-Befreiungsmanövers bei einem Patienten mit linksseitigem BPPV. Darstellung in den horizontalen Spalten und Abkürzungen wie in (**Abb. 14.1**) (Deutsche Gesellschaft für Neurologie). (Abkürzungen: A, P, H = anteriorer, posteriorer und horizontaler Bogengang, CUP = Cupula, UT= Utriculus, RE = rechtes Auge, LE = linkes Auge).

14.3 Akuter Vestibularisausfall

Ursächliche Erkrankungen und Formen
Klaus Scheidtmann

Der Drehschwindel (Neuritis vestibularis) hält über Stunden oder Tage an. Er ist meist durch eine Funktionsstörung eines Gleichgewichtsorgans bedingt. Die betroffenen Patienten klagen über schweres Krankheitsgefühl mit Übelkeit, Erbrechen, Schwindel und Fallneigung zum erkrankten Ohr hin. Darüber hinaus zeigen sie einen Nystagmus zum gesunden Ohr. Die Beschwerden klingen meist nach etwa 1–2 Wochen wieder ab. Als Ursache wird eine Virusinfektion oder Durchblutungsstörung des Gleichgewichtsnerven vermutet. Begleitende pharmakologische Behandlung zur Unterdrückung der Schwindelsymptomatik und des Erbrechens ist oft sehr hilfreich.

14.3.1 Physiotherapeutische Behandlung
Dorothe Wulf

Das Behandlungsprinzip ist ein gezieltes, aufbauendes Kompensationstraining, dessen Wirksamkeit belegt ist (Strupp 1998):

- statische Stabilisationen aus unterschiedlichen Ausgangsstellungen (Rückenlage, Sitz, Stand, ...);
- dynamische Übungen zur Gleichgewichtsregulation und Blickstabilisation während Auge-Kopf-Körper-Bewegungen.

Behandlungsaufbau: Der Patient liegt in Rückenlage oder sitzt auf einem Stuhl und fixiert mit seinen Augen die Kappe eines z. B. Textmarkers, den der Therapeut auf Augenhöhe des Patienten hält. Der Therapeut verändert die Position des Textmarkers stufenweise aus der Mittelposition um jeweils 10° in horizontale Richtung, nach rechts und links. Der Patient wird aufgefordert sprunghaft von einem Fixierpunkt auf den nächsten zu wechseln, ohne den Kopf dabei zu bewegen. Anschließend folgen Bewegungen nach dem selben Prinzip nach oben und unten. Im Behandlungsverlauf (ca. ab dem 3. Tag), wird das Bewegungsausmaß der Augen in die unterschiedlichen Richtungen erweitert. Das Lesen eines Textes (ohne Kopfbewegungen) ist eine sinnvolle Hausaufgabe für den Patienten.

> Die Augenbewegungen des Patienten erfolgen sakkadiert (ruckhaft), nicht gleichmäßig verfolgend!

Im weiteren Verlauf folgen Übungen mit fixiertem Objekt und bewegtem Kopf. Dazu fixiert der Patient z. B. den Lichtschalter konstant und rotiert

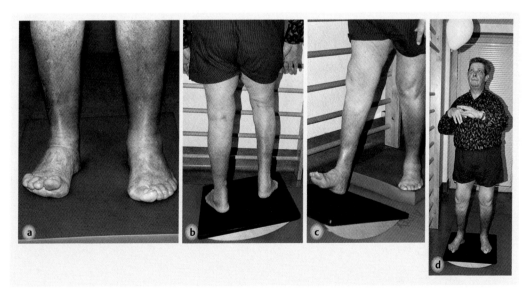

Abb. 14.3 a–d Posturales Training. **a** aktive Gewichtsverlagerungen auf dem Schaukelbrett nach rechts und links; **b** aktive Gewichtsverlagerung auf einem Schaumstoffkissen nach vorn und hinten; **c** Gewichtsverlagerung aus der Schrittstellung mit unterschiedlichem Untergrund; **d** Stehen auf dem Schaukelbrett mit gleichzeitigen Folgebewegungen der Augen beim Verfolgen des Luftballons.

den Kopf nach rechts und links. Es folgen Kopf-flexion und Extension sowie Lateralflexion nach rechts und links.

▌ *Kennzeichen für den Erfolg der Therapie ist die*
▌ *Abnahme von Übelkeit und Nystagmus.*

Posturales Training im Sitz, Stand, in den Bewegungsübergängen und in der Fortbewegung ist die nächste Schwierigkeitsstufe. Z. B. Sitz auf einem weichen Therapiekissen mit gleichzeitigen Greifbewegungen in verschiedene Richtungen, posturales Training im Stand (**Abb. 14.3**) oder Gehtraining mit Tempo- und Richtungswechseln auf unterschiedlichem Untergrund.

Die Anforderung wird nochmals gesteigert, wenn der Patient die Übungen mit geschlossenen Augen durchführt.

Literatur

Brandt Th, Steddin S, Daroff R. B. Therapy for benign paroxysmal positioning vertigo, revisited. Neurology 1994; 44:796–800.

Epley JM. The canalith repositioning procedure: For treatment of benign paroxysmal positioning vertigo. Otolaryngol Head Neck Surg. 1992;10:299–304.

Herdman SJ, Tusa RJ, Zee DS, Proctor LR, Mattox BE. Single treatment approaches to benign paroxysmal vertigo. Arch Otolaryngol Head Neck Surg. 1993;119:450–454.

Leitlinie der Deutschen Gesellschaft für Neurologie: http://www.dgn.org/175.0.html?&no_cache= 1&sword_list[]=lageschwindel

Strupp M, Arbusow V, Brandt T. Vestibular exercises improve central vestibulo-spinal compensation after vestibular neuritis. Neurology. 1998;51:838–844.

15 Multifokale neurologische Erkrankungen

Neurologische Ausfallerscheinungen bei Multipler Sklerose sind vielfältig und unvorhersehbar

Traumatische Schädigungen des Gehirns können je nach Lokalisation mehrere neurologische Systeme betreffen

15 Multifokale neurologische Erkrankungen

15.1 Einführung
Klaus Scheidtmann

Unabhängig von der Lokalisation der Schädigung des Gehirns können durch einen entzündlichen oder traumatischen Prozess mehrer neurologische Systeme in ihrer Funktion eingeschränkt sein. Entsprechende Krankheitsbilder sind z. B.:
- Gedecktes oder offenes Schädel-Hirn-Trauma;
- Contusio cerebri;

- diffuse axonale Schädigung;
- Subarachnoidalblutung;
- epidurales und subdurales Hämatom und
- Multiple Sklerose (MS). Dieser Erkrankung, die so viele „Gesichter" hat, sprich Symptome auslösen kann, und der Physiotherapie bei MS ist Kapitel 15.3 gewidmet.

15.2 Krankheitsbilder

Traumatische Schädigungen des Gehirns können je nach Lokalisation des Schädigungsortes mehrer neurologische Systeme (z. B. Motorik und Sprache) betreffen. Generell können jede Form der Gewalteinwirkung auf den Kopf sowie Beschleunigungs- wie auch Entschleunigungsprozesse eine Schädigung hervorrufen.

15.2.1 Gedecktes Schädel-Hirn-Trauma (SHT)

Unter Einwirkung von stumpfer Gewalt mit großer Masse kann sich bei frei beweglichem Schädel ein gedecktes SHT ausbilden, z. B. durch Schlag gegen den Kopf, Sturz auf Steinfußboden oder Rotationsbeschleunigungen, z. B. Kinnhacken. Kontusionen, d. h. mechanische Schädigung des Hirnparenchyms, und intrazerebrale Blutungen sind häufig die Folge solcher Gewalteinwirkungen.

15.2.2 Offenes Schädel-Hirn-Trauma

Bei Einwirkung von kleinflächiger, scharfer Gewalt (Schuss, Säbel, Beil, Axt) kann ein offenes SHT entstehen. Dabei wird die Dura mata, die äußere Hirnhaut, eröffnet. Durch die Öffnung als Eintrittspforte für Erreger kann sich eine Meningitis oder ein Hirnabszess ausbilden.

15.2.3 Commotio cerebri (Gehirnerschütterung)

Klinische Zeichen sind Bewusstlosigkeit, retrograde Amnesie (fehlende Erinnerung für die unmittelbar dem Bewusstsein vorangegangenen Ereignisse). Definitionsgemäß ergeben sich bei der Commotio cerebri keine morphologischen Veränderungen des Gehirns, es kommt also nicht zu Blutungen oder Zerreißen der Nervenzellen (diffuser Axonschaden).

15.2.4 Contusio cerebri

Merkmale sind umschriebene Kuppen mit hämorrhagischen Nekrosen der Hirnrinde als Folge einer Gewalteinwirkung. Der Kontusionsherd wird auch als Rindenprellungsherd bezeichnet. Bevorzugt tritt solch ein Herd frontobasal und an den Temporalpolen auf. Oftmals kommt es an dem Ort der Gewalteinwirkung zu einer Blutung (Coup). Eine kontralaterale, auf der anderen Seite des Gehirns gelegene Einreißung in das Hirngewebe wird als sog. Contrecoup bezeichnet. Dies ist darauf zurückzuführen, dass die Hirnmasse eingebettet in den festen Schädelknochen Beschleunigungs- wie auch abrupte Abbremskräfte erfährt.

15.2.5 Diffuse axonale Schädigung

Damit ist ein Zerreißen der langen Nervenfasern, möglicherweise zwischen den einzelnen Hirnregionen, gemeint. Besonders häufig betroffen ist der

Balken wie auch die Region um das Mittelhirn. Typischerweise lassen sich die diffusen Axonschädigungen computertomographisch sowie kernspintomographisch in Form kleiner Stippchenblutungen gut darstellen. Diese Schädigung ist mit dem Koma assoziiert.

Als weitere Schädigungen im Rahmen des SHT sind die unterschiedlichen Blutungen zu nennen, die aber auch unabhängig eines Traumas jeweils einzeln auftreten können.

15.2.6 Epidurales Hämatom

Das epidurale Hämatom ist eine meist traumatische Blutung zwischen Dura und Innenfläche der Kalotte. Es kommt zu einer arteriellen Blutung meistens aus der Arteria meningia media, häufig in Assoziation mit einer Schädelfraktur. Entscheidend ist dabei ein sog. symptomfreies Intervall zwischen der Commotio und der 2. Bewusstseinstrübung, welches im Vergleich zum subduralen Hämatom sehr viel kürzer dauert.

15.2.7 Subdurales Hämatom

Beim subduralen Hämatom handelt es sich um eine ausgedehnte Blutung zwischen Dura und Arachnoidea, meist in Form einer venösen Blutung aus kortikalen Brückenvenen. Wie bereits o.g. ist die Symptomatik des Subduralhämatoms wesentlich schleichender. So kann oftmals ein Bagatelltrauma, z.B. der Sturz bei einem älteren Patienten oder auch das Herunterfallen einer Treppe in alkoholisiertem Zustand Ursache für eine sich langsam ausbreitende venöse Blutung sein.

15.2.8 Subarachnoidalblutung (SAB)

Nach einer kortikalen Kontusion kann es zu einer Blutung zwischen Arachnoidea und Pia mata kommen. Diese Blutung ist auch arterieller Natur. Ebenso kann es zu einer Subarachnoidalblutung bei Zustand nach Zerreißen eines arteriellen Aneurysmas (Gefäßaussackung) kommen.

Generell lässt sich die Schwere eines Schädel-Hirn-Traumas in leicht, mittel und schwer unterscheiden. Dies beruht auf einer Einteilung nach dem Glasgow-Coma-Score (siehe Kap. 9, S. 132). Ein weiteres Kriterium ist die Dauer der Bewusstlosigkeit oder Bewusstseinsstörung, verbunden mit dem Schädigungsmechanismus. Klinisch-prognostisch ist eine initiale Bewusstlosigkeit negativ zu werten.

15.3   Multiple Sklerose

Exemplarisch für die entzündlichen Erkrankungen und die damit verbundenen neurologischen Ausfallserscheinungen wird hier die *Multiple Sklerose* (MS) (Synonym: Enzephalomyelitis disseminata) behandelt.

Die Myelinschicht bildet im Gehirn die weiße Substanz, auch Mark genannt. Die Myelinscheide oder die weiße Substanz der Gehirns ist mit der Isolierschicht eines Kabels vergleichbar. Diese Myelinscheide kann z.B. durch Viren oder durch Autoimmunreaktionen zerstört werden. Dadurch ergeben sich „Kurzschlüsse", Funktionen können nicht oder nur fehlgesteuert ausgeführt werden, außerdem wird die Nervenleitgeschwindigkeit erheblich herabgesetzt, was z.B. zu Störungen bei Bewegungen führt (**Abb. 15.1**).

Ursachen

Es werden heute mehrere Faktoren für die Entstehung der MS verantwortlich gemacht:

- vor längerer Zeit abgelaufene, virale Infektionen können die Ursache sein. Dabei sind besonders Viren, die das Nervensystem befallen, krankheitsauslösend;
- die Immunlage des Organismus spielt eine wichtige Rolle. Dies zeigt sich z.B. darin, dass die Krankheitsschübe oft dann stattfinden, wenn das Immunsystem durch eine Infektion zusätzlich geschwächt ist;
- gewisse genetische Komponenten scheinen den Ausbruch der MS zu fördern. Man konnte Gewebseigenschaften nachweisen, die spezifisch für die MS sind. Des Weiteren gibt es eine familiäre Häufung, Zwillingsstudien zeigen eine Übereinstimmung in der Häufigkeit von MS;
- im Tiermodell der MS kann durch speziell ausgelöste Infektionen eine Entmarkung hervorgerufen werden, die der bei MS auftretenden Schädigung sehr ähnlich ist.

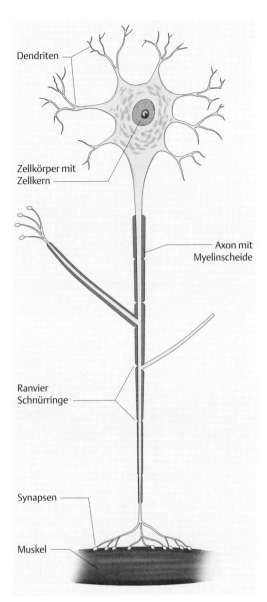

Dendriten

Zellkörper mit Zellkern

Axon mit Myelinscheide

Ranvier Schnürringe

Synapsen

Muskel

Abb. 15.1 Aufbau eines Nervs.

genannten Schleiersehen (wie durch ein Milchglas). Wenn sich der ganze Sehnerv entzündet, kann dies zu einer vollständigen Erblindung führen. Hier gilt die Aussage: der Patient sieht nichts, der Arzt sieht auch nichts, d. h. eine Untersuchung des Auges ergibt keinen Befund. Farbsehstörungen können der erste Anhalt für eine MS sein;
- Sensibilitätsstörungen (initial 40 % der Fälle) treten als Missempfindungen und Kribbeln in den Extremitäten auf. Im Endstadium führt dies oft zu einem vollständigen Verlust des Gefühls;
- ein typisches Frühsymptom sind kurze, vorübergehende Sprach- und Gehstörungen, die sich täglich mehrmals wiederholen;
- Blasenentleerungsstörungen und Darmentleerungsstörungen treten häufig auf.

Verlaufsformen

Es gibt bei der MS verschiedene Verlaufsformen:
- Bei der häufigsten Form der MS treten die Symptome *schubweise* auf und verschwinden nach einigen Tagen wieder.
- Seltener ist der *chronisch progrediente* (fortschreitende) Verlauf. Hierbei werden die Myelinscheiden allmählich und ständig fortschreitend über Entzündungsprozesse zerstört, so dass die Weiterleitung von Nervenimpulsen gestört oder unmöglich wird. Irreversible Lähmungen sind das Kennzeichen dieser Verlaufsform.
- Die seltenste, aber ungünstigste Verlaufsform ist die *akute* MS (Typ Marburg). Dabei treten die Symptome sehr rasch auf und können unter ungünstigen Umständen sogar zum Tode führen.

Diagnose

Die Sicherung der klinischen Diagnose erfolgt durch eine Liquorpunktion, elektrophysiologische Untersuchungen (visuell evozierten Potentiale) (VEP) sowie durch ein Kernspintomogramm.

Symptome

Die Symptome, die MS-Kranke zeigen, sind sehr vielgestaltig und treten einzeln auch bei anderen Erkrankungen auf. Es gibt jedoch einige Symptome, die sehr häufig und in ihrer Kombination nur bei der MS auftreten. Dies sind:
- spastische Lähmungen, ein- oder beidseits mit gesteigerten Muskelreflexen (40 % der Fälle);
- Sehstörungen mit Beeinträchtigung des Sehnervs (30 % der Fälle). Es kommt anfangs zu einem so

Therapie

Es gibt keine Therapie, die MS heilt. Verschiedene pharmakologische Behandlungen zielen auf eine Modifikation des Immunsystems hin, um das Voranschreiten der Erkrankung zu verzögern. Wichtig ist auch die begleitende physikalische und symptomatische Therapie von Spastik, Blasenentleerungsstörungen und Bewegungsstörungen.

15.3.1 Physiotherapeutische Untersuchung
Dorothe Wulf

Die neurologischen Ausfallerscheinungen bei der Multiplen Sklerose sind vielfältig, unvorhersehbar und treten einzeln oder in Kombination auf. Sie sind im Einzelfall unterschiedlich ausgeprägt. Visuelle Störungen wie Doppelbildersehen und/oder trüb sehen (Milchglassehen) sind häufig die klinischen Erstsymptome. Blasen- und Mastdarmstörungen können entstehen. Kognitive Störungen wie Konzentrations- und Gedächtnisstörungen, können sich bis zur Demenz entwickeln. Hinzu kommen Phasen mit wechselnden Stimmungslagen und eingeschränkter Krankheitseinsicht. Dysarthrie und skandierender Sprache sind häufig. Auch bulbäre Störungen können auftreten. Sie äußern sich in Schluckstörungen (Dysphagie), wie z. B. häufiges Verschlucken.

Im physiotherapeutischen Befund werden weitere Symptome auffällig:

Koordination
Koordinationsstörungen treten bei ca. 15 % der Betroffenen als Hauptsymptom auf. Dazu zählen u. a. Stand- und Gangataxie, ataktische Armbewegungen, Feinmotorikstörungen, Intensionstremor und Kopftremor (Mertin, Vaney 1999).

Zentrale Parese
Je nach Lokalisation der Entzündungsherde kommt es zu Paresen.

Spastik
Bei der MS entwickelt sich im Krankheitsverlauf häufig aus der Parese eine spastische Parese. Manche Patienten leiden unter einschießender, in manchen Fällen schmerzhafter Spastik.

Nicht selten leiden MS-Patienten unter z. T. schmerzhaften Harnwegsinfekten. Diese können die Spastik erhöhen, ebenso wie andere Schmerzzustände. Aus den Fragen nach Spastik auslösenden oder verstärkenden Faktoren ergeben sich wichtige Hinweise für die Physiotherapie.

Reflexe
Gesteigerte Sehnenreflexe.

Fatigue
Als Fatigue wird die pathologische Ermüdbarkeit bezeichnet, die charakteristisch für die MS ist. Die Patienten klagen über rasche Ermüdung während körperlicher Anstrengung. Die Ermüdung wird durch den Einfluss von Wärme, z. B. durch Sonneneinstrahlung oder überwärmte Räumlichkeiten verstärkt, bzw. beschleunigt. Pathophysiologisch lässt sich diese Ermüdbarkeit noch nicht eindeutig erklären. Für die Therapie ist es relevant zu wissen, wann die Ermüdung einsetzt und welche Faktoren sie begünstigen.

Leitfragen sind z. B.: Wie viele Stunden sind Sie in der Ausübung ihres Berufs/Ihrer Freizeitaktivitäten, ohne Pausen, belastbar? Verstärkt der Einfluss von Wärme, z. B. nach einem heißen Bad, die Ermüdung? Gibt es andere Faktoren, die sie rasch ermüden lassen (körperlicher und psychischer Stress, Medikamente, Infektionen, ...)?

Sensibilität
Die Oberflächen- und/oder Tiefensensibilität kann lokal an einer Extremität gestört sein oder aber auch an allen Extremitäten. Parästhesien wie z. B. Ameisenkribbeln und Brennen treten auf.

Bewegungsbeobachtung
Nach einem akuten Schub verstärken sich einzelne oder alle Krankheitssymptome, ggf. entwickeln sich neue Symptome. Das Gehen wird mühsamer für den Patienten. Besonders die Ataxie und die spastische Parese bewirken eine zunehmende Stand- und Gangunsicherheit. Es besteht erhöhte Sturzgefahr. Die ataktischen Störungen in den unteren Extremitäten erschweren feinmotorische Bewegungen, wie z. B. knöpfen, Schleife binden, Reißverschluss öffnen und schließen. Das Ausmaß der Bewegungen und die dazugehörige Kraftdosierung können nicht kontrolliert werden (**Abb. 15.2**). Berufliche Aufgaben können nur noch bedingt durchgeführt werden. Alltägliche und scheinbar leichte Aufgaben, wie z. B. beim Essen die Gabel zum Mund zu führen ohne dass die Speise herunterfällt, werden zunehmend unsicherer ausgeführt und für den Betroffenen schwieriger. Diese und ähnliche Situationen sind dem Patienten unangenehm und peinlich. Die Folge: sozialer Rückzug!

Alle Symptome sind in der Phase eines akuten Schubs besonders ausgeprägt. Je nach Krankheitsverlauf (schubartig oder chronisch-progredient) bilden sich die Symptome wieder zurück und es kommt zur Funktionsrestitution. Häufiger ist jedoch ein Rückgang der Symptome nach dem Schub, mit mehr oder weniger stark zurückbleibenden Störungen und Ausfällen.

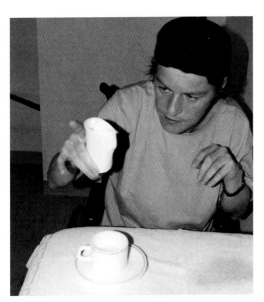

Abb. 15.2 Ataktische Patientin. Aufgrund mangelnder Kontrolle über die Kraftdosierung beim Halten eines Plastikbechers zerdrückt sie diesen.

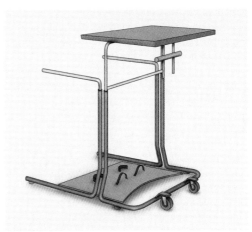

Abb. 15.3 Regelmäßiges Stehen im Freistehbarren zur Behandlung der Spastik und/oder als präventive Maßnahme gegen Sekundärschäden.

15.3.2 Physiotherapeutische Behandlung

Ziele

- Behandeln und/oder Vermeiden von Sekundärschäden (**Abb. 15.3**);
- Erhalten/Verbessern motorisch-funktioneller Fähigkeiten;
- Verbessern der kardiorespiratorischen Leistungsfähigkeit;
- Erhalten/Optimieren der individuellen Lebensqualität;
- Fatigue-Management;
- Anleitung zum selbstständigen Üben;
- Hilfsmittelversorgung.

Im Einzelfall ist es wichtig, möglichst konkret das gemeinsam mit dem Patienten festzulegende Ziel zu formulieren.

Wenn Patienten mit MS zur Physiotherapie kommen, haben einige keine und andere bereits viele Erfahrungen mit Ärzten, Therapeuten und unterschiedlichen Therapiemethoden gemacht. Manche sind enttäuscht, weil ihre Erwartungen, Wünsche und Hoffnungen nicht erfüllt wurden.

Was der einzelne Physiotherapeut zum Zeitpunkt der Behandlung erreichen kann, sollte er gemeinsam mit dem Patienten so konkret wie möglich festlegen, um vor und während der Therapie keine falschen Hoffnungen entstehen zu lassen.

> *Die Behandlung der Symptome Spastik, Ataxie, Sensibilitätsstörung, zentrale Parese können in Kapitel 12 Motorische Symptome nachgelesen werden.*

Fatigue-Management

Die rasche Ermüdbarkeit des Patienten wird von Angehörigen häufig als Faulheit und mangelnde Motivation fehlinterpretiert. Die Patienten leiden unter solchen Mutmaßungen, was sich wiederum motivationshemmend auswirkt und letztlich zur Resignation beim Patienten führt. Deshalb ist es wichtig, den Patienten und seine Angehörigen über dieses Krankheitssymptom aufzuklären; ihnen bewusst zu machen, dass es sich dabei nicht um mangelnden Eigenwillen des Betroffenen handelt, sondern dass die rasche Ermüdung ein pathologisches Symptom ist, mit dem der Patient zu kämpfen hat. Nur das richtige Management, im Sinne von: wann ist es effektiv eine Pause zu machen und wie lange oder welche Faktoren begünstigen die Ermüdung und wie kann ich sie reduzieren oder vermeiden, hilft dem Patienten, einen Weg zu finden mit dem Symptom zu leben.

Gemeinsam mit dem Patienten sollten Strategien im Umgang mit der Ermüdbarkeit erarbeitet werden. Veränderte Umweltfaktoren z.B. am Arbeitsplatz können die Ermüdbarkeit verzögern. Beispielsweise kann ein angepasster Bürostuhl, der dem Patienten ein entspannteres Sitzen ermöglicht, hilfreich sein. Eine weitere Hilfe könnten regelmäßige Pausen vor der üblicherweise auftretenden Ermüdung sein. Systematisch sollte mit dem

Patienten seine berufliche Situation sowie Freizeit-beschäftigungen besprochen werden, um ein individuelles Fatigue-Management für den Patienten zu erstellen.

> Um die rasche pathologische Ermüdbarkeit während der Physiotherapie so gering wie möglich zu halten, bzw. zu verzögern, sollte die Behandlung in kühlen Räumen stattfinden.

Der Patient sollte nicht bis zur Erschöpfung trainieren (**Abb. 15.4**), da die Körpertemperatur dadurch ansteigen kann und, wie bei einer gesteigerten Außentemperatur, die Reizweiterleitung blockiert ist. Eine Steigerung der Körpertemperatur um 0,5 °C kann bei einem Patienten mit MS zu einer Blockierung der Reizweiterleitung führen und Symptome eines akuten Schubs hervorrufen (Kesselring 1993).

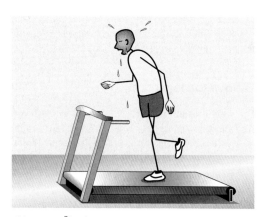

Abb. 15.4 Überdosiertes Training ist kontraindiziert.

Literatur

Kesselring J. Multiple Sklerose. Stuttgart: Kohlhammer; 1993.

Leitlinien der Deutschen Gesellschaft für Neurologie: http://www.dgn.org/99.0.html?&no_cache=1&sword_list []=multiple&sword_list[]=sklerose.

Carr J, Shepherd R. Neurological Rehabilitation. Optimizing Motor Performance. Oxford: Butterworth-Heinemann; 2002.

*Das Diaphragma ist der Kennmuskel
für die Segmente C2-4*

16 Physiotherapie bei Querschnittlähmung

Kennmuskel = ein Muskel, dessen Innervation auf die Unversehrtheit eines bestimmten Segments hinweist

Ziel: größtmögliche Selbstständigkeit und Geschicklichkeit des Patienten in den alltäglichen Basisfunktionen – vom Waschen bis zur Rollstuhlbeherrschung

Vitalkapazität eines Tetraplegikers in der Frühphase: 500-800 ml

16   Querschnittlähmungen

16.1   Charakteristika der Physiotherapie bei Querschnittgelähmten
Anne Pape

Für die betroffenen Patienten bedeutet der Eintritt einer Querschnittlähmung u. a. die zunehmende Einschränkung oder den sofortigen Verlust von körperlichen Basisfunktionen zur Selbstständigkeit in Alltagsaktivitäten und zur Teilhabe am öffentlichen Leben. Schwerpunkte physiotherapeutischer Maßnahmen sind das positive Beeinflussen des Atemsystems, des Vegetativums und des Bewegungssystems. Physiotherapeutische Konzepte müssen folgende Ziele haben:

- die Stabilisierung vitaler und vegetativer Funktionen mitzubewirken,
- verbliebene Funktionen des Bewegungssystems zu aktivieren und trainieren, damit sie dem Patienten für Alltagsaktivitäten und seine Fortbewegung wieder zur Verfügung stehen, wenn auch in veränderter Form.

Durch ihr therapeutisches Vorgehen trägt die Physiotherapie dazu bei, physische Grundbedingungen für ein Leben mit einer Querschnittlähmung wiederherzustellen und damit bei der betroffenen Person die Akzeptanz ihrer neuen Lebenssituation zu fördern.

Hintergründe zur Entwicklung der Physiotherapie bei Querschnittlähmung

Seit der Erstellung gültiger Richtlinien durch Sir Ludwig Guttmann (1945) „zur Behandlung und Rehabilitation von Querschnittlähmung" ist die Physiotherapie verantwortlich eingebunden in den Rehabilitationsprozess jeder betroffenen Person. Durch Guttmann (1953, 1971) erfolgte eine grundsätzliche Neuorientierung von passiven zu aktiven Behandlungsschwerpunkten.

Neue Behandlungsschwerpunkte entwickelten sich durch das verbesserte Verständnis neurophysiologischer Zusammenhänge des Bewegungssystems und ihre Übertragung in das Behandlungskonzept bei Querschnittlähmung u. a. durch die Arbeit von Knott und Voss (1970).

In den 70er Jahren haben sowohl die Inhalte der Funktionellen Bewegungslehre und ihre Übertragung in ein Behandlungskonzept (Klein-Vogelbach 1976) als auch die Erweiterung diagnostischer und therapeutischer Möglichkeiten am Bewegungsapparat durch die Deutsche Gesellschaft der Manuellen Therapie (Neumann 1978, Kaltenborn 1992a, 1992b) das Verständnis für pathologische Entwicklungen am Bewegungsapparat bei Patienten mit Querschnittlähmung und die Inhalte der Physiotherapie neu geprägt.

Die Bedeutung der sternosymphysalen Entlastungshaltung als Ursache von Erkrankungen des Bewegungsapparats und seines Nervensystems und die Wechselbeziehung für die zentralnervöse Steuerung des Gesamtorganismus (Brügger 1980) wurde entscheidend in die Schulung der Sitzhaltung im Rollstuhl bei Querschnittlähmung integriert (Pape 1986).

Gleichzeitig veränderte und erweiterte sich durch die Entwicklung technisch verbesserter Rollstuhlmodelle (s. Kap. 17) die Perspektive für Patienten mit Querschnittlähmung, bezogen auf die selbstständige Fortbewegung. Das Rollstuhltraining (s. Kap. 17) hat im Therapiekonzept in den letzten Jahren kontinuierlich den Stellenwert des Steh- und Gehtrainings mit Stützapparaten – bis auf wenige Ausnahmen – eingenommen.

Aktuell ergeben sich weitere konzeptionelle Veränderungen durch die zunehmende Übertragung gesicherter Kenntnisse über die Gesetzmäßigkeiten der motorischen Ontogenese und der menschlichen Fortbewegung (Vojta 1974), durch die Integration des daraus resultierenden Behandlungskonzepts der Reflexlokomotion (Vojta 1974, Vojta und Peters 1997) und durch den therapeutischen Einsatz des Laufbandes (Barbeau 1999), zur Verbesserung der Gehfähigkeit bei Patienten mit Querschnittlähmung (Wernig 1995).

Eine klinische Studie zum Vergleich und zur Überprüfung beider Therapien hat im November 2003 begonnen.

Leitsymptome

Die Physiotherapie ist an folgenden Leitsymptomen ausgerichtet:

- *Lähmungen* auf dem spinalen Niveau des ZNS,
- *Regulations- und Funktionsstörungen* motorischer, sensibler und vegetativer Anteile des ZNS,

- *Beeinträchtigungen wichtiger Lebensvorgänge* der betroffenen Person, z. B. der Fortbewegung, der Körperwahrnehmung, der Thermoregulation, der Schweißbildung, der Schmerzempfindung, der Sexualfunktion, der Kontrolle über Blase und Darm,
- *Verlust* der Selbstbestimmung des Patienten in der Akutphase,
- die *Fähigkeit* der betroffenen Person, *Eigeninitiative* für ein verändertes, aber selbstbestimmtes Leben im Verlauf der medizinischen Erstbehandlung zu entwickeln,
- die *Fähigkeit* der betroffenen Person, *Verantwortung* für die lebensbegleitende Nachsorge zu übernehmen.

Physiotherapeutische Maßnahmen orientieren sich an
- der *Pathogenese* der Schädigung (Art und Umstände des Traumas, Dauer und Verlauf bisheriger Therapiemaßnahmen bei Entzündungen von Rückmarksstrukturen, Tumoranamnese und -prognose),
- dem *klinischen Ausmaß* der Schädigung (Tetra-/Paraplegie, Tetra-/Paraparese),
- der *Prognose* (Pathogenese der Rückenmarksschädigung oder der Sekundärfolgen, z. B. posttraumatische Syringomyelie, Osteomyelitis bei Dekubitus, Nierenversagen),
- dem *Lebenshintergrund* der betroffenen Person (z. B. Alter, Familien-, Berufs-, Finanz- und Wohnsituation),
- den *physischen, psychischen und sozialen Ressourcen* des Betroffenen im Prozess der Neuorientierung (Verarbeitungs- und Anpassungsstrategien).

Kurzfristige Behandlungsziele ergeben sich aus der Rehabilitationsphase. (Intensiv-/Akutphase, medizinische Erstbehandlung oder klinische Wiederaufnahme zur Behandlung von Sekundärschäden, Folgeerkrankungen oder Trainingsdefiziten).

Arbeitsfeld

In Spezialabteilungen oder -kliniken für Querschnittgelähmte arbeiten Physiotherapeuten in einem interdisziplinären Team aus ärztlichen, therapeutischen, pflegerischen, psycho- und sozialtherapeutischen Fachbereichen. Die Physiotherapie ist in das Gesamtbehandlungskonzept integriert, Physiotherapeuten stimmen ihre Ziele und Maßnahmen mit den anderen Fachereichen im Team ab. Der Informationsfluss unter den einzelnen Fachbereichen über den Rehabilitationsverlauf des Patienten wird in der Regel durch ein Arbeitspapier

(**Abb. 16.1**) unterstützt, das von allen Fachbereichen im Kadex eingesehen werden kann.

Kliniken bzw. Spezialabteilungen müssen für eine optimale Rehabilitation Querschnittgelähmter bestimmte Ausstattungsmerkmale aufweisen. Dazu gehören
- allgemeine Voraussetzungen für Behandlungsmöglichkeiten in allen klinischen und ambulanten Phasen, also von der Intensivpflicht über die medizinische Erstversorgung bis zu späteren Wiederbehandlungen;
- bauliche Voraussetzungen aller Räume der Spezialabteilung nach den DIN-Vorschriften für rollstuhladaptiertes Bauen;
- z. B. für die Physiotherapie: Großraum mit Tageslicht, ausgestattet mit auf Rollstuhlhöhe verstellbaren Behandlungsbänken, Wärmelampen, aktuelle Trainingsgeräte, Stauraum für Lagerungsmaterial und Hilfsmittel;
- Einzelbehandlungsräume, auch für Elektrorollstuhlfahrer geeignet;
- Sporthalle für die Durchführung von Einzel- und Gruppentherapie mit dem Rollstuhl und für die einzelnen Disziplinen des Rollstuhlsports, z. B. Tischtennis, Bogenschießen und Kleine Spiele in der Gruppe;
- Freigelände für das Rollstuhltraining;
- Schwimmbad
  - das Paraplegikern den selbstständigen Zugang ins Wasser ermöglicht,
  - das mit elektrohydraulischen Liftern für Tetraplegiker ausgestattet ist und
  - das für die Durchführung verschiedener Therapien im Wasser geeignet ist, ggf. mit einem Hubboden ausgestattet.

Patienten mit einer Querschnittsymptomatik finden sich außer in den Spezialkliniken in allen medizinischen Fachgebieten:
- in *Kinderkliniken* (geburtstraumatische oder angeborene Rückenmarkschädigung),
- in *Frauenkliniken* (geburtsvorbereitende oder rückbildende Maßnahmen bei gebärenden Müttern mit Querschnittlähmung),
- in *chirurgischen und orthopädischen Kliniken* (nach operativen Eingriffen zur Stabilisierung der knöchernen Wirbelsäule nach Frakturen oder bei gut- und bösartigen Raum fordernden spinalen Prozessen, bei Metastasen mit Infiltrationen des Rückenmarks, bei degenerativen Veränderungen der Rückenmarksgefäße, der Bandscheiben oder der Wirbelkörper, nach Skoliose- oder Bandscheibenoperationen mit postoperativer Querschnittproblematik oder funktionsverbessernden operativen Späteingriffen wie Sehnentransfer,

Arbeitsblatt für Stationsbesprechung aller Fachbereiche des klinischen Teams
Abteilung für die Rehab. Querschnittgelähmter der Orthop. Klinik der Universität Heidelberg, 1996
dient zum Infoaustausch

Checkliste für: Station: Eintritt der Lähmung: Aufnahmedatum:

I. Patient:	Datum	Hand-zeichen	Besonderheiten
1. ärztliche Aufklärung			
2. ärztliche Aufklärung			
Vorstellung Soz.-Arbeit			
Vorstellung Psychologe			
Vorstellung Ergotherapie			
Vorstellung Physiotherapie			
Schulunterricht eingeleitet			
Gespräch – Arzt			
Blasen- u. Darmtrakt – Pflege			
Urolog. Untersuchung (Arzt)			
Sexualberatung (Arzt, Psychologe)			
Gespräch Hautpflege (Pflege)			
Gespräch – Arzt			
Trinken, Diät – Pflege			
ET: – Beratung			
– Einleitung			
PT: – Beratung			
– Einleitung			
Hilfsmittel-versorgung			
Pflege: – Beratung			
– Einleitung			
1. Ausfahrt			
ET: – Vorbereitung			
PT: – Vorbereitung			
Wochen-endurlaub Pflege: – Vorbereitung			
– Rückmeldung			
Soz.: – Vorbereitung			

	Datum	Hand-zeichen	Besonderheiten
Antrag SchwbA. (spät. 6 Wo. v. Entl.)			
Führerschein abklären (ET, Soz.)			
Schul. Fragen (Lehrer)			
Berufl. Fragen (Soz.)			
Entl.-Termin 4 Wo. vorh. fests. (Arzt)			
Wohnsituation (ET, Soz.)			
Nach-betreuung – häusl. Pflege geregelt (Soz.)			
– hausärztl. Pflege geregelt (Arzt)			
Hilfsmittelversorgung abgeschlossen ET, PT, Pfl.			
II. Angehörige:			
Aufklärung durch den Arzt			
Einverständniserklärung d. Eltern (Ausgang Minderjähriger)			
Gespräch mit Sozialarbeiter			
Gespräch mit Psychologen/Psychologin			
Ein-arbeitungs-woche – ET			
– PT			
– Pflege			
Sonstiges:			
Rehagespräche			

Abb. 16.1 Arbeitspapier zur Dokumentation des Rehabilitationsverlaufs, medizinische Erstbehandlung
(ET: Ergotherapie, PT: Physiotherapie, Soz.: Sozialarbeiter, SchwbA.: Schwerbeschädigtenausweis).

Sehnenverlängerungen oder Wiederherstellung knöcherner Strukturen),
- in *neurochirurgischen Kliniken* (entzündliche Prozesse des Rückenmarks und der Rückenmarks-

häute oder nach operativen Eingriffen, z. B. bei posttraumatischer Syringomyelie),
- in *internistischen Kliniken* (bei Sekundärschäden am kardiopulmonalen System),
- in *geriatrischen Kliniken.*

16.2 Grundlegende Kenntnisse zur Querschnittlähmung

16.2.1 Ärztliche Therapie und Diagnostik
Sabine Störmer

Charakteristika der Querschnittlähmung

Eine Querschnittlähmung tritt aufgrund einer Schädigung des Rückenmarks ein, oft durch den Bruch eines Wirbelkörpers. Die Querschnittlähmung bedeutet für den Patienten in aller Regel auch einen Bruch in der Lebenslinie, in der gesamten Lebensführung, da sich die Lähmung auf alle Lebensbereiche auswirkt: Oft buchstäblich von der einen Minute zur anderen ist der Patient nicht mehr wie vorher in der Lage
- seinen Körper im gelähmten Bereich zu bewegen,
- seinen Körper im gelähmten Bereich zu empfinden,
- die Füllung der Blase zu empfinden und ihre Entleerung zu kontrollieren,
- die Füllung des Darms zu empfinden und seine Entleerung zu kontrollieren,
- sexuelle Regungen zu empfinden und Sexualität wie gewohnt auszuleben.

Von seltenen Ausnahmen abgesehen, begründet die Querschnittlähmung eine Rollstuhlabhängigkeit, welche wiederum meist mit sich bringt, dass die vorhandene Wohnung nicht mehr benutzt oder/und die berufliche Tätigkeit nicht mehr ausgeübt werden kann. In allen Lebensbereichen kommt es zu massiven Veränderungen. Deshalb müssen in der Rehabilitation Querschnittgelähmter alle beteiligten Berufsgruppen (Ärzte unterschiedlicher Fachrichtungen, Krankenpflege, Physiotherapeuten, Psychologen, Ergotherapeuten, soziale Dienste) eng zusammenarbeiten.

Das Akzeptieren der Lähmung und der Aufbau eines „zweiten Lebens" – wie es Querschnittgelähmte oft selbst formulieren – ist eine große psychische, körperliche, geistige und oft auch soziale Leistung der querschnittgelähmten Patienten. Sie müssen zuerst begreifen, was es bedeutet, querschnittgelähmt zu sein und müssen es dann an ihre Umgebung weitergeben.

Anatomische Grundlagen: Status am Rückenmark vor der Querschnittlähmung

Die Anatomie der Wirbelsäule und des Rückenmarks hat enge Verhältnisse: Die übereinander angeordneten Wirbelkörper bilden mit ihren Rückflächen, den Bogenwurzeln und Wirbelbögen (Laminae) den Wirbelkanal (Spinalkanal) (**Abb. 16.2**).

Das Rückenmark zieht, von 3 Häuten umhüllt (von innen nach außen: Pia mater, Arachnoidea und Dura mater), vom Hinterhauptsloch des Schädels in diesem Kanal nach kaudal. Bei der Geburt füllt das Rückenmark den gesamten Spinalkanal vollständig aus, wächst aber nicht wesentlich mit, sodass nach Abschluss des Wachstums das untere Ende des Rückenmarks (Konus) etwa in Höhe des 1.–2. Lendenwirbelkörpers zu finden ist. Unterhalb des Konusses befindet sich nur noch die Cauda equina (wörtlich übersetzt: Pferdeschwanz) im

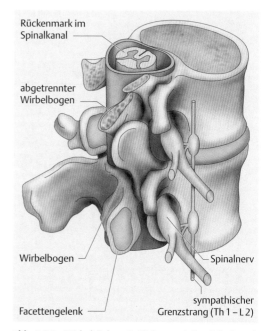

Rückenmark im Spinalkanal

abgetrennter Wirbelbogen

Wirbelbogen

Spinalnerv

Facettengelenk

sympathischer Grenzstrang (Th 1 – L 2)

Abb. 16.2 Wirbelsäule mit Rückenmark im Spinalkanal, Spinalnerven und sympathischem Grenzstrang.

Spinalkanal, ein Nervenfaserbündel der tiefer aus dem Spinalkanal austretenden Spinalnerven.

Segmental treten beidseits vorne und hinten Nervenwurzeln aus dem Rückenmark aus; seitlich vereinigen sich die Vorder- und Hinterwurzeln zu den Spinalnerven, die durch die Neuroforamen zwischen je 2 Wirbelkörpern die Wirbelsäule verlassen. Sie wurden vom Kopf bis zum Kreuzbein (Sakrum) nach Rückenabschnitten durchnummeriert. Es ergeben sich:

- 8 Wurzeln für das Halsmark (C1–C8; „C" steht für zervikal – dem Hals zugehörig),
- 12 Wurzeln für das Brustmark (Th1–Th12; „Th" steht für thorakal – der Brust zugehörig),
- 5 Wurzeln für das Lendenmark (L1–L5; „L" steht für lumbal – der Lende zugehörig),
- 5 Wurzeln für das Sakralmark (S1–S5; „S" steht für sakral – der Sakrum- oder Kreuzbeinregion zugehörig), über diese werden die vegetativen Funktionen der Blasen- und Darmentleerung sowie der Sexualität gesteuert.

Die Nervenwurzeln versorgen bestimmte muskuläre Körpergebiete (Myotome) bzw. erhalten aus bestimmten Gebieten sensible Rückmeldungen (Dermatome: Haut; Sklerotome: Knochen/Knochenhaut; bestimmte innere Organe). Die anatomische Zuordnung der Nervenwurzeln zu den Körperarealen zeigt zwischen einzelnen Menschen nur unwesentliche Unterschiede. Dadurch ist sie geeignete Grundlage für die Diagnostik der Höhe der Rückenmarksverletzung, die sog. „neurologische Etagendiagnostik": In Höhe der Rückenmarksverletzung und unterhalb sind motorische, sensible und vegetative Funktionen gestört oder ganz ausgefallen, oberhalb ist alles intakt (sofern keine zusätzlichen Schädigungen wie z. B. eine Armplexuslähmung vorliegen).

1992 hat die internationale Vereinigung der Paraplegiologen (die damalige International Medical Society of Paraplegia – IMSOP, inzwischen umbenannt zu ISCoS – International Spinal Cord Society) auf der Basis eines Untersuchungsschemas der American Spinal Injury Association (ASIA) feste Untersuchungsregeln und Bezeichnungen bestimmter Typen von Querschnittlähmungen als internationale Standards festgelegt (Ditunno et al. 1994). Hierbei werden die einzelnen Dermatome von kranial nach kaudal bezüglich Oberflächensensibilität und Schmerzempfinden durchgetestet und ein sog. Kennmuskel je neurologische Etage auf seinen Kraftgrad hin untersucht (**Abb. 16.3**).

Anhand der Ausfälle lassen sich charakteristische Verletzungsmuster diagnostizieren (s. S. 269, Lähmungstypen).

Entstehung einer Querschnittlähmung: Ursachen der Rückenmarksverletzung

Bei den meisten Schädigungsmechanismen wird das Rückenmark durch Druck verletzt:

- *Rückenmarksprellungen.* Commotio spinalis (entspricht einer Gehirnerschütterung auf Rückenmarksebene): reversible neurologische Ausfälle ohne Nachweis einer Wirbelsäulenverletzung; Contusio spinalis (stärkere Prellung mit Gewebezerstörung): leichte bis mittelschwere neurologische Ausfälle ohne Nachweis einer Wirbelsäulenverletzung – meist partielle Rückbildung mit verbleibender Restlähmung;
- *Wirbelkörperbruch* ohne Verschiebung (Fraktur) oder mit Verschiebung (Luxationsfraktur), Wirbelsäulenzerreißung und -verschiebung im Bandscheibenraum (Luxation);
- *Bandscheibenvorfall* (Diskusprolaps);
- *Stich-/Schussverletzungen;*
- *Tumorwachstum* am Rückenmark selbst (z. B. Astrozytom, Ependymom) oder Tumor- bzw. Metastasenbefall der Wirbelkörper (z. B. Plasmozytom, Metastasen von Nieren-, Prostata-, Lungentumoren) mit zunehmender Verengung des Spinalkanals und Kompression des Rückenmarks;
- *Entzündungen* von *Wirbelkörper* und/oder *Bandscheibe* (Spondylitis, Spondylodiszitis, Diszitis) mit Vorwölbung entzündeter Massen in den Spinalkanal oder Auflösung der Wirbelkörper- und Bandscheibenstrukturen mit pathologischer Fraktur des Wirbelkörpers
- *Entzündungen* von *Rückenmark* (Myelitis) oder/und *Rückenmarkshäuten* (spinale Meningitis/ Meningomyelitis;
- *Blutung* im Spinalkanal;
- *iatrogen* (durch den Arzt) unmittelbar im Zuge von Operationen, z. B. bei Skoliose-Aufrichtungsoperationen, bei Stabilisierung von Wirbelsäulenfrakturen oder Operation von Bandscheibenvorfällen;

Ein anderer Schädigungsmechanismus ist die *Minderdurchblutung* (Ischämie) durch Gefäßverschluss, -durchtrennung, Embolie, Blutdruckabfall.

Das Rückenmark reagiert entsprechend auf diese (primären) Schädigungsmechanismen: Rückenmarkszellen werden mechanisch direkt zerstört und im Rahmen einer umfassenden biochemischen Gewebereaktion durch sog. sekundäre Schädigungsmechanismen mit Azidose (Übersäuerung), Elektrolytverschiebungen und Ödemen durch Membranpermeabilitätsveränderungen (Durchlässigkeit von Membranen), Vasospasmen (Gefäßkrämpfe), Bildung freier Radikale und durch die

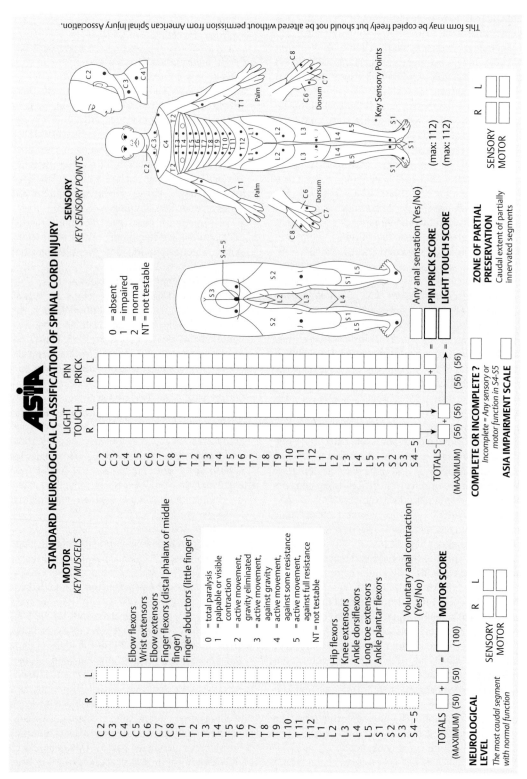

Abb. 16.3 Standardisiertes Untersuchungsschema der ASIA.

Einwanderung von Makrophagen (Fresszellen) sekundär geschädigt (Tator 1995). Bei der primären Ischämie sterben ebenfalls Zellen aufgrund der Minderdurchblutung ab. - Aussagen von Wirbelsäulenoperateuren, die die Dura mater, die sog. „harte" Hirnhaut, während der operativen Stabilisierung unbeschädigt gesehen haben, sind hinsichtlich einer Rückenmarksschädigung wertlos, da bei intakter Dura sehr wohl das Rückenmark verletzt sein kann. Denn das Rückenmark ist eine sehr weiche Substanz und wird im Falle des Traumas im Moment des Unfalls irreversibel geschädigt.

Beispiel/Vergleich: Die Verhältnisse sind etwa einem Leberwürstchen im Kunstdarm vergleichbar. Man kann das Würstchen beachtlich quetschen, sodass an dieser Stelle alle Leberwurstpartikel anders zueinander liegen als vorher, ohne dass deswegen der Kunstdarm reißt. Bei experimentellen Untersuchungen zur Pathophysiologie von Rückenmarksverletzungen an Katzen wurden Gewichte von 13 g (!) aus einer Höhe von 20 cm auf das Rückenmark mit umgebender Dura fallen gelassen, um die Verletzung zu erzeugen (Blight 1985). Um wie viel größer ist die Kraft, wenn ein menschlicher Oberkörper bei einem Unfall beschleunigt wurde!

Querschnittlähmung: Was bedeutet das?

Jede Rückenmarks- oder Konus-/Cauda-equina-Verletzung geht grundsätzlich mit motorischen, sensiblen und vegetativen Ausfällen im gelähmten Körperabschnitt einher, die unterschiedlich stark ausgeprägt sein können (s. unten), einerseits abhängig von der Lähmungshöhe und zum anderen abhängig davon, ob noch Teile der Rückenmarksbahnen erhalten sind (inkomplette Lähmung) oder nicht (komplette Lähmung):

- *Motorik:* Lähmung der Willkürmotorik und – abhängig von der Verletzungshöhe –kein/teilweiser/vollständiger Verlust der Atemmotorik;
- *Sensibilität:* Verlust/Einschränkung von Oberflächensensibilität, Schmerzempfinden, Lageempfinden, Vibrationsempfinden;
- *Vegetativum:* Verlust von Empfinden für Blase und Darm, fehlende Kontrolle über Blasen- und Darmentleerung, gestörte/fehlende Sexualfunktion, Kreislaufstörungen/Verlust des Gefäßtonus, gestörte Schweißsekretion, gestörte Atmung.

Lähmungstypen

Entsprechend der Verletzungs*höhe* werden folgende *Lähmungstypen* unterschieden:

- *Tetraplegie:* motorisch-sensible Lähmung an allen 4 Gliedmaßen, Thorax und Abdomen durch Schädigung des Halsmarkes, vegetative Lähmung; meist spastische Lähmung;
- *Paraplegie:* motorisch-sensible Lähmung an den beiden unteren Extremitäten, am Abdomen und – je nach Verletzungshöhe – Thorax durch Schädigung der thorakalen oder lumbalen Rückenmarkssegmente, vegetative Lähmung; die Armfunktion ist erhalten; meist spastische Lähmung;
- *Konus-Kauda- bzw. Kauda-Syndrom:* nur die tieferen Lumbalsegmente und die sakralen Segmente sind von der motorisch-sensiblen Lähmung betroffen; vegetative Lähmung: wie bei den höheren Verletzungen bestehen auch hier eine Blasen- und Mastdarmlähmung, allerdings meist schlaff mit fehlender bzw. eingeschränkter sensibler und motorischer Kontrolle über Blasen- und Darmausgang sowie Störungen der Sexualität bei nur geringen sonstigen motorischen und sensiblen Ausfällen bzw. komplett erhaltener Motorik der Skelettmuskulatur (sensibel gelegentlich sog. „Reithosenanästhesie", d. h. Sensibilitätsausfälle im Umfang des Lederbesatzes an Reithosen, entsprechend Dermatom S3–S5).

> Die Höhe der Querschnittlähmung, das Lähmungsniveau, wird immer nach dem tiefsten, sensibel und motorisch auf beiden Körperhälften noch vollständig erhaltenen Segment bezeichnet.

Bei den bislang genannten Lähmungstypen gibt es jeweils die Unterscheidung zwischen *kompletten* und *inkompletten* Lähmungen. Letztere wurden auch Tetraparese bzw. Paraparese genannt. Dieser Begriff soll aber wegen Ungenauigkeit verlassen werden (Ditunno et al. 1994). Inkomplett ist eine Lähmung nach der geltenden Definition der ISCoS dann, wenn unterhalb des Lähmungsniveaus noch motorische und/oder sensible Restfunktionen abrufbar sind *und* die tiefsten sakralen Segmente ebenfalls Restfunktionen haben. Komplett heißt eine Lähmung dann, wenn die tiefsten sakralen Segmente keine sensible oder motorische Funktion mehr haben. Zum Beispiel bedeutet „inkomplette Tetraplegie unterhalb C6", dass Muskulatur und Sensibilität und sonstige Funktionen aus dem Segment C6 und oberhalb noch vollständig erhalten sind und darunter noch Restfunktionen bis einschließlich S5 abrufbar sind.

Spezielle Lähmungsbilder

Bei den folgenden Lähmungsbildern handelt es sich immer um inkomplette Lähmungen mit einer *besonderen Verteilung* der Lähmungssymptomatik.

Zentrales Halsmark- bzw. Rückenmarkssyndrom

Im Rückenmarksquerschnitt liegen die kürzeren Bahnen mehr in der Nähe des Zentralkanals, die langen Bahnen mehr zur Peripherie (**Abb. 16.4**). Bei Schädigungen in der Nähe des Zentralkanals kann daher dieses besondere Lähmungsbild mit stärkerer Schädigung der kürzeren Bahnen resultieren, das im Falle des zentralen Halsmarksyndroms vorwiegend Ausfälle an den oberen Extremitäten im Vergleich zu den unteren Extremitäten zeigt. Im deutlich ausgeprägten Fall des zentralen Halsmarksyndroms ist der Patient gehfähig, aber unfähig zu allen Aktivitäten des täglichen Lebens, die die oberen Extremitäten erfordern (Waschen, Kämmen, Anziehen, Essen, Trinken) und deshalb trotz inkompletter Lähmung weitgehend von fremder Hilfe abhängig.

Halbseitenlähmung (Brown-Séquard-Syndrom oder dissoziierte Empfindungslähmung)

Bei diesem Syndrom liegt eine halbseitige Durchtrennung des Rückenmarks von lateral vor, wie sie z. B. durch Stichverletzungen entstehen kann. Da Schmerz- und Temperaturempfindung nach Eintritt durch das Hinterhorn im Rückenmark auf der gleichen Ebene nach vorne und zur Gegenseite verschaltet und erst dann (über den Vorderseitenstrang) ins Hirn weitergeleitet werden, fallen diese Empfindungsqualitäten auf der Gegenseite der Verletzung aus. Die Oberflächensensibilität und Tiefensensibilität bleiben dagegen nach Eintritt durch das Hinterhorn gleichseitig und dorsal (in den sog. Hinterstrangbahnen) und werden erst in Höhe der Medulla oblongata, also oberhalb des Rückenmarks, zur Gegenseite verschaltet. Dadurch fallen diese sensiblen Qualitäten auf der gleichen Seite wie die Rückenmarksverletzung aus (Silbernagel et al. 1983). Wegen der Seitenverschiedenheit der sensiblen Ausfälle besteht auch die Bezeichnung „dissoziierte Empfindungslähmung". Die motorischen Befehle vom Gehirn nach peripher kreuzen schon oberhalb des Rückenmarks und verlaufen dann im Rückenmark auf der gleichen Seite wie der anzusprechende Muskel. Daher ergibt sich nach frischer Verletzung das Bild zunächst einer schlaffen, im weiteren Verlauf spastischen motorischen Lähmung auf der gleichen Seite wie die Verletzung.

A. spinalis-anterior-Syndrom

Der vordere Anteil des Rückenmarks wird durch andere Arterien versorgt als der hintere Anteil. Die A. spinalis anterior versorgt, wie der Name sagt, das Rückenmark von vorne und hat erheblichen Anteil an der Versorgung der Vorderhörner (s. **Abb. 16.4**), in denen die Zellkörper der Moto-

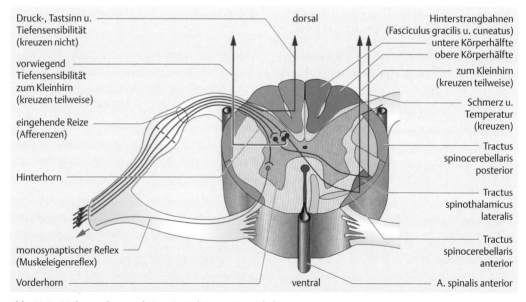

Abb. 16.4 Rückenmarksquerschnitt mit wichtigen Leitungsbahnen.

neurone (der zur Muskulatur ziehenden efferenten Nervenbahnen) liegen. Entsprechend fällt bei diesem Lähmungsbild stärker die Motorik aus, während Oberflächen- und Tiefensensibilität gut erhalten sind.

Spezielle Anatomie
Siehe **Abb. 16.4**.

Querschnittlähmung in Zahlen

In der Bundesrepublik Deutschland rechnet man derzeit mit jährlich 1500 neuen Querschnittlähmungen.

Die Anlaufstelle für die Vermittlung von Betten für Querschnittgelähmte am Berufsgenossenschaftlichen Unfallkrankenhaus Hamburg ermittelt halbjährliche Statistiken aus den Zahlen, die aus den 23 deutschen Querschnittzentren zurückgemeldet werden. Diese erstellte Statistik ergibt einen ungefähren Überblick über Verteilung der Lähmungstypen und Lähmungsursachen. Ungefähr ist der Überblick deshalb, weil mit der Entwicklung der Wirbelsäulenchirurgie ab den 70er Jahren zunehmend nicht nur Zentren für Querschnittlähmungen die frischen Fälle versorgen, sondern im Falle des Traumas auch unfallchirurgische Krankenhausabteilungen. Ähnlich werden nicht mehr alle Fälle zur Weiterbehandlung nach Wirbelsäulenstabilisierung in Querschnittzentren verlegt, sondern unter dem Druck der Kostendämpfung in (preiswertere) Rehabilitationszentren. Dadurch geht eine Anzahl Fälle der Statistik verloren. Unter diesem Vorbehalt gilt der folgende Zahlenvergleich aus den Zeiträumen II/1976–I/1986 genüber I/1993–VI/1995 (**Tab. 16.1, Tab. 16.2**):

Aus den **Tabellen** 16.1 und 16.2 wird deutlich, dass unter dem Einfluss der verbesserten Unfallverhütungsvorschriften der Berufsgenossenschaften der Anteil der Arbeitsunfälle zurückgedrängt werden konnte und dass ebenso der Anteil der Verkehrsunfälle durch die verbesserte passive Sicherheit der Fahrzeuginsassen als Ursache im Verlauf zurückgegangen ist. Zugenommen haben prozentual die „sonstigen Ursachen", in denen wir die krankheitsbedingten, sog. nichttraumatischen Querschnittlähmungen abgebildet sehen, die über die Querschnittzentren an die Vermittlungsstelle als Behandlungsfälle gemeldet wurden. Der Anteil der Badeunfälle ist trotz einiger Aufklärungskampagnen annähernd konstant geblieben.

Tabelle 16.1 Ursachen einer Querschnittlähmung – Zahlenvergleich

Ursachen der Querschnittlähmung	II/1976–I/1986[a] in %	2001[b] in %
Arbeitsunfall	20	8
Verkehrsunfall	49	23
Badeunfall	5	2
Sonstiger Sportunfall	5	Sonstiger Unfall: 18
Suizidversuch	6	3
Fremdtötungsversuch	1	1
Sonstige	14	45
Gesamtzahl	8755	1677

[a] Zahlen dieser Spalte entnommen aus Meinecke, 1987, der eine Zusammenstellung aufgrund der Statistiken der Anlaufstelle verfasste.
[b] Zahlen dieser Spalte entnommen einer Zusammenstellung aus den Halbjahresberichten der Anlaufstelle zur Vermittlung für Betten für Querschnittgelähmte des Berufsgenossenschaftlichen Unfallkrankenhauses Hamburg durch die Verfasserin.

Tabelle 16.2 Lähmungshöhe und Ausmaß – Zahlenvergleich

Lähmungshöhe und Lähmungsausmaß	II/1976–I/1986[a] in %	2001[b] in %
Paraplegie	61	52
Tetraplegie	39	48
Komplett	41	55
Inkomplett	59	45

[a] Zahlen dieser Spalte entnommen aus Meinecke, 1987, der eine Zusammenstellung aufgrund der Statistiken der Anlaufstelle verfasste.
[b] Zahlen dieser Spalte entnommen einer Zusammenstellung aus den Halbjahresberichten der Anlaufstelle zur Vermittlung für Betten für Querschnittgelähmte des Berufsgenossenschaftlichen Unfallkrankenhauses Hamburg durch die Verfasserin.

Zusammenfassung

Charakteristika der Querschnittlähmung

- Eine Querschnittlähmung erfolgt durch eine Schädigung des Rückenmarks, häufig durch den Bruch eines Wirbelkörpers. Dies hat im Allgemeinen eine Lähmung zur Folge, die für den Patienten eine Veränderung in allen Lebensbereichen bedeutet. In fast allen Fällen ist eine Rollstuhlabhängigkeit nicht zu vermeiden.
- Bei den meisten Schädigungsmechanismen wird das Rückenmark durch Druck verletzt, z. B. durch Rückenmarksprellungen, Wirbelkörperbruch, Bandscheibenvorfall, Stich-/Schussverletzungen, Tumorwachstum, Entzündungen von Wirbelkörper oder Bandscheibe, Entzündungen von Rückenmark oder Rückenmarkshäuten, Blutung im Spinalkanal sowie infolge operativer Eingriffe (iatrogen). Ein anderer Schädigungsmechanismus ist die Minderdurchblutung durch Gefäßverschluss.
- Jede Rückenmarks- oder Konus-/Cauda-equina-Verletzung führt immer zu motorischen, sensiblen und vegetativen Ausfällen im gelähmten Körperabschnitt. Man unterscheidet *inkomplette* Lähmungen (Teile der Rückenmarksbahnen sind noch erhalten) und *komplette* Lähmungen (keine Rückenmarksbahnen mehr erhalten).
- Entsprechend der Verletzungshöhe wird zwischen Tetraplegie, Paraplegie und Konus-Kauda bzw. Kauda-Syndrom unterschieden.

Querschnittlähmung in Zahlen

- In Deutschland rechnet man mit jährlich 1500 neuen Querschnittlähmungen. Der Anteil der Arbeitsunfälle sowie der Verkehrsunfälle ist zurückgegangen. Zugenommen haben prozentual „sonstige" und krankheitsbedingte Ursachen.

Therapie

Geschichtlicher Rückblick

Es war nicht immer selbstverständlich, von der Therapie oder Behandlung Querschnittgelähmter zu sprechen. Noch vor 50–60 Jahren war es eher eine Selbstverständlichkeit, dass Menschen nach einer frisch eingetretenen Querschnittlähmung akut verstarben oder an allfälligen Komplikationen bis zum baldigen Tode dahinsiechten. Selten wurde eine Querschnittlähmung längerfristig überlebt. Allerdings gab es in der Umgebung deutscher Berg-baugebiete schon früh Ärzte, die sich mit Querschnittgelähmten (durch Verschüttungen) beschäftigten und Behandlungsprinzipien und Ideen aufzeigten. Wagner und Stolper (Schlesien) beschrieben bereits 1898 Katheterismus mit Silberkathetern, Wasserbetten und Polsterungen zur Dekubitusprophylaxe. Auch W. Haumann berichtete 1930 über Erfahrungen bei der Behandlung wirbelsäulenverletzter Bergleute (nach Gerner 1996). Es ist jedoch das Verdienst eines 1939 aus Deutschland nach Großbritannien ausgewanderten jüdischen Arztes, Ludwig Guttmann, der später von der britischen Königin Elisabeth II zum Sir erhoben wurde, erstmals umfassende Therapieprinzipien für die Behandlung *und Rehabilitation* von Querschnittlähmungen aufgestellt zu haben. Sir Ludwig Guttmann hat auf diese Weise zahlreichen querschnittgelähmten Soldaten aus dem 2. Weltkrieg ein Weiterleben und sogar das Arbeiten nach eingetretener Querschnittlähmung ermöglicht. Für Tetraplegiker waren dennoch damals die Chancen wegen fehlender Transport- und intensivmedizinischer Möglichkeiten quasi aussichtslos. Patienten mit hohen Tetraplegien (bis C4) verstarben sofort, die übrigen an dem Tag nach der Verletzung, der der Höhe des betroffenen Halswirbels entsprach. (Entsprechend rechnete man bei einer Verletzung Höhe C5 mit 5 Tagen Überlebenszeit, bei C6 mit 6 Tagen usw.) Die Behandlung der Wirbelsäulenverletzungen war damals rein konservativ; Instrumente zur operativen Wirbelsäulenstabilisierung wurden ab Ende der 70er Jahre und der inzwischen weit verbreitete Fixateur interne Anfang der 80er Jahre entwickelt. Sie nehmen heute einen breiten Raum in der Behandlung von Wirbelsäulenerkrankungen ein.

Allgemeines

Nach Einweisung eines Patienten mit frischer Querschnittlähmung geschieht die klinische Diagnostik nach dem oben beschriebenen Schema plus Reflexstatus plus allgemeine Aufnahmeuntersuchung zur Sicherung möglicher Begleitverletzungen, speziell Atmung und Kreislauffunktion. Zusätzlich erfolgt apparative Diagnostik mit Nativ-Röntgenaufnahmen, Magnetresonanztomographie und ggf. Computertomographie, um die Wirbelsäulenverletzung oder -erkrankung und die genaue Art der Rückenmarksschädigung einschätzen zu können und eine adäquate Therapie einzuleiten. Optimal ist die sofortige Behandlung des Patienten in einem Querschnittzentrum, wo gleichzeitig operative Maßnahmen und spezifische Rehabilitation vorgehalten werden. Ansonsten sollte nach operativen Maßnahmen die baldige Verlegung in ein Querschnittzentrum erfolgen. Wenn benachbarte Spezialabteilungen belegt sind, kann auf die „Anlaufstelle für die Vermittlung von Betten für Querschnittgelähmte" am Berufsgenossenschaftlichen Unfallkrankenhaus Hamburg (040/7306-2604) zurückgegriffen werden, die eine aktuelle Liste sämtlicher 23 deutschen Querschnittzentren besitzt und bei der Ermittlung eines freien Bettes behilflich ist.

Grundsätzliches zur operativen und konservativen Therapie von Wirbelsäulenschäden mit Rückenmarksbeteilung

Operative Therapie: Eine Operation an der Wirbelsäule heilt nicht das Rückenmark!

Während es beim Tumor und oft auch bei der Entzündung an der Wirbelsäule zu einer allmählichen Druckbelastung auf das Rückenmark kommt, der das Rückenmark zunächst noch im Spinalkanal ausweichen kann, tritt der Druck beim Trauma immer so plötzlich ein und ist so hoch, dass eine sofortige Schädigung des Rückenmarks resultiert. Daher hat bei Tumoren oder Entzündungen – insgesamt bei langsam einwirkender Schädigungsursache – die Operation zur Rückenmarksentlastung eine gute Aussicht, eine weitere Verschlechterung zu verhindern oder sogar eine Verbesserung der frisch eingetretenen neurologischen Ausfälle herbeizuführen. Ein Tumor unmittelbar am und im Rückenmark selbst erfordert immer einen neurochirurgischen Eingriff am Rückenmark und ist mit einem Defekt und neurologischen Ausfällen verbunden. Eine neurologische Erholung des Rückenmarks im Falle einer primär kompletten *traumatischen* Schädigung wird durch die Dekompression des Rückenmarks und die Stabilisierung der Wirbelsäule nicht erreicht! Dies wurde bereits 1987 von Meinecke aus einer Patientenübersicht aus den Jahren 1976–1986 festgestellt. Trotz erheblich vermehrter Routine in der Wirbelsäulenchirurgie in den Spezialzentren, in der Orthopädie und Unfallchirurgie hat sich an der Richtigkeit dieser Aussage im weiteren Verlauf (Braakman et al. 1991) und bis heute nichts geändert. Lediglich *Sekundär*schäden des nach dem Trauma anschwellenden Rückenmarks können durch die Dekompression vermieden werden. Eine Operation hat hier das Ziel, diese Sekundärschäden zu vermeiden, die Funktion der Wirbelsäule als Halteorgan schnell wieder herzustellen und so die Pflege zu vereinfachen und eine frühere Mobilisation zu erlauben. Seit den oben geschilderten Anfängen der Wirbelsäulenchirurgie haben sich inzwischen sichere Stabilisierungsverfahren für alle Etagen der Wirbelsäule entwickelt, mit Zugang zur Wirbelsäule von vorne oder hinten. Vordere und hintere Stabilisierungsverfahren werden abhängig von der Schädigung der Wirbelsäule einzeln oder kombiniert verwendet. Postoperativ ist für 4–12 Wochen das Tragen einer äußeren Stütze (Zervikalorthese, Mieder oder Korsett) nötig.

Konservative Therapie

Grundsätzlich ist nämlich auch heute noch eine konservative Therapie der Wirbelfrakturen möglich. Sie erfordert jedoch eine dauerhafte Immobilisation der Patienten über etwa 2–3 Monate mit konsequenten Lagerungsmaßnahmen – einerseits, um die Wirbelsäule stabil zu lagern, andererseits mit ausreichend häufigen Lagewechseln, um die Ausbildung von Druckgeschwüren zu vermeiden (s. S. 279, Komplikationen). Eine konservative Therapie empfiehlt sich dann bei Tumoren, wenn ein starker Befall der gesamten Wirbelsäule besteht, der einen Eingriff auf mehreren Etagen notwendig machen würde und/oder nach einer Operation eine baldige Notwendigkeit zu einem weiteren Eingriff an anderer Stelle absehbar erscheint. In diesem Falle ist es sinnvoller, auf Bestrahlungen und/oder Chemotherapie zurückzugreifen, sofern der Tumor nach medizinischer Erkenntnis darauf anspricht, und eine äußere Stabilisierung durch Mieder oder Korsett zu geben.

Allgemeine Therapieziele in der Erstbehandlung

Therapieziele in der Erstbehandlung sind:
- vermeiden weiterer Schädigung des Rückenmarks, dafür Beseitigung einer spinalen Kompression
- wiederherstellen der Wirbelsäulenstabilität, -achse und -form,
- schmerzarme Frühmobilisation,
- einstellen eines Entleerungsmodus bei Blasen- und Mastdarmlähmung,
- ggf. einstellen der Atemfunktion (unter Umständen Dauerbeatmung),
- Hilfsmittelanpassung,
- einleiten der beruflichen Rehabilitation,
- ggf. Organisation von häuslicher Betreuung oder Betreuung im Heim,
- insgesamt: frühestmögliche und umfassende Rehabilitation – sie beginnt am Unfalltag!

Spezielle Therapie in der Akutphase ab der stationären Aufnahme

Spezielle Lagerung und Ruhigstellung des betroffenen Wirbelsäulenabschnitts. Entsprechend der Frakturlokalisation ist eine unterstützende, stabile Lagerung mit 3-stündlichem Wechsel der Auflagefläche bzw. Entlastung der Liegefläche durch Anheben bis zur Operation zu sichern, bzw. bei konservativem Vorgehen bis zum Eintreffen der äußeren Stützen in Form von Mieder oder Korsett. Bei HWS-Frakturen sollte eine steife Zervikalorthese angelegt werden. Der entsprechende Wirbelsäulenabschnitt bei HWS- und LWS-Frakturen sollte zur Wiederherstellung der Lordose unterlagert werden. Bei Luxationen der HWS sollte eine Crutchfield-Extensionsklammer an der Schädelkalotte zur Reposition durch Zug angelegt werden (mit etwa 10 % des Körpergewichts). Dieser Zug darf beim Umlagern nicht unterbrochen werden, da der Repositionsprozess länger dauert (24±12 h) und jedes Nachlassen des Zugs die bis dahin gewonnene Teilreposition rückgängig macht. Die Operationsindikation wird abgeklärt und ggf. eine dekomprimierende und/oder stabilisierende Wirbelsäulenoperation eingeleitet. Zunehmend wird heute primär (d. h. sofort, ohne vorherigen Zug) operativ offen reponiert und der verletzte Wirbelsäulenabschnitt stabilisiert.

Cortisongabe. Die Gabe von Cortison (Methylprednisolon) mit Beginn innerhalb der ersten 8 h nach Eintritt der Rückenmarksverletzung nach festem Schema der NASCI-II (National Acute Spinal Cord Injury)-Studie (Young und Bracken 1992) verbessert statistisch die Aussichten auf eine neurologische Erholung durch Unterdrückung der sekundären Rückenmarksschädigung im Rahmen der posttraumatischen Entzündungsreaktion. Es wird anfangs ein Bolus, dann über weitere 23 h eine kontinuierliche Infusion mit einer Dosierung in Abhängigkeit vom Körpergewicht gegeben. Eine später als 8 h nach Verletzung einsetzende Gabe von Cortison hat keinen positiven Einfluss mehr.

Thromboembolieprophylaxe. Es besteht ein Thromboserisiko nahe 100 % in den ersten 6 Monaten (also ein noch höheres Thromboserisiko als bei der Hüft- und Knieendoprothetik). Daher sollte eine Antikoagulation in *therapeutischer* (nicht prophylaktischer) Dosierung mit Heparin-Präparaten und in Form von Kompressionsstrümpfen, sofern die Haut diese ohne Gefahr toleriert, durchgeführt werden.

Stressulkusprophylaxe. Es ist wegen großer Gefahr von Magen- oder Darmulkusentwicklung eine konsequente medikamentöse Behandlung mit einem Protonenpumpenblocker angezeigt, anfangs in therapeutischer, später in prophylaktischer Dosierung.

Dekubitusprophylaxe. Lähmungsbedingt ergibt sich eine veränderte Hauttrophik und Unbeweglichkeit (instabile Wirbelsäule, postoperativer Zustand und/oder Lähmung mit Unfähigkeit zu eigenständigen Lagewechseln), daher ist das Anheben oder Drehen in 3–6-stündigen Abständen oder eine Lagerung in Spezialbetten unter fortlaufender Kontrolle der am stärksten gefährdeten Stellen erforderlich: Sakrum, Trochanteren, Fersen, Innen- und Außenknöchel, Sitzbein.

▪ *Die Prophylaxe ist streng durchzuführen!*

Prophylaxe und Therapie der respiratorischen Insuffizienz/Pneumonie. Bei Rückenmarksschädigungen Höhe Th6 und höher muss mit einer (evtl. erst allmählich sich einstellenden) Ateminsuffizienz durch die ausgefallene Interkostalmuskulatur gerechnet werden. Eine intensivmedizinische Überwachung ist angezeigt. Bei Rückenmarksverletzungen oberhalb und in Höhe des Abgangs des N. phrenicus (C3/4) ist eine Beatmung von Anfang an wegen der ausgefallenen Zwerchfellatmung unumgänglich. In diesen Fällen muss ein Tracheostoma (Luftröhrenöffnung) für die Dauerbeatmung angelegt werden. Auch bei tieferen Halsmarkverletzungen als C4 und bei Verletzungen des oberen Brustmarks bis etwa Th6 ist trotz erhaltener Zwerchfellatmung häufiger die vorübergehende Anlage eines Tracheostomas zur längerfristigen Beatmung notwendig. Dies kann aber im weiteren Verlauf in den meisten Fällen wieder verschlossen werden, wenn durch gute Aktivierung der Atemhilfsmuskulatur, des Zwerchfells und der oberen Interkostalmuskulatur eine ausreichende Eigenatmung wieder hergestellt wurde.

Therapie der Darmlähmung (neurogen bedingter paralytischer Ileus). Die anfangs bestehende Darmlähmung ohne Eigentätigkeit des Darms muss mit interavenöser Gabe von Medikamenten zur Steigerung der Darmtätigkeit (Dexpanthenol und Neostigmin) und mit Laxanzien oraler (zum Einnehmen) und rektaler (in den Enddarm zu geben) Art zunächst in Gang gebracht werden; dann muss allmählich ein Entleerungsmodus eingestellt werden.

Therapie der Blasenlähmung. Anfangs herrscht immer eine *schlaffe* Blasenlähmung kompletter oder inkompletter Art (s. S. 290, spinaler Schock). Da eine Willkürentleerung außer bei sehr inkompletten Lähmungen nicht mehr möglich ist, müssen sofort künstliche Entleerungsformen eingesetzt werden, anfangs in der Regel eine suprapubische Harnableitung (durch die Bauchdecke). Der transurethrale Dauerkatheter (durch die Harnröhre) ist wegen der erhöhten Infektgefahr möglichst nicht mehr anzuwenden, nur kurzfristig, bis eine suprapubische Harnableitung gelegt werden kann. Im weiteren Verlauf erfolgt eine Einstellung der Blasenentleerung entsprechend der sich entwickelnden Lähmungsart (spastisch, schlaff, gemischt). Details s. unter „Störungen des Urogenitalsystems", S. 287.

Therapie von Kreislaufdysregulationen. Durch Vasomotorenlähmung mit Verminderung der Fließgeschwindigkeit des Blutes und Ausfall der Muskelpumpe kommt es einerseits zur oben genannten Thrombosegefährdung, andererseits zu einer grundlegend hypotonen Kreislaufsituation, die bei Tetraplegikern und hohen Paraplegikern meist auch über die Akutphase hinaus erhalten bleibt. Früher eingenommene Medikamente gegen Bluthochdruck können oft weggelassen werden. Stattdessen sind Kompressionsstrümpfe und ein breiter Bauchgurt, der durch Druck auf die Bauchregion den Blutrückfluss verbessert, und öfter auch Blutdruck stützende Medikamente, insbesondere in der Anfangsphase, häufig aber auch auf Dauer, angezeigt. Gleichzeitig kommt es bei diesen hohen Lähmungen zu einer Unterbrechung der Leitungen des sympathischen Nervensystems (sie verlassen Höhe Th1–L2 das Rückenmark), während die weiter oben abgehenden parasympathischen Leitungsbahnen, vor allem der N. vagus, intakt bleiben, sodass ein Ungleichgewicht im autonomen Nervensystem mit Schwäche des sympathischen Antriebs resultiert (Mathias et al. 1979, nach Schurch 2001). Dies kann insbesondere bei gleichzeitigen vagalen Reizen wie Absaugen, Intubieren zu einem solchen Übergewicht des Parasympathikus führen, dass sich die Herzfrequenz lebensbedrohlich vermindert oder es sogar zu einem Herzstillstand kommt (Schurch 2001).

Was kann im Rahmen der Erstbehandlung und Erstrehabilitation erreicht werden?

Neurologische Erholung (Reinnervation)

Das erreichbare Maximum an Selbständigkeit des Patienten ist abhängig von der Lähmungshöhe, aber auch davon, wie komplett die Lähmung ist. Jeder Querschnittgelähmte hofft anfangs auf eine vollständige Erholung und Wiederherstellung des Zustands vor der Rückenmarksschädigung. Sowohl bei anfangs kompletter wie bei inkompletter Lähmung ist im Verlauf eine Besserung der Lähmung – neurologische Erholung oder Reinnervation – möglich. Das Ausmaß der neurologischen Erholung ist unter anfänglicher Behandlung mit Cortison nach dem oben beschriebenen Schema signifikant größer als mit Plazebo. Das bedeutet aber nicht, dass dieses Medikament, wenn man es nur hoch genug dosiert, eine vollständige Heilung bewirken könnte oder regelmäßig eine komplette Lähmung in eine inkomplette verwandeln könnte. So starke Effekte werden leider durch diese Maßnahme nicht erzielt. Die Durchführung einer stabilisierenden Wirbelsäulenoperation hat, wie beschrieben, bei primär kompletten Lähmungen keinen Einfluss auf die neurologische Erholung (Braakman 1991, Tominaga 1989) bei traumatischen Fällen. Bei einer inkompletten Lähmung ist eine neurologische Besserung im Verlauf wahrscheinlicher als bei einer kompletten Lähmung (Tominaga 1989) – auch ohne operativen Maßnahmen und/oder Cortison. Es gibt keine Kriterien, die eine Voraussage gestatten, ob überhaupt eine Besserung eintreten wird, und bei eingetretener Besserung, wie weit sich diese entwickeln wird. Der Stillstand einer eingetretenen neurologischen Erholung ist zu jedem Entwicklungsstand möglich. Ob physiotherapeutische Ansätze wie z. B. die Vojta-Therapie, die oft in der Behandlung die Lähmungsgrenze überschreitende Bewegungsmuster auslösen können, gleichzeitig eine funktionell-neurologische Besserung des Lähmungsstatus erreichen, ist bislang wissenschaftlich nicht erwiesen. Insgesamt kann man nur das therapeutische Vorgehen dem jeweiligen neurologischen Status anpassen. Es gilt im Wesentlichen, was Ludwig Guttmann früher schon aus der klinischen Erfahrung heraus formulierte und Tominga (1998) in einer Längsschnittuntesuchung statistisch bestätigte:

Je früher (Tominaga 1989) und stärker nach der Schädigung eine neurologische Erholung einsetzt, desto besser wird sich die neurologische Symptomatik wahrscheinlich entwickeln; nach Ablauf eines Jahres ist bei anfangs kompletter Lähmung der Endzustand in etwa erreicht und keine durchgreifenden Besserung mehr zu erwarten. Bei inkompletter Lähmung ist jedoch noch eine signifikante neurologische Erholung möglich.

Warum am Rückenmark nicht wieder zusammenwächst, was zusammen gehört

Beim peripheren Nerven ist bekannt, dass er nach Durchtrennung am proximalen Ende aussprosst und Kontakt zum distalen Ende sucht bzw. in der Myelinscheide entlang wächst, während das distale Ende degeneriert. Warum Ähnliches nicht auch am Rückenmark geschieht, blieb lange unbekannt. Es wurde zunächst nur festgestellt, dass im Zentralnervensystem keine Aussprossung erfolgt und somit vermutet, dass Nervenwachstumsfaktoren fehlen. Es spielen jedoch noch weitere Mechanismen eine Rolle: nämlich die Gliazellen (sog. Stützzellen des Zentralnervensystems (ZNS) und Hemmstoffe des Nervenwachstums (s. „Heilung des Rückenmarks", S. 284). In einem zusammenfassenden Artikel über die aktuelle ZNS-Forschung berichtete Koch (1995), dass Mikroglia zumindest im Gehirn bei Verletzungen die eingehenden Synapsen (Schaltstellen) von der Nervenzelle abtrennen und in Gegenwart degenerierender Neurone zu aggressiven Phagozyten (Fresszellen) mit Freisetzung zytotoxischer Substanzen werden können (Koch 1995), also zu Sekundärschäden beitragen. Auch die Astrozyten verändern sich bei Verletzungen des ZNS in ihrer Form von sternförmigen, verzweigten Zellen zu mehr flächigen, kachelartigen Zellen, die das verletzte Areal von der Umgebung abschotten, sodass keine Aussprossung von Nervenzellen mehr möglich ist. Des Weiteren wurde in den 90er Jahren im Rückenmarkskanal ein Hemmstoff nachgewiesen, der die Aussprossung der Nervenfasern verhindert (Schwab 1991). Beim peripheren Nerven gibt es einen solchen Hemmstoff nicht.

Komplette Lähmungen

Bei bleibender *kompletter* Lähmung ist das Maximum des Erreichbaren an Mobilität und Selbständigkeit recht eindeutig durch das Lähmungsniveau vorgegeben. Dabei ergeben sich qualitative Sprünge: Gelähmte mit einer Schädigung bei C3/4

oder höher werden nicht ohne (Teil-)Beatmung auskommen, mit einer Schädigung unterhalb C3/4 ist bei erhaltenem N. phrenicus die Zwerchfellatmung gegeben, aber wegen des Wegfalls der Atemhilfsmuskulatur dennoch öfter ein Atemtherapiegerät nötig. Bis Läsionshöhe C4 einschließlich besteht keinerlei Motorik der oberen oder unteren Extremitäten, somit volle Pflegeabhängigkeit und Notwendigkeit eines Elektrorollstuhls mit Mund- bzw. Kinnsteuerung. Ab Läsionshöhe C5, C6 ist teilweise eine Selbstversorgung (Essen, Oberkörperhygiene) mit Hilfsmitteln möglich, Fingerfunktion besteht nicht. Ein mechanischer Rollstuhl kann auf ebenem Gelände angetrieben werden, ein Elektrorollstuhl ist aber ebenfalls nötig. Für Transfers wird ebenso wie bei den höheren Läsionen Hilfe benötigt, teilweise besteht Selbständigkeit.

Fallbeispiel: Ausnahmen bestätigen die Regel: Eine Patientin, Läsion komplett unterhalb C6 (nur Ellenbogenbeugung und Handgelenksextension), mit erheblicher Spastik, hatte sich neben Bett und Toilette einen Deckengalgen anbringen lassen. Sie schafft den Transfer von und zum Bett sowie von und zur Toilette selbständig, indem sie eine Spastik triggert, durch die die Hüftgelenke gestreckt werden, und sich gleichzeitig an dem Galgen hochzieht. Es geht also bei jedem Querschnittgelähmten darum, die individuellen Gegebenheiten genau auszuloten und maximal auszunutzen. Kreativität ist gefragt. Die physiotherapeutischen Übungseinheiten bieten hier oft Raum für Entdeckungen.

Unterhalb C7, C8 werden bei (teil)vorhandener Fingerfunktion und guter Armfunktion für die meisten Aktivitäten des täglichen Lebens keine kleinen Hilfsmittel mehr nötig. Erst ab dieser Läsionshöhe ist mit vorhandener aktiver Ellenbogenstreckung bei geeigneter Statur und gutem Kräftezustand selbständiges Übersetzen erreichbar. Ein Elektrorollstuhl ist für lange Strecken nötig.

Bei Lähmungen unterhalb Th1 (Paraplegie) ist bei gutem Kräftezustand der restinnervierten Muskulatur in rollstuhlgerechter Umgebung ein selbständiges Leben möglich.

Details für die einzelnen Lähmungshöhen sind der Aufstellung „Funktionsschema und rehabilitative Zielsetzung bei kompletter Querschnittlähmung" (Grosse 1993) (s. S. 314, **Abb. 16.18**) zu entnehmen. Trotz des Alters von 10 Jahren hat die Aufstellung weiterhin Gültigkeit – bis auf die Versorgung mit Stehgeräten, die inzwischen weitgehend verlassen worden ist (s. S. 282, Osteoporose als Komplikation der Querschnittlähmung).

Inkomplette Lähmungen

Für die inkompletten Lähmungen lassen sich keine verlässlichen Standards aufstellen. Zu sehr ist das Erreichbare vom Ausmaß der Lähmung und der Restinnervation der teilgelähmten Muskulatur abhängig. Gerade in diesen Fällen ist es aber besonders anspruchsvoll, in Physiotherapie und Ergotherapie das geeignete Maß an Therapie, Anforderung und Hilfsmitteln herauszufinden und dem jeweiligen Stand des Patienten anzupassen, dessen Lähmungszustand sich während der Erstbehandlung kontinuierlich ändert, bis ein annähernd konstanter Endzustand erreicht ist.

Zusammenfassung

- Nach Einweisung eines Patienten mit frischer Querschnittlähmung erfolgt die klinische sowie die apparative Diagnostik mit Magnetresonanztomographie und ggf. Computertomographie, um eine adäquate Therapie einzuleiten. Optimal ist die sofortige Behandlung in einem Querschnittzentrum.

Therapien
- Eine Operation an der Wirbelsäule heilt nicht das Rückenmark. Durch Dekompression können lediglich Sekundärschäden des nach einem Trauma anschwellenden Rückenmarks vermieden werden.
- Grundsätzlich ist auch eine konservative Therapie der Wirbelfrakturen möglich: Sie erfordert eine Immobilisation über 2–3 Monate mit häufigen Lagewechseln (Dekubitusprophylaxe).
- In der Akutphase muss eine spezielle Lagerung und Ruhigstellung des betroffenen Wirbelsäulenabschnitts erfolgen.
- Die Gabe von Cortison innerhalb der ersten 8 Stunden nach Eintritt der Rückenmarksverletzung verbessert statistisch die Aussicht auf eine neurologische Erholung durch Unterdrückung posttraumatischer Entzündungsreaktionen.
- Eine Thromboembolieprophylaxe sollte in Form von Heparin-Präparaten und Kompressionsstrümpfen durchgeführt werden.
- Stressulkus- und Dekubitusprophylaxe sind konsequent durchzuführen, ebenso Prophylaxe und Therapie der respiratorischen Insuffizienz/Pneumonie.
- Eine Therapie der Darmlähmung erfolgt durch intravenöse Gabe von Medikamenten, die der Blasenlähmung durch suprapubische Harn-

ableitung und spätere Einstellung der Blasenentleerung.
- Zur Therapie der Kreislaufdysregulation sind Kompressionsstrümpfe und häufig Blutdruck steigernde Medikamente angesagt.

Erstbehandlung und Erstrehabilitation
- Je früher und stärker eine neurologische Erholung einsetzt, desto besser wird sich die Neurologie wahrscheinlich entwickeln. Bei kompletter Lähmung ist nach einem Jahr der Endzustand erreicht. Bei inkompletter Lähmung ist noch eine signifikante neurologische Erholung möglich.
- Bei bleibender kompletter Lähmung ist die maximal zu erreichende Mobilität und Selbstständigkeit durch das Lähmungsniveau vorgegeben.

Was passiert später? – Komplikationen und spätere Therapie

Komplikationen nach Querschnittlähmungen sind zahlreich und erfordern oft erneute Krankenhausbehandlungen. Viele der Komplikationen zeigen sich in ihren Anfängen schon während der Erstbehandlung und sind schon zu diesem Zeitpunkt therapeutisch anzugehen. Die wichtigsten Komplikationen sind im Folgenden aufgeführt.

Spastikentwicklung

Nach Eintritt einer Rückenmarksverletzung besteht anfangs immer eine schlaffe Lähmung (komplett oder inkomplett) mit Ausfall der Muskeleigenreflexe, man sprach vom sog. „spinalen Schock". Wenn die Verletzung noch innerhalb des 1. motorischen Neurons liegt, also vor der Umschaltung auf das 2. motorische Neuron, entwickelt sich ab wenige Tage nach der Schädigung bis etwa 6–8 Wochen danach eine spinale Spastik, die im weiteren Zeitverlauf tendenzmäßig zunimmt. Bei Kaudaverletzungen tritt keine Spastik auf, da hierbei nur die 2. motorischen Neuronen betroffen sind. Es besteht eine bleibend schlaffe Lähmung. Die Spastik fällt meist als spontane Bewegung auf und ist manchmal anfangs auch vom Patienten, der z. B. versucht, seine unteren Gliedmaßen zu bewegen, nicht sicher von einer intendierten Bewegung bei Reinnervation zu unterscheiden. Spastik kann eine verbliebene Willkürmotorik bei inkompletter Lähmung störend überlagern, aber auch unterstützen. Viele Patienten lernen, mit ihrer Spastik umzugehen und sie für sich nutzbar zu machen.

Verstärkte Spastik im späteren Verlauf fällt oft zuerst in der Physiotherapie auf. Sie ist beim Querschnittgelähmten universales Zeichen dafür, dass „irgendetwas im gelähmten Bereich nicht in Ordnung" ist, kann aber auch ohne feststellbare Ursache zunehmen. Eine Abklärung ist einzuleiten. Häufigste Ursachen für sich verstärkende Spastik sind Harnwegsinfekte, außerdem auch Harnableitungsstörung mit Harnstau oder Steinen in den Harnwegen, eine schlechte Einstellung der Blasenentleerung mit zu hohen Blasendrucken, eine schlecht eingestellte Darmlentleerung mit Kotstau, Blähungen, eine Entzündung im gelähmten Körperabschnitt (wie z. B. eine Gallenblasenentzündung), Dekubitus, Syrinx (s. S. 281). Erst nach ausführlicher Suche und Ausschluss solcher Ursachen ist die medikamentöse Therapie der Spastik einzuleiten bzw. zu erhöhen.

Therapie

Verschiedene Therapiemaßnahmen haben sich – abhängig vom Patienten – in der Vergangenheit als wirksam erwiesen und müssen für den Einzelfall ausgetestet werden. In der physikalischen Therapie sind dies Saunabesuche (die nach entsprechender Gewöhnungsphase für Querschnittgelähmte durchaus möglich sind; Gerner et al. 1988), in der Physiotherapie Bewegungsbäder, Passiv-Fahrräder, Vojta-Therapie, Dehnen der Muskulatur. Häufig wird von den Patienten berichtet, dass alle diese Maßnahmen nützen, aber die Wirkung nur für einige wenige Stunden anhält. Dann ist eine medikamentöse Therapie bei störender Spastik unvermeidbar. Es stehen diverse Muskelrelaxanzien mit unterschiedlichen Ansatzpunkten zur Verfügung, die ebenfalls wieder auf ihre Wirksamkeit bei dem einzelnen Patienten hin ausgetestet werden müssen: Baclofen, Dantrolen, Tetrazepam, Tizanidin, Diazepam (entspricht in der angegebenen Reihenfolge z. B. Lioresal, Dantamacrin, Musaril, Sirdalud, Valium). Die Dosierung der oralen Medikation sollte insbesondere bei inkompletten Lähmungen vorsichtig steigernd eingesetzt werden, da diese Medikamente i. Allg. häufig Nebenwirkungen zeigen (Müdigkeit, Konzentrationsschwäche), aber auch die restinnervierte, willkürlich gesteuerte Muskulatur schwächen. Bei nicht ausreichender Wirksamkeit der oralen Medikation und generalisierter Spastik, wie sie laut Zierski et al. (1988) bei etwa einem Drittel der Patienten mit Spastik auftritt, ist die intrathekale Gabe (in den Rückenmarkskanal) von Baclofen über eine Pumpe in Erwägung zu ziehen. Diese Art Pumpen werden etwa seit Mitte der 80er Jahre in Deutschland eingebaut. Die Pumpe wird subkutan im Bauchraum eingelagert und das Baclofen über einen kleinen Schlauch in den Spinalkanal geleitet. Die Pumpen müssen je nach Bauart bzw. Fördermenge in Abständen von 3–8 Wochen unter sterilen Bedingungen nachgefüllt werden. Bei batteriebetriebenen Pumpen ist dabei im Abstand von 2–4 Jahren wegen Batterieerschöpfung der Austausch der alten Pumpe gegen eine neue durch einen operativen Eingriff nötig (der Schlauch zum Rückenmarkskanal kann liegen bleiben). Bei störender Spastik in nur einer Muskelgruppe kann lokal Botulinum-Toxin in die entsprechende Muskulatur injiziert werden. Eine Wiederholung der Injektion ist abhängig vom Rückgang der Wirkung in Abständen von 3–6 Monaten nötig.

Kontrakturen

Gelenkkontrakturen bilden sich häufig aus, einerseits als Folge der Spastik, andererseits als Folge der lähmungsbedingten Muskeldysbalancen in Richtung des vorrangigen Muskelzugs; in der Regel sind es Beugekontrakturen, vor allem an Ellenbogen-, Hüft-, Knie- und Sprunggelenken (Spitzfußbildung). Sie können zu Einschränkungen in der Selbständigkeit und Pflegefähigkeit führen und sind daher zu vermeiden bzw. zu therapieren. Zur Vermeidung von Hüft- und Kniegelenkskontrakturen bietet sich die nächtliche Bauchlage an, sofern dies die Spastik zulässt.

Therapie

Physiotherapeutisches Dehnen als Dauertherapie (Frakturrisiko bei Osteoporose erhöht!) ist manchmal unumgänglich, ebenso konsequente Dehnungsübungen in Eigentherapie oder als Prophylaxe, Nachtlagerungsschalen oder Lagerungsblöcke aus Schaumstoff. Bei ausgeprägten Kontrakturen der Ellenbogengelenke ist manchmal die stationäre Therapie mit Aufdehnung in Quengelgipsen ggf. nach vorheriger Botulinum-Toxin-Injektion indiziert. Sind konservative Maßnahmen nicht ausreichend, bleibt nur die operative Verlängerung oder Durchtrennung der entsprechenden Muskeln bzw. Sehnen mit anschließender Erhaltungstherapie des erreichten Stands.

Schmerzsyndrome

Chronische Schmerzen und Missempfindungen (Kribbeln „wie eingeschlafen" oder wie leichter Strom, Pelzigkeit, Druckgefühl von innen gegen die Haut „wie aufgeblasen und kurz vorm Platzen",

Druckgefühl von außen „wie in einem Schraubstock") und zu Schmerzen sich steigernde Missempfindungen nach Querschnittlähmungen sind ein sehr häufiges und oft schwer zu therapierendes Phänomen. Etwa 66 % (zwei Drittel) der seit mehr als 2 Jahren Querschnittgelähmten sind davon betroffen, wobei 50 % Schmerzen haben, 11 % Missempfindungen, die sich zu Schmerzen steigern und 5 % schmerzlose, aber dennoch belastende Missempfindungen (Störmer et al. 1997). Zu unterscheiden ist zwischen *spasmusgekoppelten* und anderen *muskuloskelettalen* Schmerzen, *viszeralen* Schmerzen und sog. *Deafferentierungsschmerzen*.

Besonders beim inkomplett Gelähmten werden die Muskelspasmen häufig ähnlich schmerzhaft wie ein Muskelkrampf beim Nichtgelähmten empfunden. Gleichzeitig vorhandene andere Schmerzen oder Störungen im gelähmten Bereich können wiederum die Spastik auslösen, sodass ein Teufelskreis entsteht.

Muskuloskelettale Schmerzen entstehen durch Überlastung und muskuläres Ungleichgewicht. Besonders häufig betroffen ist die Schulterregion der Tetraplegiker, wobei nicht immer sicher zu unterscheiden ist, ob ein Deafferentierungsschmerz vorliegt, da die Schulterregion aus dem Halsmark innerviert wird.

Deafferentierungsschmerzen sind Schmerzen, die durch die Verletzung des Rückenmarks selbst verursacht und im Grenzbereich der Lähmung oder im gelähmten Körperanteil empfunden werden. Die genaue Pathophysiologie der Entstehung dieser Schmerzen ist noch immer unbekannt. Vergleichbar ist das Phänomen den Phantomschmerzen der Amputierten: auch sensibel komplett Gelähmte geben – z. T. genau lokalisiert – Schmerzen im gelähmten Körperareal an, in dem man ohne jegliche Anästhesie schmerzfrei operieren könnte.

Therapie

Die muskuloskelettalen Schmerzen bei Querschnittgekähmten sprechen – ebenso wie bei Nichtgelähmten – oft auf Maßnahmen der physikalischen Therapie (Ultraschall, Strombehandlungen/Iontophorese, Wärmepackungen) sowie auf physiotherapeutische Therapie und Massagen an. Die spasmusgekoppelten Schmerzen sind oft durch die Reduktion der Spastik (s. oben) oder durch Analgetika beherrschbar. Äußerst problematisch ist aber trotz ausgedehnter Forschungen weiterhin die Therapie der Deafferentierungsschmerzen, die schwer anzugehen sind und in Einzelfällen schon zu Selbstmordversuchen geführt haben. Meist ist durch die im folgenden aufgeführten Maßnahmen

nur eine Besserung, seltenst eine völlige Aufhebung der Schmerzen zu erreichen. Eingesetzt werden im deutschsprachigen Raum hauptsächlich Medikamente zur antiepileptischen Therapie (Carbamazepin, Gabapentin) und Morphine (Tilidin und Morphin als orale Medikamente, Fentanyl und Buprenorphin als Pflaster). Verzweifelte Versuche zur Schmerzbeherrschung führten in der Vergangenheit zu den operativen Verfahren der *DREZ (dorsal root entry zone)-Operation* (einer Zerstörung des Eintrittsbereichs der Hinterwurzeln in das Rückenmark) und der *Chordotomie* (Durchtrennung des Rückenmarks auf einer Ebene oberhalb der Querschnittlähmung, sodass eine höhere Lähmung resultierte). Es wurden unmittelbar postoperativ Erfolge verzeichnet, aber die Schmerzen kehrten nach einiger Zeit zurück, sodass diese Verfahren im Wesentlichen wieder verlassen wurden. Bei Versagen aller konservativen Mittel werden heutzutage auch für Deafferentierungsschmerzen Pumpen wie bei der Spastik eingesetzt und hierüber Morphine intrathekal (in den Rückenmarkskanal) gegeben.

Wundliegen/Druckstellen (Dekubitus)

Druckstellen oder Dekubitus sind ein sehr häufiges Problem. Gefährdet sind alle Körperpartien, auf die insbesondere beim Sitzen oder Liegen Druck ausgeübt wird. Grundsätzlich kann aber an jeder Körperstelle durch zu lange einwirkenden und zu großen Druck ein Dekubitus entstehen. Am häufigsten betroffen sind im Liegen das Sakrum, die Fersen und in Seitlage die Trochanteren und Außenknöchel, im Sitzen die Sitzbeinregion und die Trochanterregion. Ursachen sind eine lähmungsbedingte veränderte Hauttrophik und das verminderte bzw. aufgehobene Empfinden für Druck und Schmerz sowie die Unfähigkeit, selbständig eine andere Körperstellung einzunehmen.

Therapie

Vorsorgende Maßnahme ist das regelmäßige Entlasten beim Sitzen im Rollstuhl in Abständen von etwa 20 min, das früher bei schlechteren Sitzkissen als heutzutage möglichst rigide eingehalten werden musste und nahezu einziges Mittel der Prophylaxe war. Die heutigen Rollstühle werden den Anforderungen der Prophylaxen besser gerecht. Die technischen Entwicklungen haben mittlerweile eine Vielzahl unterschiedlicher Sitzkissen (aus Schaumstoffen, luftgefüllten Gumminoppen, Gel) hervorgebracht, mit denen auch längere Sitzzeiten ohne Entlastung möglich sind. Kommt es trotz günstigster Sitzkissenversorgung zu Rötungen, muss auf das alte Regime der Entlastung zurückgegangen werden. Für den Tetraplegiker ohne Stützfunktion stehen nur Teilentlastungen durch Neigung zu den Seiten bzw. nach vorn beim Sitzen im Rollstuhl zur Verfügung. Für die Lagerung im Bett gilt Entsprechendes: Auch hier hat die Technik mittlerweile eine große Zahl teilweise aufwendiger Liegesysteme (unterschiedliche Schaumstoffe, Luftkammern – auch mit Wechseldruck –, luftgefüllte Gumminoppen als Einlagen in die Matratze) hervorgebracht. Gelegentlich muss dennoch nachts selbständig oder durch Hilfskräfte umgelagert werden. Bei schon aufgetretenem Dekubitus – eine noch weg drückbare Hautrötung ist die niedrigste Stufe! – ist eine konsequente Entlastung von jeglichem Druck als Basistherapie angesagt.

> Leitspruch: „Auf einen Dekubitus darf man alles drauf tun, nur keinen Druck".

Bei geringer Größe, Tiefe und guter Sauberkeit der Wunde sowie geeigneter Lokalisation reichen konservative Maßnahmen mit verschiedenen Wundauflagen bzw. Verbänden zur Heilung aus; andernfalls wird eine plastische Deckungsoperation mit Haut- oder Haut-/Muskellappen empfehlenswert oder notwendig sein. Postoperativ muss die Belastung sehr vorsichtig gesteigert werden.

Vegetative Lähmungsfolgen

Blasenlähmung
Siehe hierzu „Störungen des Urogenitalsystems", S. 287.

Darmlähmung
Die Einstellung des Entleerungsmodus bei Darmlähmung gestaltet sich oft langwierig. Angestrebt wird eine Kontrolle der Darmentleerung, indem in regelmäßigem Abstand (in der Regel 2 Tage) durch orale oder/und rektale Laxanzien eine Darmentleerung ausgelöst wird. Bei günstigem Verlauf kann so eine gesicherte Darmentleerung innerhalb von etwa 20 min eingestellt werden, bei Patienten mit Spastik gelegentlich sogar ohne Medikation, nur durch digitale Reizung des Enddarms. Im ungünstigen Falle dauert die Entleerung lange, bleibt zu den geplanten Zeiten aus oder findet gar nicht oder nicht im nötigen Umfang statt – mit der Folge zunehmender Obstipation. Oder es kommt zur Darmentleerung außerhalb der geplanten Zeiten. Kaum ein Querschnittgelähmter bleibt in der Rehabilitation von der Erfahrung verschont,

sich „wie ein Kleinkind in die Hosen zu machen", was immer äußerst peinlich erlebt wird, obwohl dem Patienten objektiv keinerlei Möglichkeit der Kontrolle gegeben ist. Auch über die Erstbehandlung hinaus bleibt die Einstellung der Darmentleerung des öfteren ein Problem, insbesondere bei schlaffen Lähmungen. Gelegentlich führen die Ängste vor unwillkürlichen und unkontrollierbaren Stuhlentleerungen dazu, dass Querschnittgelähmte jede Öffentlichkeit meiden und die häusliche Umgebung nicht mehr verlassen.

Wärmeregulierungsstörung und Schweißsekretionsstörung
Da die Schweißsekretion sympathisch gesteuert wird, fehlt beim Tetraplegiker und hohen Paraplegiker fast vollständig die Möglichkeit, zu schwitzen und so Wärme abzugeben. Im intakten Körperabschnitt sind gleichzeitig heftigste Schweißausbrüche zu beobachten. Es kann durch peripheren Wärmestau zu Temperaturen bis 39°C und mehr kommen (Pape und Paeslack 1997). Umgekehrt ist durch versagende Vasokonstriktion (Verengung der Gefäße) auch eine vermehrte Auskühlung ohne Gegenreaktion des Körpers möglich.

Kreislaufdysregulation und autonome Dysreflexie
Beim Tetraplegiker und hohen Paraplegiker wird oft ein bleibend niedriger Blutdruck beobachtet. Dies betrifft insbesondere die Mobilisationsphase mit ersten Sitzbelastungen im Rollstuhl. Regelmäßig kommt es hierbei zu Blutdruckabfällen, die anfangs nur eine kurze Zeit im Rollstuhl ermöglichen und ein häufiges Ankippen des Rollstuhls nach hinten (um den Rückstrom des Blutes aus des Beinen zu verbessern) erfordern. Meist bleibt auch auf Dauer der Blutdruck eher niedrig. Gleichzeitig zeigt diese Patientengruppe (Verletzungen bei Th6 und höher) häufig eine sog. autonome Dysreflexie oder autonome Hyperreflexie durch die fehlende supraspinale Kontrolle über den Sympathikus, wodurch eine massive sympathische Antwort von unterhalb der Läsion ausgelöst werden kann (Schurch 2001). Sie zeigt sich durch Gesichtsrötung, Mydriasis (weite Pupillen), Schwitzen, Kopfschmerzen und Blutdruckerhöhung bis zur hypertonen Krise. Hirnblutungen in diesem Rahmen sind beschrieben. Auslöser der Dysreflexie sind normalerweise als schmerzhaft empfundene Reize im gelähmten Körperareal und Dehnungsreize innerer Organe: zu hoher Blasendruck, Obstipation, Blähungen, Harnleiter-, Nierenstau, Verletzungen, Entzündungen, urologische Eingriffe, vaginale und rektale Untersuchungen. Häufigster

Auslöser nach klinischer Erfahrung sind Störungen im Bereich der Harnwege. Therapie ist die Suche und Beseitigung der auslösenden Ursache; häufig ist man mit der Blasenentleerung durch Kathetern erfolgreich. Ist die Suche nach der Ursache nicht sofort erfolgreich, wird von der DMGP (Deutschsprachige Medizinische Gesellschaft für Paraplegie) die Gabe von Dihydralazin (z. B. Nepresol) empfohlen – nicht Nifedipin (z. B. Adalat), da dieses unkontrollierte, wenig steuerbare Hypotonien herbeiführen kann.

Syrinxentwicklung

Eine Syrinx oder Syringomyelie ist eine längsgerichtete Höhlenbildung im Rückenmark, die sich nach Querschnittlähmungen unterschiedlicher Ursache ausbilden kann, die es aber auch als idiopathische Form gibt (und die dann als solche zur Querschnittlähmung führen kann). Sie entsteht bei knapp 20 % der Querschnittgelähmten im Verlauf der Erkrankung, bei traumatischen wie nichttraumatischen Querschnittlähmungen, geht in der Regel von der Verletzungsstelle des Rückenmarks aus und kann sich von dort nach oben oder unten ausbreiten, Störmer 2000, Wang et. al. 1996). Früheste Symptomatik einer Syrinx wird 4–6 Wochen nach Eintritt der Querschnittlähmung berichtet, sie kann aber auch lange Zeit ohne jegliche klinische Symptomatik bleiben. Ein mögliches klinisches Zeichen ist das Ansteigen des motorischen Lähmungniveaus, wobei sich dies in der Physiotherapie zunächst als unerklärliche Schwäche der restinnervierten Muskulatur zeigen kann, ohne dass aus höheren Segmenten schon deutliche Ausfälle hinzutreten. Im Extremfall kann eine Syrinx durch ansteigende Ausbreitung und innerliche Druckschädigung des Rückenmarks einen Paraplegiker zum Tetraplegiker machen und bei einem Tetraplegiker durch Anstieg bis in die Formatio reticularis Atmungs- und Kreislaufstörungen verursachen. Motorische oder sensible Verschlechterung (manchmal nur 1–2 Dermatome!) sollten als Alarmzeichen gelten und erfordern immer eine sofortige genaue Untersuchung und Abklärung. Dies gilt insbesondere, wenn eines der folgenden Symptome neu auftritt:

- vermehrte Spastik (s. S. 277),
- neue Schmerzen,
- neu auftretende Hyperhidrose,
- Störungen bei einer bisher gut eingestellten Blasen- und Darmentleerung,
- Veränderungen im Reflexstatus.

Problematisch ist Folgendes: Für die Diagnostik ist die Syrinx ein Chamäleon. Sie kann ohne irgendwelche Symptome vorhanden sein oder aber nur eines oder mehrere der genannten Symptome zeigen. Die genaue Ursache der Syrinxbildung ist noch ungeklärt; diskutiert werden Blockierungen des Liquor-Flusses, meningeale Fibrose und Adhäsionen, Ischämie, Hämorrhagie (Einblutungen) (Freund et al. 1999).

Therapie

Es gibt keine konservativen therapeutischen Maßnahmen. Bei starken Schmerzen und Lähmungsverschlechterung, insbesondere muskulär, muss durch Vorstellung beim Neurochirurgen die Indikation zu einer Operation mit Drainageanlage geprüft werden. Es wurden in der Vergangenheit Drainageanlagen von der Syrinx in den Pleuraraum des Thorax, nach intraperitoneal (den Bauchraum) und nach subarachnoidal (in den Subarachnoidalraum des Spinalkanals) durchgeführt. Letzere, die sog. syringosubarachnoidale Drainage hat sich dabei als das Verfahren mit den wenigsten Komplikationen durchgesetzt. Eine Besserung der Schmerzen und motorischen Ausfälle gelingt in der Regel, eine vollständige Heilung der Syrinx ist aber meist nicht möglich. Das Aufhalten der Verschlechterung ist jedoch ein wesentlicher Fortschritt. Nach der Operation oder bei Diagnose einer Syrinx (ohne sofortige Notwendigkeit einer Operation) sind regelmäßige klinische und kernspintomographische Kontrollen nötig.

Verknöcherungen (heterotope Ossifikationen/Paraosteoarthropathie = POA)

Diese Verknöcherungen wurden früher als Myositis ossificans bezeichnet, in der histologischen Untersuchung wird aber nur „normaler Knochen" ohne Entzündungszeichen nachgewiesen, daher hat man diesen Begriff verlassen. Es handelt sich um Knochenneubildungen, am häufigsten entlang der Hüftgelenkskapseln, aber auch entlang dem distalen Femur, am Ellenbogengelenk, an der Wirbelsäule, seltener an anderen Lokalisationen. Auslösende Faktoren und Entstehungsmechanismen sind bis heute unklar. Als statistisch nachgewiesene Risikofaktoren werden komplette Lähmungen, Druckulzerationen, Spastik (Bravo-Payno et al. 1992, Dai 1998) und männliches Geschlecht (je nach Literatur 2–10-mal häufiger betroffen; Michelbrink 1990) genannt. Die Häufigkeitsangaben schwanken stark, je nach der verwendeten Nachweismethode. Bei klinischer Untersuchung und

Röntgen berichten z.B. Bravo-Payno et al. (1992) bei 13% der untersuchten Querschnittgelähmten von einer POA, Dai (1998) berichtet über 45,2%. Ganz überwiegend sind Männer betroffen; bei Frauen ist die POA selten, bei Kindern sehr selten. Klinisch geht die Entwicklung einer POA mit zunehmenden Bewegungseinschränkungen einher, die häufig während der Physiotherapie oder bei der Körperpflege zuerst auffallen. Diese Bewegungseinschränkungen können bis zur kompletten Einsteifung (Ankylose) des Gelenks in irgendeiner Stellung führen, sodass ein Sitzen im Rollstuhl nicht mehr möglich ist. Dann tritt zur Querschnittlähmung noch eine zusätzliche Behinderung hinzu. Oft findet man während der Entstehung einer POA gleichzeitig eine Schwellung der entsprechenden Region und eine Überwärmung. Bei diesen Anzeichen muss man auch an eine Thrombose denken. In beide Fällen ist der behandelnde Arzt zu verständigen, um die Abklärung einzuleiten. Die Szintigraphie zeigt eine Mehrspeicherung im Bereich der POA, solange Knochen aufgebaut wird.

Therapie

Präventive Maßnahmen sind nicht bekannt. Die initiale Bestrahlung bei starker Zunahme gefährdender Beweglichkeitseinschränkungen wird teilweise empfohlen, ebenso die Gabe von Antiphlogistika (Indometacin) und seit den 90er Jahren auch Etidronat, ein Bisphosphonat, das zur Osteoporosetherapie eingesetzt wird (Biering-Sørensen et al. 1993). Physiotherapeutisch reichen die Empfehlungen vom regelmäßigen passiven Bewegen (um die Ausbildung von Knochenbrücken zu verhindern) bis zur ruhigen Lagerung in einer „erwünschten Stellung". Keines dieser Vorgehen konnte sich jedoch bislang aufgrund seines durchgreifenden Erfolgs international etablieren. Oft lässt man daher die POA „ausreifen", bis sie sich röntgenologisch und szintigrafisch wie reifer Knochen bzw. nicht mehr aktiv darstellt, dann erfolgt eine Resektion in dem Umfang, dass eine ausreichende Beweglichkeit wiederhergestellt wird. Bestrahlung postoperativ zur Rezidivprophylaxe wird inzwischen allgemein empfohlen. Wenn zu früh operiert wird, bildet sich die POA neu aus, häufig sogar noch heftiger als vorher. Also muss unter Umständen die zusätzliche Behinderung durch die Bewegungseinschränkung eine Zeit lang hingenommen werden, bis ein geeigneter Zeitpunkt zum operativen Eingriff gegeben ist.

Osteoporose mit erhöhter Frakturgefährdung

Innerhalb weniger Wochen nach Eintritt der Querschnittlähmung kommt es zu einer massiven Entkalkung des Skeletts im gelähmten Körperanteil mit Verlusten der Knochenmasse von 25–30%. Bisher ist kein Mittel gefunden worden, diesen Knochenverlust aufzuhalten, zumal diese Zeit bei den meisten Patienten mit der anfänglichen Liegephase (bedingt durch die akuten Komplikationen oder Operation) zusammenfällt. Im weiteren Verlauf kommt der Verlust langsam zum Stillstand, jedoch mit einer Knochenmasse von deutlich erhöhter Frakturgefährdung, sodass es durch Bagatelltraumen (Verdrehen eines Beines beim Übersetzen, während Dehnungsübungen in der Physiotherapie), gelegentlich aber auch ohne ersichtlichen Grund zu Frakturen der unteren Extremitäten kommt; am häufigsten in der Umgebung der Kniegelenke und im Bereich der Unterschenkel. Der Querschnittgelähmte stellt eine plötzliche Umfangsvermehrung des Beines fest, die dann vom Arzt abgeklärt werden muss. Die Versorgung der Frakturen geschieht im Vergleich zum nicht gelähmten Patienten unter erschwerten Bedingungen: Bei der Ruhigstellung im Gips ist wegen der Dekubitusgefährdung *im Gips* auf eine besonders gute Polsterung zu achten. Bei der operativen Stabilisierung mit Platten kommt es aufgrund der Osteoporose leicht zum Ausreißen der Schrauben.

Therapie

Es gibt keine verlässlichen Therapie- oder Präventivmaßnahmen. In den Jahren 1970–1990 wurde zur Besserung der Osteoporose ein konsequentes Stehtraining im Stehbett oder Stehgerät von 1–2 h täglich empfohlen. Die weitere Forschung zeigte jedoch, dass diese Zeiten zum Erhalt bzw. Wiederaufbau der Knochenmasse nicht ausreichend sind und dass messbare Effekte nur durch wesentlich längere Stehzeiten erreicht werden. Diese Zeiten sind aber im täglichen Leben kaum einzuhalten. Daher hat man die Stehgeräte zur Therapie der Osteoporose weitestgehend wieder verlassen. Bei etlichen Patienten ist ein Stehen dennoch sinnvoll, weil dadurch der Kreislauf trainiert wird; auch über eine Besserung der Darmtätigkeit wird berichtet.

Wirbelsäulenverkrümmungen/ Lähmungsskoliose (collapsing spine)

Es kommt bei Tetraplegien und hohen Paraplegien im Verlauf häufiger zu Deformierungen der Wirbelsäule, weil der muskuläre Halteapparat der Wirbelsäule aufgrund der Lähmung wegfällt. Durch die Lähmung der paravertebralen Muskulatur sitzt der Tetraplegiker in einer Kyphosehaltung der Gesamtwirbelsäule, er „hängt in den Bändern" der Wirbelsäule. Oft kann sich dies über Jahre und Jahrzehnte weitgehend unverändert erhalten. Es kann aber auch zu einer zunehmenden skoliotischen Verbiegung mit völliger Kollabierung der Wirbelsäule kommen. Warum es zu solch unterschiedlichen Entwicklungen kommt, ist unklar.

Therapie
Im Fall der Wirbelsäulendeformierung wird ein Mieder, in fortgeschrittenen Fällen ein Korsett oder sogar eine operative Wirbelsäulenaufrichtung notwendig, wenn eine adäquate Sitzposition im Rollstuhl nicht mehr gesichert ist.

Respiratorische Komplikationen beim Tetraplegiker

Wegen der schlechteren Belüftung der Lunge, den geringen bzw. nicht vorhandenen Möglichkeiten abzuhusten sowie bei Langzeitbeatmung kommt es beim Tetraplegiker und hohen Paraplegiker nicht nur während der Erstbehandlung, sondern auch auf Dauer häufig zu bronchialen und pneumonischen Infektionen, Minderbelüftung der Lunge und Sauerstoffmangel im Blut. Wegen der Abnahme der Lungenelastizität im Alter verschlechtert sich die respiratorische Situation des Tetraplegikers nochmals und wird oft kritisch.

Therapie
Die Infekte sind auch bei intensivierter Atemtherapie und Antibiotikagabe teilweise schwer zu beherrschen. Im Alter ist die respiratorische Situation bei den genannten Patientengruppen immer schwieriger zu rekompensieren und ist oft der Anfang einer Serie von Komplikationen, die über ein septisches Geschehen und/oder Nierenversagen zum Tode führen.

Komplikationen der Nieren und der harnableitenden Wege

Extrem häufig bei Querschnittgelähmten sind Harnwegsinfekte im Vergleich zu Nichtgelähmten.

Aufgrund dieser Infekte ist grundsätzlich die Gefahr der Gries- und Steinbildung erhöht, die wiederum zu Abflussstörungen führen können. Beides verstärkt reaktiv die Spastik und kann zur bereits beschriebenen autonomen Dysreflexie führen. Da sich die Art der Blasenlähmung verändern kann, sind jährliche urologische Kontrollen mit Blasendruckmessungen usw. nötig. Details s. „Störungen des Urogenitalsystems", S. 287.

Zukunftsmusik – oder: wohin die Entwicklung vielleicht geht

Im Folgenden sind einige Aspekte der Behandlung Querschnittgelähmter zur Funktionsverbesserung aufgezeigt, die jetzt bereits – und z.T. schon seit längerem – vorhanden sind, aber in der Anwendung noch weiter ausgebaut werden könnten und solche, in denen die Forschung noch nicht ganz den Stand der Anwendbarkeit auf den Menschen erreicht hat, aber demnächst wahrscheinlich erreichen wird.

Moberg-Operation und andere funktionsverbessernde Operationen

Schon seit langem sind funktionsverbessernde Operationen bei Querschnittgelähmten, insbesondere bei Tetraplegikern zur Verbesserung der Handfunktion vorgenommen worden. Die bekannteste unter diesen Operationen ist die Moberg-Operation, die über eine Arthrodese (Gelenkversteifung) durch Kirschner-Draht des Interphalangealgelenks des Daumens und eine Tenodese (Sehnenfixierung in einer bestimmten Stellung) des M. flexor pollicis longus am distalen Radius eine feste Stellung des Daumens produziert und so zusammen mit der aktiven Handgelenksextension einen Schlüsselgriff ermöglicht (Moberg 1975). Weitere aufwendigere Eingriffe zur Verbesserung der Hand- und Armfunktion sind – jeweils abhängig von den restinnervierten Muskeln – möglich. In der Regel handelt es sich um eine unterschiedlich umfängliche Serie von Sehnentranspositionen (Verlagerungen), kombiniert mit Tenodesen und Arthrodesen, wodurch eine oder mehrere zusätzliche Funktion(en) gewonnen werden. Das Spektrum dieser Operationen und das mit ihnen Erreichbare ist durch den genauen Muskelstatus limitiert. Operationen dieser Art fordern einen hohen Grad der Spezialisierung und werden nur in wenigen Querschnittzentren und Zentren für plastische Chirurgie/Handchirurgie durchgeführt. Diese Operationen sollten nicht durchgeführt werden, bevor die neurologische Erholung ihren Endstand erreicht hat. Sie fordern eine kompetente physiotherapeutische und ergotherapeutische Nachbehandlung.

Funktionelle Elektrostimulation

Externe Stimulationssysteme

Bei dieser Methode werden mit Oberflächen- oder intramuskulären Elektroden Muskeln ohne Innervation durch einen Stromimpuls zu Kontraktionen angeregt. Bei hinreichend vielen Elektroden und einem geeigneten Steuerungsprogramm können auch Gangmuster ausgelöst werden – allerdings immer nur in Reichweite des Apparats. Deshalb und wegen der Umständlichkeit der Handhabung hat dieses System keine allgemeine Verbreitung gefunden, obwohl einige Patienten weiterhin die Methode zu Gehübungen benutzen. Eine neurologische Erholung lässt sich hiermit allerdings nicht provozieren.

Implantierbare Neuroprothesen

Für diese „Prothesen" werden alle zur funktionellen Elektrostimulation benötigten Elektroden, Kabel und der Elektrostimulator komplett implantiert bzw. unter der Haut verlegt. Effektiver wird die Neuroprothese, wenn sie mit Weichteileingriffen kombiniert wird. Die Steuerung geschieht durch noch innervierte Muskeln. Bestimmte Bewegungen werden von dem Stimulator registriert und programmierte Befehle damit ausgelöst. Von einem in den USA entwickelten Typ befanden sich 1999 weltweit etwa 170 Systeme im Einsatz, die ersten Prototypen damals bereits seit 10 Jahren (Rupp et al. 2000). Diese Systeme erfordern eine aufwändige und präzise Operationstechnik, damit die Effekte der Stimulation und der Sehnentranspositionen sich gut ergänzen. Der operative Aufwand und die unter der Haut verlegte „Elektrik" mag manchen Patienten davon abhalten, diesen Versuch zu wagen. Inwiefern die bereits implantierten Systeme mit der Zeit überzeugen können und eine Welle von Implantationen auslösen werden, bleibt abzuwarten.

„Heilung" des Rückenmarks

Ziel wäre es, eine natürliche Überbrückung zwischen den getrennten Enden des Rückenmarks aufbauen zu können. Hilfe scheint sich hier auf der Ebene der Biochemie anzukündigen. Man hat positive Wirkungen von Nervenwachstumsfaktoren auf das Aussprossen von Nervenfasern des Tractus cor-

ticospinalis des Rückenmarks bei Ratten gefunden (Schnell et al. 1994). Außerdem ist es inzwischen gelungen, zu dem bereits erwähnten Hemmstoff des Nervenwachstums im Rückenmarkskanal Antikörper zu synthetisieren. Sie docken an diesem Hemmstoff an und blockieren ihn – zumindest in Labor- und Tierexperimenten an Ratten –, sodass die Nervenfasern aussprossen und die beiden getrennten Enden des Rückenmarks wieder Kontakt zueinander finden (Raineteau et al. 2002, Bareyre et al. 2002). Allerdings finden nicht alle Aussprossungen die richtige Richtung. Nach Anwendungen an Primaten sollen in den nächsten Jahren auch erste Anwendungen beim Menschen in streng kontrollierten klinischen Studien durchgeführt werden.

Osteoporose-Prophylaxe/-Therapie

Derzeit wird an der Universität Heidelberg eine Studie durchgeführt, inwieweit auch bei Querschnittgelähmten die Osteoporosemittel (Bisphosphonate) greifen, für die eine gute Wirkung bei der postmenopausalen Osteoporose und Alterssosteoporose nachgewiesen wurde. Ferner sind Experimente in Vorbereitung, um zu überprüfen, ob das passive Bewegen der unteren Extremitäten bei gleichzeitig einwirkender axialer Belastung in einem speziellen Stehbrett mit integriertem Bewegungsapparat einen Verlust der Knochenmasse verhütet. Die Konstruktion hat den Vorteil, dass sie schon frühzeitig nach frisch eingetretener Querschnittlähmung auch in der Liegephase angewendet werden kann. Die Ergebnisse bleiben abzuwarten.

Zusammenfassung

Komplikationen und spätere Therapie

- Bei Verletzungen innerhalb des 1. motorischen Neurons tritt nach 6–8 Wochen eine spinale Spastik auf. Diese kann physiotherapeutisch und medikamentös (Muskelrelaxanzien, Baclofen, Botulinum-Toxin usw.) beeinflusst bzw. behandelt werden.
- Können Kontrakturen nicht physiotherapeutisch positiv beeinflusst werden, sind operative Eingriffe notwendig.
- Schmerzsyndrome können physikalisch (Ultraschall, Wärme) oder z. B. mit Massagen behandelt werden. Je nach Art der Schmerzen unterschiedliche medikamentöse Therapie.
- Ein sehr häufiges Problem sind Druckstellen. Das konsequente Vermeiden von Dauerbelas-

tung einzelner Körperstellen ist prophylaktisch sehr wichtig.

- Zu den vegetativen Lähmungsfolgen gehören Blasen- und Darmlähmung, Wärmeregulierungs- und Schweißsekretionsstörung sowie Kreislaufdysregulation und autonome Dysreflexie.
- Bei knapp 20 % der Querschnittgelähmten entsteht im Verlauf der Erkrankung eine Syrinx oder Syringomegalie. Bei starken Schmerzen und Lähmungsverschlechterung muss oft operativ eingegriffen werden. Es gelingt in der Regel eine Besserung der Schmerzen, aber keine Heilung.
- Verknöcherungen werden mit initialer Bestrahlung und evtl. Antiphlogistika bzw. Bisphosphonat behandelt. Nach „Ausreifung" der Paraosteoarthropathie erfolgt eine operative Resektion und postoperative Bestrahlung.
- Bei Tetraplegien und hohen Paraplegien bilden sich oft Deformierungen der Wirbelsäule aus, sodass ein Mieder, ein Korsett oder auch eine operative Wirbelsäulenaufrichtung notwendig wird.
- Zur Verhinderung von Harnwegsinfekten sowie Gries- und Steinbildung müssen jährliche urologische Kontrollen durchgeführt werden.

Fallbeispiel: *Patientin XY, Anamnese*: weiblich, 67 Jahre alt, allein lebend; Sturz kopfüber im häuslichen Umfeld; Patientin wird mit Hubschrauber in die Klinik gebracht; liegende steife Halskrawatte; Patientin gibt an, ihre Beine nicht mehr richtig bewegen zu können; das Gefühl sei „normal".
Klinische Untersuchung: Patientin ist wach und orientiert; kleine Schürfwunde am linken Jochbein, keine weiteren äußeren Verletzungszeichen; sämtliche Extremitäten passiv frei beweglich; orientierende internistische Untersuchung unauffällig; unauffällige Pupillenreflexe auf direktes und indirektes Licht.
Sensibilität: Oberflächensensibilität überall in normaler Ausprägung vorhanden; Spitz-stumpf-Diskriminierung unterhalb C6 abgeschwächt, unterhalb C7 aufgehoben.
Motorik: Ellenbogenbeuger (C5) beidseits Kraftgrad (=KG) 5/5 (Erläuterungen der Kraftgrade s. ASIA-Schema, S. 268),
Handgelenkstrecker (C6) beidseits KG 2/5,
Ellenbogenstrecker (C7) rechts KG 0/5, links 1/5,
Fingerflexoren (C8 – Mittelfingerendglied) und Fingerabduktoren bds. KG 0/5,

Hüftbeuger (L2) beidseits KG 2/5,
Knieextensoren (L3) rechts KG 2/5, links 1/5,
Sprunggelenks- (L4) und Großzehenextensoren (L5) sowie Sprunggelenksflexoren (S1) beidseits KG 0/5 Willkürkontraktion des Sphincter ani (Verschlussmuskel des Enddarms) ist minimal vorhanden.
Reflexe: BSR beidseits ++; RPR beidseits +; TSR beidseits +; PSR beidseits +; ASR rechts neg., li +; Babinski bds. neg.
Klinische Diagnose: Tetraplegie, motorisch inkomplett unterhalb C5; sensibel inkomplett unterhalb C6; Verdacht auf Halswirbelkörperfraktur (HWK-Fraktur) im Bereich HWK 5–7).
Bild gebende Diagnostik: Röntgen Halswirbelsäule in 2 Ebenen: HWK 5/6-Luxation mit Abkippung und Verschiebung um halbe Wirbelkörpertiefe des HWK 5 gegenüber HWK 6 nach ventral, Rotation des HWK 5 nach links;
Magnetresonanztomographie (MRT) der HWS: Diskoligamentäre Verletzung HWK 5/6: HWK 5 gegenüber HWK 6 um 1//3–1//2 des Wirbelkörperdurchmessers nach ventral disloziert, dadurch hochgradige Enge des Spinalkanals in dieser Höhe mit Verdrängung und S-förmiger Verziehung des Rückenmarks; Signalveränderung im Myelon (Rückenmark) von HWK 5 bis Oberkante HWK 7; deutliche Höhenminderung des Bandscheibenfachs HWK 5/6; Stellung der kleinen Wirbelgelenke nicht klar abgrenzbar, Neuroformina HWK 5/6 eingeengt; proximal von HWK 5 und distal von HWK 7 normale Weite des Spinalkanals mit unauffälligem Myelon.
Prozedere der Erstversorgung: Anlage einer Crutchfield-Extension in Lokalanästhesie mit Zug von ca. 10 % des Körpergewichts. Röntgenverlaufskontrollen zeigten die zunehmende Reposition.
Aufnahme der Patientin auf die Intensivstation, Sekretolyse, Gabe von Darm tonisierenden Medikamenten (Bepanthen und Prostigmin), Nahrungskarenz bis zum ersten Abführen, intravenöse Flüssigkeitsgabe, Anlegen eines transurethralen Dauerkatheters bis postoperativ, Planung der operativen Versorgung nach Reposition für den Folgetag.
Am Folgetag mit Zugang von der linken Halsseite ventrale Stabilisierung durch Einfalzen eines Knochenblocks aus dem Beckenkamm zwischen HWK 5 und HWK 6 und Sicherung mit kleiner, ventraler Platte von HWK 5 nach HWK 6, die den Beckenkammblock in Position hält; postoperativ Schanz-Hals-Krawatte, Lagerung im Normalbett, Aufsetzen bis 45 Grad sofort erlaubt, volles Aufsetzen nach 1 Woche.

Weiterer Verlauf: Postoperativ Extubation und weitere Überwachung unter Spontanatmung auf der Intensivstation; es besteht eine Recurrensparese durch den operativen Eingriff; am Folgetag respiratorische Insuffizienz mit notwendiger erneuter Intubation und Beatmung; Extubationsversuch am 4. postoperativen Tag scheitert – Reintubation. Entschluss zur Frühtracheotomie, die am 6. postoperativen Tag erfolgt, die Recurrensparese links wird dabei durch Hals-Nasen-Ohren-Ärzte bestätigt; im weiteren Verlauf kardiozirkulatorische Dekompensation mit tachykarden Herzrhythmusstörungen und hypertensiven Krisen, die nur schwer innerhalb von einigen Tagen einzustellen sind; 5 Wochen nach Anlegen: Verschluss des Tracheostomas; 8 Wochen postoperativ bei guter knöcherner Durchbauung: Abtrainieren der harten Halskrawatte; in der 18. Behandlungswoche Spontanpneumothorax und Anlegen einer Thoraxdrainage, die 10 Tage belassen wurde; im Anschluss Entwicklung einer Mittellappenpneumonie auf der gleichen Seite, Antibiotikatherapie.

Bei gestörtem Schluckakt zunächst parenterale Ernährung; logopädische Behandlung; nach günstig ausfallenden Schluckproben mit flüssiger, breiiger und fester Nahrung allmähliche Umstellung auf enterale Ernährung.

Neurologisch im weiteren Verlauf Rückgang der Recurrensparese, Entwicklung einer Spastik und neurologische Erholung mit Reinnervierung des M. triceps und der Hand- und Fingermuskulatur rechts mit funktioneller Verwertbarkeit; linksseitig keine Reinnervation des M. triceps, der Finger und Handbeuger, dadurch Ausbildung einer spastisch bedingten Beugekontraktur des linken Ellenbogens und Extensionskontraktur des linken Handgelenks; deshalb in der 11. Behandlungswoche Injektionen von Botulinum-Toxin und anschließende Quengelgipse mit zweitägigem Gipswechsel mit deutlicher Befundbesserung; anschließend Anpassung einer Nachtlagerungsschale; Reinnervation auch im Bereich beider Beine mit Kraftgraden bei 3/5 bis distal; im 6. Behandlungsmonat bei steigender Spastik Beginn mit Spasmolytikatherapie, zunächst nur eine Substanz, dann Zweierkombination; zusätzlich nochmals Botulinum-Toxin-Injektion in den M. brachioradialis links.

Urologie: Umstellung der transurethralen auf suprapubische Harnableitung; um unabhängig von Pflegekräften fürs Katheterisieren zu sein, wünscht die Patientin dies als Dauerversorgung. Dem Wunsch wird – bei seltenen Harnwegsinfekten während der stationären Behandlung – entsprochen, obwohl es nicht der „Goldstandard" in der urologischen

Versorgung ist; die Entscheidung geschah mit Blick auf das Alter der Patientin, ihre schlechte Handfunktion, die ein selbständiges Katheterisieren unmöglich machte und den nachvollziehbaren Wunsch nach Unabhängigkeit.

Einstellung der Darmentleerung im Verlauf problemlos über Suppositorien alle 2 Tage.

Entlassung nach 6,5 Monaten stationärer Therapie (ein für einen Tetraplegiker eher kurzen Zeitraum).

Sechs Wochen nach Entlassung erste ambulante Kontrolle: Es bestehen Schmerzen an den Extremitäten im Bett, da die Patientin sich auf der gegebenen Luftkissenmatratze nicht selbständig bewegen kann, mit den Extremitäten zwischen die Kissenkammern rutscht und an den Auflageflächen Schmerzen bekommt; zusätzlich lagerungsunabhängige, als neurogen einzustufende Schmerzen in den Extremitäten, geringer auch ventralseitig am Rumpf im gelähmten Areal; in diesem Sinne Schmerzen in C6–8 und L1–3 beidseits, links stärker als rechts mit deutlicher Hyperästhesie und Dysästhesie und Hyperalgesie; zweimal wöchentlich physiotherapeutische Übungsbehandlungen; Kraftgrade zu diesem Zeitpunkt (entsprechen dem Endzustand): Ellenbogenflexion rechts 4, links 1–2, Handgelenksextension rechts 3, links 1, Ellenbogenextension rechts 2, links 1–2, Fingerflexoren rechts 1, links 0; Hüftflexoren beidseits 1, Knieextension rechts 2, links 1, Sprunggelenkextension rechts 1, links 0, darunter keine Willkürmotorik mehr abrufbar; schmerzhaft und durch Kontrakturen eingeschränkte Schultergelenksbeweglichkeit in der Elevation und Abduktion beidseits bei 70/80 Grad bzw. 50/70 Grad passiv; Beugekontraktur linker Ellenbogen mit Extension/Flexion 0–30–120; die linke Hand kann nicht ohne Unterstützung zum Mund geführt werden; an den unteren Extremitäten trotz Medikation massive Spastik, die kaum zu überwinden ist, mit Innenrotations-Adduktionskomponente im linken Hüftgelenk; Kniebeugekontrakturen von rechts 40, links 20 Grad. Hüftbeugekontrakturen müssen angenommen werden, sind aber nicht sicher prüfbar, weil beim Streckversuch die Spastik zu stark und unüberwindlich einschießt; Entscheidung zur sofortigen stationären Aufnahme, da die Patientin wegen der Schmerzen nicht mehr mobilisierbar ist.

Wiederaufnahme knapp 9 Monate nach Eintritt der Querschnittlähmung: Zur Schmerzabklärung und -therapie; Kernspintomographischer Ausschluss einer Syringomyelie als mögliche Ursache der Schmerzen; es findet sich lediglich eine kleine, posttraumatische Zyste im Rückenmark; physiotherapeutische Behandlung der Kontrakturen und Einstellung der neurogen bedingten Schmerzen mit einem Antidepressivum und einem GABA (Gammaaminobuttersäure)-Rezeptorenblocker; Ergänzung des Bettes durch einen Goretex-Überzug, der das Absinken zwischen die Kissen zu verhindert; nach 3 Wochen Behandlung deutliche Besserung und Entlassung nach Hause.

Neurogene Störungen des Urogenitalsystems

Sebastian Laschke

Allgemeines

Neurogene Harnblasen- und Sexualfunktionsstörungen sind eine häufige Folge zentral- und periphernervöser Läsionen, chirurgischer Intervention im kleinen Becken sowie entzündlicher und degenerativer Erkrankungen.

Oft werden neurogene Blasenfunktionsstörungen fehlinterpretiert und verspätet einer Diagnostik und einer läsionsorientierten Therapie zugeführt. Gerade bei der Frührehabilitation von Verletzungen des Zentralnervensystems, z. B. der traumatischen Querschnittläsion, ist eine entsprechende Diagnostik und Therapie der neurogenen Blasenfunktionsstörung unerlässlich. Die funktionellen Auswirkungen von Steuerungsproblemen des unteren Harntrakts und der Sexualfunktion erfordern bei erworbenen und angeborenen Ursachen differenzialdiagnostisches und therapeutisches Fachwissen.

Neurogene Störungen führen kurzfristig zu einer Reduzierung der Lebensqualität, z. B. durch das Auftreten einer Harninkontinenz oder Impotenz. Mittel- und langfristig können daraus lebensbedrohliche und lebensverkürzende Funktionsstörungen entstehen, die in früheren Jahren, wenn sie nicht behandelt wurden, oft zum terminalen Nierenversagen führten. Therapeutische Maßnahmen sind wegen ihrer unterschiedlichen Bedeutung für die Lebenserwartung und Lebensqualität unter individuellen und funktionellen Gesichtspunkten anzusetzen. Dies ist jedoch nur möglich, wenn die pathophysiologischen Zusammenhänge erkannt werden und ein ausreichend breites therapeutisches Spektrum verfügbar ist.

Pathophysiologie des unteren Harntrakts

Blasenfunktionsstörungen resultieren aus Erkrankungen oder Läsionen des zentralen Nervensystems oder der peripheren Innervation. Dabei kommen ursächlich sämtliche neurologischen Erkran-

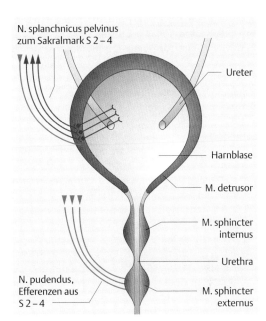

Abb. 16.5 Muskeln der Blase.

kungen oder Läsionen in Betracht, welche Kerne, Bahnen oder spinale bzw. periphere Nerven betreffen, die den unteren Harntrakt innervieren. Die Ätiologie reicht von vaskulären, traumatischen, iatrogenen, degenerativen und entzündlichen Prozessen bis hin zu tumorösen Läsionen des Nervensystems. Aufgrund der Lokalisation innervationsrelevanter Strukturen hat sich eine Einteilung in suprapontine Läsionen, suprasakrale Rückenmarkläsionen und infranukleäre Läsionen bewährt, wobei letztere in Konus- und Kaudaläsionen oder Läsionen peripherer Nerven eingeteilt werden. Folgen dieser unterschiedlichen Veränderungen sind charakteristische Funktionsstörungen des unteren Harntrakts, die sich nach pathophysiologisch-urodynamischen Kriterien in Speicher- und Entleerungsstörungen unterscheiden lassen. Differenziert wird hierbei jeweils nach Störungen von Blasenmuskel und Blasenauslass (**Abb. 16.5**).

Anatomie

Die Detrusormuskulatur besteht aus 3 Schichten glatter Muskulatur (innere Längs-, Zirkulär- und äußere Längsmuskulatur), geht über in die ebenfalls unwillkürliche Muskulatur des Blasenhalses und des M. sphincter internus. Der M. sphincter externus ist eine Einheit aus willkürlich beeinflussbarer quergestreifter Muskulatur, innen zirkulär verbunden mit dem Diaphragma urogenitale, außen aus Längsfasern bestehend.

Das spinale Reflexzentrum ist in den Rückenmarksegmenten S2–S4 lokalisiert. Der N. pelvicus innerviert über parasympathisch motorische Fasern die Blase, der N. pudendus das Diaphragma urogenitale und den Sphincter externus. Präsakrale Bahnen leiten sympathische Impulse zu Blase und Sphincter internus.

Sensorische Innervation. Während der Blasenfüllung (propriozeptiv) wird die Spannung der Blasenwand (Pressorezeptoren) über sensorische Nervenbahnen (Plexus pelvicus) zu den Kernen im Rückenmark geleitet (Hinterhörner) von dort bis in das kortikale Regelungszentrum; hier erfolgt die Umschaltung auf motorische Neuronen.

Exterozeptive Reize (Schmerz und Temperatur) werden über sympathische und parasympathische Fasern zum Tractus spinothalamicus lateralis und von dort zum Gehirn geleitet. Bis zum Beginn der Miktion stehen hemmende und stimulierende Impulse im Gleichgewicht.

Der Detrusor wird hauptsächlich vom sympathischen N. hypogastricus (Erregung und Verschluss des Blasenhalses), der M. sphincter externus vom somatischen N. pudendus versorgt.

Physiologie der Willkürmiktion
Im Bereich des Blasenkörpers oberhalb des Blasenhalses führt eine Erregung von cholinergen Rezeptoren zur Kontraktion, dagegen die Stimulation von betaadrenergen Rezeptoren zur Erschlaffung. Am Blasenhals selbst bewirkt die Erregung von alphaadrenergen Fasern eine Kontraktion des M. sphincter internus. Der muskuläre Anteil des Beckenbodens und der Urethra wird im Bereich des M. sphincter externus durch Stimulation von Rezeptoren kontrahiert.

Die normale Blasenentleerung läuft folgendermaßen ab: Sensorische Fasern melden den erhöhten Füllungsdruck der Blase, während parallel dazu hemmende Einflüsse nach zentral geleitet werden. Schließlich kommt es zum Auslösen eines willkürlich beeinflussbaren Reflexes. (Bei Kleinkindern entsteht ein unwillkürlicher Reflex, erst ab dem 2.–3. Lebensjahr ist die Blasenfunktion kontrollierbar).

Zu Beginn der Miktion erschlaffen der Beckenboden und der externe Sphinkter, die Blasenbasis senkt sich, der proximale Anteil der Harnröhre wird kürzer und öffnet sich mit dem Blasenhals. Durch die Kontraktion des Detrusors erhöht sich der Blaseninnendruck, die Miktion beginnt und wird durch Verschluss des Sphincter externus wieder beendet.

Pathologie der neurogenen Blase
Nervale Läsionen auf verschiedenen Ebenen (Gehirn, Rückenmark, motorische Efferenzen und Afferenzen der Blase und intramurale Ganglien) können Ursache einer Störung der Reservoir- oder Entleerungsfunktion der Blase sein. Entsprechend der Höhe der Schädigung unterscheidet man eine supranukleäre Läsion oberhalb S2–4 und eine infranukleäre Läsion des Miktionszentrums im Bereich der Lendenwirbelsäule (LWS) oder der peripheren Fasern des N. pelvicus.

Die Ursachen hierfür sind einerseits *angeboren* im Rahmen einer Myelodyplasie (Spina bifida occulta, Myelomeningozele, Agenesie des Os sacrum oder Analatresie. Oder sie sind *erworben* bei

- Traumata des Gehirns und der Wirbelsäule (Querschnittlähmung),
- Diskusprolaps,
- Neuropathie – toxisch, degenerativ oder vaskulär (z. B. Diabetes mellitus, Perniziosa, Porphyrie, Botulismus, Neurolues, Syringomyelie, multiple Sklerose, zerebrale Angiopathie usw.),
- Entzündungen (Myelitis, Enzephalitis, Meningitis, Polyradikulitis, Neuritis, Herpes zoster),
- tumorösen Erkrankungen des Rückenmarks und zerebralen Erkrankungen (Hirntumoren, Erkrankungen der Medulla oblongata, M. Parkinson),
- Läsionen des N. pelvicus durch Eingriffe im kleinen Becken (Rektumamputation, Wertheim-Radikaloperation, Prostatektomie),
- pharmakologisch bedingter Neuropathie (u. a. bei Antihistaminika, Antihypertensiva, Neuroleptika, Akinetika, Narkotika oder Sedativa).

Phasen der Rehabilitation

Ziel der Rehabilitation
Entsprechend den Leitlinien der Deutschen Gesellschaft für Urologie zur Betreuung Querschnittgelähmter und in Anlehnung an die Empfehlungen des Arbeitskreises Urologische Funktionsdiagnostik und Urologie der Frau teilt sich die Behandlung in 3 Phasen auf:

- der frisch Querschnittgelähmte,
- Rehabilitation der Blase bei Querschnittlähmung,
- Langzeitbetreuung.

Die optimale Behandlung der nach einer Rückenmarksläsion auftretenden neurogenen Blasenfunktionsstörung stellt eines der wichtigsten Rehabilitationsziele dar. Neurogene Blasenfunktionsstörungen führen, wenn nicht adäquat versorgt, kurzfristig zu einer Minderung der Lebensqualität, z. B. bei Auftreten einer Harninkontinenz. Mittel-

und langfristig können lebensbedrohende und lebensverkürzende Funktionsstörungen entstehen. Therapeutische Maßnahmen sind unter individuellen und funktionellen Gesichtspunkten anzusetzen.

Urologische Therapieziele
Gewährleistung der Ausscheidung ohne Blasenüberdehnung. Hierzu ist eine dauernde Harnableitung unter Mithilfe eines transurethralen Dauerkatheters notwendig. Diese Versorgung der Harnableitung ist nur als Notfallmaßnahme zu definieren. Folgende Komplikation kann auftreten: Mechanische Irritationen führen zu vermehrter Schleimhautsekretion der Urethra und damit zu einem erhöhten Kontaminationrisiko. Entzündungen der Blase und der Prostata sowie narbige Veränderungen der Urethra können auftreten.

Mittel der ersten Wahl in der Notfallversorgung ist daher die suprapubische Blasenfistelung. Der Katheter wird unter Lokalanästhesie durch die Bauchdecke oberhalb der Symphyse in das Blasenlumen eingestochen und kann dort bis zu 8 Wochen bis zu einem Wechsel verbleiben.

Erhalt der Blasenkapazität. Nach der Phase intensivmedizinischer Maßnahmen und nach Erreichen einer ausgeglichenen Flüssigkeitsbilanzierung mit Urinausscheidungsmengen von bis 2500 ml ist das *intermittierende Katheterisieren (IK)* indiziert und praktikabel. Hiermit kann am besten die physiologische Speicherung und drucklose Blasenentleerung imitiert werden.

Welche Art der Blasenentleerung nach dem Abklingen des spinalen Schocks erarbeitet werden kann, hängt von der Läsionshöhe und der daraus resultierenden Blasenfunktionsstörung ab (supranukleäre- oder infranukleäre Läsion).

Medizinische Ziele
- Sterile Blasenentleerung in regelmäßigen Abständen,
- Vermeiden der Inkontinenz (Dekubitusgefahr),
- Verhütung von Infekten,
- Verhinderung von Folgeschäden (z. B. Nierensteinen, Niereninsuffizienz).

Psychosoziale Ziele
Geregelte Blasenentleerung bedeutet eine Entlastung der pflegenden Angehörigen des Patienten. Die Lebensqualität des Betroffenen wird wesentlich verbessert. Bei einer selbstständigen Blasenentleerung bleibt zudem die Intimssphäre des Querschnittgelähmten gewahrt. Hierdurch erreicht

der Patient eine größere soziale Selbstständigkeit, d. h. er kann ohne Ängste ein sozial kompatibles Leben führen.

Die wichtigsten Therapie- und Rehabilitationsziele – und damit auch entscheidend für die Lebensqualität des Patienten – werden die Funktionalität und das *Handling* der Blasensituation mit Beherrschung der Kontinenz im Langzeitresultat sein.

Phase des spinalen Schocks
Definitionsgemäß handelt es sich hierbei um einen Zustand, bei dem das komplette Reflexmuster unterhalb des Läsionsniveaus, unabhängig von den übrigen neurologischen Ausfällen, nicht auslösbar ist. Es wird von der „spinalen Schockblase" gesprochen (Rossier und Ott, 1976).

Dauer und Schwere des spinalen Schocks sind durch die Schwere des Traumas bedingt. Normalerweise sind die Reflexe der Extremitäten vor denen der Blase nach ca. 4–6 Wochen wieder auslösbar. Die spinale Schockphase kann bis 6 Monate dauern. Die somatische Reflexaktivität der Segmente S2–S4 (Konusaktivität) ist dagegen durch den spinalen Schock in nur geringem Ausmaß beeinflusst. Die Konusreflexe (BCG- und Analreflex) können in der Regel bereits kurze Zeit nach Traumatisierung wieder ausgelöst werden.

Chronische Phase
Komplette Läsion: spastische Blase vom Typ des oberen motorischen Neurons (OMN). In der Regel führen Läsionen kranial des sakralen Miktionszentrums zu einer neurogenen Blasendysfunktion vom Typ OMN. Sekundäre ischämische Veränderungen des Rückenmarks unterhalb einer Läsion bei Th12 können aber zur neurogenen Blasendysfunktion vom Typ des unteren motorischen Neurons (UMN, schlaffe Blase) oder des „gemischten" Typs führen. Bei der üblichen Blasendysfunktion vom Typ OMN kommt es nach dem spinalen Schock zur gradienten Erholung der Detrusoraktivität und Tonisierung. Während der Blasenfüllung kommt es zur Erhöhung des Detrusortonus, der nach einer geringen Füllung spontane ungehemmte Blasenkontraktionen auszulösen vermag und zum unwillkürlichen Harnverlust führen kann.

Im günstigsten Fall kommt es während der ungehemmten Blasenkontraktion zu einer ausgeglichenen Blasenentleerung. Die Öffnung des Blasenhalses und des Sphincter externus mit ähnlichen Druckverhältnissen im Bereich des Blasenhalses, des externen urethralen Sphinkters und der Blase charakterisieren die ausgeglichene Blasenentleerung einer Blasendysfunktion vom Typ OMN. Häufiger kommt es aber durch das Auftreten einer unkontrollierbaren Kokontraktion des externen urethralen Sphinkters zur sog. Detrusor-Sphinkter-Dyssernergie, also zur nicht ausgeglichenen Blasenentleerung mit ausgeprägter Restharnmenge. Bis zu 40 % der Patienten mit neurogener Blasendysfunktion vom Typ OMN haben eine unausgeglichene Blasenentleerung durch Detrusor-Sphinkter-Dyssynergie (O'Flinn, 1976).

Bei inkompletter Läsion oberhalb Th10 bestehen unterschiedliche Blasenentleerungsstörungen, die von der Funktion jeder einzelner Komponente der Blaseninnervation abhängig sind. Es kommt zu verschiedenen klinischen Erscheinungsbildern, die individuell analysiert und therapeutisch behandelt werden müssen.

Komplette Läsion: schlaffe Blase vom Typ des unteren motorischen Neurons (UMN). Die klassische periphere Blasenfunktionssstörung bei Cauda-equina- oder Konusläsion entspricht einer dezentralisierten, jedoch nicht vollständig denervierten Blase, da die peripheren und intramuralen Ganglien noch vorhanden sind. Die Dysfunktion einer solchen Blase ist durch die vesikale Atonie und die Areaktivität des Detrusors charakterisiert. Schwache, durch das periphere Nervengeflecht ausgelöste Muskelkontraktionen verursachen geringe Blasendruckänderungen, sie führen jedoch nicht zur Blasenentleerung.

Bei kompletter Läsion werden keine somatischen Reflexe mehr ausgelöst (Bulbocavernosusreflex, Analreflex, Hustenreflex). Wegen der weiterbestehenden sympathischen Aktivität wird der Tonus des Blasenhalses (glatter innerer Sphinkter) aufrecht erhalten und das Inkontinenzrisiko dadurch vermindert. Es kommt zur Inkontinenz bei Überlaufblase oder Anstrengungen wegen fehlenden externen Sphinkterverschlusses. Die inkomplette neurogene Blasendysfunktion vom Typ UMN ist durch den partiellen und subtotalen Ausfall des Detrusors und Sphinkter externus charakterisiert.

Die „gemischte" Blase. Eine traumatische Läsion im Bereich des thorakolumbalen Übergangs (Th11/Th12/L1) kann zu einer Blasendysfunktion vom Typ OMN, UMN oder „gemischt" führen. Die anatomischen Verhältnisse von Rückenmarkssegmenten und Wirbelsäule auf diesem Niveau erklären die verschiedenen Krankheitsbilder. Je nach Lokalisation der Rückenmarksläsion und eventuel-

ler Mitschädigung von sakralen Wurzeln kann es zu unterschiedlichen Kombinationen von zentralen und peripheren Schädigungen und damit zu unterschiedlichen Formen der neurogenen Blasenfunktionsstörungen kommen.

Pathophysiologie
Blasendysfunktion vom Typ „oberes motorisches Neuron". Die Aktivität der spinalen Miktionsreflexe wird nur unter besonderen Umständen, wie z.B. nach einer Rückenmarksläsion, deutlich. In diesem Fall stehen die Miktionsreflexe lediglich unter der Kontrolle spinaler Mechanismen. Die Diskontinuität des lumbosakralen Segments vom Rückenmark führt bei der akuten Rückenmarkläsion zur Areflexie der Blase und damit zur Harnverhaltung. Die reflektorische Blasenaktivität erholt sich langsam innerhalb von einigen Wochen bis Monaten. Das Auftreten einer automatischen Miktion ist von verschiedenen Mechanismen abhängig:

- Kompensation des Ausfalls der pontospinalen Reflexe,
- Bildung neuer synaptischer Kontakte durch axonale Aussprossung,
- Veränderungen von Synthese,
- Ausschüttung oder Wirkung von Neurotransmittern,
- veränderter Aktivität afferenter Impulse von peripheren Rezeptoren.

Der Ausfall der hemmenden pontospinalen Reflexe führt zu Detrusor-Sphinkter-Dyssynergie. Ein ähnlicher Mechanismus erklärt die Dyssynergie der glatten urethralen Muskulatur, die unter Kontrolle des sympathischen Nervensystems steht (Blasenhalsdyssynergie). Die von der Detrusor-Sphinkter-Dyssynergie verursachte funktionelle urethrale Obstruktion führt zu einer Zunahme der Blasenmuskelaktivität und damit zu einer Detrusorhypertrophie.

Blasendysfunktion vom Typ „unteres motorisches Neuron". Die Unterbrechung des Miktionsreflexbogens führt zu einer schlaffen areaktiven Lähmung des unteren Harntrakts. Die Unterbrechung des Miktionsreflexes kann postganglionär in der Innervation des Effektororgans oder präganglionär in Nerven, Sakralwurzeln oder Vorderhörnern stattfinden. Man spricht dementsprechend von *Denervation* und *Dezentralisation*. Bei der Denervation kommt es zum Verlust des gesamten autonomen und somatischen Nervensystems, während bei der Dezentralisation das sympathische Nervensytem intakt bleibt.

Denervation. Die Unterbrechung der postganglionären Innervation der Blase führt zu wesentlichen Veränderungen der Blasenmorphologie und -physiologie. Durch eine Hyperplasie oder Hypertrophie der glatten Muskelzellen tritt eine Überempfindlichkeit auf cholinerge Agonisten der Blasenmuskulatur (die sog. Denervationsempfindlichkeit) ein.

Dezentralisation. Die nach Konusläsion, Cauda-equina-Läsion und Schäden der Nerven des kleinen Beckens verursachte parasympathische Dezentralisation führt beim Menschen zur autonomen Kontraktion der Blase. Die Dichte der in der Blase lokalisierten Endigungen nimmt nach Verlust der parasympathischen Endigungen zu (Sundin et al., 1977). Neben der Denervationsüberempfindlichkeit der cholinergen Rezeptoren zeigt sich eine Überempfindlichkeit und Selektionierung zugunsten der alphaadrenergen Agonisten. Die Reinnervation der parasympathischen Ganglien durch sympathische präganglionäre Fasern und die Übererregbarkeit der intraganglionären Zellen spielen eine wichtige Rolle bei der Entwicklung autonomer Blasenkontraktionen.

Therapie

Therapieprinzipien

In Anlehnung an die *Leitlinien der Deutschen Gesellschaft für Urologie* sowie der *Arbeitsgemeinschaft der Urologischen Betreuung Querschnittgelähmter* richten sich die standardisierten Therapiemuster der Klinika und Versorgungseinrichtungen in Deutschland aus.

In erster Linie gilt es, die frühe Diagnostik und Versorgung nach Unfall oder anderweitig aquirierter neurogener Blasenfunktionsstörung zu klassifizieren. Die periphere Neurologie korreliert in der Regel mit den zu erwartenden neurourologischen Problemen. Nach einer Erstversorgung ist schließlich das zentrale Diagnostikum die nach den Kriterien der International Continence Society (ICS) durchgeführte Videotonometrie.

In der Zwischenzeit, d. h. während des spinalen Schocks, ist die adäquate Blasentleerung mittels suprapubischer Fistelung oder mittels intermittierendem Katheterisieren primär anzuwenden.

In Abhängigkeit von der Läsionshöhe, der tonometrischen Klassifikation, der Blasenfunktionalität sowie der Kontinenz und Begleitfaktoren wie Dyssynergien oder autonomen vegetativen Dysregulationen ist über das weitere Therapieregime des Harntrakts zu entscheiden.

Die zur Verfügung stehenden Substanzgruppen der konservativen Therapie rekrutieren sich bei der neurogenen Blasenfunktionsstörung vom hyperreflexiven Typ in der Mehrzahl aus den Anticholinergika, Antispasmodika und anderen Toxinen in Kombination mit der druckfreien Blasenentleerung durch Katheterisieren. Die geringere Anzahl der Patienten ist mit einer hypotonen Blasenfunktionsstörung mittels intermittierendem Katheterismus in der Regel suffizient therapiert.

Ziel aller therapeutischen Maßnahmen, auch aller chirurgischer Interventionen, ist die artefizielle Konstruktion einer Niederdruckspeicherung und Entleerung der Blase zur langfristigen Protektion des oberen Harntrakts – also der lebenswichtigen Nierenfunktion.

Blasenrehabilitation

Obwohl allgemein anerkannte Grundlagen der Blasenrehabilitation bestehen, hängen diese im Detail von dem Intervall nach Rückenmarkläsion, dem Typ der Blasenentleerungsstörung, den zystourethromanometrischen Befunden und eventuellen Komplikationen ab.

Der spinale Schock. Eine Hypotonie der Blase und erhöhte Aktivität des sympathischen Systems führen zur Harnverhaltung. Zusammen mit der während des spinalen Schocks bestehenden Polyurie würde es ohne Intervention schnell zu einer Überdehnung der Blase kommen. Eine lang dauernde Blasenüberdehnung führt zur Degeneration der in der Blasenwand gelagerten Nervenfasern und damit zur irreversiblen Areaktivität des Detrusors (Finkbeiner und Lapides 1974). Während des spinalen Schocks kommt es durch Entleerungsmanöver wie abdomineles Pressen, auch unterstützt durch die Verabreichung von alphablockierenden Substanzen, zu keiner Miktion.

Latexballonkatheter sollten aufgrund ihrer zytotoxischen Aktivität nicht mehr benützt werden. Silikonballonkatheter scheinen weniger zytotoxisch zu sein. Beim Mann ist eine primäre suprapubische Ableitung zu empfehlen, weil dadurch benachbarte Strukturen der Urethra geschont werden. Suprapubische Katheter sind auch bei urethralen Läsionen und bei Schwierigkeiten beim Katheterisieren indiziert. Nach der polyurischen Phase bei ausgeglichener Urinbilanz wird das intermittierende Katheterisieren eingeführt. Das IK erfolgt unter sterilen Kautelen alle 3–6 h entsprechend der Urinproduktion. Die maximale Blasenfüllung sollte innerhalb von 3 h 250 ml nicht übersteigen. Die Flüssigkeitszufuhr sollte deshalb nicht mehr als 2 l pro 24 h betragen.

Die spastische Blase nach dem spinalen Schock. Nach einer Rückenmarksverletzung dauert es einige Wochen, bis sich die spinalen Reflexe zur Blasenentleerung einstellen. Später zeigt das Auftreten von spontanem Urinabgang eine spinale Reflexaktivität mit überaktivem Detrusor an, d. h., es bildet sich eine Reflexblase. Das noch übliche Beklopfen der Blase darf nur explizit dann als sog. Blasentraining durchgeführt werden, wenn aufgrund einer videotonometrischen Untersuchung absolut sichergestellt ist, dass es zu keiner relevanten Druckerhöhung intravesikal kommt und damit ein vesikoureterorenaler Reflux provoziert werden kann. Regelmäßige Kontrollen der nach Klopfen verbliebenen Restharnmenge sind wegen einer möglichen Detrusor-Sphinkter-Dyssynergie notwendig. Durch medikamentöse Beeinflussung der Blase und der Sphinkterfunktion muss versucht werden, eine ausbalancierte Blasenfunktion und gleichzeitige Kontinenz zu erreichen. Bei Patienten mit Tetraplegie, die keine ausreichende Handfunktion besitzen, kann eine chemische oder operative Sphinkterotomie nach stabilisierter Läsionssituation empfohlen werden, um eine restharnfreie und selbstständige Miktion zu ermöglichen.

Die sonst lang andauernde funktionelle Obstruktion des unteren Harntrakts kann zu Komplikationen führen. Es kommt zur Blasenhypertonie und Entleerung unter hohem Blasendruck und damit zu Veränderungen der Blasenwand.

Urodynamische Langzeitkontrollen der neurogenen Blasen zeigten, dass ein Blasentraining zur Hypertonie der Blase, Hyperreflexie des Sphincter externus und zu sekundären Komplikationen führen kann. Das Blasentraining ist nur sinnvoll bei synergen Verhältnissen des Detrusors und des Sphincter externus. Sonst ist das intermittierende Katheterisieren anzustreben. Ziel ist die Kontinenz in den Katheterintervallen. Bei Patienten mit Selbstkatheterismus ist in der Regel eine pharmakologische Beeinflussung der Blase durch Anticholinergika indiziert.

Die gemischte Blase. Der Entleerungsmodus der gemischten Blase hängt im Wesentlichen vom Grad der Traumatisierung verschiedener nervaler Strukturen ab. Bei spastischem Beckenboden und schlaffer Lähmung der Blase wird das Selbstkatheterisieren empfohlen. Bei spastischer Blase mit schlaffem Beckenboden sind suprapubisches Beklopfen oder Selbstkatheterisieren unter Anticholinergika und

den oben genannten Kautelen mögliche Alternativen.

Pharmakotherapie
Therapie der Detrusorhyperreflexie. Anticholinerg wirkende Pharmazeutika sind effektive wirksame Substanzen zur Therapie der autonomen Detrusorhyperreflexie, die zur neurogenen Inkontinenz führt. Die Indikation zur Verabreichung anticholinerger Substanzen besteht in der Beruhigung der Blasenaktivität bei Patienten mit einer neurogenen Blase vom Typ des oberen motorischen Neurons. Bis vor kurzem waren Oxybutyninchlorid, Propiverinhydrochlorid, Trospiumchlorid und Tolterodin die am häufigsten verwendeten Anticholinergika. Anticholinerg vermittelte Nebenwirkungen (vor allem trockener Mund) können die Anwendung limitieren oder sogar unmöglich machen. Substanzen der zweiten Wahl sind Methanthelinbromid oder Probanthelinbromid. Die am häufigsten verwendeten Anticholinergika sind im Folgenden aufgeführt (**Tab. 16.3**).

Oxybutyninhydrochlorid. Die Substanz wirkt durch seine antimuskarinerge, direkte Myorelaxierung und seinen sekundären analgetischen Einfluss. Es wird in einer Dosis von 2,5–5 mg 3 mal//Tag oral verabreicht. Bei Patienten mit Nebenwirkungen kann Oxybutyninchlorid (5 mg in 10–30 ml Kochsalzlösung, auch bis zu 3-mal//Tag intravesikal appliziert werden. Die systemische Resorption des Pharmakons ist hier nur ca. 2 bis 4 % und dementsprechend ist das Nebenwirkungprofil schmaler.

Propiverinhydrochlorid. Propiverinhydrochlorid ist ein Benzylsäurederivat mit Kalziumkanal blockierender und leicht antimuskarinerger Wirkung. Die normale Dosis beträgt 10–15 mg 2–3-mal//Tag.

Tabelle 16.3 Medikamente und ihre Dosierung

Wirkstoff	*Markenname*	*Dosierung*
Oxybutyninchlorid	Ditropan	5 mg, 3–4-mal//Tag
Trospiumchlorid	Spasmourgenin Neo	20 mg, 2–4-mal//Tag
Propiverinhydrochlorid	Mictonorm	15 mg, 2–3-mal//Tag
Probanthelinbromid	Pro-banthine	7,5–15 mg, 4–mal//Tag
Methanthelinbromid	Banthine	50 mg, 4-mal//Tag

Die Wirksamkeit dieser Substanz bei neurogener Blasenstörungen ist bewiesen (Grigoleit, Laschke, Stöhrer 2003). Indikationen bestehen hier überwiegend im Kindes- und Jugendalter, da es hier das einzig zugelassene Präparat im Alter unter 5 Jahren ist.

Trospiumchlorid. Trospiumchlorid ist eine quartäre Ammoniumbase mit antimuskarinerger Wirkung. Zur Behandlung der neurogenen Detrusorhyperreflexie werden 20 mg 2-mal//Tag empfohlen. Trospiumchlorid tritt nicht über die Blut-Hirn-Schranke, wodurch zentrale Nebenwirkungen vermieden werden.

Tolterodin. Tolterodin ist ein kompetitiver Antagonist muskarinerger Rezeptoren mit geringen Nebenwirkungen. Tolterodin wird in einer Dosis von 2 mg 2-mal//Tag verabreicht. Alle oben angeführten Substanzen haben die Nebenwirkungen von Anticholinergika, d. h. Mundtrockenheit, Obstipation, Akkomodationsstörungen, die ihre Anwendung einschränken können.

Intravesikal applizierte Pharmaka: Capsaicin. Capsaicin, das neurotoxisch auf die Vanilloidrezeptoren der afferenten unmyelinisierten C-Fasern wirkt, kann zur Behandlung der unkontrollierbaren hyperreflexiven Detrusoraktivität intravesikal verabreicht werden (Fowler et al. 1994). Zunächst werden zur Lokalanästhesie 40 ml 20 %ige Lidocainlösung in die Blase instilliert und 20 min belassen. Anschließend werden 2 mM Capsaicin in 100 ml einer 30 %igen Alkohollösung verdünnt, in die Blase instilliert und 30 min in situ belassen. Die Wirkung von Capsaicin ist biphasisch: Es führt zuerst zu einer Erregung der afferenten Signale der C-Fasern und zur Ausschüttung von peripheren Neuropeptiden, was zu neurogenen Entzündungen führt. Die Konsequenz ist eine primäre Verschlimmerung der neurogenen Inkontinenz, makroskopische Hämaturie und schwere autonome Reaktion. Erst danach und nur bei genügend hoher Konzentration hemmt Capsaicin die von den C-Fasern ausgelösten spinalen Miktionsreflexe bis zu 4 Monate. Die erheblichen Nebenwirkungen von Capsaicin und häufige „Non-Responder" haben diese Substanz in den Hintergrund treten lassen.

Resininferatoxin. Resininferatoxin, ein Extrakt des Kaktus Genus euphorbia und eine capsaicinähnliche Substanz, besitzt eine 1000fach höhere Potenz bei Behandlung der neurogenen Inkontinenz als Capsaicin. Der Vorteil dieser Substanz liegt in der fehlenden Erregung afferenter Signale der C-Fasern.

Botulinum-Toxin A. Ein neues, viel versprechendes Verfahren zur Dämpfung der Detrusorhyperreflexie und Kontrolle der neurogenen Inkontinenz besteht in intravesikalen, intramuskulären Injektionen von Botulinum-Toxin A (BTX-A). BTX-A erweist sich als ein selektiver Blocker der Acetycholinausschüttung an den Nervenendigungen und hemmt entsprechend die Nervenimpulsübertragung. Es wurde hauptsächlich zur Therapie von spastischem Tortikollis, Blepharospasmen und Spastik der Extremitäten verwendet. Vor kurzem wurde seine Anwendung auf Störungen des autonomen Systems ausgedehnt. Bei der neurogenen Inkontinenz führen intravesikale Injektionen von BTX-A zum vollständigen Aufheben der ungehemmten Blasenkontraktionen und somit zur Kontinenz (Schurch et al., 2000). Die Verbesserung hält 6–12 Monate an.

Behandlung der Detrusorareflexie. Die medikamentöse Behandlung der schlaffen Blase (UMN) basiert vor allem auf Medikamenten, die den Auslasswiderstand erhöhen und somit die Stressinkontinenz vermeiden. Mehrere Substanzen wie Alphamimetika, Betamimetika und trizyklische Antidepressiva wurden zur Erhöhung des Blasenauslasswiderstands und somit zur Kontrolle der Stressharninkontinenz verabreicht. Keine Studie konnte bisher eine Wirkung bei neurogener Blase nachweisen. Stressinkontinenz mittlerer Schwere kann sich aber manchmal unter solchen Behandlungen verbessern.

Bei Patienten, bei denen es umgekehrt aufgrund einer ungenügenden Öffnung des Blasenhalses zu hohen Restharnmengen kommt, werden Alphablocker oder direkte Muskelrelaxanzien eingesetzt.

Chirurgische Verfahren
Sakrale Deafferentation und Vorderwurzelstimulation: Blasenschrittmacher. Bei querschnittgelähmten Patienten mit hyperreflexiver Blase kann manchmal trotz intermittierendem Katheterisieren und Beruhigung der Blasenaktivität durch Anticholinergika keine Kontinenz erreicht werden. Bei diesen Patienten kann die operative Behandlung der spastischen Blasenlähmung mit sakraler Deafferentation und Vorderwurzelstimulation angezeigt sein (Brindley 1994). Hintergrund dieser Operation ist die Tatsache, dass die Wiederherstellung der Speicherfunktion der Harnblase nur gelingen kann, wenn die spinale Fehlsteuerung aufgehoben wird. Durch-

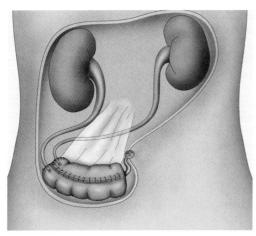

Abb. 16.6 Anlage eines Mainz-Pouches mit Appendis-nabelstoma.

trennt man die sakralen afferenten Nervenfasern, so hebt sich die somatisch und parasympatisch induzierte Spastik auf. Über implantierte Elektroden erfolgt die Stimulation der Vorderwurzeln.

Chirurgische Blasenaugmentation. Die Vergrößerung der Blasenkapazität durch Autoaugmentation der Blase oder Ileozystoplastik stellen wichtige chirurgische Methoden bei unkontrollierter Detrusorhyperreflexie mit verminderter Blasendehnungsfähigkeit dar (**Abb. 16.6**).

Chirurgie der Stressinkontinenz. Bei Patienten mit schlaffem externem urethralem Sphinkter und daraus resultierender Stressinkontinenz, die keine Besserung mit alphamimetischen Substanzen zeigen, kommen nur chirurgische Eingriffe in Frage. Primär kann eine intraurethrale Kollageninjektion versucht werden, bevor die Implantation eines künstlichen Sphinkters oder eine Schlingensuspension diskutiert wird.

Intravesikale Stimulation. Limitierender Faktor beim intermittierenden Katheterisieren ist oft die inkomplette Störung der Blasenfunktion mit noch z. T. erhaltener Sensibilität oder unangenehmer Schmerzwahrnehmung. Zudem können restliche motorische Aktivitäten, die vom Patienten nur begrenzt kontrolliert werden können, zu Problemen führen. Eine neue Möglichkeit, die neurogene Blasenstörung zu behandeln, bietet die *Neuromodulation* der Blasenfunktion. Die intravesikale Elektrostimulation der afferenten Nervenfasern ermöglicht eine Verbesserung der Blasenentleerungsfunktion.

Sakrale Neuromodulation. Neben der Neuromodulation der Blasenentleerungstörung setzen wir heute die Technik der sakralen perkutanen Neuromodulation oder der elektrischen Stimulation des N. dorsalis penis zur Behandlung der neurogenen Inkontinenz ein. Hierbei werden durch die elektrische Stimulation somatischer Afferenzen inhibitorische Impulse auf die Blase verstärkt und somit wird die Blasenhyperaktivität positiv beeinflusst. Auch bei diesen Ansätzen ist die Indikation bei unterschiedlichen neurogenen Störungen durch elektrophysiologische und urodynamische Untersuchung zu verbessern.

Inkomplette Lähmungen: Die Therapieprinzipien inkompletter Blasenlähmungen bei Detrusorhyperreflexie und Sphinkterhyperreflexie sind denen der kompletten Lähmung ähnlich. Bei unkontrollierbarer Inkontinenz kann noch die Elektrotherapie (penile, klitoridale, vaginale, anale elektrische Stimulation versucht werden. Die elektrischen Stimulationsparameter sind:
- Stimulationsfrequenz: 5–10 Hz,
- Impulsbreite: 0,2-0,5 ms,
- Amplitude: 1,5–2-mal Reizschwelle des Bulbokavernosusreflexes.

Üblicherweise wird täglich während 20 min stimuliert, bis ein Erfolg sichtbar wird. Die perkutane Stimulation der sakralen Nerven (vor allem S3) basiert auf dem gleichen Prinzip wie die der anogenitalen elektrischen Stimulation. Bei positivem Einfluss der Stimulation auf die Blasenfunktion wird ein sakraler Neuromodulator eingepflanzt.

Die Therapie der neurogenen Blasenentleerungsstörung hängt von den Resultaten der urodynamischen Messungen ab. Zusammengefasst gibt es 4 wesentliche Hauptblasenstörungen (**Abb. 16.7**):
- Detrusorhyperreflexie/Sphinkterhyperreflexie,
- Detrusorareflexie/Sphinkterareflexie,
- Detrusorareflexie/Sphinkterhyperreflexie,
- Detrusorhyperreflexie/Sphinkterareflexie.

Störungen der Sexualfunktion

Querschnittgelähmte erleben ihre Sexualität durch Ihre Vergangenheit und ihre hinzugewonnenen Erfahrungen. Teilweise gelingt es ihnen, bei der Anwendung sexueller Praktiken traditionelle Hemmungen abzubauen und mit den verbliebenen Möglichkeiten ein ausgeglichenes Sexualleben zu führen. Es ist deshalb unverzichtbar, in einem ausführlichen Gespräch die individuellen Bedürfnisse des Betroffenen und des Partners zu erfragen. Therapiemaßnahmen müssen an diesen Bedürfnissen

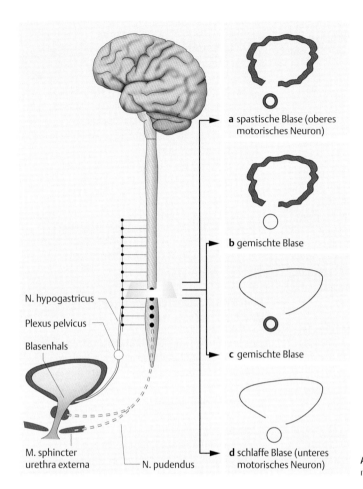

N. hypogastricus

Plexus pelvicus

Blasenhals

M. sphincter
urethra externa

N. pudendus

a spastische Blase (oberes
motorisches Neuron)

b gemischte Blase

c gemischte Blase

d schlaffe Blase (unteres
motorisches Neuron)

Abb. 16.7   Urodynamische Haupttypen
neurogener Blasendysfunktion.

des Betroffenen orientiert und ohne persönliche Präferenz vorurteilsfrei vorgeschlagen werden (Stöhrer, 1996).

Bei querschnittgelähmten Männern ist die erektile Funktion abhängig von Art und Höhe der Rückenmarksverletzung. Neurophysiologisch sind die spinalen Segmente Th11–L2 (Sympathikus) und S2–S4 (Parasympathikus) bedeutsam. Querschnittgelähmte mit einer Läsion des oberen motorischen Neurons behalten die Fähigkeit, reflektorische Erektionen auf taktile genitale Reize herbeiführen zu können, jedoch nicht auf psychogene. Querschnittgelähmte mit einer Verletzung des unteren motorischen Neurons können auch durch psychogene Stimulation eine Erektion erreichen. Liegt die Läsionshöhe zwischen den Zentren, sind beide Stimulationen möglich. Im Allgemeinen ist es für Querschnittgelähmte eher möglich, eine Erektion auf taktile Reize zu induzieren, als die Erektion lange genug für einen Geschlechtsverkehr aufrecht zu erhalten.

Bei der querschnittgelähmten Frau kommt es postraumatisch zu einer Amenorrhö für 12–16 Wochen, die primär auch durch einen Postaggressionsstoffwechsel mitbedingt ist. Eine Orgasmusfähigkeit ist nur in 20–30 % noch erhalten. Eine Konzeption ist regelhaft möglich, obgleich die Geburten einer besonderen Beobachtung bedürfen. Insbesondere bei hohen Läsionen ist zur Vermeidung von paroxysmalen Dysregulationen eine operative Entbindung zu empfehlen.

Die interdisziplinäre Kooperation zwischen Paraplegiologen, Psychologen und Urologen ist elementar, wenn der Patient in Bezug auf Sexualstörungen seine erste Aufklärung erfährt – ebenso aber auch während seiner weiteren Betreuung (Pitz und Laschke 2002). Themen wie Lebenskrise, Stellenwert des Sexuallebens sowie Lebensqualität sind mit dem Patienten zu erörtern und neu in den Kontext zu stellen. In der Regel fällt hier dem Urologen die Rolle zu, ein Tabu zu brechen, diese Fragekomplexe in vorsichtiger Weise an den Patienten heranzutragen und somit die ersten Schritte einzuleiten, um eine vertrauensvolle Basis zu entwickeln und schließlich den Verlauf einer Therapie erfolgreich zu begleiten.

Zusammenfassung

- Blasenfunktionsstörungen resultieren aus Erkrankungen oder Läsionen des zentralen Nervensystems oder der peripheren Innervation.
- Nervale Läsionen auf verschiedenen Ebenen können Ursache einer Störung der Reservoir- oder Entleerungsfunktion der Blase sein. Entsprechend der Höhe der Schädigung unterscheidet man supranukleäre Läsionen oberhalb S2–4 und infranukleäre Läsionen des Miktionszentrums im Bereich der Lendenwirbelsäule oder der peripheren Fasern des N. pelvicus. Die Ursachen hierfür können angeboren oder erworben sein.

Phasen der Rehabilitation
- Urologische Therapieziele sind die Gewährleistung der Ausscheidung ohne Blasenüberdehnung. Erhalt der Blasenkapazität: Nach Erreichen einer ausgeglichenen Flüssigkeitsbilanz ist das *intermittierende Katheterisieren* indiziert.
- Medizinische Ziele sind sterile regelmäßige Blasenentleerung, Vermeiden der Inkontinenz, Verhütung von Infekten und Verhinderung von Folgeschäden.
- Psychosoziales Ziel ist die regelmäßige *selbständige* Blasenentleerung.
- Nach der Phase des spinalen Schocks („spinale Schockblase") tritt die chronische Phase ein. Entsprechend der Art der Läsion unterscheidet man hier die spastische Blase vom Typ des oberen Neurons (OMN), die schlaffe Blase vom Typ des unteren Neurons (UMN) und die „gemischte" Blase.

Therapie
- Ziel aller therapeutischen Maßnahmen ist die artefizielle Konstruktion einer Niederdruckspeicherung und Entleerung der Blase zur langfristigen Protektion der lebenswichtigen Nierenfunktion.
- Eine zentrale Rolle bei der Blasenrehabilitation spielt das intermittierende Katheterisieren.
- Zur Therapie der Detrusorhyperreflexie werden hautsächlich anticholinerg wirksame Pharmaka eingesetzt. Andere Substanzen zur Behandlung neurogener Inkontinenz sind Resiniferatoxin und neuerdings Botulinum-Toxin A.

- Eine Detrusorareflxie wird medikamentös mit Alphamimetika, Betamimetika, trizyklischen Antidepressiva, Alphablockern und Muskelrelaxanzien behandelt.
- Bei den chirurgischen Therapieverfahren sind besonders die sakrale Deafferentation und Vorderwurzelstimulation, die chirurgische Blasenaugmentation, die intravesikale Stimulation sowie die sakrale Neuromodulation von zentraler Bedeutung.

16.2.2 Überblick über die physiotherapeutische Untersuchung bei Querschnittlähmung
Anne Pape

Prinzipielle Gesichtspunkte der Untersuchung

Die Ergebnisse der physiotherapeutischen Untersuchung sind Teil der klinischen Verlaufsdokumentation und verbleiben bei Entlassung des Patienten in der Patientenakte. Dokumentiert werden
- die Erstuntersuchung,
- Therapie begleitende Zwischenuntersuchungen,
- die Abschlussuntersuchung,
- ggf. ambulante Nachuntersuchungen.

Die *Erstuntersuchung* bezieht sich auf den Erstkontakt des Patienten mit der Physiotherapie. Das kann zum Zeitpunkt der klinischen Aufnahme in der Spezialabteilung sein oder auch bei der ambulanten Erstvorstellung. Dabei kann es sich um Akut- oder Intensivpatienten handeln, um Patienten in der Mobilisations- oder Belastungsphase oder auch um Patienten mit Komplikationen, die nach abgeschlossener medizinischer Erstbehandlung erneut stationär oder ambulant behandelt werden. Der Schwerpunkt des physiotherapeutischen Erstbefunds ergibt sich aus der *aktuellen Diagnose*.

Werden Patienten *posttraumatisch* in eine Spezialabteilung aufgenommen, ist der physiotherapeutische Erstbefund Teil der Diagnose und der Therapieplanung. Eine physiotherapeutische Untersuchung erfolgt auch bei Patienten, die im Rahmen einer allgemeinen ambulanten Erstvorstellung eine Spezialabteilung konsultieren z. B. wegen neurourologischer Fragestellungen oder wegen funktioneller Probleme, die z. B. durch Schmerzen, Dekubitus oder durch Funktionsverlust im Alltag auftauchen.

Um sich auf die Erstuntersuchung des Patienten einzustellen und diesen dabei nicht unnötig zu belasten, werden vorher ärztliche und pflegerische Informationen eingeholt, die sich auf die Diagnose und auf die Person des Patienten beziehen. Dazu gehören:

- die *Diagnose* bei Aufnahme des Patienten (Läsionshöhe, Nebendiagnosen, Nebenverletzungen, Komplikationen);
- der *Grund der klinischen Aufnahme*, z. B. Spontanisierung der Atmung, medizinische Erstbehandlung, Hilfsmittelneuversorgung, Sekundärbehandlung zur Verbesserung der Selbstständigkeit, operative funktionsverbessernde Eingriffe, diagnostische Maßnahmen bei neurologischer Verschlechterung;
- die *Ursachen* der Querschnittlähmung, z. B.
  - Traumen (z. B. Sport-, Verkehrsunfall, Sturz vom Baum, vom Baugerüst oder aus suizidaler Absicht),
  - entzündliche Prozesse des Rückenmarks oder der Rückenmarkshäute (Myelitis, Meningomyelitis),
  - Abszesse (Spondylitis) oder degenerativer Prozesse des Rückenmarks und seiner anatomischen Strukturen, (Myeleomalazien, Gefäßverschlüsse der Rückenmarksarterien, Bandscheibenvorfall, osteoporotische Wirbelfrakturen),
  - Raum fordernde spinale Prozesse durch gutartige Neubildungen (Angiome, Hämangiome, Lipome) oder bösartige Neubildungen (Gliome, Astrozytome, Meningiome, Osteosarkome),
  - Metastasen durch systematisierte Neoplasien (Leukemie, Lymphogranulomatose, Plasmozytom) oder maligne Wirbelfrakturen nach Skelettmetastasen;
- die Frage nach *invasiven Ableitungen*, z. B. Bülau-Drainage, Dauerkatheder der Blase, Magensonde;
- die *Situation der Vitalfunktionen:* Atmungs- und Herz-Kreislauf-Funktionen, Magen-, Darm- und Blasenfunktion;
- der Zustand der Haut;
- der *Lebenshintergrund* des Patienten, z. B. Familien- und Wohnverhältnisse, Beruftätigkeit, soziokulturelle Herkunft;
- die *Interaktion* mit dem Patienten, z. B. Ansprechbarkeit, Kommunikationsfähigkeit, Kooperationsfähigkeit, Kenntnisstand des Patienten über seine neu eingetretene Situation;
- bisherige und geplante *Therapiemaßnahmen*, z. B. operative Maßnahmen in Bezug auf die Querschnittsymptomatik, Bestrahlungen, Lagerungsstrategie, Mobilisation, Hilfsmittelversorgung;

- die *aktuellen Erwartungen des Teams* an die Physiotherapie;
- die *aktuellen Erwartungen der Physiotherapie* an das Team;
- die *aktuellen Erwartungen des Patienten* an die Physiotherapie.

Besonders sorgfältig beurteilt werden Systeme, die bei Querschnittlähmung durch Physiotherapie beeinflussbar sind. Dazu gehören das Atemsystem, das zentrale Nervensystem, das Bewegungssystem, die Haut und die psychosoziale Situation des Patienten.

Für folgende Untersuchungen gibt es Formulare, in denen fortlaufend Ergebnisse der Erst-, Zwischen-, Abschluss- und ggf. der Nachuntersuchung dokumentiert werden:

- Muskelinnervationsstatus (s. **Abb. 16.9 a–b**),
- Reflex- (s. **Abb. 16.10**) und Sensibilitätsstatus,
- Gelenkstatus,
- SCIM (Spinal Cord Independence Measure) (s. **Abb. 16.13**) als Teil der ASIA (American Spinal Injury Association) Bewertungsskala (s. S. 268).

Die Ergebnisse der Untersuchung

- informieren über phasenabhängige Veränderungen der neurologischen Situation des Rückenmarks nach der Läsion, entsprechend der Art der Verletzung (Commotio, Contusio oder Compressio spinalis);
- informieren über Reorganisation, Reinnervation der Lähmung oder ihre Progredienz;
- sind Grundlage kurz- und langfristiger Behandlungsplanung;
- dokumentieren die funktionellen Fähigkeiten des Patienten zu Beginn, im Verlauf und zum Abschluss der Therapie, sie beschreiben die Entwicklung der Selbstständigkeit bzw. das Ausmaß der Abhängigkeit von Hilfspersonen;
- erklären z. B. durch die Dokumentation des Reflexstatus mögliche Ursachen für Probleme des Patienten beim funktionellen Training durch die Entwicklung neurologischer Dysregulationen wie Spastik, Kloni, erhöhte oder fehlende Muskeleigenreflexe oder pathologische Reflexe.

Spezifische Untersuchungen und Ergebnisdokumentationen bei Querschnittlähmung

Zu den spezifischen Untersuchungen gehören:
- der Atembefund,
- die neurologischen Situation,
- die funktionellen Leistungen des Patienten im Hinblick auf seine Selbstständigkeit.

Atembefund

Als Folge segmentaler Ausfälle der an der Atmung beteiligten Muskulatur ist bei Patienten mit Querschnittlähmung primär die Atemmechanik betroffen. Das wirkt sich auf die motorische Atemleistung und damit auf den Gasaustausch aus. Untersucht, beobachtet, erfragt und dokumentiert werden *während der Spontanatmung:*

- die aktuelle Sauerstoffversorgung über die messbaren Werte (z. B. durch Monitore, Laboruntersuchungen und Atemparameter der physiothrapeutischen Untersuchung), über die Hautfarbe und über die subjektive Angabe des Patienten;
- die Atemrichtung in der Ruhelage;

Bei Tetraplegie sind die kraniale Wirkrichtung der Atemhilfsmuskulatur durch die Atemhilfsmuskulatur (Platysma und die Mm. sterni cleidii), die Skapulaabduktion sowie asymmetrische Thoraxbewegungen, die auf seitendifferente Innervation der Atemmuskulatur oder bereits vorhandene Athelektasen hinweisen, zu beachten.

- Atemgeräusche durch Sekretansammlung, die ggf. den umgehenden Beginn der Bronchialtoilette indizieren;
- die Atemfrequenz;

Die Atemfrequenz kann bei Tetraplegikern über 30 Atemzüge pro min betragen.

- Der Atemquotient, das Verhältnis der Ein- zur Ausatmung, Normwert 1 ÷ 3;

Der Atemquotient bei Tetraplegie beträgt ca. 1 ÷ 1.

- Die Vitalkapazität, der Normwert bei gesunden Erwachsenen beträgt ca. 3000 ml;

Die Vitalkapazität eines Tetraplegikers in der Frühphase beträgt 500–800 ml.

- Der aktive/passive Hustenstoß, zur Überprüfung der Fähigkeit des Patienten, Sekret aus den Bronchien zu transportieren;
- der Sprachfluss des Patienten.

Wird der Patient *maschinell beatmet*, ist Folgendes zu kontrollieren:
- die Bewusstseinslage des Patienten (sediert, ansprechbar);
- die bisherige Dauer der Beatmungspflicht;
- die Form der Beatmung (z. B. *c*ontrolled *m*echanical *v*entilation = CMV, *s*ynchronized *i*ntermittent *m*andatory *v*entilation = SIMV, *c*ontinious *p*ositiv *a*irway *p*ressure = CPAP usw.);
- der Zugang des Geräts zum Patienten (nasaler/ oraler Tubus oder Tracheostoma);
- die Ursache der Beatmung (z. B. Ateminsuffizienz bei hoher zervikaler Läsion, Lungenquetschung, Athelektasen, Pneumonie);
- die Strategie der anästesiologischen Abteilung (Fortsetzung der Dauerbeatmung, Dauerbeatmung mit kurzen oder längeren beatmungsfreien Intervallen, Teilspontanisierung mit maschineller Zwischenbeatmung, Spontanisierung).

Ab einer Läsionshöhe unterhalb C3/4 ist bei Patienten mit kompletter Querschnittlähmung eine bedingte Spontanatmung zu erwarten. Diese ist u. a. durch die Innervation der Atemhilfsmuskeln (Mm. scaleni, Mm. sternocleidomastoidei und Platysma) und des Diaphragmas, dem Kennmuskel von C2–4, bedingt gewährleistet. Der Atembefund zeigt ein von der Norm abweichendes und schwer gestörtes Atemmuster und eine pathologische Veränderung der messbaren Parameter. Der Patient ist unfähig, Sekret zu mobilisieren, also abzuhusten, und er klagt über Atemnot.

Das Diaphragma ist der Kennmuskel für die Segmente C2–4.

Bei allen Tetraplegikern unterhalb (C4/5) und hohen Paraplegikern verlagert sich mit zunehmender motorischer Innervation das Atemmuster zunächst nach sternal und sternokostal. Erst mit beginnender segmentaler Innervation der Mm. intercostales (ab Th1) und der Bauchmuskulatur (ab Th5) verbessern sich die Voraussetzungen für die Atemmechanik. Mit beginnender Innervation des M. latissimus dorsi (C7/8) wird der aktive Sekrettransport aus den Bronchien möglich.

Neurologische Situation

Die neurologische Untersuchung und Dokumentation umfasst den
- Muskelinnervationsstatus,
- Reflexstatus,
- Sensibilitätsstatus.

Muskelinnervationsstatus
Geprüft wird die *willkürliche* abrufbare Muskulatur. Bei der Erstuntersuchung beschränkt sich der Muskelinnervationsstatus bei komplettem Lähmungsbild auf die *Kennmuskeln* (**Abb. 16.8**).

Kennmuskel	C 2-4	C 4	C 5	C 6	C 7	C 8	Th 1	Th 12	L 1	L 2	L 3	L 4	L 5	S 1
Diaphragma	■													
M. deltoideus		■												
M. biceps			■											
M. extensor carpi radialis				■										
M. triceps					■									
M. flexor digitorum						■								
Mm. interossei							■							
Bauchmuskulatur								■						
M. quadratus lumborum									■					
M. iliopsoas										■				
M: quadriceps											■			
M. tibialis anterior												■		
M. peronaeus													■	
M. glutaeus maximus														■

Abb. 16.8   Rückenmarkssegmente und ihre Kennmuskeln (Beckmann, Klein-Neuhold 2000).

Für die Bewertung schwer zu testender Muskeln in der Liegephase empfiehlt sich folgende Dokumentation:

- *0* – für nicht innerviert;
- *i* bzw. *gi* – für innerviert bzw. gut innerviert;
- *nt* – nicht testbar.

> *Ein Kennmuskel ist der Muskel, dessen Innervation auf die Unversehrtheit eines bestimmten Rückenmarkssegments hinweist und dessen Wirkrichtung mit einer wichtigen Funktion verbunden ist.*

Beispiel: M. extensor carpi radialis (C5/6). Er bewirkt die radiale Extension im Handgelenk und ist für die aktive Funktionshand eines Tetraplegikers entscheidend (s. S. 319).

Ein genauer Status aller innervierten und teilinnervierten Muskeln (**Abb. 16.9 a–b**) wird nach der Liegephase im weiteren Behandlungsverlauf durchgeführt und dokumentiert.

Mit Hilfe des Muskelinnervationstests:

- wird die Diagnose vervollständigt (wichtig für Angaben z. B. zur Klassifizierung aktiver Sportler bei Wettkämpfen),
- werden Teillähmungen in Übergangssegmenten festgestellt,
- lässt sich das primäre und endgültige Läsionsniveau festlegen,
- erhält der Therapeut Informationen über die motorische Versorgung einzelner Körperabschnitte im Verhältnis zum Gesamtorganismus,
- ist eine Verlaufskontrolle möglich (Hinweis auf die Erholung des Rückenmarks oder Progredienz der Lähmung),

- können Absprachen bezüglich Behandlungsplanung und -ziele getroffen werden.

Reflexstatus

Der Reflexstatus (**Abb. 16.10**) gibt bei Rückenmarkschädigung klinische Hinweise über:

- die Reorganisation des Rückenmarks unterhalb der Läsion nach Eintritt der Lähmung;
- über die neurologische Situation im spinalen Schock, über das Ende des spinalen Schocks und über die physiologischen und pathophysiologischen Qualitäten der Eigenfunktionen des Rückenmarks unterhalb der Läsion;
- das Ausmaß der Dysregulation (z. B. durch pathologisches Reflexverhalten) des Rückenmarks unterhalb der Läsion;
- zusätzliche periphere Nervenschädigungen;
- zusätzliche Veränderungen des Rückenmark z. B. bei Syringomyelie.

Maßstab für das individuelle Reflexverhalten ist der Gabella-Reflex (M. orbicularis oculi). Physiotherapeuten untersuchen und dokumentieren in den Übergangssegmenten und unterhalb der Läsion

- Muskeleigenreflexe (MER),
- pathologische Reflexe,
- Fremdreflexe im Seitenvergleich,
- Kloni,
- spastische Beuge- und Streckmuster in den betroffenen Extremitäten und im Rumpf,
- beobachtbare sog. spinale Automatismen.

Physiologisch sind bei einer Rückenmarkschädigung in zervikalen und thorakalen Segmenten auslösbare Muskeleigenreflexe unterhalb der Läsion.

Muskelinnervationstest

Name:
Geb.:
Diagnose:

rechts	obere Extremität	segmentale Innervation									links
Datum — Muskel		C1	C2	C3	C4	C5	C6	C7	C8	Th1	
	Mm. erectores spinae cerv.	■	■	■	■	■	■	■	■		
	M. sternocleidomastoideus	■	■								
	M. trapezius p. sup.		■	■	■						
	p. med.		■	■	■						
	p. int.		■	■	■						
	Diaphragma			■	■	■					
	M. levator scapulae			■	■	■					
	Mm. rhomboidei				■	■					
	M. supraspinatus				■	■	■				
	M. infraspinatus, M. teres minor				■	■	■				
	M. deltoideus p. ant.					■	■				
	p. med.					■	■				
	p. post.					■	■				
	M. biceps brachii, M. brachialis					■	■				
	M. supinator					■	■				
	M. brachioradialis					■	■				
	M. serratus anterior					■	■	■			
	M. pectoralis major p. clav.					■	■	■			
	p. stern.						■	■	■	■	
	Mm. extensores carpi radialis long./brev.						■	■			
	Mm. teres major, subscapularis					■	■	■			
	M. pronator teres, M. pronator quadratus						■	■			
	M. triceps brachii						■	■	■		
	M. latissimus dorsi						■	■	■		
	Mm. extensores digitorum communis/ M. indicis proprius						■	■	■		
	M. flexor carpi radialis						■	■	■		
	M. extensor carpi ulnaris							■	■		
	M. extensor pollicis long.							■	■		
	M. extensor pollicis brevis							■	■		
	M. abductor pollicis long.							■	■		
	M flexor pollicis brev.							■	■	■	
	M. opponens pollicis							■	■	■	
	M. flexor pollicis long.							■	■	■	
	M. flexor carpi ulnaris							■	■	■	
	M. pallmaris long.							■	■	■	
	M. flexor digitorum superficialis							■	■	■	
	M. flexor digitorum profundus							■	■	■	
	M. adductor pollicis								■	■	
	M. abductor pollicis brevis								■	■	
	Mm. interossei dorsales								■	■	
	Mm. interossei ventrales								■	■	
	Mm. lumbricales I-IV								■	■	
	M. flexor digiti minimi								■	■	
	M. abductor digiti minimi								■	■	
	M. opponens digiti minimi								■	■	

a

Abb. 16.9 Muskelinnervationsschema. **a** Muskeln der oberen Extremität und ihre nervale Versorgung.

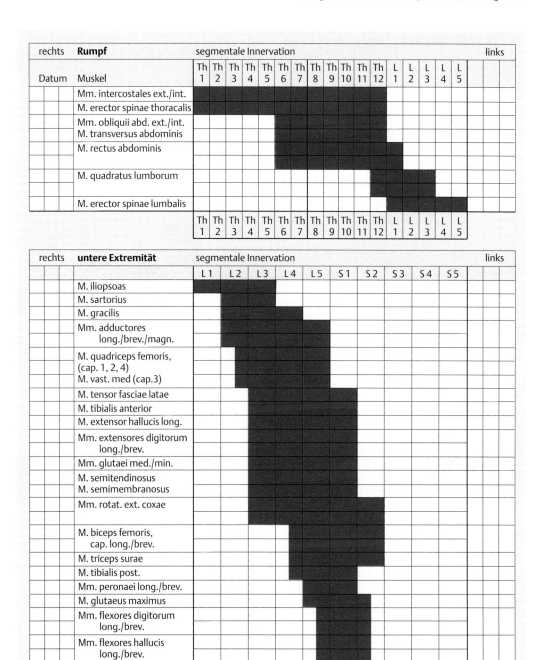

b

Abb. 16.9 Muskelinnervationsschema. **b** Muskeln des Rumpfes und der unteren Extremität und ihre nervale Versorgung (Verfasser: Abteilung für die Behandlung und Rehabilitation Querschnittgelähmter (Leiter: Prof. Dr. V. Paeslack) der Orthopädischen Klinik und Poliklinik der Universität Heidelberg, weiter entwickelt von: Arbeitgemeinschaft Krankengymnastik Heidelberg 1977).

Stiftung **Orthopädische Universitätsklinik** Heidelberg
Abteilung Orthopädie II – Schwerpunkt Rehabilitationsmedizin
Direktor Prof. Dr. H. J. Gerner

Name: ....
Geb.: ....

Reflexstatus

Diagnose:..

Memo: Als Maßstab des individuellen Reflexverhaltens
wird der Orbicularis-Oculi-Reflex (Glabella) überprüft!

Legende:
+ = vorhanden/auslösbar   e = erschöpflich
– = nicht vorhanden/   ue = unerschöpflich
　　 nicht auslösbar   f = fixiert
↑ = gesteigert   nf = nicht fixiert
↓ = abgeschwächt

Glabella- Reflex: ....

Obere Extremität: rechts　　　　　　　　　　　　　　　　　　**Obere Extremität: links**

Datum:				segmentale Zuordnung											
Prüfer:				C 1	C 2	C 3	C 4	C 5	C 6	C 7	C 8	Th 1			
			DSR (Deltasehnenreflex)				■								
			BSR (Bizepssehnenreflex)					■							
			RPR (Radiusperiostreflex)					■							
			TSR (Trizepssehnenreflex)							■					
			Trömmer							■					
			Knips							■					
			Klonus												
			Spastik: Streckmuster												
			Spastik: Beugemuster												

Rumpf

				Th 4	Th 5	Th 6	Th 7	Th 8	Th 9	Th 10	Th 11	Th 12			
			BMR (Bauchmuskelrefl.) oben					■							
			Mitte							■					
			unten									■			
			BHR (Bauchmuskelrefl.) oben					■							
			Mitte							■					
			unten									■			
			Klonus												
			Spastik: Streckmuster												
			Spastik: Beugemuster												
			Suprapubischer Streckreflex												

Untere Extremität:

				L 1	L 2	L 3	L 4	L 5	S 1	S 2	S 3	S 4/5			
			PSR (Patellarsehnenreflex)		■										
			BSR (Bizepssehnenreflex)		■										
			ASR (Achillessehnenreflex)						■						
			Rossolimo												
			Babinski												
			Klonus												
			Spastik: Streckmuster												
			Spastik: Beugemuster												
			Spinale Automatismen												

				L 1	L 2	L 3	L 4	L 5	S 1	S 2	S 3	S 4/5			
			Cremasterreflex		■										
			Analreflex						■	■	■				
			Bulbo-cavernosus-Reflex	■											

Bemerkungen:

Abb. 16.10　Reflexstatus bei Querschnittlähmung. Zusammengestellt in der Abt. Physiotherapie, Orthopädie II, 2000.

Pathophysiologisch ist das Fehlen der MER sowie die als „spastische Phänomene" bezeichneten Antworten des Rückenmarks auf unterschiedliche periphere Reizauslösung.

Fehlende MER in zervikalen und thorakalen Segmenten weisen auf eine zusätzliche periphere Nervenschädigung hin.

Die Konstanz jeder Seitendifferenz im Reflexstatus wird zusätzlich oder auslösend die Steuerung der Körperhaltung negativ beeinflussen. Peripher gelähmte Körperabschnitte neigen vermehrt und rascher zu strukturellen Veränderungen mit Elastizitätsverlust in Muskeln, Sehnen, Kapseln und Gelenken.

Trophische und vasogene Störungen der Haut und ihrer Gefäße werden bei peripherer Lähmung weitaus mehr beobachtet als bei spastischen Phänomenen.

Die Ergebnisse des Reflexstatus werden in die Auswahl ärztlicher und medizinischer Interventionen einbezogen (z. B. Lagerungsmaßnahmen, medikamentöse, psychologische und physiotherapeutische Maßnahmen).

Sensibilitätsstatus

> Der Sensibilitätsstatus wird ausführlich in allen seinen Qualitäten durch den Arzt erstellt und dokumentiert (**Abb. 16.11 a–b**).

Bei *kompletter* Lähmung ergeben sich durch die Unterbrechung der sensiblen Rückenmarksbahnen folgende Funktionsausfälle:

- die Wahrnehmung für das grobe Berührung-, Druck- und Tastempfinden (Unterbrechung des Vorderseitenstrangbahn),
- die Wahrnehmung und Leitung für Schmerz- und Temperaturempfindung (Unterbrechung des Seitenstrangbahn),
- die Leitung proprio- und exterozeptiver Impulse unbewusster Tiefensensibilität aus Sehnen, Muskelspindeln und Gelenken (Unterbrechung der hinteren und vorderen Kleinhirnseitenstrangbahn),
- die Leitung proprio- und exterozeptiver Impulse für Lageempfinden, Vibration, Tastsinn, Körperhaltung, Druck und Diskrimination (Unterbrechung der Hinterstrangbahnen).

> Ein motorisch innervierter Muskel kann in einem sensibel nicht versorgten Körperareal verlaufen, wodurch seine funktionelle Leistung erheblich beeinträchtigt wird. Beispiele sind die Mm. trapezius, pars descendens und latissimus dorsi (**Abb. 16.11 b–e**).

Durch den vollständigen oder teilweisen Verlust der Oberflächensensibilität besteht vom ersten Augenblick an die Gefahr der Entwicklung von *Druckgeschwüren* (Dekubitus) der Haut und der darunter liegenden Gewebestrukturen (**Abb. 16.12**).

Druckgeschwüre künden sich durch scheinbar harmlose Rötungen an exponierten Körperarealen an und können auf Dauer den Allgemeinzustand des Patienten lebensgefährlich verändern. Die Entstehung eines Druckgeschwürs ist heute vermeidbar oder zumindest durch frühzeitiges Erkennen rechtzeitig zum Abklingen zu bringen! Wichtigstes Prinzip ist die regelmäßige Druckentlastung druckexponierter Hautareale und die regelmäßige Hautkontrolle. Diese Maßnahmen werden von allen Fachbereichen und später vom Patienten selbst sorgfältig übernommen, z. B. bei Lagewechsel und Transfers sowie bei der Versorgung und Anpassung von Hilfsmitteln.

> *Wärmflaschen, heiße Duschen oder starke Sonnenbelastung der sensibel gestörten Körperabschnitte sind zu vermeiden!*

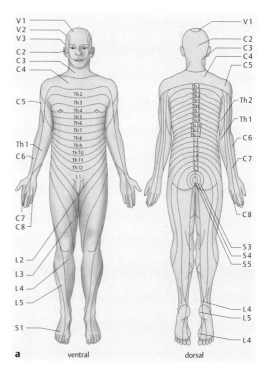

Abb. 16.11 Innervation der Haut. **a** Segmentale Innervation.

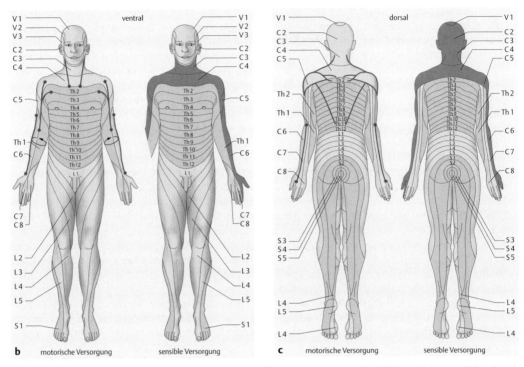

Abb. 16.11   Innervation der Haut. **b, c** Motorische und sensible Innervation unterhalb C5/6, Vergleich ventral/dorsal.

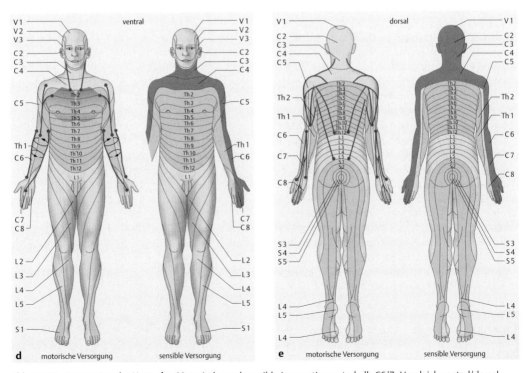

Abb. 16.11   Innervation der Haut. **d, e** Motorische und sensible Innervation unterhalb C6/7, Vergleich ventral/dorsal.

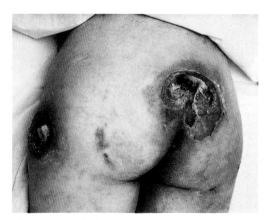

Abb. 16.12 Multiple Dekubiti am Kreuzbein und an den Trochantern.

Funktionelle Leistungen

Funktionellen Leistungen werden auf ihre *Quantität* und *Qualität* untersucht und dokumentiert durch

- den SCIM (Spinal Cord Independence Measure) als Teil des ASIA (**Abb. 16.13**),
- die Beurteilung der Spontanhaltung und der Spontanmotorik.

Die Beurteilung nach dem SCIM wird von allen Spezialabteilungen für Querschnittgelähmte für die Behandlung von Patienten mit Rückenmarkschädigung erwartet. Er dokumentiert das Maß der Selbstständigkeit bzw. der Abhängigkeit des Patienten von Hilfspersonen oder Hilfsmitteln in den Aktivitäten des täglichen Lebens (*activities of daily life, ADL*). Die Interpretation erlaubt die Aussage über die Teilhabe (Partizipation) der betroffenen Person am gesellschaftlichen und sozialen Leben. Regelmäßig wird bei Teambesprechungen die Dokumentation von allen Fachbereichen durchgeführt. Im SCIM wird die *Quantität* der Selbstständigkeit des Patienten bei den ADL erfasst.

Die Inhalte des SCIM sind dem Patienten bekannt. Die Dokumentation erfolgt am Anfang, im Verlauf und zum Abschluss der medizinischen Behandlung. Der SCIM beinhaltet unterschiedliche Kategorien, deren Inhalte zwar den spezifischen Aufgaben einzelnen medizinisch-therapeutischen Diensten zugeordnet sind, am Patienten aber fließend ineinander übergehen.

Beispiel: Das *Ankleiden* setzt zunächst die Überwachung oder Mithilfe der *Pflege* voraus, die für den Transfer in den Rollstuhl die Körper- und Intimpflege abgeschlossen hat. Die *Pflege* erwartet eine weitgehend stabile Kreislaufsituation und schmerzfreie Gelenkbeweglichkeit, beginnende muskuläre und koordinative Ausdauer und das Mitdenken des Patienten bei geplanten Handlungsschritten. Die *Physiotherapie* erarbeitet und übt mit dem Patienten die Handlungsschritte für die Bewegungsübergänge. Die *Ergotherapie* erarbeitet Fertigkeiten der Körperpflege, adaptiert Hilfsmittel und private Kleidung. Der *Patient* veranlasst Verwandte und Freunde, bequeme Kleidung und Schuhe mitzubringen. Der *Sozialdienst* bereitet die Finanzierung eines Rollstuhls vor.

Selbstständigkeit. Im SCIM wird die Selbstständigkeit des Patienten dokumentiert: Leistung ohne bzw. mit Hilfsmittel, die Überwachung durch eine Sicherheitsperson und das Ausmaß personeller Hilfeleistungen. Die Bewertung minimal/mäßig/maximal/vollständig erfolgt nach einem Punktesystem.

Die Physiotherapie ist, bezogen auf die Inhalte des SCIM, mitverantwortlich für die Beweglichkeit des Patienten in den Transfertechniken. Sie ist ebenfalls mitverantwortlich für die Fertigkeiten des Fortbewegens im Rollstuhl und schafft die Voraussetzungen für die passiv bzw. assistiv mögliche oder aktiv selbstständige Durchführung folgender Bewegungsübergänge:

- aus der Rückenlage in die Bauchlage drehen und zurück,
- aus der Bauchlage auf beide Unterarme stützen und zur Bauchlage zurück,
- alternierendes Robben,
- aus Rückenlage oder Seitenlage in den Langsitz aufsetzen und zurück,
- vom Langsitz in den Sitz an die Kante der Behandlungsbank oder des Bettes setzen, Sitzen an der Kante mit aufgestellten Füßen,
- aufsetzen aus Rückenlage über die Seite, Sitz an die Kante mit aufgestellten Füßen,
- vom Langsitz oder aus der Bauchlage aufsetzen in den schrägen Sitz mit einseitigem Unterarmstütz oder Handstütz,
- Vierfüßlerstand, krabbeln bei Paraplegie,
- freier Sitz mit aufgestellten Beinen, seitlicher Transport des Rumpfes für die Transfers,
- Transfers vom Rollstuhl auf die Behandlungsbank und von Rollstuhl auf den Boden,
- fortbewegen im Rollstuhl in ebenem und unebenem Gelände.

Die Physiotherapie berücksichtigt in der Behandlungsplanung und -durchführung, ergänzend zur *quantitativen* Erfassung durch den SCIM, die *qualitative* Erfassung der zur Selbstständigkeit genutz-

PATIENT: Datum

Punk-te   **1. Selbstversorgung**

– **Essen/Trinken** (schneiden, Verpackungen öffnen, Essen zum Mund bringen, Tasse/Becher mit Flüssigkeit halten)

0   parenteral, Gastrostoma oder Eingeben durch Hilfsperson
1   essen zerschnittener Nahrung mit mehreren Hilfsmitteln, Becher halten nicht möglich
2   essen zerschnittener Nahrung mit nur 1 Hilfsmittel, hält angepassten Becher
3   essen zerschnittener Nahrung ohne Hilfsmittel, hält normalen Becher/Tasse, Hilfe beim Verpackungen öffnen   (Pflege)
4   selbstständig ohne Hilfsmittel

– **Waschen** (Wasserhahnen bedienen, waschen)   (Pflege)

Oberkörper
0   unselbstständig in allen Bereichen
1   teilweise hilfsbedürftig
2   wäscht sich selbstständig mit Hilfsmittel oder in angepasstem Umfeld
3   selbstständig ohne Hilfsmittel, kein angepasstes Umfeld

Unterkörper
0   unselbstständig in allen Bereichen
1   teilweise hilfsbedürftig
2   wäscht sich selbstständig mit Hilfsmittel oder in angepasstem Umfeld   (Pflege)
3   selbstständig ohne Hilfsmittel, kein angepasstes Umfeld

– **An-/Ausziehen**

Oberkörper
0   unselbstständig in allen Bereichen
1   teilweise hilfsbedürftig
2   An-/Ausziehen selbstständig mit Hilfsmittel oder in angepasstem Umfeld   (Pflege)
3   selbstständig ohne Hilfsmittel, kein angepasstes Umfeld

Unterkörper
0   unselbstständig in allen Bereichen
1   teilweise hilfsbedürftig
2   An-/Ausziehen selbstständig mit Hilfsmittel oder in angepasstem Umfeld   (Pflege)
3   selbstständig ohne Hilfsmittel, kein angepasstes Umfeld

– **Gesichtspflege** (Gesicht und Hände waschen, rasieren, Zähne putzen, kämmen, schminken)

0   unselbstständig in allen Bereichen
1   nur in 1 Bereich selbstständig
2   in einigen Bereichen selbstständig mit Hilfsmittel, gebraucht Hilfsmittel mit Hilfe
3   in allen Bereichen selbstständig mit Hilfsmittel, gebraucht Hilfsmittel selbstständig   (Pflege)
4   selbstständig in allen Bereichen ohne Hilfsmittel

2. Atmung und Sphinkterkontrolle

– **Atmung**

0   Beatmung
2   Tracheostoma und maschinelle Atemhilfe
4   Spontanatmung, benötigt aber viel Hilfe im Umgang mit Tracheostoma
6   Spontanatmung, wenig Hilfe im Umgang mit Tracheostoma   (Pflege)
8   kein Tubus/Tracheostoma, aber zeitweise mechanische Unterstützung beim Atmen
10 selbstständiges Atmen ohne Hilfsmittel

– **Blasenkontrolle**

0   Dauerkatheter
4   IK oder spontanes Wasserlösen mit Restharn > 100 ml
8   Restharn < 100 ml, braucht Hilfe beim SK
12 SK selbstständig   (Pflege)
15 spontanes Wasserlösen, Restharn < 100 ml

– **Darmkontrolle**

0   unregelmäßige, zeitlich nicht kontrollierte oder sehr seltene Darmtätigkeit (weniger als 1x / 3 Tage)
5   regelmäßige, zeitlich kontrollierte Darmtätigkeit, aber benötigt Hilfe (z.B. Zäpfchen einführen), seltenes Einstuhlen (weniger als 1x / Monat)
10 regelmäßige, zeitlich kontrollierte Darmtätigkeit ohne Hilfe, seltenes Einstuhlen (weniger als 1x / Monat)   (Pflege)

– **Toilettenhygiene**

0   unselbstständig in allen Bereichen
1   ausziehen Unterkörper selbstständig, sonst Hilfe in allen Bereichen notwendig
2   ausziehen Unterkörper selbstständig, säubern teilweise selbstständig, Anziehen und Gebrauch von Einlagen mit Hilfe   (Pflege)
3   ausziehen und säubern selbstständig, Hilfe beim Anziehen und Gebrauch von Einlagen
4   selbstständig in allen Bereichen, aber Hilfsmittel oder angepasstes Umfeld
5   selbstständig ohne Hilfsmittel

Abb. 16.13   Spinal Cord Independence Measure (SCIM).

Punkte	3. Mobilität	

– Bettmobilität, Dekubitusprophylaxe

0	unselbstständig in allen Bereichen	
1	teilweise bettmobil (kann sich nur unvollständig auf eine Seite drehen, braucht Lagerungshilfe)	
2	kann sich auf beide Seiten drehen, keine vollständige Entlastung, braucht Lagerungshilfe	
3	kann sich nur im Liegen selbstständig druckentlasten	(Pflege)
4	selbstständiges Drehen und Aufsitzen im Bett	
5	vollständige Bettmobilität, aber kann im Sitzen Gesäß nicht vollständig von der Oberfläche abheben	
6	kann im Sitzen Gesäß vollständig von der Oberfläche anheben	

– Transfer Bett – Rollstuhl (Bremsen, Fußstützen und Armlehnen handhaben, transferieren, Beinhandling)

0	unselbstständig in allen Bereichen	
1	benötigt wenig Hilfe und/oder Supervision	
2	selbstständig	(Ergotherapie)

– Transfer Rollstuhl – WC – Dusche

0	unselbstständig in allen Bereichen	
1	benötigt wenig Hilfe und/oder Supervision oder Hilfsmittel (z.B. Handgriffe)	
2	selbstständig	(Ergotherapie)

– Transfer Rollstuhl – Auto (zum Auto fahren, Bremsen einstellen, Arm- und Fußstützen bedienen, Transfer, Rollstuhl ein- und ausladen)

0	unselbstständig in allen Bereichen	
1	benötigt wenig Hilfe und/oder Supervision oder Hilfsmittel	
2	selbstständig mit Hilfsmitteln	
3	selbstständig ohne Hilfsmittel	(Ergotherapie)

– kurze Distanzen im Haus

0	unselbstständig in allen Bereichen	
1	Elektrorollstuhl oder benötigt teilweise Hilfe beim Bedienen eines Aktivrollstuhls	
2	selbstständig mit Aktivrollstuhl	
3	braucht Supervision beim Gehen (mit oder ohne Hilfsmittel)	(Physiotherapie)
4	geht am Gehgestell oder Unterarmstöcken (Schwunggang)	
5	geht an Unterarmstöcken oder zwei Gehstöcken (reziprokes Gehen)	
6	geht an 1 Gehstock	
7	benötigt nur Beinorthese	
8	gehen ohne Hilfsmittel	

– mittlere Distanzen (10 – 100 m)

0	unselbstständig in allen Bereichen	
1	Elektrorollstuhl oder benötigt teilweise Hilfe beim Bedienen eines Aktivrollstuhls	
2	selbstständig mit Aktivrollstuhl	
3	braucht Supervision beim Gehen (mit oder ohne Hilfsmittel)	(Physiotherapie)
4	geht am Gehgestell oder Unterarmstöcken (Schwunggang)	
5	geht an Unterarmstöcken oder zwei Gehstöcken (reziprokes Gehen)	
6	geht an 1 Gehstock	
7	benötigt nur Beinorthese	
8	gehen ohne Hilfsmittel	

– Distanzen über 100 m außer Haus

0	unselbstständig in allen Bereichen	
1	Elektrorollstuhl oder benötigt teilweise Hilfe beim Bedienen eines Aktivrollstuhls	(Physiotherapie)
2	selbstständig mit Aktivrollstuhl	
3	braucht Supervision beim Gehen (mit oder ohne Hilfsmittel)	
4	geht am Gehgestell oder Unterarmstöcken (Schwunggang)	
5	geht an Unterarmstöcken oder zwei Gehstöcken (reziprokes Gehen)	
6	geht an 1 Gehstock	
7	benötigt nur Beinorthese	
8	gehen ohne Hilfsmittel	

– Treppensteigen (auf- und abwärts)

0	Treppensteigen nicht möglich	
1	überwindet mindestens 3 Stufen mit Hilfe oder Supervision	
2	überwindet mindestens 3 Stufen am Handlauf, mit Unterarm- oder Gehstock	
3	überwindet mindestens 3 Stufen ohne Hilfe oder Supervision	(Physiotherapie)

Summe

Abb. 16.13   Spinal Cord Independence Measure (SCIM).

ten Bewegungen. Diese erfolgt durch die Beurteilung und Dokumentation der *Spontanhaltung* und der *Spontanmotorik*. Aus diesen beiden Faktoren ergeben sich aktuelle Behandlungsschritte im funktionellen Training und das aktuelle und endgültige Behandlungsziel sowie die Indikation und Intensität der ambulanten Behandlung aber auch ihre Begrenzung.

Spontanhaltung. Die Inhalte der Spontanhaltung werden u. a. an der Belastbarkeit des Bewegungssystems und der Organsysteme gemessen. Mängel der Spontanhaltung bei Querschnittlähmung sind durch die Störung der sensiblen und motorischen Nervenbahnen des Rückenmarks vorprogrammiert (**Abb. 16.14 a–c**).

> *Die Spontanhaltung ist ein aktiver Vorgang des Gesamtorganismus – bezogen auf die automatische Steuerung der Körperlage und Körperhaltung in der Auseinandersetzung mit der Schwerkraft.*

In Abhängigkeit der segmentalen Innervation bei Tetra- und Paraplegie fehlen z. B. für die Aufrichtung der Rumpfes gegen die Schwerkraft wichtige Grundbedingungen. Fehlende Aufrichtung des Rumpfes kann sich z. B. auf Dauer schädigend auf das Atem-, Herz-Kreislauf- und das Bewegungssystem auswirken (**Abb. 16.15 a–b**).

Mängel der Spontanhaltung sind bereits in Rückenlage und Bauchlage erkennbar. Ihre Ausprägung wird deutlicher mit der Verkleinerung der Unterstützungsfläche des Körpers, beispielsweise im freien Sitz. Abweichungen von der hypothetischen Norm (**Abb. 16.16 a–c**) werden in ein Schema (**Abb. 16.16 d**) eingetragen.

Häufige Abweichungen bei Tetra- und Paraplegie sind Schulter- und Beckenschiefstand, Skoliosen, Kyphosen oder Schiefhaltung des Kopfes. Die ursächlichen Zusammenhänge der Abweichungen werden unter "Bemerkungen" dokumentiert, beispielsweise seitendifferente Lähmung, Kontrakturen, parartikuläre Ossifikationen (**Abb. 16.17**), Amputationen.

> *Dauern Störungen der Spontanhaltung an, können sie zu reversiblen Schmerzen am Haltungs- und Bewegungssystem führen und/oder zum Entstehen von Dekubitus beitragen.*

Spontanmotorik. Der Einsatz jeder Willkürmotorik stellt gesteigerte Anforderungen an die Koordination des Gesamtorganismus und damit an die Spontanhaltung und Spontanmotorik. Bereits vorhandene Auffälligkeiten in der Spontanhaltung wie mangelhafte Aufrichtung des Rumpfes verstärken sich beim Einsatz der Willkürmotorik und verändern die Spontanmotorik. Ist z. B. die Innervation der autochtonen Muskulatur mit ihrer propriozeptiven Dichte bei Rückenmarkschädigung gestört oder weitgehend aufgehoben, verändern sich die Grundbedingungen für das Wechselspiels zwischen der an der Wirbelsäule entspringenden Muskeln (M. trapezius, M. latissimus, M. rhomboideus, Mm. serratus anterior et posterior, M. longus capitis et collis) und den Muskeln der oberen Extremitäten. Damit ist die Wirkrichtung aller an einer geplanten Bewegung beteiligten Muskeln beider Körperhälften zum Rumpf hin gerichtet und es erscheinen in der Spontanmotorik homologe Bewegungsmuster.

> *Das Vermeiden von Fixierungen homologer Bewegungsmuster ist eine wichtige Indikation für Physiotherapie. Die Untersuchung der Spontanmotorik kann u. a. durch die Einteilung der Lokomotionsstadien erfolgen. Sie orientiert sich an den Inhalten der motorischen Ontogenese und an den Gesetzmäßigkeiten der menschlichen Fortbewegung.*

Zusammenfassung

- Die Ergebnisse der physiotherapeutischen Untersuchung sind Teil der klinischen Verlaufsdokumentation und verbleiben bei Entlassung des Patienten in der Patientenakte. Dokumentiert werden die Erstuntersuchung, Therapie begleitende Zwischenuntersuchungen, die Abschlussuntersuchung und ggf. ambulante Nachuntersuchungen. Für einige Untesuchungen gibt es Formulare, in denen fortlaufende Ergebnisse der Erst-, Zwischen-, Abschluss- und Nachuntersuchung dokumentiert werden (z. B. Muskelinnervationstatus, Reflex-, Sensibilitätsstatus, Gelenkstatus, FIM).

Spezifische Untersuchungen und Ergebnisdokumentation

- Zu den spezifischen Untersuchungen gehören der Atembefund, die neurologische Situation und die funktionellen Leistungen bezüglich Selbstständigkeit.

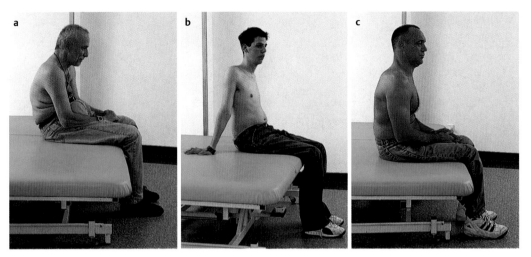

Abb. 16.14 a–c **a** Spontanhaltung, Sitz an der Kante mit aufgestellten Füßen, Tetraplegie unterhalb C5/6.
b Tetraparese unterhalb C4/5. **c** Paraplegie unterhalb TH10.

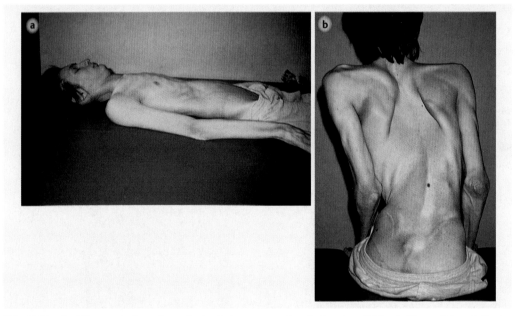

Abb. 16.15 a–b Lähmungsbedingte formative Veränderungen am Brustkorb und am Rücken bei jugendlichem Patienten (17 Jahre), traumatische Tetraplegie unterhalb C6/7, im Alter von 5 Jahren.

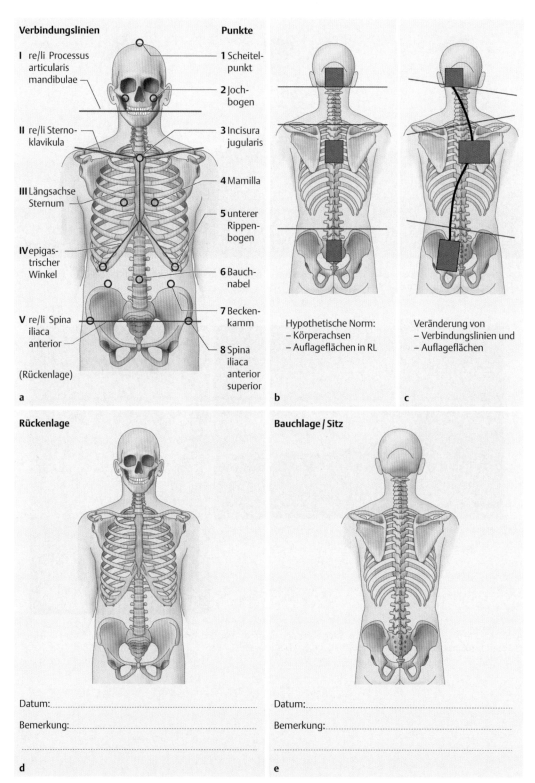

Verbindungslinien

I re/li Processus articularis mandibulae

II re/li Sterno-klavikula

III Längsachse Sternum

IV epigas-trischer Winkel

V re/li Spina iliaca anterior

(Rückenlage)

a

Punkte

1 Scheitel-punkt

2 Joch-bogen

3 Incisura jugularis

4 Mamilla

5 unterer Rippen-bogen

6 Bauch-nabel

7 Becken-kamm

8 Spina iliaca anterior superior

b

Hypothetische Norm:
– Körperachsen
– Auflageflächen in RL

c

Veränderung von
– Verbindungslinien und
– Auflageflächen

Rückenlage

Datum:

Bemerkung:

d

Bauchlage / Sitz

Datum:

Bemerkung:

e

Abb. 16.16 a–e **a** Orientierungspunkte und Verbindungslinien in Rückenlage der hypothetischen Norm. **b**, **c** Hypothetische Norm. **d** und **e** Schema zur Dokumentation der Spontanhaltung (Stierle 1995).

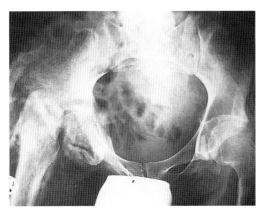

Abb. 16.17 Röntgenbild von parartikulären Ossifikationen in Hüftgelenken.

- Beim Atembefund müssen sowohl Parameter der Spontanatmung (z. B. Atemfrequenz, Atemquotient, Vitalkapazität usw.) als auch der Verlauf der maschinellen Beatmung kontrolliert und dokumentiert werden.

- Die neurologische Situation umfasst den *Muskelinnervationsstatus, den Reflexstatus und den Sensibilitätsstatus.*
- Geprüft wird beim Muskelinnervationsstatus die willkürlich abrufbare Muskulatur.
- Maßstab für das individuelle Reflexverhalten ist der Gabella-Reflex. Physiotherapeuten untersuchen und dokumentieren in den Übergangssegmenten und unterhalb der Läsion Muskeleigenreflexe, pathologische Reflexe, Fremdreflexe im Seitenvergleich, Kloni, spastische Beuge- und Streckmuster, sog. spinale Automatismen.
- Sensibilitätsstatus: Die Entstehung eines Druckgeschwürs ist heute vermeidbar oder zumindest durch frühzeitiges Erkennen zum Abklingen zu bringen.
- *Funktionelle Leistungen*: Sie werden auf Quantität und Qualität untersucht und dokumentiert durch den SCIM, der Beurteilung der Spontanhaltung und der Spontanmotorik.

16.3 Prinzipien der Physiotherapie bei Querschnittlähmung

Physiotherapeuten, die Querschnittgelähmte behandeln, haben es mit Symptomen der zentralen Lähmung zu tun. Die Begrifflichkeiten zu den unterschiedlichen Lähmungen müssen geläufig und definiert sein.
- *Plegie:* vollständige Lähmung motorischer, sensibler und vegetativer Bahnen unterhalb der Läsion.
- *Parese:* unvollständige Lähmung unterhalb der Läsion. Erst die neurologische und funktionelle Untersuchung ermöglichen eine Aussage über die Qualität der vorhandenen Funktionen.

> *Diese Unterscheidung ist neurologisch nicht ganz korrekt, denn bereits die Rückkehr der Eigenfunktionen des Rückenmarks ist ein Hinweis auf eine unvollständige (inkomplette) Lähmung. Dennoch ist diese Einteilung im klinischen Alltag gebräuchlich. Sie bezieht sich auf die Motorik und die Sensibilität und wird im folgenden Text übernommen.*

- *Paraplegie* (griech.) wird einerseits als Sammelbegriff für Querschnittlähmung benutzt und bedeutet „Lähmung zweier symmetrischer Extremitäten" (vgl. *Hemiplegie* für „Lähmung einer

Körperhälfte"). Andererseits bezeichnet Paraplegie eine Schädigung des thorakalen und lumbalen Rückenmarks und des Conus medularis und der Cauda equina (Th2–S5).
- *Tetraplegie* (griech.) bedeutet „Lähmung aller vier Extremitäten" und bezeichnet eine Schädigung des zervikalen Rückenmarks (C0–Th1).

Die ASIA (American Spinal Injury Association) entwickelte internationale Standards für die neurologische und funktionelle Klassifikation bei Querschnittlähmung (s. **Abb. 16.3**).

Physiotherapeuten, die Querschnittgelähmte behandeln, benötigen weiter grundlegende Kenntnisse über Lähmungen auf spinaler Ebene des ZNS.
- Aus der Schädigung eines oder mehrerer Segmente des Rückenmarkes resultieren vollständige oder unvollständige Unterbrechungen von Rückenmarksbahnen. Die Bahnen können geprellt (Commotio), gequetscht (Contusio) oder zerstört (Compressio) sein.
- Klinisch führt jede Unterbrechung zu der charakteristischen Trias von motorischen, sensiblen und vegetativen Lähmungen.
- Die Diagnose der Lähmung ergibt sich aus dem Läsionsniveau des Rückenmarks und dem Aus-

maß der Schädigung betroffener Segmente. Das Niveau einer Rückenmarksschädigung wird nach dem letzten intakten Rückenmarksegment benannt. Korrekt sind Bezeichnungen wie z. B. *Paraplegie/-parese unterhalb Th10* oder *Tetraplegie/-parese unterhalb C5/6.*

Eine Querschnittlähmung kann *plötzlich* (Verkehrsunfall) eintreten oder kann sich *langsam* über Monate mit zunehmenden motorischen Schwächen und Sensibilitätsstörungen entwickeln und durch lokale oder ausstrahlende Schmerzen und Fieberschübe ankünden (entzündliche oder degenerative Prozesse im Bereich des Rückenmarks und der umgrenzenden Strukturen).

Bei einer traumatischen Querschnittlähmung folgt unmittelbar nach der Läsionsphase eine sekundäre Läsionsphase, in der komplexe pathophysiologische Prozesse an der Läsionsstelle zur Schädigung des Rückenmarks führen. Die klinisch zu unterscheidenden neurologischen Phasen der Remission werden beschrieben als

- Spinale Schockphase,
- Reorganisationsphase,
- Stabilisationsphase.

Physiotherapeuten, die Querschnittgelähmte behandeln, sollten die Phaseneinteilung bei traumatischer Rückenmarkschädigung kennen (s. **Tab. 16.4**), um Behandlungsinhalte phasenabhängig anzuwenden.

Spinale Schockphase. Die Eigenfunktionen des Rückenmarks sind unterhalb der Läsion aufgehoben. Afferente und efferente Reaktionen der Läsionsstelle sind ausgeschaltet, Muskeleigenreflexe sind erloschen. Dadurch können eine Vielzahl zusätzlicher Störungen auftreten, u. a. der paralytische Ileus oder Subileus durch Störung des Verdauungstrakts, hypotone Kreislaufkrisen (durch Vasomotorenlähmung), hypertone Kreislaufkrisen mit Blutdrucksteigerungen, Schweißausbrüchen und Kopfschmerz (u. a. durch Entleerungsstörungen von Blase oder Darm), Pneumonie und Atelektasen durch Sekretstau in der Lunge (Lähmung der Atemmuskulatur), Minderbelüftung der Lunge durch Zwerchfellhochstand als Folge der Darmlähmung und Meteorismus im Darm, Thermoregulationsstörungen durch Schädigung der Steuermechanismen für die Anpassungsfähigkeit des Körpers an die Raumtemperatur bzw. durch Dysregulation zwischen Oberflächen- und Kerntemperatur des Körpers.

> *Während der spinalen Schockphase reorganisieren sich die Eigenfunktionen des Rückenmarkes unterhalb der Läsion.*

Reflektorische Regulationsphase. Es kommt zur Reorganisation des Rückenmarks oder zu Reinnervationen motorischer, sensibler und/oder vegetativer Qualitäten. Der Beginn dieser Phase ist klinisch erkennbar an vorhandenen Darmgeräuschen, dem Auftauchen von Muskeleigenreflexen und/oder pathologischen Reflexen, an spastischen Mustern oder spinalen Automatismen oder an motorischen und sensiblen Innervationsverbesserungen.

Stabilisationsphase. In ihr zeigt sich klinisch das Ausmaß der verbliebenen und gestörten Körperfunktionen ab, Die Vitalfunktionen stabilisieren sich oder werden durch therapeutische Interventionen stabil gehalten (kreislaufunterstützende Maßnahmen, Blasenentleerungsstrategien oder maschinelle Beatmung bzw. Teilbeatmung). Die endgültige Diagnose zeichnet sich ab. Endgültige rehabilitativ orientierte Planungen und entsprechende Maßnahmen beginnen.

In **Tab. 16.4** wird der neurologische Verlauf und die Rehabilitation der betroffenen Person nach Eintritt einer traumatischen Rückenmarkschädigung dargestellt. Diese einzelnen Rehabilitationsphasen des Patienten können von unterschiedlichen psychischen Verarbeitungsphasen begleitet sein (s. u.). **Das Erleben und Verhalten** der betroffenen Person in der neu eingetretenen Situation durchschreitet unterschiedliche Verarbeitungsphasen (Sturm 1997). Dazu gehören beispielsweise Phasen

- der Regression,
- der Aggression,
- der Verleugnung,
- des Suizidwunsches,
- der Pseudofröhlichkeit,

Tabelle 16.4 Phaseneinteilung bei traumatischer Rückenmarksschädigung

Primäre Läsionsphase	Trauma der betroffenen Person
Remissionsphasen des Rückenmarks:	Rehabilitationsphasen des Patienten:
• Sekundäre Läsionsphase • Spinaler Schock	• Liegephase (Akut-, Intensiv- und Frühmaßnahme)
• Reflektorische Regulationsphase	• Mobilisationsphase (Aufrichten des Patienten im Bett und Belastung im Rollstuhl)
• Stabilisationsphase	• Ganztägige Belastungsphase (funktionelles Training zur Vorbereitung der Entlassung)

- der Trauer,
- der Zukunftsängste,
- der Anpassung,
- der Zuversicht,
- der Lebensplanung,
- der Wiederaufnahme der Eigenverantwortung.

> *Das Wahrnehmen der psychischen Verarbeitungsphasen ist für die Interaktion zwischen Patient und klinischem Team von grundlegender therapeutischer Bedeutung.*

Prinzipiell werden Patienten mit frischer Querschnittlähmung *vom ersten Tag* an physiotherapeutisch behandelt. Die Diagnose einer hohen Tetraplegie oder akute Atemprobleme des Patienten sind z. B. Indikationen für den sofortigen Beginn der Atemtherapie.

Prinzipiell erfordert das pathophysiologisch und physiologisch komplexe Geschehen im Spinalen Schock einen *engmaschigen Informationsaustausch* zwischen den pflegerischen, ärztlichen und physiotherapeutischen Diensten. Orientiert an dem ständig sich ändernden klinischen Befund des Patienten, gilt es, drohende Folgekomplikationen durch die aufgetretene Lähmung zu vermeiden. Der Informationsaustausch bezieht sich insbesondere auf die Atem-, Herz-Kreislauf-, Blasen- und Darmsituation des Patienten. Die Effizienz interdisziplinärer Maßnahmen in der Akutphase ist dann gewährleistet, wenn kurzfristige und langfristige Behandlungsziele und die zeitliche Abfolge in einem Tagesplan bindend miteinander abgestimmt werden. Die Behandlungsfrequenz wird laufend dem aktuellen Vitalbefund des Patienten angepasst.

Prinzipiell werden mit der Beendigung der Akutphase die Verordnungen notwendiger Hilfsmittel für die Mobilisationsphase (zur äußeren Stabilisation der Wirbelsäule, zur Kreislaufunterstützung und zur Mobilisation in den Rollstuhl) eingeleitet, um einen zügigen Rehabilitationsverlauf vorzubereiten und ungenutzte Wartezeiten zu vermeiden.

Prinzipiell werden Bezugspersonen aus dem bisherigen Alltag des Patienten so früh wie möglich in die rehabilitativ orientierte Planung einbezogen. Sie werden z. B. in die Mithilfe beim Abhusten eingewiesen, Mobilisationszeiten des Patienten werden mit den Besuchszeiten koordiniert, ebenso kann es nützlich sein, Bezugspersonen in die nachstationären Planungen einzubeziehen.

Faktoren, die die Therapieplanung beeinflussen

- die Prognose der Querschnittlähmung:
  - Bei zu erwartender Stabilisierung der neurologischen Situation und guter Compliance des Patienten steht eine schematische rehabilitativ orientierende Einteilung für die komplette Querschnittlähmung zur Verfügung (**Abb. 16.18**): Diese informiert über funktionelle Möglichkeiten bei unterschiedlichen Läsionshöhen, über die notwendigen Hilfsmittelversorgungen für die Ersatzlokomotion und die Transfers aus dem Rollstuhl sowie über die Läsionshöhen bedingte Selbstständigkeit bzw. Pflegeabhängigkeit.
  - Bei zu erwartender Progredienz der Lähmung stehen in der Physiotherapie die Maßnahmen im Vordergrund, die eine schnelle Entlassung in eine adäquate Umgebung zulassen, z. B. das Einweisen in Transfertechniken, Schmerz reduzierendes Umlagern und Lagewechsel oder atemunterstützende Maßnahmen.
- der Verlauf der Remissionsphase des Rückenmarks und Rehabilitationsphase des Patienten.
- die Anfälligkeit des gestörten Bewegungssystems, z. B. das Auftreten von reversiblen Schmerzen bei strukturellen Überbelastungen, Störung der Atemmechanik usw.
- die Störung oder Aufhebung *lokomotorischer* Fähigkeiten.

> *In der Biologie ist der Begriff* Lokomotion *als freie Lage- und Ortsveränderung, die stets zielgerichtet ist und aus eigner Energie erfolgt (im Gegensatz zu passiver Bewegung) definiert. „Sie ist eine integrative Leistung des Gesamtorganismus, die Grunderscheinung des Lebendigen" (Czihak 1993, S. 640ff).*
> *Jedes Lebewesen hat seine genetisch verankerte, spezifische Lokomotion. „Die reguläre Fortbewegung des Menschen ist der aufrechte bipedale Gang im reziproken phasischen Muster. Die menschliche Fortbewegung ist gebunden an die Kommunikation aller Organe des Gesamtorganismus untereinander und an die dynamische Abstimmung aller Organe in Raum und Zeit" (Czihak 1993. S. 664ff).*
> *Dieser Grundgedanke findet seine therapeutische Umsetzung in der Physiotherapie, in der von Vojta (1997) entwickelten Reflexlokomotion.*
> *„Für alle in der menschlichen motorischen Entwicklung erscheinenden Fortbewegungsarten, wie das Umdrehen, das Robben, das Krabbeln und das freie Gehen gelten folgende Gesetzmäßigkeiten: ausgewogene, automatisch gesteuerte Körperhaltung,*

Schema: rehabilitativ orientierte Einteilung bei kompletter Querschnittlähmung

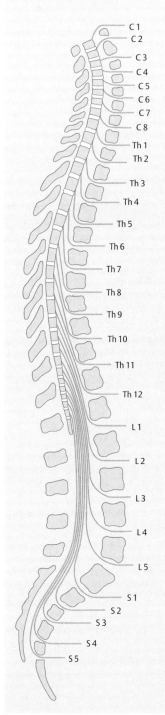

Läsionshöhe – letztes funktionsfähiges Rückenmark-Segment – Innervierte Kernmuskeln (M.)	Funktionsbereiche a) persönliche Pflege (Nahrungsaufnahme, Körperpflege, Bekleiden, Toilettengang etc.) b) Kommunikation (Schreiben, Telefonieren etc.) c) Mobilität
Tetraplegie	
C 0/1, C 1/2 M. longus colli et capitis scaleni M. trapezius M. sternocleidomastoideus	a) vollständig abhängig b) ausschließlich über Mundbedienung, eingeschränkte Kopfkontrolle c) Fahren im Elektrorollstuhl mit Mundbedienung
C 2/3 M. longus colli et capitis Mm. scaleni M. trapezius M. sternocleidomastoideus	a) vollständig abhängig b) ausschließlich über Mundbedienung, Kopfkontrolle eingeschränkt, kleiner Aktionsradius c) Fahren im Elektrorollstuhl mit Mundbedienung
C 3/4 Diaphragma	a) vollständig pflegeabhängig b) ausschließlich über Mundbedienung, sichere Kopfkontrolle, kleiner Aktionsradius c) Fahren im Elektrorollstuhl mit Kinnsteuerung
C 5 M. biceps brachii	a) überwiegend pflegeabhängig b) beidhändiges Arbeiten mit Hilfsmitteln begrenzt möglich c) Fahren im Elektrorollstuhl, Fahren mit mechanischem Rollstuhl auf kurzer ebener Strecke
C 6 M. extensor carpi radialis	a) teilweise selbstständig b) beidhändiges Arbeiten mit Hilfsmitteln möglich c) Fahren mit mechanischem Rollstuhl, Fahren im Elektrorollstuhl, evtl. Fahren eines adaptierten PKW
C 7 M. triceps brachii	a) weitgehend selbstständig b) beidhändiges Arbeiten möglich, evtl. mit Hilfsmitteln c) Fahren mit mechanischem Rollstuhl auf unebener Strecke, Fahren eines adaptierten PKW
C 7/8 Fingerflexoren und -extensoren, M. latissimus dorsi	a) in der Regel selbstständig b) beidhändiges Arbeiten möglich c) Fahren mit mechanischem Rollstuhl in unebenem Gelände ohne Steigung, Fahren eines adaptierten PKW
Paraplegie	
Th 1-9 Mm. intercostales	a) selbstständig b) beidhändiges Arbeiten möglich c) Fahren mit mechanischem Rollstuhl auf unebenem Gelände mit Steigung, Fahren eines adaptierten PKW
Th 10 / L 2 Rumpfmuskeln Hüftbeuger: M. rectus femoris M. sartorius	a) selbstständig b) beidhändiges Arbeiten auch auf Stuhl (mit Rückenlehne) möglich c) Fahren mit mechanischem Rollstuhl, Fahren eines adaptierten PKW d) ggf. Aufstehen aus dem Rollstuhl
L 3/4 M. quadriceps M. tibialis anterior M. semitendinosus M. semimembranosus	a) selbstständig b) beidhändiges Arbeiten evtl. vom Hocker aus möglich c) teilweise rollstuhlunabhängig, Fahren mit mechanischem Rollstuhl, Fahren eines adaptierten PKW d) Gehen kurzer Strecken, Treppen überwinden
L 5 / S 1 M. triceps surae M. peronaeus liongus et brevis M. gluteus max.	a) selbstständig b) beidhändiges Arbeiten auch im Stehen möglich c) freies Gehen, Treppensteigen, Fahren eines Automatik-PKW
unterhalb S 1	a) selbstständig b) keine Einschränkungen c) Gehen auch längerer Strecken, Fahren eines PKW mit Schaltgetriebe

Hinweis: Bei kompletter Querschnittlähmung besteht grundsätzlich eine Blasen- und Mastdarm-lähmung.
Dieses Schema ist eine allgemeine Orientierungshilfe. Es entbindet nicht von der Notwendigkeit einer individuellen Einschätzung der Gesamtsituation jedes Einzelfalles.

Abb. 16.18   Rehabilitativ orientierte Einteilung bei kompletter Querschnittlähmung.

Hilfsmittel	Versorgung/Pflegesituation
– Umweltkontrollgerät – Schieberollstuhl mit Spezialsitz und Haltevorrichtung für Beatmungsgerät – individuell angepasster Mundarbeitsplatz, – Elektrorollstuhl mit Spezialsitz, Mundsteuerung, Beatmungsgerät und evtl. Kopffixierung	– maschinelle Beatmung – pflegerische Betreuung 24 Stunden täglich – elektrisch verstellbares Pflegebett – rollstuhlgerechte Wohnung
– Umweltkontrollgerät – Schieberollstuhl mit Spezialsitz und Haltevorrichtung für Beatmungsgerät – individuell angepasster Mundarbeitsplatz – Elektrorollstuhl mit Schalensitz und evtl. Beatmungsgerät	– evtl. maschinelle Unterstützung der Atmung – pflegerische Betreuung 24 Stunden täglich – elektrisch verstellbares Pflegebett, Duschliege, evtl. Duschrollstuhl, Lifter, Notrufsystem – rollstuhlgerechte Wohnung
– evtl. Umweltkontrollgerät – Schieberollstuhl evtl. mit Spezialsitz – Elektrorollstuhl mit Kinnsteuerung – individuell angepasster Mundarbeitsplatz	– volle pflegerische Betreuung nach Bedarf – evtl. Atemtherapie-Gerät, – elektrisch verstellbares Pflegebett, Duschrollstuhl, Lifter oder Übersetzhilfen – rollstuhlgerechte Wohnung
– evtl. Umweltkontrollgerät – Adaptionen für Besteck, Rasierapparat, Bürogeräte – mechanischer Rollstuhl, ggf. elektrischer Zusatzantrieb – und/oder Elektrorollstuhl mit Handsteuerung	– volle pflegerische Betreuung nach Bedarf – elektrisch verstellbares Pflegebett, Duschrollstuhl, Übersetzhilfen – rollstuhlgerechte Wohnung
– teilweise Adaptionen für Bürogeräte, Besteck – mechanischer Rollstuhl, ggf. elektrischer Zusatzantrieb – adaptierter PKW mit Handsteuergerät	– regelmäßige pflegerische Betreuung – elektrisch verstellbares Pflegebett, evtl. Badewannenlifter oder -sitz, Übersetzhilfen – rollstuhlgerechte Wohnung
– wenige Adaptionen für Bürogeräte – mechanischer Rollstuhl, evtl. Elektrorollstuhl – adaptierter PKW mit Handsteuergerät	– regelmäßige pflegerische Hilfe – elektrisch verstellbares Pflegebett, Duschrollstuhl, Übersetzhilfen, – evtl. Badewannenlifter oder -sitz – rollstuhlgerechte Wohnung
– selten Adaptionen für Bürogeräte etc. – mechanischer Rollstuhl, Elektrorollstuhl – adaptierter PKW mit Handsteuergerät	– geringfügige pflegerische Hilfe – elektrisch verstellbares Pflegebett, Duschrollstuhl oder -sitz, Übersetzhilfen – evtl. Badewannenlifter oder -sitz – rollstuhlgerechte Wohnung
– mechanischer Rollstuhl – adaptierter PKW mit Handsteuergerät	– rollstuhlgerechte Wohnung als Voraussetzung für Selbstständigkeit, – Spezialmatratze, Duschrollstuhl oder -sitz, – evtl. Badewannenlifter oder -sitz – rollstuhlgerechte Wohnung
– mechanischer Rollstuhl – adaptierter PKW mit Handsteuergerät	– rollstuhlgerechte Wohnung als Voraussetzung für Selbstständigkeit – Spezialmatratze, Duschsitz oder -rollstuhl
– mechanischer Rollstuhl – adaptierter PKW mit Handsteuergerät – Fußheberhilfen, Unterarmstützen	– rollstuhlgerechte Wohnung als Voraussetzung für Selbstständigkeit – Spezialmatratze, Duschhocker
– evtl. Rollstuhl für Sportzwecke – evtl. Peronaeus-Schienen	
– spezifische Hilfsmittel nicht erforderlich	

Herausgegeben von Wiltrud Grosse (1993), überarbeitet von Anne Pape (2003).

> *Schwerpunktverlagerung des Rumpfes und seine Aufrichtung gegen die Schwerkraft, phasische Muskelarbeit mit bestimmten Winkelbewegungen zwischen den Segmenten der Extremitäten und des Axisorgans (Kopf und Rumpf)" (Vojta u. Peters 1997, S.13).*

Prinzipielle Ziele, Aufgaben und Maßnahmen der Physiotherapie

In der folgenden Checkliste sind die wesentlichen physiotherapeutischen Aufgaben und Maßnahmen zusammengefasst.

Checkliste

- Aktivieren und Stabilisieren der Vitalfunktionen und der Funktionen des Bewegungssystems;
- Schulen der Körperwahrnehmung, d.h. Einbeziehen der gelähmten Körperabschnitte in das Körperschema und in die möglichen (veränderten) Bewegungsabläufe;
- Schaffen von Voraussetzungen für das funktionelle Training für die größtmögliche Selbstständigkeit des Patienten;
- Schulen von Bewegungsübergängen für Alltagsaktivitäten;
- Fördern von Koordination, Ausdauer und Kraft für die Aktivitäten des täglichen Lebens;
- Mitwirken bei der Auswahl der Hilfsmittelversorgung für die Mobilisation und die Ersatzlokomotion;
- Einweisen des Patienten in den Umgang mit Hilfsmitteln;
- Durchführen des Rollstuhltrainings und Einweisen in die Disziplinen des Rollstuhlsports (s. Kap. 17);
- Erarbeiten eines Eigentrainings;
- Anleiten des Patienten in das Einweisen seiner Hilfspersonen (z.B. Unterstützen beim Transfer aus dem Rollstuhl, ggf. manuelles Unterstützen beim Abhusten);
- Aufzeigen nachstationärer Behandlungsnotwendigkeiten und -möglichkeiten;
- Überleiten in den Rollstuhlsportverein (s. Kap. 17); Fördern positiven Erlebens des Patienten in seiner veränderten Situation.

Neben diesen Zielen und Maßnahmen gibt es Besonderheiten, die bei der Behandlung Querschnittgelähmter prinzipiell zu beachten sind. Dazu gehören

- die Besonderheiten der Physiotherapie durch die operative Versorgung der Wirbelsäule bei traumatisch bedingter Querschnittlähmung,
- der Umgang mit der „spinalen Spastik",
- die Besonderheiten der Atemtherapie,
- das Lagern und Umlagern in der Liegephase des Patienten,
- das passive Bewegen gelähmter Körperabschnitte,
- die Therapie der tetraplegischen Hand,

- die Therapie des tetraplegischen Ellbogens,
- die Besonderheiten bei Konus-Kauda-Schädigung.

Besonderheiten der Physiotherapie bei traumatisch bedingter Querschnittlähmung

Heute werden, dank der Fortschritte in der Unfallchirurgie, fast alle traumatisch bedingten Verletzungen der Strukturen der Wirbelsäule operativ versorgt. Wirbelsäulenabschnitte werden kurzstreckig stabilisiert.

> *Spondylodesen stellen unmittelbar postoperativ die Belastbarkeit der Wirbelsäule wieder her.*

So wird die Mobilisation des Patienten beschleunigt. Sekundärschäden durch lange Liegezeiten können vermieden werden. Spätkomplikationen durch das Trauma z.B. am Haltungs- und Bewegungsapparat werden vorgebeugt.

> *Primäre irreversible Schädigungen von Rückenmarkssegmenten bleiben postoperativ bestehen, die Chancen einer präoperativ vorhandenen Rückbildungstendenz verbessern sich.*

Trotz bestehender Operationsrisiken (Narkoserisiko, Infektionsrisiko oder spätere Lockerungen der Implantate) überwiegen die Vorteile im Vergleich zu den Spätergebnissen bei konservativer Therapie nach Verletzungen.

> *Auch wenn die Durchführung operativer Techniken heute zum Standard der meisten chirurgisch-orthopädischen Abteilungen gehört, ist es für Patienten mit einer bleibenden Querschnittlähmung wichtig, postoperativ in ein Spezialzentrum für Querschnittlähmung überwiesen zu werden. In diesen Zentren wird eine umfassende Rehabilitation ermöglicht.*

Umgang mit der spinalen Spastik

Spinale Schädigungen in den Zervikal- und Thorakalsegmenten des Rückenmarks betreffen das erste motorische Neuron. Nach Abklingen des spinalen Schocks entwickeln sich durch die Rückkehr der Eigenfunktionen des Rückenmarks Lähmungsbilder im Sinne der *Tetra- bzw. Paraspastik*. Die klinische Ausprägung der spastischen Dysregulation ist sehr unterschiedlich. Ebenso unterschiedlich sind die pathologischen Zusammenhänge, die dem jeweiligen Befund einzelner Patienten zugrunde liegen.

Einerseits werden die spinalen Regulationsstörungen z.B. durch den Ausfall hemmender supraspinaler und segmentaler Einflüsse angenommen. Andererseits können Irritationen anderer Organsysteme unterhalb der Läsion eine „mäßige Spastik" in eine störende, schmerzhafte oder funktionell stark „beeinträchtigende Spastik" verändern. Dazu gehören z.B. Irritationen der Haut, der Harnwege, des Magen-Darm-Trakts oder des Atem- und Bewegungssystems. Therapeutische Maßnahmen zur Beeinflussung extremer Spastik sind deshalb immer nach umfassender ganzheitlicher Untersuchung des betroffenen Patienten zu wählen. Die Therapie bzw. das Vermeiden von Irritationen anderer Organsystemen stehen im Vordergrund.

Sind diese Faktoren als Ursachen einer beeinträchtigenden Spastik ausgeschlossen, werden unterschiedliche Maßnahmen angewandt, kombiniert und getestet. So werden z.B. medikamentös verschiedene Spasmolytika eingesetzt und diese Therapie wird mit pflegerischen, physiotherapeutischen und psychologischen Verfahren kombiniert. Einzelne Maßnahmen werden regelmäßig in den Stationsbesprechungen abgestimmt, ihre Wirksamkeit wird beobachtet.

> *Zur Therapie gehört auch, beim Patienten die Akzeptanz der Spastik zu fördern!*

Das Verständnis des Patienten für ursächliche Zusammenhänge „seiner Spastik", bezogen auf die Dynamik der klinischen Erscheinungsformen, ist eine wichtige Voraussetzung für einen eigenverantwortlichen Umgang mit diesen Phänomenen nach Abschluss der medizinischen Erstbehandlung. Erfahrungsgemäß empfindet jeder Patient seine Spastik zunächst besonders bedrohend und extrem störend. Auf Dauer kann er lernen, die Spastik in sein neues, verändertes Körperschema einzubeziehen, veränderte Funktionen wahrzunehmen und sie in sein Verhalten einzuordnen. Es fördert den Lernprozess, wenn der Patient die *positiven Aspekte der Spastik* kennt:

- die Atrophie verringernde Wirkung auf die betroffenen Muskelgruppen,
- das Nutzen der Spastik im funktionellen Training bezogen auf die stabilisierende Wirkung von Kreislauf und Körperhaltung,
- die differenzialdiagnostische Kontrollfunktion, als klinisches Zeichen für nicht mehr wahrnehmbare Irritationen in den gelähmten Körperabschnitten. Dysregulationen erhöhen sich z.B. bei Störungen durch beginnende Hautschäden, eingewachsene Zehnägel, Entzündungen an

Organen unterhalb der Läsion. Sie vermindern sich bei z.B. bei einer sich langsam entwickelnden Syringomyelie.

> *Patienten, die ihre Spastik akzeptieren, können sie erfahrungsgemäß leichter funktionell und auch zur Kontrolle für Veränderungen an nicht mehr wahrnehmbaren Körperabschnitten nutzen.*

In der Physiotherapie wurden und werden Maßnahmen eingesetzt, die über eine vorwiegend mechanische Wirkweise zur Senkung der Spastik beitragen. Dazu gehören das passive Bewegen der gelähmten Extremitäten und des Rumpfes oder das durch entsprechende Hilfsmittel unterstützte Steh- und Gehtraining. Aktuelle physiotherapeutische Konzepte orientieren sich an gesicherten Kenntnissen über die Idealmotorik. Durch den therapeutischen Zugriff auf entwicklungskinesiologische Elemente werden gleichzeitig gelähmte und nicht gelähmte Körperabschnitte systemorientiert eingebunden. Systemorientiert bedeutet: die Gesetzmäßigkeiten der motorischen Ontogenese und der menschlichen Fortbewegung (Vojta u. Peters 1997) sind Maßstab für das therapeutische Vorgehen.

Kurzfristige und langfristige Behandlungsergebnisse werden zunehmend klinisch überprüfbar, z.B. durch den Reflexstatus sowie durch die Beurteilung der Spontanmotorik des Patienten im funktionellen Training und durch die subjektiven Angaben des Patienten.

> *Kontrollierte Studien über die Wirkung unterschiedlicher physiotherapeutischer Maßnahmen zur Beeinflussung der Spastik sind geplant (s. S. 263).*

Atemtherapie

Akute Atemprobleme bei *Spontanatmung* lassen sich erfahrungsgemäß durch den sofortigen Beginn der Atemtherapie vermeiden bzw. reduzieren. Erfolgt keine prophylaktische Behandlung, werden Atemprobleme ca. ab dem 3. posttraumatischen Tag beobachtet. Bis dahin scheint der Körper über Ressourcen zu verfügen, die die funktionellen Mängel durch die gestörte Atemmechanik kompensieren. Akute Atemprobleme äußern sich

- subjektiv für den Patienten mit dem Gefühl von Atemnot und Erstickungsangst,
- objektiv durch deutlich hörbare Atemgeräuschen, erhöhte Atemfrequenz, pathologische Atemmuster und röntgenologisch nachweisbare Minderbelüftung der Lunge.

> *Bei akuten Atemproblemen steht die sofortige Bronchialtoilette im Vordergrund der Behandlung.*

Physiotherapie bei maschinell beatmeten Patienten mit Querschnittlähmung

Die Integration der Physiotherapie in das Management intensivmedizinischer Strategien nimmt zu. Dies ergibt sich aus folgenden Entwicklungen:

- vergrößerte Überlebenschancen bei hoher Halsmarkschädigung (C0/2) mit spinaler Atemlähmung durch verbesserte Erstversorgung am Unfallort;
- verbesserte operative Techniken, z. B. bei Densfrakturen und medikamentöse Therapien bei Entzündungen;
- verbesserte diagnostische Verfahren zur Früherkennung von z. B. Bandscheibenprolapsen, Tumoren im Bereich der Wirbelsäule oder des Rückenmarks oder geburtstraumatischen Verletzungen mit Lähmungsfolgen;
- Entwicklung schonender Beatmungsverfahren zur respiratorischen Unterstützung akuter und chronischer Ateminsuffizienz;
- Entwicklung wirksamer Behandlungstechniken der Physiotherapie (**Abb. 16.19**) bei beatmeten Patienten (orientiert an den Gesetzmäßigkeiten der menschlichen Fortbewegung; Vojta und Peters 1997);

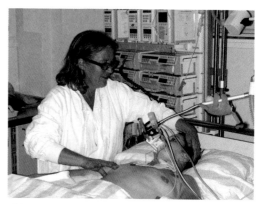

Abb. 16.19 Atemtherapie bei vorrübergehend maschinell beatmeter Patientin, Tetraplegie unterhalb C 5/6.

- Entwicklung nachstationärer Behandlungskonzepte für dauerbeatmete Patienten aller Altersgruppen unter Mitwirkung der Physiotherapie (**Abb. 16.20 a–b**).

Lagern und Umlagern

Die Ziele sind:
- Pneumonie-, Thrombose-, Dekubitus- und Kontrakturprophylaxe.
- Propriopzeptive Impulse für die Gelenke der Extremitäten durch wechselnde Be- und Entlas-

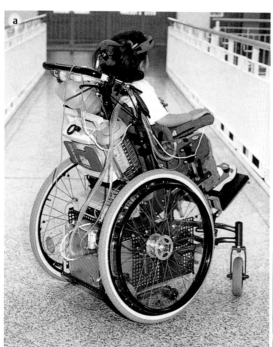

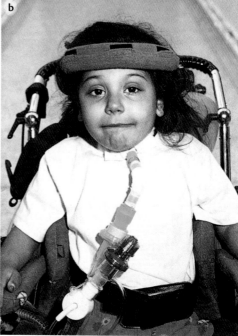

Abb. 16.20 a–b Dauerbeatmetes Kind im Rollstuhl mit transportablem Atemgerät.

tung. Das wirkt sich erfahrungsgemäß später auf das funktionelle Training günstig aus und ist sorgfältig vorzubereiten.

- Fördern der Orientierung des Patienten im Raum und der Orientierung an seinem Körper durch die Lagewechsel.
- Fördern der Ersterfahrungen des Patienten mit seinen gelähmten Körperabschnitten bei unterstützten Bewegungsübergängen.
- Fördern der Auseinandersetzung des Patienten mit seinen gelähmten Körperabschnitten. Der Patient erfährt zunehmend, welche Bedeutung die Unversehrtheit seiner gelähmten Körperabschnitte für seine späteren Alltagsaktivitäten haben wird.

Das konsequente, regelmäßige Umlagern des Patienten gehört in den Aufgabenbereich der Pflege. Der sorgfältige Umgang mit den gelähmten Körperabschnitten durch alle therapeutischen Bereiche hat Modellfunktion für den Patienten. Dadurch wird der Prozess unterstützt, Veränderungen des Körpers durch die Lähmung zu verstehen, um auf die spätere Übernahme der Eigenverantwortung für seine gelähmten Körperabschnitte vorbereitet zu sein. Physiotherapeuten sind angehalten:

- während des passiven Bewegens beim Lagern oder Umlagern exponierte Körperareale auf Rötungen zu überprüfen,
- zum Abschluss der Behandlung die zu Beginn vorgefundene Lagerung des Patienten korrekt wieder herzustellen,
- über Spiegelkontrolle für den Patienten die Orientierung an seinem Körper und im Raum zu garantieren,
- Störungen der Thermoregulation zu beachten, z.B. bei Wärmestau Füße und Unterschenkel aufzudecken und bei hypothermischen Zuständen die Zimmertemperatur zu erhöhen, warme Getränke zu geben und ggf. Wärmepacks über nichtgelähmte Körperteile zu legen,
- physiotherapeutische Gesichtspunkte zum Lagern einzubringen und gegebenenfalls durchzusetzen.

Passives Bewegen gelähmter Körperabschnitte

Passives Bewegen erfolgt durch den Therapeuten ohne willkürliche Eigenaktivität des Patienten.

Zur Entlastung der Gelenkstrukturen gelähmter Körperabschnitte wird unter minimaler Traktion passiv bewegt.

Das geschädigte Rückenmark muss während des passiven Bewegens auf eine Summation zusätzlicher Reize reagieren, z.B. taktile Reize durch die Handgriffe des Therapeuten oder auf extero- und proprizeptive Reize aus Kapseln, Sehnen und Muskelspindeln verschiedener Gelenke bei Veränderung der Gelenkwinkel. Durch die Rückenmarkschädigung können diese Reize oft nicht adäquat beantwortet werden. Stellt sich der Therapeut auf diese Gegebenheiten ein, wird er, durch seine Beobachtungen am Patienten, über seine Hände wichtige Informationen über die Eigenregulation des Rückenmarks erhalten. Diese Informationen beziehen sich z.B. auf die Adaptionsfähigkeit des gestörten Rückenmarks an extero- und propriozeptive Reize, auf den therapeutischen Stellenwert dieser Maßnahme und auf die mentale Reaktion, die das passive Bewegen der gelähmten Körperabschnitte bei dem Patienten auslöst. Der manuelle Kontakt beim passiven Bewegen kann Kloni oder spinale Automatismen unterhalb des Rückenmarks oder auch Fragen des Patienten zu den Ursachen des Phänomens auslösen.

Passives Bewegen der gelähmten und teilgelähmten Gelenke wird während der Liegezeit auch zur klinischen Untersuchung genutzt. Es lassen sich sicht- und tastbare Veränderungen der Haut beobachten, die Körpertemperatur fühlen, die Elastizität der Strukturen der betroffenen Gelenke spüren.

Nicht zu unterschätzen ist die Möglichkeit der Kontaktaufnahme zwischen Therapeut und Patient beim passiven Bewegen in der Liegezeit. Es entsteht eine Atmosphäre, die Raum gibt für Gespräche über die neu eingetretene und künftige Situation des Patienten.

Die tetraplegische Hand

Die fehlende bzw. gestörte Handfunktion ist ein charakteristisches Zeichen für eine Schädigung im Zervikalbereich des Rückenmarks, also einer Tetraplegie. Dieses für die betroffenen Patienten gravierende funktionelle Defizit erklärt sich aus der Lähmung der Hand-, Finger- und Unterarmmuskulatur, verbunden mit mangelhafter oder fehlender Steuerung und Kontrolle der Haltung im Schulter- und Rumpfbereich.

Durch unterschiedliche formative Reize der neurologischen Gegebenheiten in unterschiedlichen Segmenten des Zervikalbereichs verändert jede Läsionshöhe die funktionelle Gestalt der Hände in typischer Weise. Funktionelle Ersatzmuster zum

Greifen werden dann gefunden, wenn einsetzbare Teilfunktionen im Schulter-, Ellbogen- und Handbereich vorhanden sind und diese spontan miteinander in funktionelle Fertigkeiten umgesetzt werden können.

Bei einer Schädigung des Marks *unterhalb C5/6* sind diese Voraussetzungen zu erwarten. Durch die Innervation der Mm. extensor carpi radialis longus und brevis ist die willkürliche Extension im Handgelenk mit radialer Abduktion bei aktiver Ellbogenbeugung und bedingt gesichertem Schultergelenk möglich. Bei dieser Läsionhöhe entwickelt sich auf Dauer die sog. *aktive Funktionshand* spontan (**Abb. 16.21 a + b**).

> *Durch die willkürliche Anspannung der Mm. extensor carpi radiales geraten die mehrgelenkigen Sehnen der gelähmten Fingerflexoren unter Zug und garantieren bei freier Gelenkbeweglichkeit einen passiven Faustschluss. Durch Annäherung der Fingerbeeren an die palmaren Anteile des Daumen- und Kleinfingerballen entsteht der sog. palmare Griff, durch die passive Stellung des Daumens in Adduktionsstellung kombiniert mit „halber Oppositionsstellung" zum gebeugten Zeigefinger der sog. Schlüsselgriff.*

In Verbindung mit Schulter- und Ellbogenmuskulatur dient der palmare Griff dem Greifen grober Gegenstände, der Schlüsselgriff dem Greifen schmaler Gegenstände. Das Loslassen der Gegenstände erfolgt durch die willkürliche Entspannung der Mm. extensor carpi radiales.

Unterhalb C5 spricht man von einer sog. *passiven Funktionshand*:

> *Die Mm. extensor carpi radiales sind nicht innerviert – bei nahezu gleicher motorischer Vorraussetzung aktiver willkürlicher Schulter- und Ellbogenbewegung wie unterhalb C 5/6. Die fehlende willkürliche Extension und radiale Abduktion im Handgelenk wird später durch eine Radialisschiene (**Abb. 16.21 c**) ersetzt. Diese Schiene korrigiert die devote und auch verletzungsgefährdete „Fallhandstellung".*

Unter bestimmten Gegebenheiten wird die Manipulation von Gegenständen über die Schulter-Nackenmuskulatur möglich. In die Radialisschiene können Halterungen eingearbeitet werden, z. B. für Tipphämmerchen, Rasierapparat, Handy, Löffel und Gabel; die Patienten können so z. B. die Körperpflege, die Kommunikation oder die Nahrungsaufnahme teilweise unterstützen (**Abb. 16.22**).

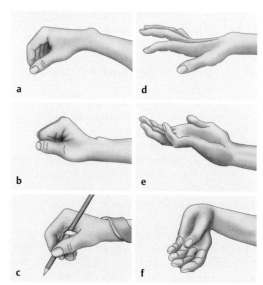

Abb. 16.21 a–f a, b aktive Funktionshand,
c passive Funktionshand, **d, e** funktionelle Gestalt bei C7,
f funktionelle Gestalt bei C2/3/4.

Unterhalb C7 verbessert sich der funktionelle Einsatz der Hände durch zusätzliche Innervationen im Schulter-, Arm- und Handbereich, z. B. M. latissimus dorsi, M. pectoralis major, M. triceps brachii, M. flexor carpi radialis und ulnaris. Diese Innervationen wirken sich ganz besonders auf die Steuerung der Haltung des Rumpfes aus und erweitern die Selbstständigkeit des Patienten, z. B. bei der Körperpflege, bei der Nahrungsaufnahme und auch beim selbstständigen Verladen des Rollstuhls in einen PKW.

Die funktionelle Gestalt dieser Hände fällt durch das Fehlen der palmaren Finger- und Handmuskeln und Teilinnervationen im Daumen auf (s. **Abb. 16.21 d, e**). Durch das muskuläre Ungleichgewicht bei vorhandener Willkürmotorik des M. extensor digitorum communis und Lähmung der Fingerbeuger entsteht eine *Krallhandstellung*.

Unterhalb C3/4 bewirken Teilinnervationen des M. biceps brachii, verbunden mit der Skapulaabduktion, eine typische dominierende – oft bei Ellbogenbeugung fixierte – Supinationsstellung im Ellbogen- und Handgelenk mit Beugung in den Fingergelenken (s. **Abb. 16.21 e**).

Unterhalb C2/3 ist auch die Willkürinnervation im Ellbogengelenk aufgehoben und damit die Werkzeugfunktion der Hände. Umweltkontrollgeräte können mit dem Mundstab oder einer Blas- Saug-Vorrichtung bedient werden.

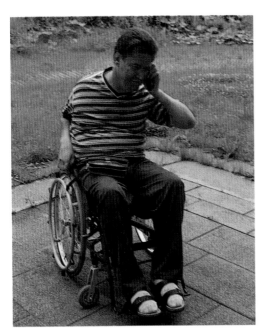

Abb. 16.22 Einsatz der passiven Funktionshand im Alltag bei C4/5.

M. trapezius und M. deltoidus sind in ihren unterschiedlichen Anteilen teilinnerviert, ihre Wirkrichtung ist durch das Fehlen ihrer Antagonisten nach kranial gerichtet. Dieses pathologische Haltungsmuster wird durch das paradoxe Atemmuster zusätzlich verstärkt.

Bei betont spastischem Extensionsmuster in der oberen Extremität kann dieses die Gestalt der Hände bestimmen, da die Strecktendenz besonders distal in den Hand- und Fingergelenken zu beobachten ist.

Chirurgische Maßnahmen

Chirurgische Maßnahmen, in Form von Sehnentranspositionen innervierter Muskeln auf gelähmte bzw. teilgelähmte Muskeln der oberen Extremität, kombiniert mit Arthrodesen in Daumen- und Handgelenken, werden erst in der poststationären Phase diskutiert. Durch diese Maßnahmen können Funktionsverbesserungen erreicht werden, wenn

- neurologische Vorraussetzungen dafür gegeben sind,
- funktionell die Anbindung der Schultermuskulatur an den Rumpf vorhanden ist,
- alle beteiligten Fachbereiche über Erfahrungen mit der konservativen Behandlung tetraplegischer Hände verfügen.

Die Implantation des sog. *Freehand-Systems* ist eine Kombination chirurgischer Maßnahmen mit interner Elektrostimulation. Bisherige Erfahrungen mit dieser hochspezialisierten Versorgung liegen nur an wenigen Zentren für Querschnittlähmung vor (**Abb. 16.23**). Das Patientenklientel unter standardisierten Auswahlkriterien ist gering, der Personal-, Zeit- und Kostenfaktor sehr hoch. Die technische Weiterentwicklung der Implantate wird künftig über die Akzeptanz und Brauchbarkeit dieser Maßnahme entscheiden.

Der tetraplegische Ellbogen bei Läsionen in Höhe von C5/6

Der Einsatz der Funktionshand als Werkzeugfunktion ist zusätzlich an neurologische Gegebenheiten im Schulter- und Ellbogengelenk gebunden. Die Außenrotatoren im Schultergelenk sind bei dieser Läsionshöhe innerviert. Durch ihre willkürliche Aktivierung wird – verbunden mit der gleichzeitig willkürlichen Aktivierung des M. extensor carpi radialis – die fehlende Innervation des M. triceps

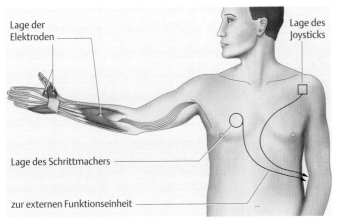

Lage der Elektroden

Lage des Joysticks

Lage des Schrittmachers

zur externen Funktionseinheit

Abb. 16.23 Schematische Darstellung des sog. Freehand-Systems.

brachii kompensiert. Damit wird die willkürliche Streckung im Ellbogengelenk ermöglicht. Durch synergistische willkürliche Aktivität im jeweils distal und proximal vom Ellbogen gelegenen Gelenk wird das Ellbogengelenk als medialer Drehpunkt in Streckung (Hyperextension) *blockiert*. Das blockierte Ellbogengelenk ermöglicht Tetraplegikern ein begrenztes Stützen:

- Der Rumpf kann bei verschiedenen Transfers hochgestemmt werden, z. B. beim Bewegungsübergang von der Rückenlage zum Langsitz.
- Die Sitzhaltung im Rollstuhl kann selbstständig korrigiert werden.
- Der Bewegungsradius kann bedingt bis über die Schulterhöhe erweitert werden.

Patienten entdecken diesen „Trick" oft selbst. Ist dies nicht der Fall, erlernen sie die sog. Ellbogenblockade nach kurzer Einweisung:

> *Unter Augenkontrolle wird der Patient aufgefordert, bei Flexion, Adduktion, Innenrotation im Schultergelenk den flektierten Ellbogen über die aktive Außenrotation im Schultergelenk bei gleichzeitiger Extension im Handgelenk zu strecken. Diese Bewegung wird vom Therapeuten bis zum vollen Bewegungsausmaß unterstützt und mehrmals wiederholt, bis der Patient die Streckung im Ellbogengelenk selbstständig ausführen kann.*

Die Umsetzung der Ellbogenblockade in das funktionelle Training erfordert ein hohes Maß an differenzierter Übungsanleitung durch die Physiotherapie. Der Patient benötigt ein hohes Maß an Geschicklichkeit, Übungsausdauer und Geduld (**Abb. 16.24**). Weitere Vorrausetzungen sind die freie passive Beweglichkeit im Ellbogengelenk, schmerzfreie, belastbare Schultergelenke, funktionell sorgfältig vorbereitete und trainierte Muskelfunktionen im Schulter-Nacken-Bereich.

Cauda-equina-Schädigungen

Wirbelverletzungen im thorakolumbalen Übergang betreffen den Conus medullaris und die Cauda equina. Je nach Lokalisation zeigen sich ausschließlich „schlaffe" Lähmungsbilder oder gemischte Lähmungsbilder (schlaff/spastisch). Die schlaffe Lähmung ist – bezogen auf die Störungen der Blasen-, Darm- und Sexualfunktion – besonders problematisch. Zusätzlich sind die *Sudomotoren*, *Vasomotoren* und *Pilomotoren* mitbetroffen (Innervation der Schweißdrüsen, der Gefäße und der die Haarbälkchen aufrichtenden Muskulatur).

Durchblutungsstörungen, Druckstellen an Fersen, Knöcheln und Zehen sind häufige Folgen der Sensibilitätsstörung, deren Behandlung aufgrund der zusätzlichen trophischen Störungen sehr langwierig sind. Motorische Innervationen sind in Abhängigkeit der Läsionshöhe in den unteren Extremitäten vorhanden. Das sind zunächst die Hüftbeuger, dann die Adduktoren, Kniestrecker und Fußheber, also die ventrale Muskelkette der Beine. Die dorsale Muskelkette, die Glutaealmuskulatur, die ischiokrurale Muskulatur und die Plantarflexoren sind erst bei der Läsionshöhe S1/2 zu erwarten. Die Muskeleigenreflexe innervierter Muskeln unterhalb L2 sind erloschen. Der funktionelle Wert der motorischen Innervation ist damit erheblich gemindert.

Ein annähernd sicheres Gehen ist erst bei einer Läsion ab S1/2 zu erreichen, wenn zu die Beugephase des Beins sowie die Stand- und Stoßphase wenigstens muskulär abgesichert sind. Die meisten Patienten mit Cauda-equina-Schädigung entscheiden sich für den Rollstuhl. Sie nutzen ihre Stehfähigkeit beim Transfer in den Rollstuhl bzw. aus dem Rollstuhl sowie ihre Gehfähigkeit mit Hilfsmitteln zur Bewältigung kurzer Strecken.

Zusammenfassung

- Physiotherapeuten, die Querschittgelähmte behandeln, müssen die Begrifflichkeiten zu den unterschiedlichen Lähmungen kennen:

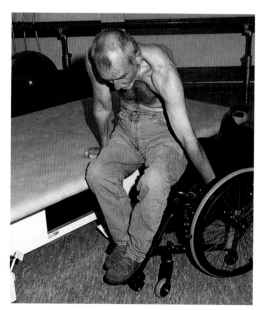

Abb. 16.24 Ellbogenblockade beim Transfer aus dem Rollstuhl, Tetraplegie unterhalb C5/6.

- *Plegie*: vollständige Lähmung unterhalb der Läsion,
- *Parese*: unvollständige Lähmung unterhalb der Läsion,
- *Paraplegie*: Lähmung zweier symmetrischer Extremitäten,
- *Tetraplegie*: Lähmung aller 4 Extremitäten.
- Physiotherapeuten, die Querschittgelähmte behandeln, müssen außerdem grundlegende Kenntnisse über Lähmungen auf spinaler Ebene des ZNS besitzen.
- Bei einer traumatischen Querschnittlähmung folgt unmittelbar nach der *Läsionsphase* eine sekundäre *Läsionsphase*. Die neurologischen Phasen sind klinisch zu beschreiben als *spinale Schockphase*, *Reorganisationsphas*e und *Stabilisationsphase*.
- Auch durchlebt der Patient selbst unterschiedliche emotionale Verarbeitungsphasen – von Regression und Agression bis hin zur Wiederaufnahme der Eigenverantwortung.

Ziele, Aufgaben, Maßnahmen

- Heute werden fast alle traumatisch bedingten Verletzungen an Strukturen der Wirbelsäule operiert. Wirbelsäulenabschnitte werden kurzstreckig stabilisiert.
- *Spinale Spastik*: Die Therapie bzw. das Vermeiden von Irritationen anderer Organsysteme stehen im Vordergrund. Die Physiotherapie setzt die Therapie bzw. das Vermeiden zusätzlicher Irritationen anderer Organsysteme, z. B. des harnableitenden Systems oder des Hautsystems, auf das Bewegungssystem voraus. Spezifische Maßnahmen zur Beeinflussung, Kontrolle und zum Nutzen der spinalen Spastik beziehen immer den Gesamtorganismus ein und sind durch die Inhalte der Spontanmotorik überprüfbar.
- *Atemtherapie*: Akute Atemprobleme bei Spontanatmung lassen sich durch den sofortigen Beginn der Atemtherapie vermeiden bzw. reduzieren. Ohne prophylaktische Behandlung werden ab dem 3. posttraumatischen Tag Atemprobleme beobachtet. Bei akuten Atemproblemen steht die Bronchialtoilette im Vordergrund.
- *Lagern und Umlagern*: Das Umlagern gehört in den Aufgabenbereich der Pflege. Physiotherapeuten müssen
  - auf Rötungen achten,
  - die zu Beginn vorgefundene Lagerung des Patienten korrekt wiederherstellen,
  - die Orientierung des Patienten an seinen Körper und im Raum unterstützen,

- Störungen der Thermoregulation beachten,
  - physiotherapeutische Gesichtspunkte zum Lagern einbringen.
- *Passives Bewegen*: Es erfogt durch den Therapeuten ohne willkürliche Eigenaktivität des Patienten. Zur Entlastung der Gelenkstrukturen gelähmter Körperabschnitte wird unter minimaler Traktion passiv bewegt.
- *Tetraplegische Hand*: Fehlende bzw. gestörte Handfunktion ist ein charakteristisches Zeichen der Tetraplegie. Funktionelle Ersatzmuster zum Greifen werden gefunden, wenn Teilfunktionen im Schulter, Ellbogen- und Handbereich vorhanden sind. Bei Schädigung unterhalb C5/6 ist dies gegeben, es entwickelt sich die sog. *aktive Funktionshand*. Unterhalb von C5 spricht man von der sog. *passiven Funktionshand*.
- Die sog. Ellbogenblockade (Läsionen in Höhe C5/6) ermöglicht Tetraplegikern ein begrenztes Stützen.

16.3.1 Physiotherapie bei kompletter Querschnittlähmung

Es gelten die auf S. 296 f beschriebenen Prinzipien der Untersuchung. Die Therapie umfasst:
- Atemtherapie,
- Lagern und Umlagern,
- passives Bewegen der gelähmten und teilgelähmten Körperabschnitte,
- Mobilisation des Patienten in den Rollstuhl nach operativer Versorgung der Wirbelverletzung,
- Vorbereitung und Durchführung des funktionellen Trainings (im Folgenden gezeigt an den Beispielen der Läsionshöhen C5/6 und Th10),
- Anleiten und Kontrollieren des Eigentrainings.

Atemtherapie bei kompletter Querschnittlähmung

In der akuten Atemsituation unterstützt die Physiotherapie die *Bronchialtoilette* durch folgende Maßnahmen:
- Mund- und Nasenpflege,
- *Hustenhilfe* durch 2 Personen (**Abb. 16.25**) zur Sekretexploration, angepasst an den Atemrhythmus des Patienten, um den Transport des brodelnden Sekrets aus den Bronchien zu unterstützen,
- *Inhalationen* mit Kochsalzlösung über den Luftbefeuchter.

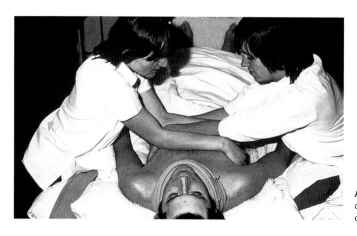

Abb. 16.25 Thoraxkompressionen durch 2 Hilfspersonen zur Unterstützung des Sekrettransports.

Anschließend werden Maßnahmen zur Veränderungen des Atemmusters und zur Unterstützung der Ausatmung angewandt. Je nach Sekretansammlung werden diese wiederholt, bis die Atemgeräusche nachlassen und der Patient sich „freier" fühlt.

Zeigt die ärztliche Diagnostik mittels Bild gebender Verfahren und Laboruntersuchungen einen auffallenden Befund, wird die Bronchialtoilette tagsüber (auch an Wochenenden) mehrmals durchgeführt. Die Häufigkeit erfolgt befundorientiert nach Rücksprache mit dem ärztlichen und pflegerischen Dienst.

Liegt kein akuter Atembefund vor, ist die Atemtherapie Teil jeder Behandlung. Zur Unterstützung der Atmung trägt das Umlagern während der Liegephase bei. Perfusion und Ventilation der Lunge sind auch schwerkraftabhängig. Unten liegende Lungenteile sind besser durchblutet, oben liegende besser belüftet.

Wird nach dem Vojta-Konzept mit der Reflexlokomotion behandelt, ist die Atmung immer integrativer Bestandteil jeder Therapieeinheit. Genutzt werden die zielgerichteten Wirkungen auf die Aufrichtemechanismen der Wirbelsäule, die Entfaltung der Thoraxanteile und die Veränderung des Atemmusters von kranial nach distal.

Mit der Mobilisation im Rollstuhl verbessern sich durch die Einwirkung der Körperschwerkraft die funktionellen Bedingungen für das Zwerchfell. Funktionell verbesserte Rollstuhlmodelle unterstützen z. B. durch die anpassbare Rückenlehne oder den variablen Winkel zwischen Rückenlehne und Sitzfläche die Sitzhaltung und damit die Veränderung der Atemrichtung von kranial nach sternal. Außerdem gelingt es auch Tetraplegikern durch das Anwinkeln der Arme an den Brustkorb bei gleichzeitigem Einrollen des Kopfes und des Schultergürtels, den abdominalen Druck passiv zu erhöhen und so einen produktiven Hustenstoß zur Sekretmobilisation zu erzeugen.

Das Einweisen von Verwandten, Freunden und zukünftigen Helfern des Patienten in die Abhustetechniken bei fehlendem Hustenstoß ist wichtiger Bestandteil der vorbereitenden Maßnahmen zur Entlassung dieser Patienten.

Atemtherapie bei maschinell unterstützter Atmung

Begleitend zur Dauerbeatmung, Teilbeatmung und vorübergehenden Beatmung eines Patienten wird die Physiotehrapie in folgende Maßnahmen einbezogen:

- Lagern und Umlagern des Patienten,
- Entwöhnen des Patienten von der maschinellen Beatmung bei vorübergehender respiratorischer Ateminsuffizienz,
- Herstellen eines Aktivierungsniveaus für die erhaltene Restmotorik im orofazialen Bereich, z. B. für Bewegungen der Augen, für Schlucken und Sprechen (**Abb. 16.19**),
- Vorbereiten und Unterstützen der Mobilisation im Rollstuhl (**Abb. 16.26**).

Lagern und Umlagern bei kompletter Querschnittlähmung

In der Liegephase wird der Patient *abwechselnd* über mehrere Stunden im Normalbett in Rückenlage, Seitenlage oder 30-Grad-Seitenlage, ggf. Bauchlage gelagert (**Abb. 16.27**). Das Spezialdrehbett wird heute nur dann verwendet, wenn eine Wirbelfraktur nicht operativ stabilisiert werden konnte oder bereits vorhandene Dekubitalulzera (**Abb. 16.27**) behandelt werden müssen.

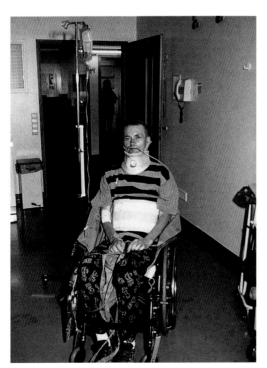

Abb. 16.26 Mobilisation eines teilbeatmeten Patienten auf Intensivstation.

Bei operativ stabilisierten Wirbelfrakturen dauert die Liegephase nur noch wenige Tage, sie verlängert sich bei Mehrfachverletzungen und beatmeten Patienten.

Zum Lagern werden verschiedene Materialien verwendet, z. B. Matratzen, Kissen unterschiedlicher Härtegrade und Maße, Spezialfelle und Rollen. Die heute üblichen Antidekubitusmatratzen garantieren im späteren Verlauf intakte Hautverhältnisse, auch bei mehrstündiger Rückenlagerung, ersetzen aber nicht das Umlagern bei intensivpflichtigen Patienten.

Lagern in der Rückenlage (Abb. 16.28)

Obere Extremität

Um das physiologische Gelenkspiel in den Schultern auch bei Tetraplegikern zu erhalten, muss die praktische Ausführung und die Bedeutung der sog. *Ruhestellung* der einzelnen Gelenke des Schultergürtels allen Fachbereichen bekannt sein, um diese regelmäßig bei der Lagerung zu gewährleisten. Das physiologische Gelenkspiel ist eine Grundvoraussetzung für das Erhalten schmerzfreier Spontanbewegung des Patienten und für schmerzfreie passive Bewegungen bei Lagerungswechsel und Pflegemaßnahmen.

> Gelähmte und teilgelähmte Gelenke dürfen nicht im Überdehnungszustand gelagert werden!

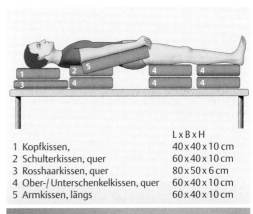

	L x B x H
1 Kopfkissen,	40 x 40 x 10 cm
2 Schulterkissen, quer	60 x 40 x 10 cm
3 Rosshaarkissen, quer	80 x 50 x 6 cm
4 Ober-/Unterschenkelkissen, quer	60 x 40 x 10 cm
5 Armkissen, längs	60 x 40 x 10 cm

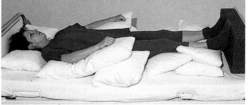

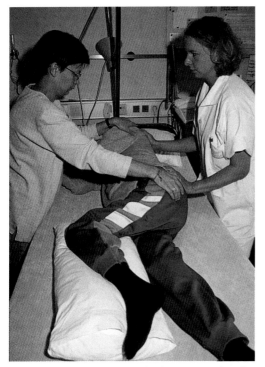

Abb. 16.27 Umlagern aus Rückenlage in Seitenlage bei Tetraplegie.

Abb. 16.28 Schematische Darstellungen zur Lagerung auf dem Rücken.

Das Unterlagern der Arme zur Erhaltung der Ruhestellung in den Schultergelenken bezieht durch ein längliches schmales Kissen die Hand in Dorsalextensionsstellung mit ein. Die Unterarme werden wechselnd in Supination und Pronation bei Ellbogenextension gelagert.

Untere Extremität

Die Beine werden jeweils durch ein Längskissen leicht erhöht unterlagert. Das unterstützt den venösen Rückstrom des Blutes. Zusätzlich werden die Kniegelenke unterlagert, um eine Kompression auf die Gelenkstrukturen zu vermeiden. Eine Spitzfußprophylaxe durch Lagern ist nur dann sinnvoll, wenn der Druck gegen die Fußsohle dauerhaft die Fußstellung korrigiert. Trifft dies nicht zu, ist es besser, sie wegzulassen.

Lagern in der Seitenlage

Der Druck auf die belasteten Gelenke ist gleichmäßig auf das unten liegende Schulter- und Hüftgelenk zu verteilen, der Brustkorb und der Kopf werden weich unterlagert. Das obere in Knie- und Hüftgelenk gebeugte Bein wird ebenfalls unterlagert. Die größere Auflagefläche dient der Druckentlastung und gibt dem gleichzeitig Gesamtorganismus mehr Stabilität (**Abb. 16.29**).

Lagern in der Bauchlage

Der Rumpf wird mit einem weichen Brustkissen unterlagert. So wird das Körpergewicht gleichmäßig auf der Unterlage verteilt und gleichzeitig werden Kopf-, Schulter- und Wirbelgelenke entlastet. Der Druck auf den Bauchraum unterstützt die Tätigkeit des Zwerchfells und verbessert die Belüftung der dorsolumbalen Lungenanteile. Das Vorbereiten der mehrstündigen Bauchlage ist eine wichtige Voraussetzung für die spätere nächtliche Lagerung. Nach einer anfänglichen Gewöhnungsphase tolerieren die Patienten erfahrungsgemäß

diese zunächst als problematisch empfundene Lage. Ausnahmen sind Patienten mit Vorerkrankungen wie z. B. Morbus Bechterew, Kyphosen anderer Genese, Herz- Kreislauf-Erkrankungen oder strukturelle Atemwegserkrankungen. In diesen Fällen empfiehlt sich die Verordnung einer *Antidekubitusmatratze* für die Rückenlage.

> *Das Entstehen von Dekubitalulzera während der stationären Behandlung ist ein Kunstfehler. Strukturelle Veränderungen der Gelenk umgebenden Weichteile durch die neurologische Situation dagegen sind durch Lagern und andere physiotherapeutische Maßnahmen nur bedingt zu beeinflussen. Dennoch gehören weitgehend bewegliche Gelenke zu den Zielen der Physiotherapie.*

Veränderungen in den Weichteilstrukturen der Gelenke können einerseits durch die Konstanz von *Kompensationsstrategien* bedingt sein, die als einziges Mittel zur Steuerung der Körperlage zur Verfügung stehen, andererseits können Einschränkungen in den Gelenken auch das Ergebnis unabänderlicher neurologischer Defizite in Abhängigkeit der neurologischen Situation sein. Ist das Zusammenspiel eines innervierten Agonisten durch die Lähmung oder Teillähmung der Synergisten, Antagonisten, der Neutralisations- und Stabilisationsmuskeln (Janda 1979) durch die Läsionshöhe der Rückenmarkstörung aufgehoben, fehlt dem Agonisten seine dynamische Compliance, und er wird sich auf Dauer verkürzen.

Beispiel: Tetraplegie unterhalb C4/5, Ellbogengelenk: Durch die Innervation des M. biceps brachii ist die typische Flexions- und Supinationsstellung das Ergebnis des muskulären Ungleichgewichts am Ellbogengelenk selbst sowie seiner mangelhaften funktionellen Anbindung an die proximalen und distalen Gelenke. Lagern, um eine Beugekontraktur zu vermeiden, bleibt erfahrungsgemäß erfolglos.

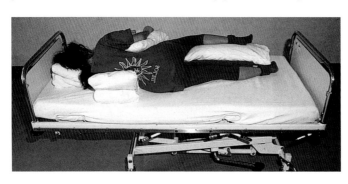

Abb. 16.29 Lagern auf der Seite, dorsale Ansicht.

Checkliste

- Alle Maßnahme sind in Rückenlage und Seitlage des Patienten durchführen.
- Sorgfältiger, konzentrierter Umgang des Therapeuten mittels weichem, flächigem Handkontakt mit den gelähmten Körperabschnitten des Patienten.
- Langsames Bewegen der gelähmten Extremität unter Beibehaltung minimaler Traktion, beginnend an den proximalen Gelenken, weiterlaufend über alle Gelenke einer Extremität im Sinne der PNF-Pattern (Bewegungsmuster der propriozeptiven neuromuskulären Fazilitation), auch mit Winkelveränderungen in medialen Drehpunkten, Knie- bzw. Ellbogengelenk, auf wenige Wiederholungen beschränkt.
- Vor jeder Bewegungsumkehr einen langen Stopp am Ende der durchgeführten Bewegung einplanen.
- Für den Patienten Körperkontakte mit der gelähmten Hand in sensibel wahrnehmbaren Arealen herstellen, z. B. Hand – Schulter, Hand – Gesicht, Hand – Kopf, Hand – Bauch.
- Sichtkontrolle des Patienten für seine gelähmten Extremitäten gewährleisten, ggf. über Spiegelkontrolle, um seine mentale Teilnahme zu wecken.
- Gegenseitiger Austausch über das, was der Therapeut tut, sieht, fühlt und tastet und dem, was der Patient während dieser Maßnahme in seinem Körper fühlt und wahrnimmt.
- Bei teilinnervierten Körperabschnitten die Extremität vom Patienten durch das ihm mögliche Bewegungsausmaß assistiv mitbewegen lassen.
- Blickkontakt des Patienten auf die aktuelle Bewegung lenken.
- Bei tetraplegischen Händen: Handgelenke, Fingergrund-, Mittel- und Endgelenke nie in die Streckung aufdehnen.
- Tetraplegische Hände mit neurologischen Voraussetzungen für die Entwicklung der sog. passiven oder aktiven Funktionshandstellung (ab C4/5 bis C6): Fingerbeeren in Kontakt mit Daumen- und Kleinfingerballen bringen, Daumen in halbe Oppositionsstellung zum gebeugten Zeigefinger (s. S. 320).
- In den Läsionshöhen C5, C5/6 und C6 ist die freie passive Beweglichkeit im Ellbogengelenk (Extension und Pronation) trotz des muskulären Ungleichgewichts zu erhalten, um die Ellbogenblockade vorzubereiten.
- Tetraplegische Hände bei Läsionen in Höhe C7/C8 werden funktionell eine gute Greiffunktion entwickeln; ihre funktionelle Gestalt aber wird sich auf Dauer durch die Innervation der Fingerextensoren bei fehlender Innnervation der Fingerflexoren pathologisch verändern (s. **Abb. 16.21 d**). Das passive Bewegen der Fingergrundgelenke erfolgt in Richtung Funktionshandstellung nach vorheriger Anwendung der Muskelentspannungstechnik „Halten/Entspannen" für die Fingerextensoren und abschließender Traktion auf die Hand- und Fingergelenke.
- Veränderungen der Haut einer Extremität (Rötung, Schwellung, Wärme), des Endgefühls der Gelenke (hart-elastischer, harter Stopp) oder des schmerzfreien Bewegungsausmaßes sind differenzialdiagnostisch einzuordnen, z. B. als beginnende *Thrombose, Druckstelle, parartikuläre Ossifikation* (POA) oder beginnende *Kapselschrumpfung* . Bei Befunden sind entsprechende therapeutische Konsequenzen mit dem klinischen Team zu besprechen.
- Veränderung der dynamischen Qualität der passiven Bewegung, z. B. Auftauchen von sog. *spinalen Automatismen,* durch Berührungskontakt oder spürbaren, nachlassenden Widerstand in eine Richtung wahrnehmen und einordnen (z. B. als Ende des spinalen Schocks).

Passives Bewegen bei kompletter Querschnittlähmung in der Liegephase

Beim passiven Bewegen gelten die in der folgenden Checkliste zusammengestellten Regeln:

Das passive Bewegen wird nach der Liegezeit durch das funktionelle Training, die zunehmenden Aktivitäten in der Selbstständigkeit (z. B. beim Anziehen), das Rollstuhltraining sowie durch die befund- und patientenorientierten Anwendungen passiver Techniken ersetzt. Durch diese Maßnahmen werden alle Körperabschnitte in vielseitige Stellungen und Bewegungen funktionell einbezogen.

Mobilisation des Patienten in den Rollstuhl nach operativ stabilisierter Wirbelsäule

Vorteil der operativen Versorgung bei traumatischen Frakturen, degenerativen und entzündlichen Prozessen der Wirbelkörper ist u. a. die rasche postoperative Mobilisation der Patienten. Postoperativ wird umgehend die Hilfsmittelversorgung für die rasche Mobilisation eingeleitet, um organisatorisch bedingte Wartezeiten zu vermeiden.

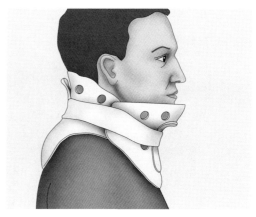

Abb. 16.30   Zervikalstütze.

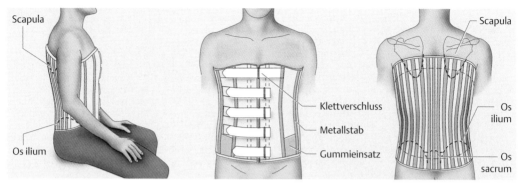

Abb. 16.31 Halbelastisches Stützmieder nach Lindemann.

Hilfsmittel

Der Patient braucht folgende Hilfsmittel:
- äußere Stabilisation nach operativen Eingriffen im Bereich der Hals- bzw. Brustirbelsäule durch Zervikalstütze (**Abb. 16.30**) oder halbelastische Stützmieder nach Maß (**Abb. 16.31**),
- Tetraleibgurt nach Maß (**Abb. 16.32**) bei allen zervikalen Läsionen,
- Kompressionsstrümpfe nach Maß,
- Rollstuhl,
- ggf. Lifter für den Transfer bei hoher Tetraplegie oder schwergewichtigen Patienten.

Äußere Stabilisation

Die Abklärung der äußeren Rumpfstabilisation für die Mobilisation im Bett und im Rollstuhl sowie die Tragedauer der Hilfsmittel erfolgt mit dem Operateur. Auch bei Paraplegie hat sich bei spezieller Indikation das halbelastische Stützmieder (auch Lindemann-Mieder) bewährt (s. **Abb. 16.31**). Das Drei-Punkte-Korsett mit starrem Rahmen (**Abb. 16.33**) wird bei gehfähigen Patienten verordnet.

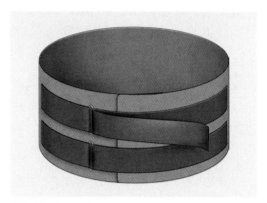

Abb. 16.32 Tetraleibgurt.

Bei kompletter Querschnittlähmung entstehen durch das 3-Punkte-Korsett leicht Druckstellen in der Leiste und am Beckenkamm. Beim Rollstuhlfahrer (im Gegensatz zum Fußgänger) ist der andauernde Druck in der Leiste und über der Blase irritierend für die Blutgefäße und die Blasenfunktion.

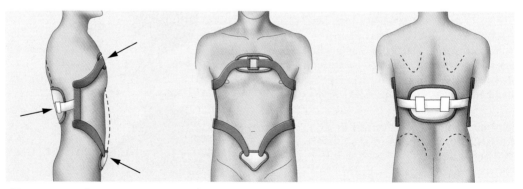

Abb. 16.33 3-Punkte-Korsett mit starrem Rahmen.

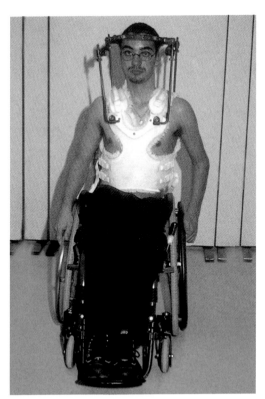

Abb. 16.34 Äußere Stabilisation durch *halo body jacket* bei Tetraparese.

> *Alle Kinder und Jugendliche mit Querschnittlähmung werden mit einem halbelastischen Stützmieder nach Lindemann versorgt, um die Entwicklung von Fehlhaltungen der Wirbelsäule während des Wachstums günstig zu beeinflussen.*

Patienten mit operativ versorgter Densfraktur erhalten ein *halo body jacket* (**Abb. 16.34**).

Alle Tetraplegiker werden mit einer stabilen Zervikalstütze versorgt. Für die Mobilisation beatmeter Patienten wird eine Sonderanfertigung verordnet, die den Zugang vom Tracheostoma des Patienten für das Schlauchsystem durch die Stütze zum transportablen Beatmungsgerät sicherstellt.

Tetraleibgurt

Der Tetraleibgurt dient der Atem- und Kreislaufunterstützung, einerseits durch seine Kompression des Brustkorbs und der Weichteile der Bauchorgane, andererseits als einfaches Hilfsmittel, um den Tetraplegiker zunächst vom Bett in den Rollstuhl und zurück Schultergelenk schonend überzuheben.

Rollstuhl (s. auch Kap. 17)

Bereits für die Erstbelastung im Rollstuhl sollte für jeden Patienten ein Modell zur Verfügung stehen, welches annähernd der individuellen Situation des Patienten angepasst ist und über folgende technischen Möglichkeiten verfügt:

- Veränderung des Sitzgefälles,
- adäquate Sitzbreite, -höhe und -tiefe,
- anpassbare Rückenlehne.

Der bereit gestellte Rollstuhl soll mit entsprechendem Zubehör ausgestattet sein, z. B. Spezialsitzkissen für alle Patienten mit Querschnittlähmung oder verlängerte Bremshebel für Patienten mit Tetraplegie.

Mobilisation im Bett

Im Bett beginnt die Mobilisation mit dem Aufrichten des Patienten im „Pilotsitz" über das verstellbare Kopfteil zunächst bei 30-Grad-Aufrichtung des Oberkörpers für 15 min. Bei komplikationslosem Verlauf werden die Belastungsparameter in den folgenden Tagen gesteigert:

- Der Steigerungsmodus wird individuell den Kreislaufverhältnissen des Patienten angepasst.
- Schon für das Aufsetzen im Bett sind *äußere Fixationen* (Mieder, Zervikalstütze, Kompressionsstrümpfe, Tetraleibgurt) unbedingt erforderlich.
- Für das Aufsetzen im Bett und die Mobilisation mit dem Rollstuhl wird dem Patienten seine private Kleidung angezogen.
- Das Aufsetzen im Bett wird nach Absprache durch den Pflegedienst, mit der Ergo- oder Physiotherapie, unter Beobachtung und Dokumentation der Herz-Kreislauf-Situation des Patienten und seines subjektiven Befindens, durchgeführt.

> *Bei der Mobilisation von beatmeten Patienten muss der ärztliche Dienst rufbereit sein.*

Erster Transfer in den Rollstuhl

Er erfolgt zur Sicherheit des Patienten und der Hilfspersonen zunächst mit 2 Helfern aus dem Langsitz im Bett in den Rollstuhl oder unter kinästhetischen Gesichtspunkten (Citron 1998). Bei schwergewichtigen Patienten und bei Patienten mit hoher Tetraplegie wird die Benutzung eines *elektrohydraulischen Lifters* empfohlen. Bevor der Patient seine ersten Erfahrungen beim Fahren im Rollstuhl macht, wird seine Sitzposition im Rollstuhl überprüft und ggf. korrigiert.

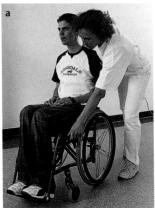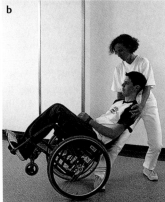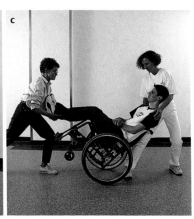

Abb. 16.35 a–c „Ankippen" des Rollstuhls auf die Antriebsräder. **a** Schließen der Bremse. **b** Ankippen durch 1 Helfer. **c** Ankippen durch 2 Helfer.

Die zeitliche Steigerung der Belastung im Rollstuhl erfolgt bei komplikationslosem Verlauf von 1-mal täglich 15 min bis 2-mal täglich 2 h. Über evtl. auftretende statisch bedingte hypotone Kreislaufschwierigkeiten in der Sitzposition wird der Patient vorinformiert, ebenso über deren Ursache. Das evtl. erforderliche „Kippen" des Rollstuhls auf den Antriebsrädern zur Kreislaufanregung des Patienten erfolgt durch 1 oder 2 Helfer (**Abb 16.35 a, b**). Dieses Manöver sollte dem Patienten bekannt sein, bevor Kreislaufprobleme auftauchen!

Nach jeder Belastung in der Sitzposition erfolgt die Hautkontrolle druckstellengefährdeter Körperabschnitte zunächst durch die Pflege, später durch den Patienten selbst.

> Ein bereitgestellter Rollstuhl ist Grundvoraussetzung für die Erstmobilisation. Die erste Erfahrung mit dem Rollstuhl als zukünftiges Fortbewegungsmittel des Patienten soll problemlos sein. Der Rollstuhltransfer muss von den daran beteiligten Fachbereichen sorgfältig und individuell vorbereitet werden. Jedes unbedachtes Vorgehen, jede Unsicherheit der Hilfspersonen beim Transfer und jede unnötige Hektik erschweren den Verarbeitungsprozess des Patienten auf dem Weg, seine endgültige Rollstuhlsituation anzunehmen.

Zusammenfassung

PT bei kompletter Querschnittlähmung in der Akut- und Mobilisationsphase

Atemtherapie:
- In der akuten Atemsituation unterstützt der Physiotherapeut die Bronchialtoilette durch:

– Mund- und Nasenpflege,
– Hustenhilfe durch 2 Personen,
– Inhalationen.
- Bei maschineller Dauer- oder Teilbeatmung ist der Physiotherapeut beteiligt am
– Lagern und Umlagern,
– Entwöhnen des Patienten von maschineller Beatmung,
– Herstellen eines Aktivierungsniveaus für die orofaziale Restmotorik,
– Vorbereiten und Unterstützen der Mobilisation im Rollstuhl.

Lagern und Umlagern:
- In der Liegephase wird wird der Patient abwechselnd über mehrere Stunden im Normalbett in Rückenlage, Seitenlage oder 30-Grad-Seitenlage, ggf. Bauchlage, gelagert. Zum Lagern werden verschiedene Materialien verwendet (z.B. Matratzen, Kissen, Spezialfelle, Rollen).
- Gelähmte und teilgelähmte Gelenke dürfen nicht im Überdehnungszustand gelagert werden!

Mobilistion in den Rollstuhl nach operativ stabilisierter Wirbelsäule:
- Hilfsmittel:
– äußere Stabilisation im Bereich der Hals- bzw. Brustwirbelsäule,
– Tetraleibgurt,
– Kompressionsstrümpfe,
– Rollstuhl,
– ggf. Lifter für Transfer.
- Im Bett beginnt die Mobilisation mit dem Aufrichten des Patienten im „Pilotsitz" über das verstellbare Kopfteil bei 30-Grad-Aufrichtung für 15 min. Danach werden die Belastungsparameter in den folgenden Tagen gesteigert.

- Erster Transfer in den Rollstuhl: Er erfolgt zunächst mit 2 Helfern aus dem Langsitz im Bett in den Rollstuhl oder unter kinästhetischen Aspekten. Die zeitliche Belastung erfolgt bei komplikationslosem Verlauf von 1-mal täglich 15 min bis 2-mal täglich 2h. Nach jeder Belastung im Sitzen erfolgt die Hautkontrolle.

Funktionelles Training bei kompletter Querschnittlähmung

- Durch den SCIM (s. **Abb. 16.13**) ist der Auftrag an die Physiotherapie klar umrissen.
- Die Physiotherapie ist verantwortlich für die Beweglichkeit, die der Patient für die Transfers in und aus dem Rollstuhl benötigt sowie für die Fortbewegung im Rollstuhl, als Basis für seine größtmögliche Selbstständigkeit in den Aktivitäten des täglichen Lebens.
- Dieser Auftrag fordert von der Physiotherapie eine realistische patientenorientierte Zielsetzung sowie sorgfältiges Planen und Durchführen der Therapie.
- Nah- und Fernziele der medizinischen Erstbehandlung werden mit einander abgestimmt, um für den meist langen Behandlungszeitraum eine fachlich zielgerichtete und menschlich vertrauensvolle gemeinsame Basis aufzubauen.

Durch den definierten Auftrag an die Physiotherapie ergeben sich für das Funktionelle Training bei Querschnittlähmung folgende *fachspezifischen Forderungen*:

- Kenntnisse über vorhersehbare Komplikationen durch die Folgen der Querschnittlähmung und über Maßnahmen entsprechender Prophylaxen.
- Kenntnisse der Gesetzmäßigkeiten der motorischen Ontogenese und der menschlichen Lokomotion.
- Kenntnisse der Übertragung dieser Gesetzmäßigkeiten in das Therapiekonzept bei Querschnittlähmung.
- Erfahrung in der qualitativen Beurteilung von Spontanhaltung und Spontanbewegung gemessen am Maßstab der Idealmotorik.
- Kenntnisse in der Anleitung zum Funktionellen Training der ADL, bezogen auf die Erarbeitung selbstständiger bzw. assistiv unterstützter Ausgangsstellungen und Bewegungsabläufe für die Selbstständigkeit des Patienten.
- Kenntnisse im Aufbau und in der Dosierung des Funktionellen Trainings, angepasst am jeweilig

aktuellen Befund und unter Berücksichtigung der Läsionshöhe und der Behandlungsziele.
- Kenntnisse und Erfahrung in Untersuchungs- und Behandlungstechniken beim Auftreten von reversiblen Schmerzen am Bewegungsapparat an den Befund anzupassen.
- Kenntnisse und Eigenerfahrungen im Umgang mit dem Rollstuhl.
- Kenntnisse über aktuelle Möglichkeiten der Rollstuhlversorgung unter Berücksichtigung unterschiedlicher Läsionshöhen.
- Fähigkeit, die Effektivität der Behandlung, gemessen an kurz- und langfristigen Zielen, zu beurteilen.

Ziele der Physiotherapie für das Funktionelle Training des Patienten:

- Verbessern der stabilisierten Vitalfunktionen und der Leistungen des Vegetativums.
- Aktivieren der im ZNS gespeicherten genetisch verankerten Fortbewegungsprogramme.
- Aktivieren der automatischen Steuerung von Spontanhaltung und Spontanbewegung.
- Fördern der Ganzkörperwahrnehmung.
- Wiederherstellen von Kraft und Ausdauer der Willkürmotorik, wie von koordinativen Fähigkeiten des Bewegungssystems zur Vorbereitung der ADL.
- Entwickeln der individuell erreichbaren Selbstständigkeit jedes Patienten.
- Wiederherstellen der mehrstündigen bis ganztägigen Belastbarkeit des Patienten.
- Selbstständigkeit, Ausdauer und Geschicklichkeit des Patienten in seiner Fortbewegung im Rollstuhl und im Umgang mit dem Rollstuhl.

Mit dem Patienten werden die Bewegungsabläufe für die Handhabungen der Aktivitäten des täglichen Lebens vorbereitet und geübt.

> *Ziel ist die größtmögliche Selbstständigkeit und Geschicklichkeit des Patienten in den alltäglichen Basisfunktionen wie waschen, rasieren, Blase und Darm entleeren, essen, kommunizieren (schreiben, telefonieren, mailen), einkaufen, kochen, fortbewegen im Rollstuhl und in unterschiedlichen Verkehrsmitteln.*

Die einzelnen Läsionshöhen lassen tendenzielle Aussagen über das Ausmaß der zu erreichenden Selbstständigkeit zu (s. **Abb. 16.18**). Individuelle Unterschiede ergeben sich durch das Alter und die Konstitution des Patienten, durch Vorerkrankungen, Begleitverletzungen sowie durch lähmungsbedingte Komplikationen.

Physio- und Ergotherapeuten sowie der Pflegedienst sind durch ihren definierten Berufsauftrag wesentlich an dem Lernprozess jedes einzelnen Patienten, bezogen auf seine ADL, beteiligt. Zuverlässige, verständnisvolle und inhaltlich abgestimmte Zusammenarbeit dieser 3 Fachbereiche vermittelt dem Patienten Sicherheit und verstärkt seine Motivation zur Mitarbeit.

- Durch die *Physiotherapie* wird dem Patienten während des Funktionellen Trainings zunehmend der Umgang mit den gelähmten Körperabschnitten vertraut. Im Laufe der klinischen Erstbehandlung beispielsweise macht er zunehmend die Erfahrung, welche Funktionen er selbstständig ausführen und nutzen kann und welche nicht, und wo diese Funktionen im Alltag einsetzbar sind.
- In der *Ergotherapie* werden die einzelnen Funktionen trainiert, z. B. im Esstraining, Schreibtraining, Anziehtraining, Haushaltstraining. Durch die Ergotherapie erfolgt auch die Wohnungsberatung, sowie die Beratung zur Adaption des Arbeitsplatzes und des PKW. Gemeinsam planen Ergo- und Physiotherapie die Rollstuhlversorgung.
- Der *Pflegedienst* überträgt die gelernten Fertigkeiten des Patienten in den klinischen Alltagsablauf: beim Essen, der Körperpflege, bei der Blase- und Darmentleerung und bei alltäglichen Transfers, z. B. vom Bett in den Rollstuhl und zurück, vom Rollstuhl zur Toilette, ins Bad, in die Dusche .

Das Funktionelle Training umfasst:
- das Erarbeiten und therapeutische Nutzen verschiedener Körperlagen,
- das Erarbeiten möglicher Ausgangsstellungen,
- das Erarbeiten von Bewegungsübergängen,
- die funktionsorientierte Nutzung von Körperstellungen:

Körperlagen

- Rücken-, Seiten- und Bauchlage sollten von allen Patienten problemlos über einen längeren Zeitraum eingenommen werden können. Diese Körperlagen
- unterstützen die Entlastung der im Sitz belasteten Strukturen des Bewegungssystems,
- verbessern die Bedingungen für die Belüftung der Lunge,
- verbessern die Bedingungen der harnableitende Wege,
- verbessern die Bedingungen des venösen Rückstroms.

Die Schlüsselgelenke, insbesondere die Schultergelenke, erfahren durch die Be- und Entlastung in der

Seitenlage afferente Impulse, die die starke Belastung durch eventuelle Mängel der Sitzhaltung und die Fortbewegung im Rollstuhl kompensieren.

Von der Physiotherapie werden die Körperlagen mit ihren günstigen Eigenschaften genutzt, um regulierende Techniken wie z. B. Lymphdrainage, kraniosakrale Therapie oder Techniken der traditionellen chinesischen Therapie durchzuführen. Jede Körperlage wird auch geübt, um höhere Ausgangspositionen (mit geringerer Unterstützungsfläche) vorzubereiten, z. B. für das Eigentraining des Patienten auf der Matte.

Ausgangsstellungen

Analog der motorischen Ontogenese werden systematisch folgende Ausgangstellungen erarbeitet:
- Unterarmstütz in Bauchlage,
- schräger Sitz,
- Langsitz,
- Fersensitz,
- Vierfüßlerstand.

> *Der Schneidersitz ist bei kompletter Querschnittlähmung kontraindiziert!*
> *Der Schneidersitz taucht in der menschlichen Ontogenese nicht auf. Wenn keine gesicherte Kontrollfunktion in dieser Ausgangsstellung vom Patienten übernommen werden kann, ist der Schneidersitz in der Therapie zu vermeiden. Die Winkelstellung der gelähmten Beine zum teilgelähmten Rumpf in dieser Ausgangsstellung bedingt eine Abscherwirkung in den Hüftgelenken. Fehlende Sensibilität und die unsichere Kontrolle über diese Ausgangsstellung können durch Fehlreaktionen des Patienten, z. B. bei Balanceübungen, Oberschenkelhalsfrakturen verursachten.*

Bewegungsübergänge

Bewegungsübergänge werden trainiert, um aus den verschiedenen Körperlagen in die entsprechenden Ausgangsstellungen zu gelangen.

Beispiele:
- Weiterlaufende Bewegungen der Arme aus der Rückenlage führen über die Seitenlage in die Bauchlage.
- Ist ein aktiver Stütz auf die Unterarme möglich, verkleinert sich die Auflagefläche des Körpers. Kopf und Schultern werden frei für Bewegungen der Arme, z. B. für das Robben in Bauchlage.
- Weiterlaufende Bewegungen in Seitenlage führen über den schrägen Sitz zum Langsitz (s. **Abb. 16.37 a–f**).

Funktionsorientiertes Nutzen von Ausgangsstellungen

Handhabungen des täglichen Lebens sind oft an den freien Sitz gebunden. Sei es der Sitz mit angebeugten Hüft- und Kniegelenken bei aufgestellten Füßen, der Langsitz und/oder der Sitz im Rollstuhl.

Der freie Sitz bei Querschnittgelähmten weicht, in Abhängigkeit der Läsionshöhe, von der Sitzhaltung Gesunder in unterschiedlichem Maße ab (s. **Abb. 16.14 a–c**). Verschiedene Ausgangsstellungen werden im funktionellen Training geübt.

Beispiele:

- das Aufsetzen aus der Rückenlage in den Langsitz,
- das Hochstemmen des Rumpfes im freien Sitz,
- das Aufsetzen zu Transfers in und aus dem Rollstuhl,
- der Einzelellbogenstütz für den selbstständigen Transfer.

Behandlungshinweise zum funktionellen Training sind der folgenden Checkliste zu entnehmen:

Checkliste

- Im funktionellen Training erlebt der Patient zunehmend, welche funktionellen Möglichkeiten ihm verblieben sind, wozu er diese nutzen kann, wie er auf Dauer Mängel kompensieren kann und wann er auf die Unterstützung durch Hilfspersonen oder den Gebrauch von Hilfsmitteln angewiesen ist.
- Durch den Wechsel von Körperlagen, das assistive oder selbstständige Ausführen von verschiedenen Bewegungsübergängen, das Wiedererlernen von verschiedenen ASTE verfügt der Patient zunehmend über ein neues verändertes Körperschema.
- Zunehmendes Vertrauen in die verbliebenen Funktionen seines Körpers und Einsicht über bleibende Begrenzungen verursachen oft wechselnde Stimmungslagen, die vom Therapeuten sowohl fachlich als auch menschlich kompetente Anleitung verlangen.

- Der Behandlungsaufbau ist so zu strukturieren, dass das Behandlungsergebnis und Teilergebnisse voraussagbar und für den Patienten erkennbar werden.
- Dosierung und Steigerung des funktionellen Trainings müssen aufeinander abgestimmt sein.
- Bewegungsaufträge werden klar formuliert und den Fähigkeiten des Patienten angepasst.
- Bewegungsabläufe werden dort unterstützt, wo der Patient die Hilfe braucht, um sensomotorische Erfahrungen zu machen.
- Die Hände des Therapeuten unterstützen bei Bewegungsübergängen die gelähmten KA und lassen so den Spontanbewegungen des Patienten genügenden Spielraum (s. **Abb. 16.41 f, g**).
- Therapeutische Hilfen an den teilgelähmten KA erfolgen zielgerichtet, abgestimmt auf Druck, Zug, oder Widerstand, um die Bewegungsplanung des Patienten erfolgreich umzusetzen.
- Das funktionelle Training fordert vom Patienten und vom Therapeuten täglich und über Wochen eine intensive konzentrierte Zusammenarbeit. Diese Interaktion lebt vom täglichen Patienten/Therapeuten-Dialog, um z.B. durch das positive Erleben neuer Fertigkeiten und Möglichkeiten zum Abbau von Zukunftsängsten des Patienten beizutragen.

Fallbeispiel: Die folgenden Bildserien zeigen 2 Patienten mit kompletter Querschnittlähmung. Ein Patient hat eine Schädigung des Rückenmarks unterhalb Th10 (Paraplegiker), der andere unterhalb C5/6 (Tetraplegiker). Die funktionellen Möglichkeiten und Fertigkeiten bei Bewegungsübergängen und Transfers zum Abschluss der medizinischen Erstbehandlung sowie die funktionellen Unterschiede, die sich bei Para- bzw. Tetraplegie (in Abhängigkeit der Läsionshöhe) beobachten lassen, werden deutlich.

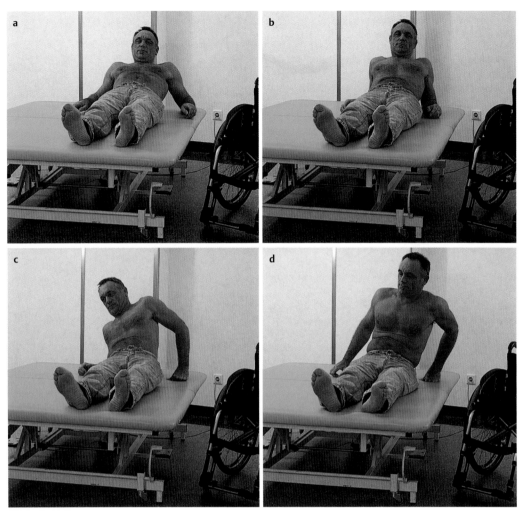

Abb. 16.36 a–d Aufsetzen eines Paraplegikers aus Rückenlage in den Langsitz.

Aufsetzen eines Paraplegikers aus Rückenlage in den Langsitz (Abb. 16.36 a–d):
Bewegungsablauf:
- aus der Rückenlage in den doppelten Unterarmstütz;
- vom doppelten Unterarmstütz über Gewichtsverlagerung in den Einzelellbogenstütz;
- im Einzelellbogenstütz Aufbau eines kontralateralen Handstützes;
- durch erneute Gewichtsverlagerung auf den Arm, der auf die Hand stützt, wird der im Ellbogengelenk gebeugte Arm zum Handstütz frei;
- der Rumpf wird in Richtung Langsitz bewegt.

Aufsetzen eines Tetraplegikers aus Rückenlage in den Langsitz (Abb. 16.37 a–f):
Bewegungsablauf:
- aus der Rückenlage in die Seitenlage.
- In der Seitenlage wird der Kopf in das Stützen einbezogen und übernimmt außerhalb der bisherigen Auflagefläche Gewicht auf der Stirn, dadurch wird vorübergehend der Schultergürtel frei und kann für den Aufbau eines kurzfristigen neuen Stützes auf beide Unterarme einbezogen werden.
- Vom Stütz auf beide Ellbogen in den schrägen Sitz, der frei werdende Arm wird am gleichseitigen Oberschenkel eingehakt und das Körpergewicht vom stützenden Ellbogen in Richtung kontralaterale Seite verlagert.

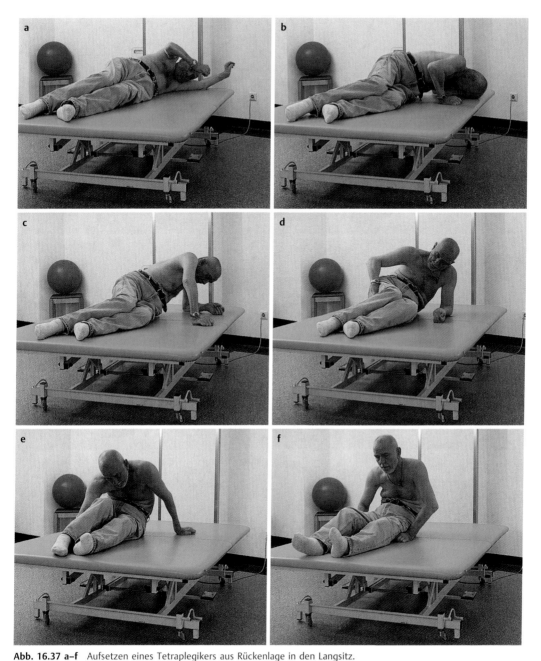

Abb. 16.37 a–f Aufsetzen eines Tetraplegikers aus Rückenlage in den Langsitz.

- In dieser ASTE wird im nun freigewordenen Stützarm über die aktivierte Ellbogenblockade der einseitige Handstütz aufgebaut.
- Der Transport des Oberkörpers aus der Seitenlage in den Langsitz erfolgt durch den primären Einsatz der Hals-Nacken-Muskulatur mit Wirkung auf das Axisorgan.

- Gleichzeitig wird der Oberkörper über den blockierten Arm von der Unterlage nach medial/ventral zum neuen Stützpunkt – gebildet durch die kontralaterale Körperhälfte und das Becken – gestemmt und der Langsitz eingenommen.

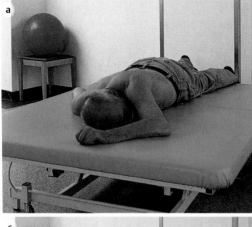

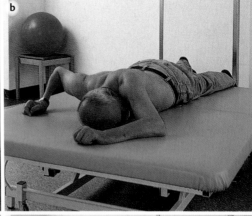

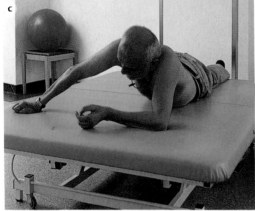

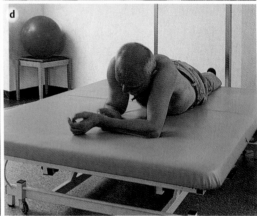

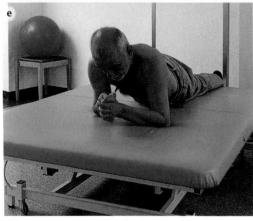

Abb. 16.38 a–e Von der Bauchlage in den symmetrischen Ellbogenstütz in Bauchlage (Tetraplegiker)

Von der Bauchlage in den symmetrischen Ellbogenstütz in Bauchlage, Tetraplegiker (Abb. 16.38 a–e):

Bewegungsablauf:

- in Bauchlage wird der Gesichtsarm angewinkelt neben den Kopf abgelegt.

- Durch Gewichtsverlagerung über diesen Arm wird der kontralaterale Arm frei für die Ellbogenblockade:
- Über die Ellbogenblockade und den aktiven Einsatz der Kopf- und Nackenmuskulatur verlagert sich der Körperschwerpunkt am Rumpf nach kaudal, der Kopf befindet sich außerhalb der Auflagefläche und der Stütz auf Ellbogen des Gesichtsarms wird möglich.
- Durch weitere Gewichtsübernahme auf den primären Gesichtsarm kann die Ellbogenblockade aufgehoben und der Arm in den symmetrischen Stütz einbezogen werden.

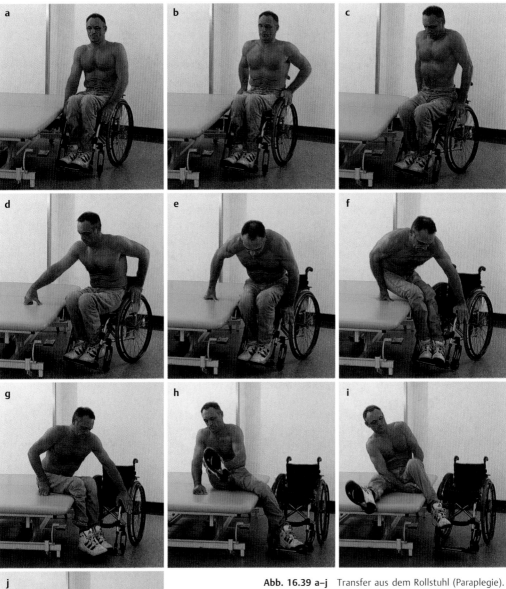

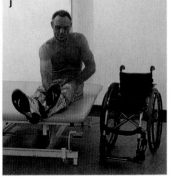

Abb. 16.39 a–j   Transfer aus dem Rollstuhl (Paraplegie).

Von der Bauchlage in den symmetrischen Unterarmstütz in Bauchlage, Paraplegiker: Dieser Bewegungsübergang wird von allen Patienten mit Paraplegie problemlos erlernt! Der Unterarmstütz wird als Ausgangsstellung frühzeitig zum Eigentraining genutzt.

Transfer vom Sitz im Rollstuhl in den Langsitz auf der Behandlungsbank:

> *Dieser Transfer ist Basis aller im Alltag vorkommender Transfers und somit Schwerpunkt im funktionellen Training bei Para- und Tetraplegie.*

Die Einhaltung folgender Prinzipien hat sich bewährt:

- Zur Vorbereitung des Transfers wird der Rollstuhl im spitzen Winkel zur Behandlungsbank gestellt.
- Der Transfer aus dem Rollstuhl erfolgt bei festgestellten Bremsen!
- Vor dem eigentlichen Transfer rutscht der Patient im Rollstuhl auf die Vorderkante der Sitzfläche, da die Antriebsräder des Rollstuhl ihn dann beim Übersetzvorgang nicht behindern.
- Beide Füße bleiben zunächst auf den Fußrasten des Rollstuhls und bilden mit den Beinen bei dem Übersetzvorgang ein passives Widerlager für den Rumpf.
- Erst nach dem Transport des Rumpfes auf die Behandlungsbank werden die Beine auf die Bank übergelegt.
- Immer, auch bei Tetraplegie oder dem assistiven Übersetzen durch 1 Hilfsperson, (s. **Abb. 16.41 a–g**) orientiert sich die Bewegungsfolge während des Transfers am Ablauf physiologischer Bewegungsmuster, d. h. durch Vorlage des Rumpfes in die Unterstützungsfläche wird das Gesäß entlastet und dadurch die Ortsveränderung ermöglicht und erleichtert.
- Jeder physiologische Bewegungsablauf beginnt mit der Bewegungseinleitung des Kopfes, wobei die Augenbewegungen der Bewegungsrichtung des Kopfes und des Körpers vorangehen.
- Das Körpergewicht wird auf die Beine und auf den aktivierten Stütz des Schultergürtels und damit auf die oberen Extremitäten verteilt.
- Aus dieser Position wird der Stütz über den Armen für den Transport des Rumpfes z. B. auf die Behandlungsbank vorbereitet.

- Der zur Behandlungsbank gerichtete Arm wird dazu zum Stütz auf die Bank verbracht, der andere Arm bleibt auf der Vorderkante des Rollstuhls.
- Unter Absicherung der Haltung im Langsitz werden die Beine einzeln und nacheinander auf die Bank gelegt.

Paraplegie:
Der Transport des Beckens erfolgt bei Paraplegie über den M. latissimus dorsi, der durch den Stütz der Arme das Becken lateral anhebt und die zur Bank gerichtete Körperseite verkürzt (Punctum fixum und Punctum mobile dieses Muskels sind dabei vertauscht) (**Abb. 16.39 e, f**).

Tetraplegie, selbständig:
Vorrutschen von der Rückenlehne zur Vorderkante der Sitzfläche des Rollstuhls:

- 1. Möglichkeit über Vorlage des Oberkörpers und Ellbogenblockade über den Antriebsrädern (**Abb. 16.40 a–c**).
- 2. Möglichkeit s. **Abb. 16.40 d–f**:
    – Transport des Gesäßes auf die Vorderkante der Sitzfläche des Rollstuhls durch Rücklage des Rumpfes über die Rückenlehne,
    – beide Unterarme werden, im Ellbogen angewinkelt, in Beckenhöhe hinter den Rücken geschoben,
    – die Aktivierung der Außenrotatoren in den Schultergelenken, verbunden mit der Dorsalextension der Handgelenke bei gleichzeitigem Einsatz der Schulter-Nacken-Muskulatur, um den Kopf zu überstrecken, bewirkt den Transport des Beckens in Richtung über die Sitzfläche.

Ausgangsposition vor Aufbau des Stützes im Schultergürtel: **Abb. 16.40 g**.

Tetraplegie mit Unterstützung einer Person:
Vorrutschen im Rollstuhl: **Abb. 16.41 a, b**,
Vorlage des Oberkörpers: **Abb. 16.41 c**,
Hilfestellung des Helfers durch Position seiner Hand unter den Oberschenkeln des Patienten: **Abb. 16.41 f, g**.

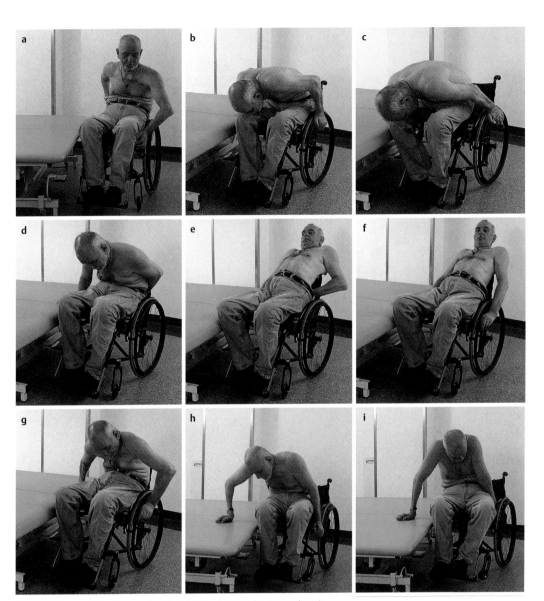

Abb. 16.40 a–c Transfer aus dem Rollstuhl, selbstständig (Tetraplegie).

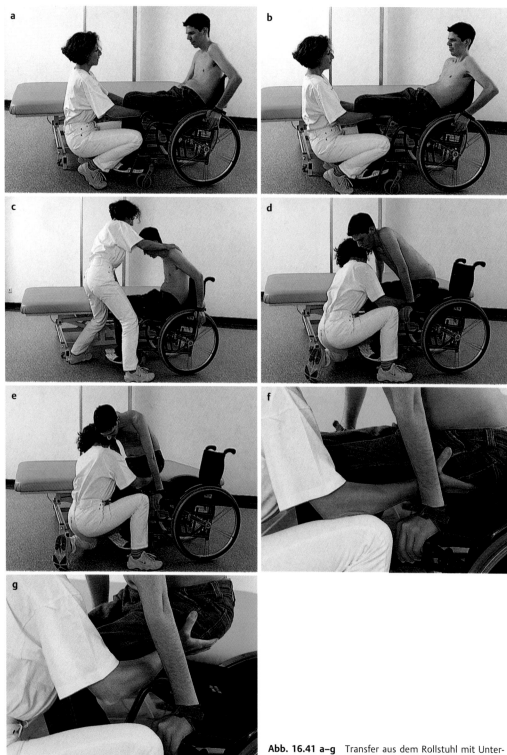

Abb. 16.41 a–g Transfer aus dem Rollstuhl mit Unterstützung einer Person (Tetraplegie).

Eigentraining

Die Entwicklung von Konzepten für das Eigentraining bei kompletter Querschnittlähmung reicht von der Einweisung des Patienten in das selbständige passive Bewegen seiner gelähmten Beine und in das apparativ unterstützte Steh- und Gehtraining bis zum aktiven Training mit und an Geräten. Neben den, aus dem Sport bekannten Geräten wie z. B. Hanteln, Theraband, Expander und Wandzugapparate wurden spezielle Geräte für Rollstuhlfahrer entwickelt, z. B. Rollstuhlergometer, Arm- und Beintrainer für passive und aktive oder kombinierte Bewegungen, mit und ohne integrierter Spastikkontrolle.

In das Eigentraining wird der Patient therapiebegleitend während der medizinischen Erstbehandlung eingewiesen, vorbereitend als Trainingsprogramm für den Zeitpunkt nach der Entlassung, um den einmal erreichten funktionellen Leistungsstand zu halten, ggf. zu verbessern. Beobachtungen zeigen allerdings, dass die Patienten diese Angebote selten nutzen. Bei kritischer bewegungsanalytischer Betrachtung werden die bekannten Trainingsformen aktuellen therapeutischen Gesichtspunkten nur bedingt gerecht.

Wird das Eigentraining aufgrund der Lähmungssituation nur unter Nutzung homologer Bewegungsmuster durchgeführt, erfolgt es unter einem hohen Aufwand kompensatorischer Bewegungsstrategien. Durch technische Verbesserungen der Rollstuhlmodelle wurde dieser – neben seiner Funktion als Fortbewegungsmittel – zunehmend zum wichtigsten Übungsgerät für Patienten mit Querschnittlähmung hinsichtlich Herz-Kreislauf-Training, körperlicher Geschicklichkeit und und Kraft-Ausdauer-Training der Schulter-Armmuskulatur. Die Anpassungsmöglichkeit des mechanischen Rollstuhls zur Erleichterung der Fahrens, verbunden mit den Verbesserungen zur individuellen Anpassung und Unterstützung der physiologischen Sitzhaltung, haben u. a. wesentlich dazu beigetragen.

Neue Gesichtspunkte für das Eigentraining ergeben sich durch die Übertragung lokomotorischer Prinzipien. Genutzt werden die jeweils vom Patienten im funktionellen Training erreichten Ausgangstellungen des erreichten Lokomotionsstadiums, wie z. B. Rückenlage, Bauchlage, Unterarmstütz in Bauchlage, Robben, Einzelellbogenstütz, schräger Sitz, Langsitz und Krabbeln (**Abb. 16.42 a–e**).

Über den raschen wechselseitigen Einsatz der Arme wird die autochtone Rückenmuskulatur aktiviert und unterhalten, die durch den symmetrischen Einsatz der Arme beim Rollstuhlfahren wenig oder gar nicht gefordert ist. Die Provokation der autochtonen Muskulatur hat eine aufrichtende Wirkung auf das Axisorgan. Ihr Training hat außerdem auch einen prophylaktischer Aspekt bezüglich der Haltungssteuerung.

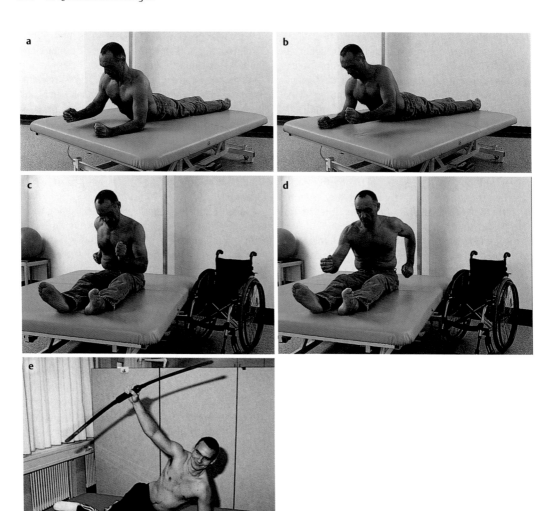

Abb. 16.42 a–e   Eigentraining Paraplegie. **a**, **b** Im Unterarmstütz, „wechselseitiges Trommeln". **c**, **d** Im Langsitz, **e** Im Schrägensitz mit dem *body blade*.

16.3.2 Physiotherapie bei inkompletter Querschnittlähmung

Die inkomplette Querschnittlähmung resultiert aus einer partiellen Unterbrechung der Rückenmarksbahnen. Abhängig von den jeweils geschädigten Bereichen des Rückenmarks resultieren klinisch sehr unterschiedliche Störungsbilder.

Häufigste Formen der inkompletten Querschnittlähmung

Siehe hierzu „Ärztliche Therapie und Diagnosik" am Anfang des Kapitels.

Die Häufigkeit der Lähmungsbilder hat in den letzten Jahren erfahrungsgemäß in allen Zentren für Querschnittlähmung zugenommen. Dafür werden folgende Gründe angenommen:

- verbesserte Sicherheitsvorschriften und Sicherheitsbedingungen z. B. am Arbeitsplatz und an Fahrzeugen (erhöhte passive Sicherheit);
- verbesserte Erstversorgung am Unfallort;
- verbesserte medikamentöse Behandlung nach Eintritt der Lähmung durch hoch dosierte Gaben von Methylprednisolon innerhalb der ersten 8 h, um sekundäre Schädigungen an der Läsionsstelle zu verringern;
- Entwicklung operativer Techniken zur Entlastung des Rückenmarks.

Die zunehmende Häufigkeit inkompletter Lähmungsbilder hat zur Folge, dass vorhandene Behandlungskonzepte zeitaktuell geordnet, auf ihre Wirksamkeit überprüft und weiterentwickelt werden. Parallel dazu gewinnen wissenschaftliche Fragestellungen z. B. auf dem Gebiet der Entwicklungsneurobiologie zunehmend auch klinische Bedeutung. Schwerpunkt multidisziplinärer Forschungsprojekte aus der Zellbiologie, der Molekularbiologie und der Biochemie sind

- das Wachstum, die Stabilisierung und die Regeneration von Nervenfaserverbindungen im adulten Nervensystem,
- die lokalen Prozesse an den Läsionsstellen, die sog. sekundäre Gewebsschädigung.

Ein bereits klinisch etabliertes Ergebnis dieser Forschungsprojekte ist die Empfehlung hoch dosierter Gaben von Methyprednisolon in den ersten 8 h nach Eintritt der Querschnittlähmung, um die Schäden an der Läsionsstelle zu minimieren (Schwab 1991).

Die Foschungsprojekte zum Wachstum im verletzten, adulten Nervensystem sind im tierexperimentellen Stadium (Schwab 1991).

Die frühzeitige Wahrnehmung auch minimal erhaltener Restfunktionen motorischer, sensibler und vegetativer Bahnen unterhalb der Läsion sind von prognostischer und therapeutischer Bedeutung.

Je früher Reinnervationen nach dem Eintritt der Lähmung auftauchen und je dynamischer sich Erholungstendenzen ausbreiten, desto günstiger ist die Prognose.

Die realistische Einschätzung wiederkehrender Funktionen in der Therapiesituation und der Umgang mit dem betroffenen Patienten verlangt ein hohes Maß physiotherapeutische Erfahrung und fachliche sowie soziale Kompetenz des Therapeuten. Hoffnungen und Erwartungen des Patienten werden nur dann unterstützt, wenn eine rasche neurologische Entwicklung stattfindet. Bei minimalen, langsamen neurologischen Erholungen müssen sich Patient und Therapeut auf begrenzte funktionelle Möglichkeiten einstellen.

Therapiekonzepte bei inkompletter Querschnittlähmung

Bezogen auf die unterschiedlichen neurologischen Lähmungsbilder bei partieller Rückenmarksstörung hat sich einerseits die Reflexlokomotion nach Vojta als Basistherapie etabliert, andererseits wird die Laufbandtherapie (LBT) zunehmend in das Behandlungskonzept einbezogen. Beide Therapieformen werden seit längerer Zeit kontrovers diskutiert. Aktuell ist geplant, den Stellenwert beider Therapieformen mit einer klinischen Studie zu belegen (s. S. 263).

Grundlage der *Vojta-Therapie* sind 2 bisher bekannte Fortbewegungskomplexe bzw. Koordinationskomplexe – das *Reflexkriechen aus der Bauchlage* und das *Reflexumdrehen aus der Seiten- und der Rückenlage*. Sie sind als Funktionsanlage vorhanden, d. h. sie sind angeboren und existieren abrufbereit in vorprogrammierter Weise im ZNS jedes Menschen, unabhängig vom Lebensalter (Vojta und Peters, 1997). Beide Fortbewegungskomplexe haben lokomotorischen Charakter und beziehen mit dem Beginn der Behandlung alle an der Fortbewegung beteiligten Organsysteme mit ein.

Unter der Therapie tauchen Elemente des kreuzkoordinierten Bewegungsmusters auf, welche den gesetzmäßig ablaufenden 4 Phasen des Schrittzyklus zuzuordnen sind (Peters 1997). Die oberen Extremitäten gehen zeitlich den unteren Extremitäten voraus, wie in der Dynamik des aufrechten, bipedalen, reziproken Gangs.

Ergebnisse aus der Einteilung der Lokomotionsstadien werden zurzeit in eine klinische Studie einbezogen (Aufschnaiter 1999).

Grundgedanke der *Laufbandtherapie* ist es, durch angepasste Körperentlastung das Wiedererlernen der Standbeinphase bei aufrechter Körperhaltung zu unterstützen.

Hintergrund für die Laufbandtherapie sind neurophysiologische Experimente zum Nachweis spinaler Lokomotionszentren (Neuronennetzwerke) durch Untersuchungen auf dem Laufband. Die Feststellung, dass die Körpergewichtentlastung wesentlich zur Erleichterung des Gangablaufs beiträgt, hat dazu geführt, das Laufband auch zu therapeutischen Zwecken zu nutzen. Neurophysiologische Konzepte des motorischen Lernens, z. B. das Repetitive Üben, rechtfertigen den therapeutischen Einsatz des Laufbands. Angepasst an die jeweiligen individuellen funktionellen Fähigkeiten des Patienten wird das Körpergewicht auf den Beinen durch einen speziellen Gurt über eine Aufhängevorrichtung (**Abb. 16.43 a**) vorrübergehend reduziert, um wiederholbare Schrittbewegungen der Beine bei aufrechter Körperhaltung zu ermöglichen, erleichtern und zu üben.

Messbare Parameter der LBT ergeben sich durch die Variablen der Gewichtsentlastung, ggf. durch die Führung der Beine durch den Therapeuten sowie durch die aktuelle Gehgeschwindigkeit und die Zeit, die der Patient für eine festgelegte Gehstrecke benötigt. Die Parameter werden in festgelegten Zeitabstände an das aktuelle Gehvermögen des Patienten systematisch angepasst und dokumentiert.

Spezifische Untersuchung bei inkompletter Querschnittlähmung

Grundlage für die Bewertung des jeweiligen Ausmaßes der Schädigung sind analog zur kompletten Lähmung
- der Muskelinnervationstest,
- der Sensibilitätsstatus,
- der Reflexstatus,
- der SCIM.

Die Ergebnisse des Muskeltestes und des Sensibilitätsstatus werden nach der ASIA-Skala (modifiziert nach Frankel 1969), im ASIA-Bogen (s. S. 268) dokumentiert. Zur Bewertung der Schädigungsgrades wird folgender Maßstab benutzt:

A = komplett, keine sensible oder motorische Innervation in den sakralen Segmenten S4/5 erhalten

B = inkomplett, unterhalb des neurologischen Niveaus ist die sensible Funktion erhalten und dehnt sich bis in die sakralen Segmente S4/5 aus, keine motorische Funktion

C = inkomplett, unterhalb des neurologischen Niveaus ist die motorische Funktion erhalten und

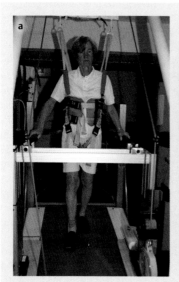
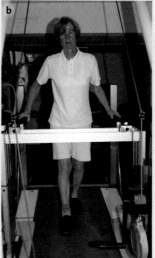
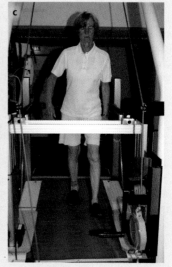

Abb. 16.43 a–c Laufband: **a, b** Patientin mit Tetraparese, Gehen mit/ohne Gewichtsentlastung. **c** Freies Gehen auf dem Laufband.

die Mehrzahl der Kennmuskeln unterhalb des neurologischen Niveaus haben einen Muskelkraftgrad von 3

D = inkomplett, unterhalb des neurologischen Niveaus ist die motorische Funktion erhalten und die Mehrzahl der Kennmuskeln unterhalb des neurologischen Niveaus haben einen Muskelkraftgrad von 5

E = normal, sensibel und motorische Funktionen sind normal.

Die weiteren Prinzipien der physiotherapeutischen Untersuchung bei inkompletter Querschnittlähmung entsprechen denen, die auf S. 343 beschrieben wurden. Die Untersuchung wird ergänzt, therapiebegleitend zur Vojta-Therapie, durch die Einordnung der vorhandenen Spontanmotorik des Patienten in das dazugehörige Lokomotionsstadium (Aufschnaiter 1999).

Bei Querschnittlähmung gelten für die Einteilung der Lokomotionsstadien von 0–9 folgende funktionelle Kriterien:

0 = kein Blickkontakt, keine Orientierung

1 = Kontaktaufnahme, Orientierung, Blickwendung, apedal

2 = Stützfunktion der Arme in Baulage, Greiffunktion der Hände

3 = Robben, Arme werden alternierend vorgenommen

4 = „Hopping" (entfällt bei Querschnittlähmung)

5 = Krabbeln mit Schrittbewegung der Arme und Beine

6 = Gehen an einer Hand, Gehen mit Hilfsmitteln z. B. Unterarmstützen

7 = freies soziales Gehen, auch an Steigungen

8 = Einbeinstand für 3 s auf dem Bein der Wahl

9 = wechselseitiger Einbeinstand

Diese Einteilung dokumentiert:

- das vorhandene Lokomotionsstadium bei Aufnahme des Patienten,
- den Zeitpunkt jedes neu erreichten Lokomotionsstadiums während der medizinischen Erstbehandlung bzw. der ambulanten Therapie,
- das erreichte höchste Lokomotionsstadium bei Entlassung des Patienten (**Abb. 16.44 a–e**).

Die Zeitangabe für stattgefundene neurologische Veränderungen oder Nichtveränderungen und das Ausmaß der funktionellen Verbesserung oder Nichtverbesserung aus der ASIA-Schadensskala und aus der Zuordnung zu den Lokomotionsstadien sind ein wichtiger Maßstab

- für die *klinische* Bewertung der Schädigung des jeweiligen Rückenmarks,
- zur Orientierung über Erholungstendenzen des Rückenmarks,
- für die kurzfristige und langfristige Therapieplanung,
- für die zu erwartende Selbstständigkeit des Patienten bzw. bleibende Abhängigkeit von Hilfsmitteln und Hilfspersonen.

Ziele und Maßnahmen der Physiotherapie bei inkompletter Querschnittlähmung

Trotz des breiten Spektrums neurologisch unterschiedlicher Befunde gelten bei der inkompletten Querschnittlähmung die gleichen Behandlungsprinzipien wie bei der kompletten Querschnittlähmung. Ziele sind:

- die Stabilisierung der Vitalfunktionen,
- die Prophylaxen gegen vorhersehbare Komplikationen,
- die Aktivierung des ZNS,
- die größtmögliche Selbstständigkeit des Patienten in den ADL,
- ggf. die Gehfähigkeit des Patienten.

Analog der unterschiedlichen klinischen Erscheinungsformen bei der inkompletten Querschnittlähmung sind sehr unterschiedliche Behandlungsergebnisse zu erwarten:

- Patienten können z. B. auf Dauer eine nahezu normale Gehfähigkeit (**Abb. 16.45 a–d**) entwickeln oder eine nur bedingte Gehfähigkeit für kurze Strecken mit Hilfsmitteln oder Hilfspersonen wiedererlangen (z. B. bei bleibenden koordinativen Störungen in den oberen Extremitäten bei zentralem Halsmarksyndrom).
- Oder es entwickelt sich auf Dauer eine seitendifferente Funktionsfähigkeit bzw. -unfähigkeit der schwerer betroffenen Seite (Brown-Sequard-Syndrom) mit funktionellen Mängeln der Körpersymmetrie.
- Eine vollständige oder weitgehende pflegeabhängige Lebenssituation kann sich durch Innervation der sensiblen Bahnen bei Ausfall der motorischen Bahnen und daraus resultierender Dysbalance der Sensomotorik ergeben, als Folge schwerer koordinativer Bewegungsstörungen bei hoher Tetraparese.

Die Behandlungsschwerpunkte richten sich nach:

- dem aktuellen Befund,
- der neurologischen Rückbildungstendenz und dem Ausmaß wiederkehrender Funktionen,
- dem Ausmaß sich entwickelnder Koordinationsstörungen,
- der Kooperationsfähigkeit des betroffenen Patienten und dem sozialen Umfeld des Patienten (**Abb. 16.46 a–b**).

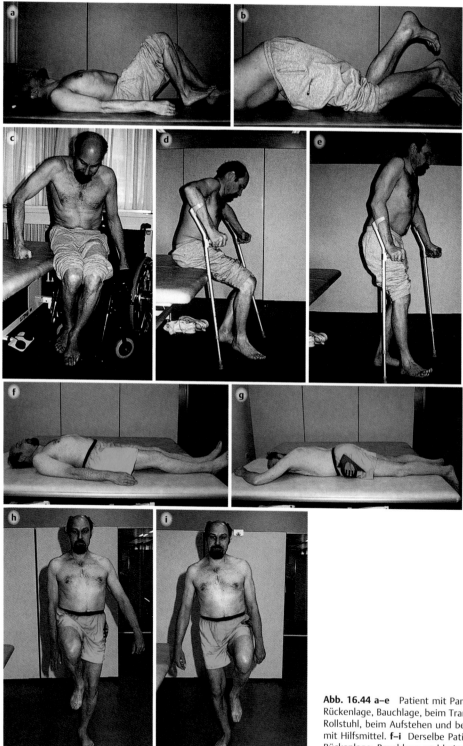

Abb. 16.44 a–e   Patient mit Paraparese in Rückenlage, Bauchlage, beim Transfer in den Rollstuhl, beim Aufstehen und beim Gehen mit Hilfsmittel. **f–i** Derselbe Patient in Rückenlage, Bauchlage und beim wechsel-seitigen Einbeinstand, 12 Monate später.

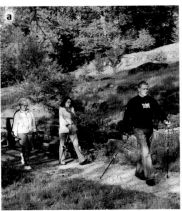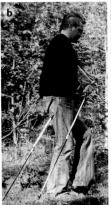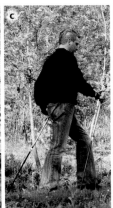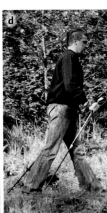

Abb. 16.45 Patient mit Paraparese beim *nordic walking* in der Gruppe.

Zusammenfassung

Funktionelles Training bei inkompletter Querschnittlähmung
- Das Funktionelle Training umfasst:
  - das Erarbeiten und therapeutische Nutzen verschiedener Körperlagen,
  - das Erarbeiten möglicher Ausgangsstellungen,
  - das Erarbeiten von Bewegungsübergängen,
  - die funktionsorientierte Nutzung von Körperstellungen.

Therapiekonzepte bei inkompletter Querschnittlähmung
- Entsprechend den unterschiedlichen Lähmungsbildern bei partieller Rückenmarksstörung haben sich einerseits die Reflexlokomotion nach Vojta als Basistherapie und andererseits die Laufbandtherapie etabliert bzw. die Kombination beider Therapieverfahren.

Untersuchung bei inkompletter Querschnittlähmung
- Grundlage zur Bewertung der neurologischen Schädigung ist analog zur komletten Lähmung:
  - der Muskelinnervationstest,
  - der Sensibilitätsstatus,
  - der Reflexstatus.

PT bei inkomletter Querschnittlähmung
- Bei der inkompletten Querschnittlähmung gelten die gleichen Prinzipien wie bei der kompletten Querschnittlähmung:
  - Stabilisierung der Vitalfunktionen,
  - Prophylaxe vorsehbarer Komplikationen,
  - größtmögliche Selbstständigkeit in den ADL,
  - ggf. die Gehfähigkeit.

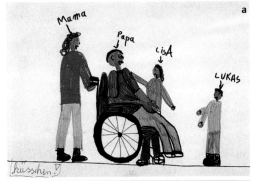
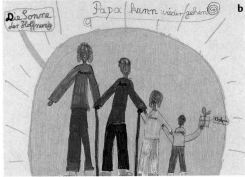

Abb. 16.46 a–b Lisa (6 Jahre) malt ihre Familie im Abstand von 6 Monaten nach Besuchen des Vaters (Tetraparese, zentrales Halsmarksyndrom) während der medizinischen Erstbehandlung.

Anhang

Abschlussbericht der Physiotherapie

Der Abschlussbericht jedes Patienten durch die Physiotherapie informiert
- die klinischen Fachbereiche der behandelnden Abteilung,

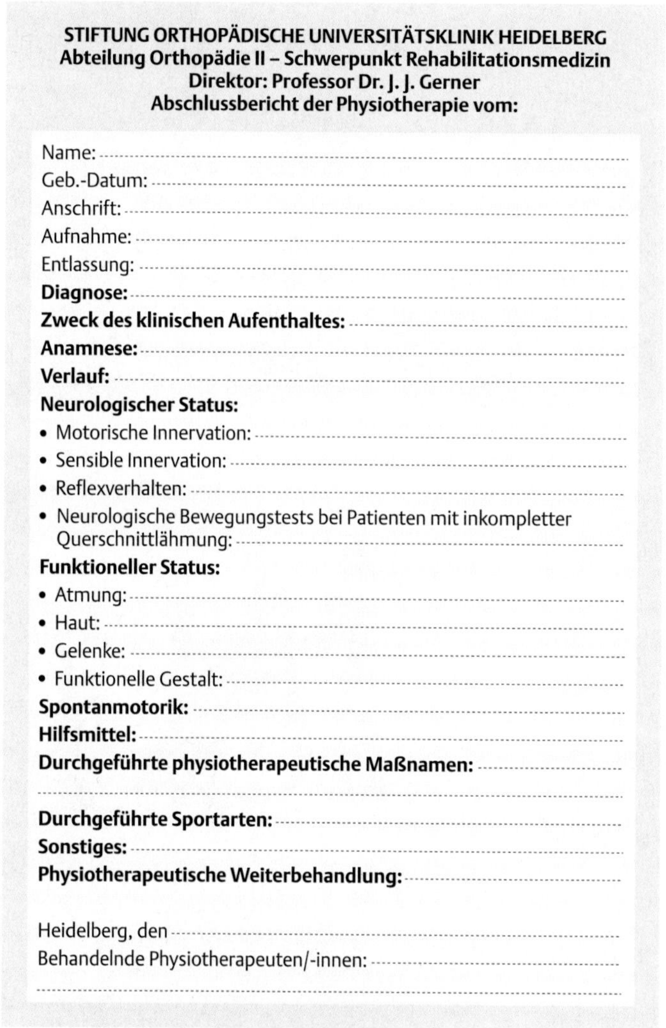

STIFTUNG ORTHOPÄDISCHE UNIVERSITÄTSKLINIK HEIDELBERG
Abteilung Orthopädie II – Schwerpunkt Rehabilitationsmedizin
Direktor: Professor Dr. J. J. Gerner
Abschlussbericht der Physiotherapie vom:

Name: ....

Geb.-Datum: ....

Anschrift: ....

Aufnahme: ....

Entlassung: ....

Diagnose: ....

Zweck des klinischen Aufenthaltes: ....

Anamnese: ....

Verlauf: ....

Neurologischer Status:

• Motorische Innervation: ....

• Sensible Innervation: ....

• Reflexverhalten: ....

• Neurologische Bewegungstests bei Patienten mit inkompletter
  Querschnittlähmung: ....

Funktioneller Status:

• Atmung: ....

• Haut: ....

• Gelenke: ....

• Funktionelle Gestalt: ....

Spontanmotorik: ....

Hilfsmittel: ....

Durchgeführte physiotherapeutische Maßnamen: ....

....

Durchgeführte Sportarten: ....

Sonstiges: ....

Physiotherapeutische Weiterbehandlung: ....

Heidelberg, den ....

Behandelnde Physiotherapeuten/-innen: ....

....

Abb. 16.47   Abschlussbericht.

• die weiterbehandelnden Dienste,
• den Patienten selbst.

Außerdem wird er für die Behandlungsplanung bei späterer Wiederaufnahme des Patienten genutzt. Der Abschlussbericht beschränkt sich auf stichwortartige Aussagen.

> *Der Arbeitskreis Physiotherapie der DMGP (Deutschsprachige Medizinische Gesellschaft für Paraplegie) hat im Herbst 2002 begonnen, einen einheitlichen Abschlussbericht für alle Rehabilitationszentren für Querschnittgelähmte zu erarbeiten.*

Zurzeit werden in den einzelnen Zentren unterschiedliche Berichte erstellt. Diese werden vom o. g. Arbeitskreis zunächst gesichtet, auf ihre Vergleichbarkeit, ihre Aussagefähigkeit und Brauchbarkeit überprüft und diskutiert. Ziel ist es, einen einheitlichen Abschlussbericht zu verfassen. Auf diese Weise wurden bereits Befundbögen vereinheitlicht, wie das Muskelinnervationsschema (s. S. 300), der Reflexstatus (s. S. 302) oder das Schema zur rehabilitativ orientierten Einteilung bei kompletter Querschnittlähmung (s. S. 314).

Abb. 16.47 zeigt den aktuellen Stand eines noch in der Diskussion stehenden Abschlussberichts, wie er im Rehabilitationszenrum der Orthopädischen Univertitätsklinik Heidelberg benutzt wird.

Literatur

v. Aufschneiter D. Untersuchung nach dem Vojta Konzept. In: Hüter-Becker, Schewe, H, Heipertz W (Hrsg) Lehrbuchreihe Physiotherapie: Pädiatrie, Neuropädiatrie, Bd. 2. Stuttgart, Thieme; 1999

Barbeau H, Ladouceur MS, Norman E et al. Walking after spinal injury: Evaluation, treatment and functionel recovery. Arch Phys Med Rehabil. 1999; 80: 225–235

Beckmann C, Klein-Neuhold M. Physiotherapie bei Querschnittlähmung. Stuttgart: Thieme; 2001

Brügger A. Die Erkrankung des Bewegungsapparates und seines Nervensystems. Stuttgart New York: Fischer; 1980

Citron I. Kinästhetisch handeln in der Pflege. Entdecken – Verstehen – Erleben. Stuttgart New York: Thieme; 1998

Czihak G, Langer H. Strukturelle und funktionelle Integration im Gesamtorganismus. In: Biologie, ein Lehrbuch, 6. Aufl. Berlin Heidelberg New York: Springer; 1996

Gerner HJ. Die Querschnittlähmung. Berlin: Blackwell Wissenschaft; 1992

Gerner HJ. Querschnittlähmungen, Aktuelles aus Therapie und Forschung. Berlin Heidelberg: Springer; 1996

Grosse W. Funktionsschema u. rehabilitative Zielsetzung bei kompletter Querschnittlähmung; 1993

Guttman L. New Hope for spinal cord suffers. New York Med Times. 1945; 73

Guttman L. The treatment and rehabilitation of patients with injuries of the spinal cord. In: Cope Z (ed) Brit. Medical History of Wold War II., Vol. Surgery. London: Her Majesty Stationary Office. 1953; pp. 425–427

Guttman L. Prinzipien und Methoden in der Behandlung und Rehabilitation von Rückenmarkverletzten. In: Kessel FR, Guttman L, Maurer G (Hrsg) Neuro-Traumatologie, Bd. II. München: Urban und Schwarzenberg. 1971; S. 76–163

Kaltenborn FM. Wirbelsäule, Manuelle Untersuchung und Mobilisation. Oslo: Norlis Bokhandel; 1992

Kaltenborn FM. Manuelle Mobilisation der Extremitätengelenke, 9. Aufl. Oslo: Norlis Bokhandel; 1992

Klein-Vogelbach S. Funktionelle Bewegungslehre. Berlin Heidelberg New York: Springer; 1976

Knott M, Voss DE. Komplexbewegungen nach Kabbat. Stuttgart: Fischer; 1970

Müller S. Motorische Rehabilitation beim komplett und inkomplett Querschnittgelähmten. München: Pflaum; 2002

Neumann HD. Skript zum Informationskurs der DGMP. Bühl/Baden: Konkordia; 1972

Paeslack V, Schlüter H. Physiotherapie in der Rehabilitation Querschnittgelähmter. Berlin Heidelberg: Springer; 1980

Pape A. Krankengymnastische Beeinflussung spinaler Spastizität. In: Grüninger W (Hrsg) Spinale Spastik. Wien Berlin: Überreuther; 1989

Pape A. Aktuelle Gesichtspunkte zur krankengymnastischen Behandlung bei Querschnittlähmung, Akutphase.

In: Meinecke FW (Hrsg) Querschnittlähmung. Berlin Heidelberg: Springer; 1990

Pape A. Erworbene Querschnittlähmung. In: Hüter-Becker A, Schewe H, Heipertz W (Hrsg) Lehrbuchreihe Physiotherapie: Traumatologie, Querschnittlähmung, Bd. 9. Stuttgart: Thieme; 1997

Pape A. Weiterentwicklung des physiotherapeutischen Behandlungskonzeptes bei Patienten mit Rückenmarkstörung durch das Lokomotionsprinzip von Vojta. In: Krankengymnastik (KG) 49, Nr. 3. München: Pflaum; 1997

Pape A. Heben und heben lassen/Bewegen und Bewegen lassen. 3. völlig neu bearbeitete Aufl. München: Pflaum; 2000

Pape A. Phasen der Remission bei Rückenmarkschädigung, orientiert am klinischen Befund – therapeutische Konsequenzen. In: Paeslack V (Hrsg) Rehabilitation als biographischer Prozess. Berlin Heidelberg: Springer; 1996

Schwab ME. Entwicklung, Stabilisierung und Regeneration von Faserverbindungen in Gehirn und Rückenmark: Die Rolle von Wachstumshemmstoffen. In: Zäch GA (Hrsg) Rehabilitation beginnt am Unfallort. Berlin Heidelberg: Springer; 1991

Sturm E. Rehabilitation von Querschnittgelähmten. Bern: Huber; 1979

Vojta V. Die zerebralen Bewegungsstörungen im Säuglingsalter, 6. Aufl. Stuttgart: Hippokrates; 2000

Vojta V, Peters A. Das Vojta Prinzip. 2. überarbeitete Auflage. Berlin Heidelberg: Springer; 1997

Wernig A, Müller S. Lokomotionstherapie auf dem Laufband bei Querschnittlähmung. Ergebnisse einer 5-jährigen Studie. Neurol Rehabil. 1995; 1:6–16

Literatur 16.2.1

Charakteristika der Querschnittlähmung

Biering-Sørensen F, Tøndevold E. Indomethacin and disodium etidronate for the prevention of recurrence of heterotopic ossification after surgical resection. Two case reports. Paraplegia. 1993; 31: 513–515.

Blight AR. Delayed demyelination and macrophage invasion: A candidate for secondary cell damage in spinal cord injury. Central Nervous System Trauma, Vol. 2, No 4, 1985, Mary Ann Liebert, Inc. Publishers.

Braakman R, Fontijne WPJ, Zeegers R, Steenbeek JR, Tanghe HLJ. Neurological deficit in injuries of the thoracic and lumbar spine – A consecutive series of 70 patients. Acta Neurochirurgica, Wien. 1991; 111:11–17

Bravo-Payno P, Esclarin A, Arzoz T, Arroyo O, Labarta C. Incidence and risk factors in the appearance of heterotopic ossification in spinal cord injury. Paraplegia. 1992; 30:740–745.

Dai L. Heterotopic ossification of the hip after spinal cord injury. Chinese Medical Journal (Engl.). 1998; 111: 1099–101.

Ditunno JF, Young W, Donovan HW, Creasey G. The International Standards Booklet for Neurological and Functional Classification of Spinal Cord Injury. Paraplegia. 1994; 32:70–80.

DMGP (Deutschsprachige Medizinische Gesellschaft für Paraplegie e.V.). Empfehlungen der DMGP unter http://www.dmgp.at/empfehlungen.htm (Stand 07/2003)

Freund M, Aschoff A, Spahn B, Sartor K. Posttraumatische Syringomyelie. Rofo Fortschr Geb Röntgenstr Neuen Bildgeb Verfahr. 1999; 171:417–23.

Gerner HJ, Engel P, Gass GC, Camp EM, Hannich T. Phyiological response of spinal man in the sauna; Abstracts Digest, 16 th Annual Scientific Meeting of the American Spinal Injury Association (ASIA). Orlando. 1990; 79.

Gerner HJ. Die Entwicklung der Paraplegiologie in der Bundesrepublik Deutschland. In: Michel D (Hrsg.) Die Entwicklung der Paraplegiologie in Europa. Paraplegie: Schweizer Paraplegiker Stiftung, Basel, 1996, S. 14–27

Grosse W. Funktionsschema und rehabilitative Zielsetzung bei kompletter Querschnittlähmung. (1993).

Koch K. Aktuelle ZNS-Forschung: Gliazell-Funktion wurde lange Zeit unterschätzt. Dtsch Ärztebl. 1995; 92.

Mathias CJ, Christensen NJ, Frankel HL, Spalding JM. Cardiovascular control in recently injured tetraplegics in spinal shock. Q J Med 48:273–287.

Meinecke FW. Gegenwärtige Situation der Akut- und Frühbehandlung Querschnittgelähmter in der Bundesrepublik Deutschland. Springer: Hefte zur Unfallheilkunde. 1987; 189:626–636.

Michelbrink A. Die Paraosteoarthropathie bei Querschnittgelähmten unter Berücksichtigung nuklearmedizinischer Untersuchungen – retrospective klinische Studie – Dissertation 1990, Universität Marburg.

Moberg E. Hand surgery and the development of hand prosthesis. Scandinavian J Plastic Reconstructive Surgery. 1975; 9:227–230.

Pape A, Paeslack V. Erworbene Querschnittlähmungen. In Hüter-Becker A, Schewe H, Heipertz (Hrsg.) Traumatologie, Querschnittlähmung; Band 9 der Lehrbuchreihe Physiotherapie, Thieme: 1997.

Schurch B (a). Akute traumatische Rückenmarkläsionen. In: Dietz V (Hrsg.) Klinik der Rückenmarkschädigung: Diagnose – Therapie – Rehabilitation. Kohlhammer: 2001; S. 23–36.

Schurch B (b). Autonome Dysreflexie. In: Dietz V (Hrsg.) Klinik der Rückenmarkschädigung: Diagnose – Therapie – Rehabilitation. Kohlhammer: 2001; S. 238–247.

Schwab M. Regeneration of lesioned CNS axons by neutralisation of neurite growth inhibitors: A short review. Paraplegia. 1991; 29:294–298.

Silbernagel S, Despopoulos, A. Thieme: Taschenatlas der Physiologie, 1983.

Störmer S, Metzmacher C, Wagels K. Beschreibung und Dokumentation von Schmerzzuständen bei Querschnittgelähmten. Abschlussbericht der Multicentre-Studie gleichen Titels, gefördert vom BMBF mit Förderkennzeichen 01 EM 9414. Orthopädische Universitätsklinik Heidelberg, 1997

Störmer S. Syringomyelien und andere Befunde der Kernspintomographie bei langjährig Querschnittgelähmten. Dissertation Universität Heidelberg, 2000.

Tator CH. Update on the pathophysiology and pathology of acute spinal cord injury. Brain Pathology, 1995; 5:407–413.

Tominaga S. Periodical, neurological-functional assessment for cervical cord injury. Paraplegia. 1989; 27:227–236.

Wang D, Bodley R, Sett P, Gardner B, Frankel H. A clinical magnetic resonance study of the traumatised spinal cord more than 20 years following injury. Paraplegia. 1996; 34:65–81.

Young W, Bracken MB. The second National Acute Spinal Cord Injury Study. J Neurotrauma. 1992; 9 (Suppl. 1): 397–405.

Zierski J, Müller H, Dralle O, Wurdinger T. Implanted pump systems for treatment of spasticity. Acta Neurochirurgica, Suppl., Wien. 1988; 43:94–99.

Schnell L, Schneider R, Kolbeck R, Barde YA, Schwab ME. Neurotrophin-3 enhances sprouting of corticospinal tract during development and after adult spinal cord lesion. Nature. 1994; 367:112–113.

Raineteau O, Fouad K, Bareyre FM, Schwab ME. Reorganization of descending motor tracts in the rat spinal cord. Eur J Neurosci. 2002; 16:1761–1771.

Bareyre FM, Haudenschild B, Schwab ME. Long-lasting sprouting and gene expression changes induced by the monoclonal antibody IN-1 in die adult spinal cord. J Neurosci. 2002; 22:7097–7110.

Störungen des Urogenitalsystems

Stöhrer M, Madersbacher H, Palmtag H. Neurogene Blasenfunktionsstörung – Neurogene Sexualstörung. Berlin: Springer; 1996.

Gerner HJ. Querschnittlähmung. Darmstadt: Steinkopf Verlag; 2003.

Fowler CJ et al. Intravesical capsaicin for treatment of detrusor hyperreflexia. J Neurol Neurosurg Psychiatry. 1994. 57: 169–73.

Pitz, Laschke S, Gerner HJ. Interdisciplinary setting for SCI patients. IMSOP, Vancouver, 2002.

Primus. Restoration of micturition in patients with acontractile and hypocontractile detrusor by tarnsurethral bladder stimulation. Neurourol Urodyn. 1996.

Rossier. Bladder and urethral recordingsin acute and chronicspinal cord injured patients. Urol Int. 1976.

Schurch B, Stöhrer M, Kramer G, Schmid DM, Gaul G, Hauri D. Botulinum – A Toxin for treating detrusor hyperreflexia in spinal cord injured patients: A new alternative to anticholinergic drugs? Preliminary results. J Urol. 2000; 164: 692–697.

Stöhrer M. Neurogene Blasenfunktionsstörung. Neurogene Sexualstörung. Berlin: Springer; 1996.

Sundin T, Dahistrom A, Norlen L, Svedmyr N. The sympathetic innervation and adrenoreceptor function of the human lower urinary tract in the normal state and after parasympathetic denervation. INvest Urol. 1977;14: 322–8.

vom Basis- zum Leistungssport –
nichts ist unmöglich

Sporttherapie =
Rollstuhlversorgung,
Rollstuhltraining,
Rollstuhlsport

Der adäquate Rollstuhl erweitert die Mobilität!

Rollstuhltraining als Basis für die Fortbewegung:
Barrieren werden zu überwindbaren Hindernissen

Automatisieren des Umgangs mit dem Rollstuhl durch

Spannung, Spiel und Spaß

Richtiges Sitzen verhindert
Überlastungsbeschwerden

17 Sporttherapie bei Querschnittlähmung

Karin Brüggemann, Christl Wittmann

17.1 Charakteristika der Sporttherapie

In der Sporttherapie werden durch bewährte Sporttechniken *Funktionen* erlernt und geübt, welche die *Selbstständigkeit* und *Unabhängigkeit* im täglichen Leben verbessern. Mit der Durchführung von kleinen Spielen und Sportarten werden persönliche *Erfahrungen* erworben und die *Sicherheit* für den späteren Alltag erzielt. Die Freude an der Bewegung mit dem Rollstuhl führt dazu, dass der Sport für den Betreffenden an *Bedeutung* gewinnt.

Durch die *Kenntnisse* über Sporttechniken und über grundlegende internationale Regelwerke hat der Patient nach Beendigung der klinischen Rehabilitation gute Voraussetzungen erworben, um nahtlos einem Rollstuhlsportverein beizutreten und somit seine erlernten Fertigkeiten zu verbessern.

Unabhängig von den funktionellen Voraussetzungen der einzelnen Patienten ist es besonders im klinischen Bereich wichtig, dass die Sporttherapie in *Gruppen* stattfindet. Jeder Patient lernt seine eigene *Leistungsfähigkeit* einzuschätzen und wird mit *sozialen Interaktionen* konfrontiert. Gleichzeitig wird *Freude* erlebt und Ärger und Unzufriedenheit können abgebaut werden.

Für die Teilnahme an der Sporttherapie sollten die Patienten mit einem möglichst optimal *adaptierten Rollstuhl* versorgt sein.

Für die Durchführung der Sporttherapie ist eine *Sporthalle* mit Kleinspielfeld notwendig, ausgestattet mit den gängigen Klein- und Großgeräten für die später beschriebenen Sportarten sowie einer Übungsrampe mit Podest (Rampe ca. 150 cm lang, 100 cm breit, 30 cm hoch; Podest ca. 100 cm x 100 cm, 30 cm hoch aus Holz o.ä.).

Ein *Freigelände* in unmittelbarer Nähe zur Sporthalle ist hilfreich zur Erprobung der erlernten Rollstuhl-Techniken in annähernd realen Situationen. Hier sollten unterschiedliche Bodenbeläge, Gefälle und Steigungen, Schwellen und verschieden hohe Bordsteine, sowie mehrere Stufen und Treppen zu finden sein.

Des Weiteren sollte ein *Schwimmbad* vorhanden sein, welches mit rollstuhlgerechten Umkleiden und Duschen, Überlaufbecken und Hubboden, sowie einem elektrohydraulischen Lift ausgestattet ist.

17.2 Grundlegende Kenntnisse zur Sporttherapie bei Querschnittlähmung

17.2.1 Grundlegende Kenntnisse zur Rollstuhlversorgung

Voraussetzung für eine optimale Handhabung des Rollstuhls ist eine adäquate Rollstuhlversorgung. Grundsätzlich stehen 3 Rollstuhlgrundtypen zur Auswahl:

- mechanischer Rollstuhl (faltbarer oder starrer Rahmen) (**Abb. 17.1**),
- Elektrorollstuhl (**Abb. 17.2**),
- mechanischer Rollstuhl mit elektrischem Zusatzantrieb (E-Antrieb oder Schwungkraftverstärker) (**Abb. 17.3**).

> *Geeignet sind alle Rollstuhlmodelle mit Baukastensystem. Dies ermöglicht die individuelle Anpassung des Rollstuhls an den Patienten.*

Folgende patientenbezogene Kriterien sind bei der Rollstuhlversorgung zu beachten.

- körperliche Voraussetzungen wie z. B. Körperform, Lähmungshöhe, Kraft, Gewicht, Alter, Mobilität,
- psychische Voraussetzungen wie z. B. Motivation, Angst, Übermut, Aggression, Fehleinschätzung,
- häusliche Situation und Wohnlage,
- Lebensgewohnheiten des Patienten,
- Grunderfahrung im Umgang mit einem Rollstuhl und mit unterschiedlichen Rollstuhlmodellen.

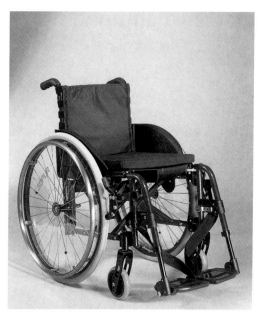

Abb. 17.1 Mechanischer Rollstuhl: Faltrahmenmodell (Sunrise Medical, Malsch/Heidelberg)

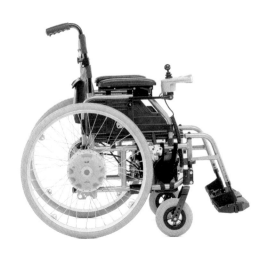

Abb. 17.3 Mechanischer Rollstuhl mit elektrischem Zusatzantrieb (Alber, Albstadt).

17.2.2 Grundlegende Kenntnisse zu den Fertigkeiten in und mit dem Rollstuhl

Für jeden querschnittgelähmten Patienten bedeutet der geschickte Umgang mit dem Rollstuhl eine Erweiterung seiner Selbstständigkeit und Unabhängigkeit im täglichen Leben. Die größtmöglichen Fertigkeiten im Umgang mit dem Rollstuhl legen den Grundstein für die körperliche und persönliche Freiheit des Rollstuhlnutzers, mit den Anforderungen seiner Umwelt optimal umzugehen.

Das Rollstuhl-Training gehört in das Therapieprogramm eines jeden Patienten und beginnt im Rahmen der klinischen Rehabilitation, sobald der Patient ganztägig im Rollstuhl sitzt. Durch gezieltes Üben und Trainieren in der Gruppe wird der Patient in möglichst kurzer Zeit die Handhabung des Rollstuhls erlernen, um sich selbstständig und sicher, zunächst in seiner klinischen Umgebung, zu bewegen. Je nach Angebot können die Patienten ihre Fähigkeiten und erworbenen Fertigkeiten im Umgang mit dem Rollstuhl im Rahmen sportlicher Aktivitäten wie Basketball, Quad-Rugby, Tennis, Badminton usw. anwenden und vervollkommnen.

Die Fertigkeiten und konditionellen Fähigkeiten werden zunächst in der Halle erarbeitet. Um das Können in realen Situationen zu erproben und anzuwenden, wird das Training dann in das freie Gelände verlegt.

Folgende Fertigkeiten in und mit dem Rollstuhl sind im Rollstuhltraining zu erlernen:

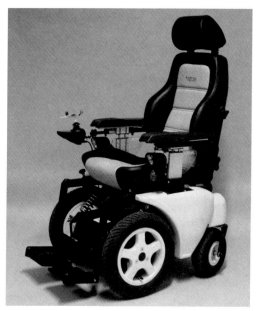

Abb. 17.2 Elektrorollstuhl mit Handsteuerung (Sunrise Medical, Malsch/Heidelberg).

- Bewegen im Rollstuhl:
  - Sitzposition verändern nach vorne/nach hinten/seitlich-diagonal
  - Oberkörpervorlage
- Handhabung der beweglichen Rollstuhlteile
- Fahren mit dem Rollstuhl:
  - Greiftechnik
  - Vorwärtsfahren
  - Bremsen aus der Fahrt
  - Rückwärtsfahren
  - dynamischer Wechsel der Fahrtrichtung
  - Drehen auf der Stelle
  - Drehen aus der Fahrt
  - Slalom
  - Lenken des Rollstuhls mit dem Körper
  - einhändiges Fahren
- Kippen:
  - Balancieren auf den Antriebsrädern
  - Hilfestellung zum Erlernen des Kippens
- Bewältigen von Steigung/Gefälle, Schwellen/Stufen:
  - Bergauffahren
  - Bergabfahren
  - Stufe/Bordstein hinauf
  - Stufe/Bordstein vorwärts hinab
  - Schwelle vorwärts hinab
  - Stufe rückwärts hinab
- Bewältigen von Treppen:
  - selbstständiges Treppenfahren
  - Überwinden von Treppen mit Hilfsperson
- Fahren im Gelände:
  - unbefestigter, unebener Untergrund
  - Überqueren von Straßen mit Bordsteinen
  - bergauf/-ab auf unbefestigtem Untergrund
  - Benutzen von öffentlichen Verkehrsmitteln
  - Benutzen von Rolltreppen
- Umkippen; Herausfallen aus dem Rollstuhl; Transfer Boden – Rollstuhl:
  - rückwärts Umkippen und wieder Aufrichten mit dem Rollstuhl
  - vorwärts Herausfallen
  - Transfer Boden – Rollstuhl

Die maximal erlernbaren Fertigkeiten sind abhängig vom Grad der Behinderung.
Zum Beispiel ist das Kippen auf die Antriebsräder und damit auch das Bewältigen von Hindernissen ohne Fingerfunktion nicht in vollendeter Form oder evtl. gar nicht erlernbar.

Zusammenfassung

- Das Rollstuhl-Training erweitert die Handlungsfähigkeit von Patienten mit einer Querschnittlähmung.
- Es ist die Vorbereitung auf eine möglichst freie und sichere Fortbewegung im Alltag. Gleichzeitig ist die Rollstuhlbeherrschung Grundlage für alle Freizeitmöglichkeiten und Sportangebote.

17.2.3 Sportarten im Rollstuhl

- Folgende **Basissportarten** haben sich in der Sporttherapie der Rehabilitationszentren für Rückenmarkverletzte in den letzten 40 Jahren etabliert. Die Grundtechniken entnimmt man der Fachliteratur der jeweiligen Sportart und deren Abwandlung für den Rollstuhlsport.
  - Tischtennis,
  - Bogenschießen,
  - Schwimmen,
  - Basketball,
  - Quad-Rugby.
- **Generell mögliche Sportarten** im Rollstuhl sind (**Abb. 17.4**):
  - Badminton,
  - Basketball,
  - Boccia,
  - Bodybuilding, Fitness-Training,
  - Bogenschießen
  - Dart
  - Elektrorollstuhl-Hockey (E-Hockey),
  - Fechten,
  - Fliegen: Hanggleider, Ultralight, Motor- und Segelflieger,
  - Gewichtheben,
  - Golf,
  - Hand-Bike,
  - Kegeln, Bowling,
  - Klettern,
  - Leichtathletik: Wurfdisziplinen, Rollstuhl-schnellfahren,
  - Motorsport: Go-Kart, Trike,
  - Pferdesport: Reiten, Kutsche fahren,
  - Pool-Billard,
  - Quad-Rugby,
  - Racket Ball – Squash,
  - Roll-Hockey,
  - Rhythmische Gymnastik,
  - Selbstverteidigung: Karate, Tai Itsu,
  - Sportangeln,

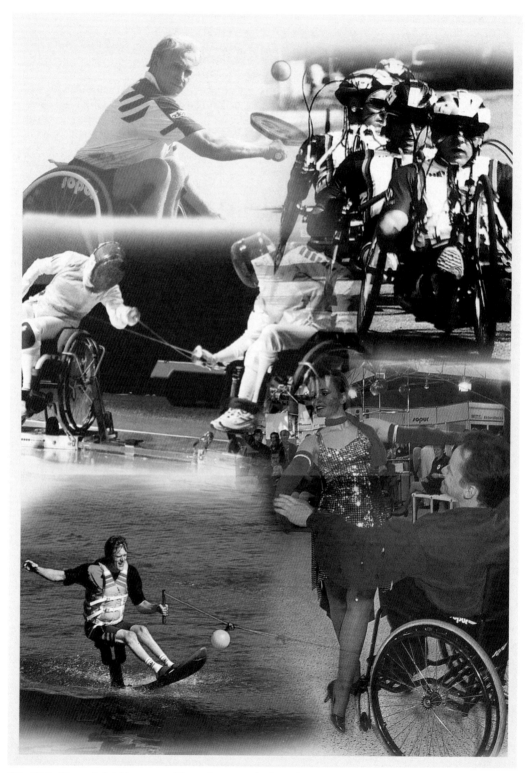

Abb. 17.4   Diverse Rollstuhlsportarten (Fotos: Sunrise Medical, Bruckert).

- Sportschießen: Pistole, Luftgewehr,
- Tanz: Ausdruckstanz, Freestyle, Gesellschaftstanz,
- Tennis,
- Tischtennis,
- Wassersport: Schwimmen, Tauchen, Segeln, Kajak, Kanu, Wasserski,
- Wintersport: Curling, Eisschnelllauf (*ice-picking*), Eishockey (*sledge-hockey*), Ski alpin, Ski nordisch.

Aufgrund der über die Klinik geknüpften Kontakte und erhaltenen Vereinsadressen kann der Patient im Anschluss an die Erstrehabilitation übergangslos in einem Sportverein seinen persönlichen Neigungen entsprechend aktiv werden. Zusätzlich können die vom Deutschen Rollstuhlsportverband angebotenen Anfängerkurse in den verschiedensten Sportarten besucht werden.

Für Kinder, Jugendliche und Erwachsene besteht ein breites Angebot an Mobilitäts-Trainingskursen. Interessierte Therapeuten können sowohl an den Anfänger- und Mobilitäts-Trainingskursen als auch an den speziellen Übungsleiterkursen teilnehmen.

Kontaktadresse:
Deutscher Rollstuhl- Sportverband e. V.,
Friedrich-Alfred-Straße 10, 47055 Duisburg,
Tel.: 0203/7174-180,
Internet: www.rollstuhlsport.de; www.drs.org).

Soweit vorhanden können Regelwerke und Trainerhandbücher der einzelnen Rollstuhlsportarten über diese Adresse bezogen werden. Ebenso können die Regelwerke der Nichtbehinderten bei den jeweiligen Sportverbänden bezogen werden:

Deutscher Tischtennisbund,
Otto Fleck Schneise 12, 60528 Frankfurt/Main
Deutscher Schützenbund,
Lahnstraße 120, 65195 Wiesbaden
Deutscher Schwimmverband,
Korbacher Str. 49, 34132 Kassel
Deutscher Basketballbund,
Postfach 708, 58007 Hagen

17.3 Spezielle Kenntnisse zur Sporttherapie bei Querschnittlähmung

17.3.1 Spezielle Kenntnisse zur Rollstuhlversorgung

Die speziellen Kenntnisse sind notwendig, um für den Patienten möglichst optimale Voraussetzungen zum Erlernen der Fertigkeiten im Umgang mit dem Rollstuhl zu schaffen. Ebenso ermöglicht dieses Wissen dem Therapeuten zu erkennen, weshalb ein Patient eine Fertigkeit nicht ökonomisch durchführen und erlernen kann. Möglicherweise wird der Patient dadurch in seiner Selbstständigkeit eingeschränkt.

Der Rollstuhl hat die Aufgabe, den gelähmten Körper abzustützen und die physiologische Sitzhaltung zu gewähren. Gleichzeitig hilft der optimal angepasse Rollstuhl, Folgeschäden wie z. B. Dekubitus, skoliotische Fehlhaltungen, Kontrakturen und Schulter-/Nackenschmerzen zu vermeiden.

Einsatzkriterien der Rollstuhlgrundtypen

Der Faltrollstuhl hat gegenüber dem **Starrrahmenrollstuhl** den Vorteil, dass für den häuslichen Bereich Treppensteighilfen montierbar sind. Umge-

kehrt hat der Starrrahmenrollstuhl die besseren Fahreigenschaften in Bezug auf Wendigkeit und ökonomische Kraftübertragung, d. h. der Patient benötigt deutlich weniger Kraft zum Antreiben des Rollstuhls (**Abb. 17.5, 17.6**).

Generell hat der für den Transport gefaltete Faltrollstuhl ein anderes Maß als der für den Transport zerlegte Starrrahmenrollstuhl. Die funktionellen Fähigkeiten eines Patienten bezogen auf das selbstständige Verladen des Rollstuhls in ein Auto können auch hier die Wahl des Rollstuhlmodells beeinflussen (**Abb. 17.7, 17.8**).

Der Elektrorollstuhl hat seinen Einsatz bei Patienten, welche keine bis minimale Armfunktionen besitzen. Deshalb gibt es entsprechend unterschiedliche Steuerungsmechanismen, wie Blas-Saug-, Sprach-, Zungen-, Kopf-, Kinn-, und Handsteuerung (s. **Abb. 17.2**). Einen Elektrorollstuhl benötigen Patienten, welche einen mechanischen Rollstuhl gar nicht oder lediglich innerhalb des Hauses antreiben können.

Der mechanische Rollstuhl mit Zusatzantrieb hat seinen Einsatz bei Patienten, welche sich überwiegend aktiv bewegen können, jedoch die Option auf eine Unterstützung zur Erweiterung ihres Aktions-

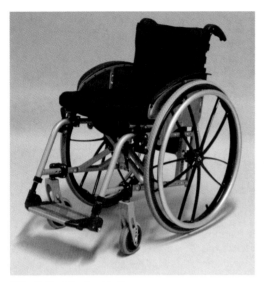

Abb. 17.5 Faltrollstuhl offen (Sunrise Medical, Malsch/Heidelberg).

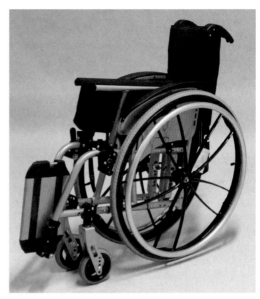

Abb. 17.7 Faltrollstuhl für den Transport gefaltet (Sunrise Medical, Malsch/Heidelberg).

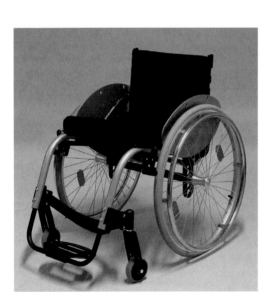

Abb. 17.6 Starrrahmenrollstuhl offen (Sunrise Medical, Malsch/Heidelberg).

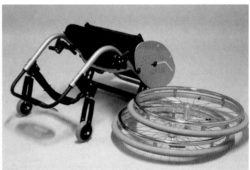

Abb. 17.8 Starrrahmenrollstuhl für den Transport zerlegt (Sunrise Medical, Malsch/Heidelberg).

radius, z. B. für längere Strecken, im unebenen Gelände oder bei leichten Steigungen, benötigen. Der Zusatzantrieb kann entweder ein Schwungkraftverstärker sein, welcher wie der mechanische Rollstuhl mit beiden Händen an den Antriebsrädern betrieben wird oder ein elektrischer Motor, welcher mithilfe eines Joysticks gesteuert wird. Der Schwungkraftverstärker hat gegenüber dem Elektrozusatzantrieb den Vorteil, dass der Patient je-

derzeit den Antriebsmotor selbstständig zuschalten kann und weiterhin mit beiden Armen aktiv fährt. Umgekehrt hat der Elektrozusatzantrieb den Vorteil, dass der Aktionsradius deutlich erweitert ist (**Abb. 17.9**). Alle mechanischen Rollstuhlmodelle mit elektrischem Zusatzantrieb haben gegenüber einem Elektrorollstuhl den Vorteil, dass sie für den Transport zerlegbar sind (**Abb. 17.10**).

Der Hilfsmittelmarkt ist durch ständige technische Neuerungen stets im Wandel. Für detaillierte Fragen sollte man sich deshalb an Rollstuhlhersteller wenden.

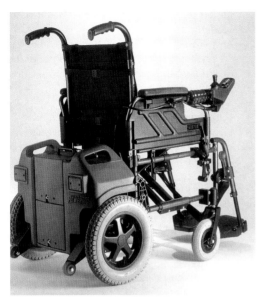

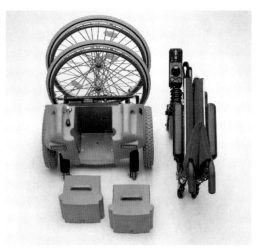

Abb. 17.10 Mechanischer Rollstuhl mit elektrischem Zusatzantrieb, für den Transport zerlegt (Sunrise Medical, Malsch/Heidelberg).

Abb. 17.9 Mechanischer Rollstuhl mit elektrischem Zusatzantrieb (Sunrise Medical, Malsch/Heidelberg).

Aus dem großen Angebot von verschiedenen Rollstuhlherstellern und unterschiedlichsten Rollstuhlmodellen ist es notwendig, nach individuellen Gesichtspunkten mit jedem Patienten einen für ihn geeigneten Rollstuhl auszuwählen.

Bestandteile eines Rollstuhls

- Wichtigste Grundmaße eines mechanischen Rollstuhls sind Folgende (**Abb. 17.11**):
  - **Sitzbreite:** Zwischen dem Trochanter (Trochanter major) und dem Seitenteil darf maximal eine Fingerbreite auf beiden Seiten dazwischen passen: *so schmal wie möglich und so breit wie nötig.*
  - **Sitztiefe:** Die Auflage der Oberschenkel verteilt den Sitzdruck und bietet zusätzlich Stabilität für den Rumpf. Die maximale Sitztiefe ergibt sich bei aufrechter Sitzposition aus dem Abstand zwischen Kniekehle und Sitzbespannung, welcher nicht kleiner als 4 Finger breit sein darf: *so kurz wie möglich und so lang wie nötig.*
  - **Rückenlehnenhöhe:** Die individuelle Lähmungshöhe des Rumpfs bestimmt die Rückenlehnenhöhe, um die größtmögliche Bewegungsfreiheit zu gewähren. Die maximale Rückenlehnenhöhe muss 3 cm unter den Schulterblattspitzen (Angulus inferior scapulae) enden. Die minimale Rückenlehnenhöhe muss die gesamte Lendenwirbelsäule unterstützen: *so tief wie möglich und so hoch wie nötig.* Die Rückenlehnenhöhe wird immer gemeinsam mit dem verwendeten Sitzkissen und der optimalen Sitzposition festgelegt.

  - **Sitzbreite:** So schmal wie möglich und so breit wie nötig.
  - **Sitztiefe:** So kurz wie möglich und so lang wie nötig.

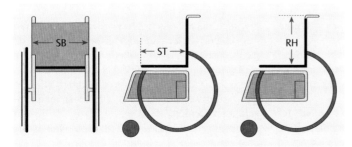

Abb. 17.11 Grundmaße eines mechanischen Rollstuhls: Sitzbreite (SB), Sitztiefe (ST), Rückenlehnenhöhe (RL) (Sunrise Medical, Malsch/Heidelberg).

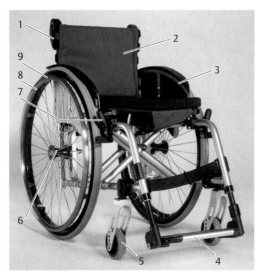

Abb. 17.12 Mechanischer Rollstuhl mit seinen einzelnen Bestandteilen (Sunrise Medical, Malsch/Heidelberg)

- **Rückenlehnenhöhe:** So kurz wie möglich und so lang wie nötig.

- Optionen eines Rollstuhls, die bei der Verordnung zu wählen sind, sind im Folgenden aufgelistet (s. auch **Abb. 17.12**):
  - **Rahmenlänge:** Je kürzer der Rahmen gewählt wird, desto kleiner ist der Wendekreis des Rollstuhls: *so kurz wie möglich und so lang wie nötig.*
  - **Bespannungsmaterial (2)** von Sitzfläche und Rückenlehne: wasserabweisend, nicht dehnbar.
  - **Rückenlehne:** Zur Optimierung der aufrechten Sitzposition ist eine durch Klettverschlüsse anpassbare Rückenlehnenbespannung notwendig.
  - **Schiebegriffe (1):** Sie dienen der seitlichen Stabilität des Benutzers; sie sind für die Unterstützung durch eine Hilfsperson notwendig; sie verhindern beim rückwärts Umkippen den Aufprall des Oberkörpers auf dem Boden.
  - **Fußraste (4):** Zur Auflage der Fußsohlen; ein durchgehendes Fußbrett gibt dem Rollstuhl mehr Stabilität und verbessert dadurch die Fahreigenschaften im Gegensatz zu geteilten Fußrasten.
  - **Achsaufnahme (6):** Um eine individuelle Sitzpositionseinstellung zu ermöglichen, ist eine variable Achsaufnahme z. B. in Form einer Lochplatte notwendig.
  - **Seitenteil mit Kleiderschutz (3):** Es dient der Beckenführung und damit der Stabilisierung des Rumpfs; Seitenteile mit Armlehnen sind

für das selbstständige Antreiben des Rollstuhls hinderlich.
  - **Antriebsräder (9):** 24 Zoll Normdurchmesser; Steckachsen; Luftbereifung mit Grobprofil für die Straße **(8)**; Edelstahlgreifringe mit weitem Anbau, bzw. für Patienten mit Tetraplegie Supergrip-Greifringe (gummiert).
  - **Lenkräder (5):** Möglichst aus Vollgummi; je kleiner der Durchmesser des Lenkrads ist, desto wendiger ist der Rollstuhl.
  - **Kniehebelbremse (7):** Für Patienten mit einer Tetraplegie ist evtl. zusätzlich eine Bremshebelverlängerung zum selbstständigen Bedienen notwendig.
  - **Sitzkissen:** Zur Dekubitus-Prophylaxe. Es gibt die unterschiedlichsten Materialien, mit individuellen Härtegraden. Die Wahl eines bestimmten Kissens ist abhängig von der Lähmungshöhe, der Körperkonstitution, den Hautverhältnissen und der Compliance des Patienten. Die Kissenversorgung kann in Verbindung mit dem adäquaten Rollstuhl durch eine Sitzdruckmessung auf ihre Zweckmäßigkeit geprüft werden.

- **Zusatzteile** eines Rollstuhls, die im Individualfall notwendig sind:
  - **Ankippbügel:** Für die Hilfsperson zur Erleichterung des Ankippens.
  - **Lumbalknick:** Zur Aufrichtung der Lendenwirbelsäule bei 90-Grad-Hüftbeugung.
  - **Sicherheitsrad:** Es verhindert das Umkippen des Rollstuhls nach hinten.
  - **Speichenschutz:** Er verhindert Verletzungen der Finger bei sensomotorischen Störungen der Hände.
  - **Stockhalter:** Für Unterarmgehstützen gehfähiger Patienten.
  - **Transitrollen:** Sie ermöglichen die Durchfahrt von Engpässen nach Abnahme der Antriebsräder, z. B. durch schmale Toilettentüren.
  - **Winkelverstellbare Rückenlehne:** Die Winkelverstellbarkeit der Rückenlehne nach vorne dient der Aufrichtung der Lendenwirbelsäule bei gleichzeitig vermehrter Hüftbeugung (mehr als 90 Grad).

Bei allen notwendigen Zusatzteilen ist immer ein Augenmerk auf das Gesamtgewicht zu legen, da dieses den ganzen Tag mitbefördert werden muss.

Die Anpassung des Rollstuhls an den Patienten und seine Fähigkeiten muss unbedingt erfolgen und je nach Lernfortschritt oft auch noch mehrfach verändert werden.

Rollstuhl und Benutzer müssen eine Einheit bilden, um gemeinsame Leistung zu erbringen. Even-

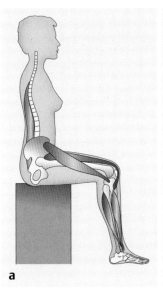 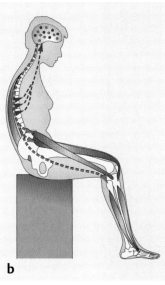

Abb. 17.13 a–b **a** Sitzposition richtig; **b** Sitzposition falsch (aus Brügger A.: Erkrankungen des Bewegungsapparates und seines Nervensystems, Fischer, Stuttgart New York, 1980).

a   **b**

tuell sind für die verschiedenen Alltagsfunktionen wie Aktivitäten im Haushalt, Beruf und Sport unterschiedliche Rollstühle erforderlich.

> Der Rollstuhl erfüllt die Funktion eines Schuhs:
> Ein Schuh, der zu groß ist, aus dem man herausrutscht, motiviert nicht zum Bewegen (verpuffte Energie).
> Ein Schuh, der drückt, hat böse Folgen (Dekubitus).
> Steht man in einem Schuh wie auf Stöckelschuhen (sitzt man im Rollstuhl wie die Erbse auf dem Thron), so ist man in den möglichen Funktionen behindert.

Sitzposition im Rollstuhl

Eine weitgehend physiologische Sitzposition muss auch für Patienten mit gelähmter Rumpfmuskulatur durch einen entsprechend angepassten Rollstuhl erreicht werden (**Abb. 17.13 a–b**). Die gelähmten Körperabschnitte werden dabei unterstützt und die Lendenwirbelsäule wird passiv aufgerichtet. Die aufgerichtete Körperhaltung im Sitz ist an die physiologische Lendenlordose gebunden, welche mit einer entsprechenden Beckenstellung einhergeht.

Folgendes ist bei der Sitzposition im Rollstuhl zu beachten:

- Lordose der Lendenwirbelsäule unterstützen.
- Sitzbeine belasten, Steiß- und Kreuzbein entlasten.
- Oberschenkel belasten, Kniekehlen entlasten.
- Fußsohlen belasten.
- Wirbelsäulenaufrichtung: Patienten mit lumbalen Läsionen verfügen über ausreichend motori-

sche Steuerung ihrer aufrechten Sitzposition (aktiv), (**Abb. 17.14**). Bei Patienten mit höheren Läsionen muss der Rumpf hinter das Lot, wel-

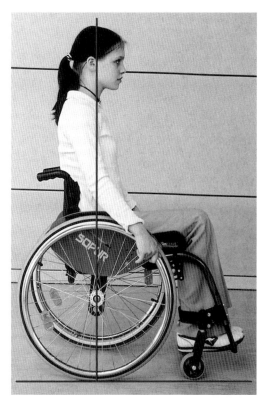

Abb. 17.14   Sitzposition einer Patientin mit einer Paraplegie unterhalb Th 12.

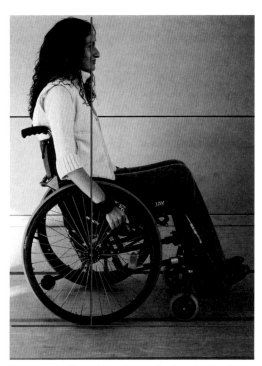

Abb. 17.15   Sitzposition einer Patientin mit einer Tetraplegie unterhalb C 6.

ches durch die Rollstuhlnabe gefällt wird, verlagert werden (**Abb. 17.15**). Durch die Abstützung an der Rückenlehne wird der Rumpf aufrecht gehalten (passiv). So können die Arme z. B. beim Fahren frei eingesetzt werden.

- Beinposition: 90–110 Grad Hüftbeugewinkel, 90–120 Grad Kniebeugewinkel, 0–30 Grad Dorsalextension im oberen Sprunggelenk.
- Das Verhältnis der Sitzposition des Patienten zum Greifring des Rollstuhls ist für die Kraftübertragung beim Fahren wichtig. Jeder Rollstuhlfahrer sollte bei aufrechtem Sitz möglichst beidseits mit den Fingerspitzen unter die Naben der Antriebsräder fassen können.

17.3.2 Spezielle Kenntnisse zu den Fertigkeiten in und mit dem Rollstuhl (Rollstuhl-Training für Patienten mit Paraplegie/Paraparese)

Neben Alter, Mobilität und Motivation ist die Läsionshöhe ein limitierender Faktor, um bestimmte Techniken zu erlernen. Deshalb wird das Rollstuhl-Training nachfolgend in zwei große Gruppen mit unterschiedlichen Zielen und Ausführungstechniken aufgeteilt:

- Rollstuhl-Training für Patienten mit einer Paraplegie/Paraparese,
- Rollstuhl-Training für Patienten mit einer Tetraplegie/Tetraparese.

Allgemeine Ziele des Rollstuhl-Trainings sind neben dem Erlernen möglichst vieler Fertigkeiten Schulen der Koordination, Steigern der Ausdauerleistung und Kräftigen der innervierten Muskulatur.

Bewegen im Rollstuhl

Das Bewegen im Rollstuhl ist eine Voraussetzung, um den Alltag im Rollstuhl zu bewältigen. Es dient unter anderem dazu, das Gesäß zu entlasten, sich im Rollstuhl an- und auszuziehen, sich zu kathetern usw.

Hochstützen

Beide Hände werden auf den jeweils höchsten Punkt der Greifringe gesetzt, die Arme gestreckt und die Schulterblätter nach medial und kaudal gehalten (**Abb. 17.16**).

Vorsetzen

Der Patient stützt sich auf beiden Händen hoch und verlagert den Kopf nach hinten, damit das Becken nach vorne gesetzt werden kann. Dabei können die Hände parallel auf den Greifringen oder diagonal versetzt auf einem Greifring und einer vorderen Ecke der Rollstuhlsitzfläche platziert werden.

Zurücksetzen

Dies erfolgt im Prinzip wie das Vorsetzen, nur dass Kopf und Oberkörper nach vorne verlagert werden, damit das Becken nach hinten gesetzt werden kann.

Seitlich diagonal setzen

Dazu werden beide Hände diagonal versetzt platziert, z. B. auf dem Greifring und auf dem vorderen Rahmenrohr oder auf der vorderen Ecke der Sitzfläche und dem Schiebegriff. Durch das Hochstützen in diesen Positionen gelangt man mit dem Gesäß auf die vordere Sitzflächenecke oder auf das Seitenteil. Wenn man in dieser Position eine gute Sitzbalance hat, kann man z. B. das Sitzkissen fassen und zurechtrücken.

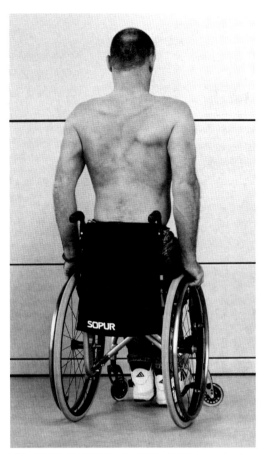

Abb. 17.16 Hochstützen im Rollstuhl; Patient mit einer Paraplegie unterhalb Th 8.

Oberkörpervorlage

Der Oberkörper wird nach vorne gelegt und mit den Händen versucht, zu den Füßen zu gelangen. Die Lenkräder des Rollstuhls müssen dabei in Richtung des Rückwärtsfahrens gedreht sein, damit der Rollstuhl bei dieser Übung nicht nach vorne kippen kann.

> Diese Übung ist für Patienten aufgrund der fehlenden Perzeption anfänglich mit großer Angst verbunden!

Handhabung der beweglichen Rollstuhlteile

- Folgende Rollstuhlteile können bewegt werden:
  - Bremsen schließen und öffnen
  - Sitzkissen, Wadenband, Kleiderschutz herausnehmen und einsetzen

- Fußraste hochklappen, evtl. zur Seite schwenken und abnehmen.

Fahren mit dem Rollstuhl

Greiftechnik

Die Hand bildet eine lockere Faust. Der Daumenballen und die gesamte Daumenfläche liegen oben auf dem Greifring. Die proximale Zeigefingerphalanx liegt seitlich unterhalb des Greifrings. Zusammen umschließen sie den Greifring halbkreisförmig wie eine Zange.

Vorwärtsfahren

Die Hände fassen beim ersten Anschub etwa auf die höchsten Punkte der Greifringe, bei den darauf folgenden Anschüben jedoch hinter die Höhepunkte der Greifringe und bewegen diese mit Druck nach vorne unten, bis die Arme ausgestreckt sind. Danach pendeln die Arme locker zum Ausgangspunkt zurück. Bei seitlicher Betrachtung beschreiben die Arme eine Kreisbewegung (**Abb. 17.17 a–d**). Beim ersten Anschub muss der Kopf nach vorne genommen werden.

Häufigste Fehler:
- Alle Finger umschließen den kompletten Greifring. Dies bedeutet eine Verletzungsgefahr der Finger an den Anbringungsstreben der Greifringe und verhindert zusätzlich eine Tempobeschleunigung.
- Die Greifringe werden festgehalten. Die Rückführung der Arme erfolgt bei schleifendem Kontakt der Hände an den Greifringen, wodurch die erzeugte Bewegung sofort wieder abgebremst wird.
- Die Greifringe werden beim ersten Anschub aus dem Stand ohne Körperschwerpunktverlagerung zu weit hinten angefasst. Der Rollstuhl kann daher etwas ankippen.
- Nicht nur der Kopf, sondern der gesamte Oberkörper wird nach vorne genommen. Dadurch entsteht an den Lenkrädern ein erhöhter Reibungswiderstand, der zu einem Geschwindigkeitsverlust führt.
- Der Kraftvektor ist nicht in Richtung Boden gerichtet, sondern endet in einer winkenden Zusatzbewegung. Die Arme werden danach zum Ausgangspunkt über die Greifringe getragen.
- Die Arme beschreiben keine dynamische Kreisbewegung; der M. trapezius und M. levator scapulae erhalten dabei keine Entspannungsphase,

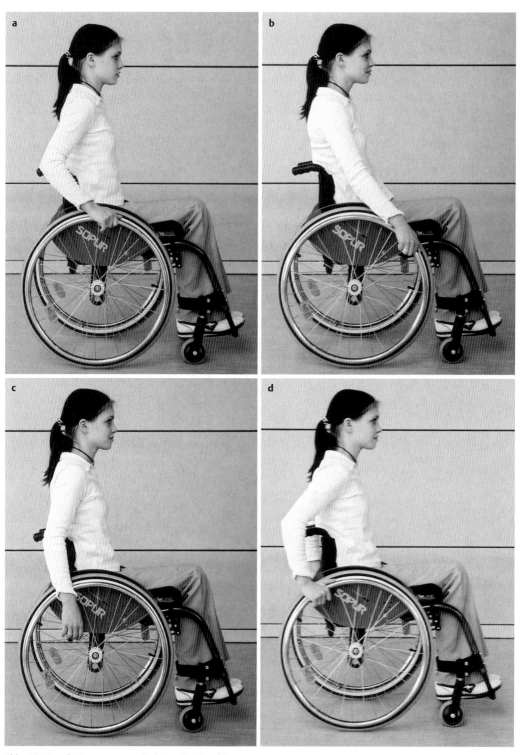

Abb. 17.17 a–d Bewegungsstudie beim Vorwärtsfahren.

was zur schnellen Ermüdung der Arme und der Schultern führt.

- Der maximale Anschubweg und die Kraftübertragung werden nicht genutzt, dadurch ist eine hohe Greiffrequenz notwendig.
- Der Armeinsatz erfolgt alternierend anstatt homolog, so dass die Fahrtrichtung nicht zielgerichtet ist.

Bremsen aus der Fahrt

Das Bremsen erfolgt bei gebeugten Ellbogen mit den Händen an den Greifringen auf Höhe der Trochanteren. Die eigentliche Bremsaktion erfolgt durch zunehmenden Druck zwischen Daumen/ Daumenballen und Zeigefinger an den Greifringen. Dabei muss das Oberkörpergewicht nach hinten verlagert werden.
Häufigste Fehler:
- Die Ellbogen sind beim Abbremsen gestreckt. Dadurch wird die Haltungssteuerung des Rumpfes aufgehoben.
- Die Bremsaktion wird mit abruptem Druck zwischen Daumen/Daumenballen und Zeigefinger durchgeführt, damit ist die Haltungssteuerung des Rumpfes aufgehoben.

Rückwärts fahren

Die Hände fassen beim ersten Anschub etwa auf die höchsten Punkte der Greifringe, bei darauffolgenden Anschüben jedoch vor die höchsten Punkte der Greifringe und bewegen diese nach hinten unten bis zur maximal gestreckten Armstellung.
Häufigster Fehler:
- Das Oberkörpergewicht wird nach vorne verlagert. Dadurch wird das Einhalten einer gradlinigen Fahrtrichtung verhindert.

Dynamischer Wechsel der Fahrtrichtung

Der Wechsel der Fahrtrichtung erfordert eine mehr oder weniger starke Kopf-/Oberkörpergewichtsverlagerung. Beim Wechsel vom Vorwärts- zum Rückwärtsfahren ist dies nicht so entscheidend, da bei Verlust der Körperbeherrschung die Oberschenkel als Abstützfläche genutzt werden können und der Rollstuhl nicht nach vorne kippen kann; anders jedoch in der Gegenrichtung. Deshalb muss der Richtungswechsel vom Rückwärts- zum Vorwärtsfahren oder das abrupte Stehenbleiben aus der Rückwärtsfahrt besonders geschult werden, wenn:

- der Patient noch wenig Reaktionsfähigkeit und Beweglichkeit besitzt,
- der Rollstuhl eine starke Sitzneigung hat,
- durch äußere oder innere Stabilisatoren (Mieder, Korsett oder langstreckige Fixationen) dem Patienten die Kompensationsmöglichkeit, den Oberkörper miteinzubeziehen, genommen ist.

Drehen auf der Stelle

Beide Antriebsräder werden gegensinnig bewegt, der Rumpf bleibt aufrecht an der Rückenlehne.

Drehen aus der Fahrt

Eine ökonomische Technik wird nur dann erreicht, wenn der Patient lernt, spontan Kopf, Schulter und Rumpf in die Bewegungsrichtung miteinzubeziehen. Das kurvenseitige Antriebsrad wird durch eine gleitende Bewegung der Hand etwas abgebremst und anschließend zurückgezogen, wobei der Oberkörper nach hinten und zum kurvenseitigen Rad verlagert wird. Das gegenüberliegende Rad muss dabei nicht angetrieben werden. Die Fahrgeschwindigkeit wird nur wenig vermindert, man nimmt den Schwung aus der Fahrt mit in die Drehung und spart somit Kraft.

Slalom

Hierbei gelten die gleichen Kriterien wie beim Drehen aus der Fahrt. Da das Antriebsrad auf dem tiefsten Punkt dreht, welcher senkrecht unter der Nabe liegt, kann die Drehung immer erst dann erfolgen, wenn die Nabe bereits am Hindernis vorbei ist, um dieses nicht zu rammen.

Slalom fahren ist eine Kombination aus den Fertigkeiten Anfahren, Vorwärtsfahren, und Drehen aus der Fahrt.

Lenken des Rollstuhls mit dem Körper

Der Rollstuhl wird durch zwei Anschübe in Bewegung gebracht. Anschließend wird die Fahrt durch Rotation des Oberkörpers oder Schwimmbewegungen der Arme in der Luft fortgesetzt.

Einhändiges Fahren

- Eine Hand bewegt abwechselnd den linken und rechten Greifring.
- Eine Hand bewegt ausschließlich den gleichseitigen Greifring. Dies beginnt mit einer schnellen Rückwärtsdrehung, um Schwung für die weitere

Vorwärtsfahrt zu erzeugen. Beim Fahren bestimmt der genutzte Anschubweg die Fahrtrichtung: nach vorne unten → Fahrtrichtung zur gleichen Seite; von hinten nach vorne → Fahrtrichtung zur Gegenseite.

Häufigster Fehler:

- Beim Fahrtrichtungswechsel von der Rückwärtsdrehung in die Vorwärtsfahrt wird der Kopf nicht nach vorne genommen, der Rollstuhl kippt nach hinten um.

Kippen

Unter Kippen wird das Balancieren des Rollstuhls auf den beiden Antriebsrädern verstanden. Es ist die Voraussetzung zum Bewältigen von Hindernissen, zum Überwinden von Stufen und zum selbstständigen Fahren auf unebenem Gelände.

Balancieren auf den Antriebsrädern

Zunächst werden die Lenkräder des Rollstuhls durch kurzes, ruckhaftes Verlagern des Oberkörpers nach hinten abgehoben. Diese Aktion wird dann durch eine dosierte schnelle Bewegung der Greifringe nach vorne unterstützt. Die Hände greifen dabei hinter den höchsten Punkt der Greifringe. Heben die Lenkräder vom Boden ab, so wird umgehend der Kopf wieder nach vorne genommen und die Hände gleiten zu den höchsten Punkten der Greifringe. Von dort aus kann jede Bewegung sofort eingeleitet werden. Die Greifringe werden zum Balancieren auf zwei Rädern ständig minimal bewegt, um den Balancepunkt mit dem Rollstuhl zu halten. Senken sich die Lenkräder, so werden die Antriebsräder schnell vorwärts angeschoben. Die Hände gleiten entlang der Greifringe immer sofort zurück zu den höchsten Punkten. Steigen die Lenkräder zu hoch, so fällt man nach hinten um. Dies wird durch das schnelle Zurückziehen der Antriebsräder und das Bewegen des Kopfes nach vorne verhindert.

Häufigste Fehler:

- Die Greifringe werden festgehalten und der Rollstuhl kippt nach hinten um.
- Zu langsame zeitliche Abfolge von Oberkörpergewichtsverlagerung nach hinten und schnellem Anschub der Antriebsräder nach vorne führt nicht zum Abheben der Lenkräder.
- Der Krafteinsatz der Arme ist zu gering, und die gewünschte Bewegung kommt nicht zustande.
- Der Krafteinsatz der Arme ist zu groß und die Bewegung des Rollstuhls kann nicht kontrolliert werden.

- Der Oberkörper verliert den Kontakt zur Rückenlehne. Der Körper wird dabei gegensinnig zum Rollstuhl bewegt. Der Balancepunkt ist dadurch sehr schwierig zu finden und zu halten.

Hilfestellung beim Erlernen des Kippens

Der Therapeut gewährt die Sicherheit des Patienten beim Erlernen der Technik. Er hält den Rollstuhl nicht an den Schiebegriffen, sondern vermittelt dem Patienten seine Unterstützung, indem er dessen Schultern umgreift. Durch seine „Fechterschrittstellung" hinter dem Rollstuhl kann er den Patienten beim plötzlichen Umkippen abfangen (**Abb. 17.18**): Der mit seiner Rückenlehne auf die Oberschenkel des Therapeuten gefallene Patient kann durch die Hände des Therapeuten an den Rollstuhlschiebegriffen wieder aufgerichtet werden.

Methodische Reihe beim Erlernen des Kippens:

- Kippen auf einer Turnmatte mit Hilfestellung,
- gekippt fahren mit Hilfestellung auf ebenem Boden,
- gekippt selbstständig fahren auf ebenem Boden,
- gekippt Drehen,
- ankippen aus der Fahrt,
- eine schnelle Fahrt durch Ankippen und gekipptes Drehen abbremsen.

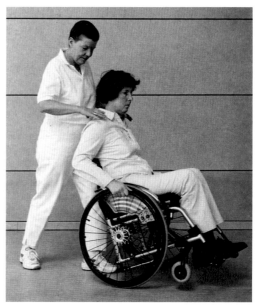

Abb. 17.18 Hilfestellung beim Erlernen des Kippens.

Bewältigen von Steigungen/Gefälle und Schwellen/Stufen

Bergauffahren

Der Kopf und – je nach Läsionshöhe – auch der Rumpf müssen beim Aufwärtsfahren nach vorne gebracht werden. Die Kraftübertragung erfolgt durch schnelle, kurze Schübe im vorderen Drittel der Greifringe (**Abb. 17.19**).

Häufigste Fehler:
- Die Gewichtsverlagerung nach vorne ist nicht ausreichend, die Lenkräder heben vom Boden ab.
- Die Greifringe werden zu weit hinten gefasst, dadurch heben die Lenkräder ab und es besteht die Gefahr, dass der Patient nach hinten umkippt.

Bergabfahren

Generell kann jeder Patient ein Gefälle mit dem Rollstuhl auf allen 4 Rädern bewältigen. Dabei muss das Oberkörpergewicht nach hinten verlagert werden. Das Bremsen erfolgt bei gebeugten Ellbogen mit den Händen an den Greifringen auf der Höhe der Trochanteren.

Häufigster Fehler:
- Die Ellbogen sind während des Bremsvorgangs gestreckt. Dadurch verliert der Oberkörper den Kontakt zur Rückenlehne und fällt nach vorne.

Je weniger Rumpfmuskulatur innerviert und je stärker das Gefälle ist, desto notwendiger wird es, den Berg gekippt abwärts zu fahren (**Abb. 17.20**). Zum Erreichen des Kipp-Punktes am Gefälle muss der Rollstuhl weiter nach hinten angekippt werden als in der Ebene.

Häufigste Fehler:
- Die Ellbogen sind während des Bremsvorgangs gestreckt. Bei abruptem Abbremsen kippt der Rollstuhl auf die Lenkräder, und es besteht die Gefahr, dass der Patient nach vorne aus dem Rollstuhl fällt.
- Der Rollstuhl wird zu wenig angekippt, der Balancepunkt wird nicht erreicht.

Stufe/Bordstein hinauf

Knapp vor der Stufe wird der Rollstuhl aus der Fahrt angekippt und die Lenkräder werden auf der Stufe aufgesetzt. Der Kopf und evtl. der Oberkörper werden nach vorne verlagert. Die im vorderen

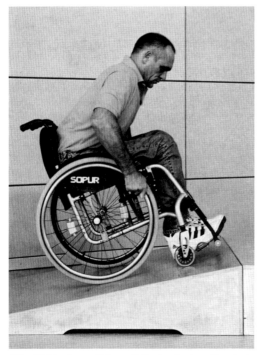

Abb. 17.19 Bergauffahren; Patient mit einer Paraplegie unterhalb Th 8.

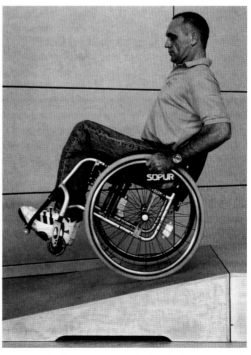

Abb. 17.20 Bergabfahren; Patient mit einer Paraplegie unterhalb Th 8.

Greifringdrittel zufassenden Hände drücken symmetrisch nach vorne unten. Die Antriebsräder rollen dabei auf die Stufe hinauf. Der Patient richtet den Oberkörper sofort wieder auf (**Abb. 17.21 a–c**).

Häufigste Fehler:

- Es wird keine Anlaufphase genutzt. In diesem Fall erfolgt das Überwinden der Stufe – wenn überhaupt – mit einem hohen Kraftaufwand.
- Der Bordstein wird schräg angefahren, d. h. ein Rad rutscht durch, da es keine Haftung an der Bordsteinkante hat. Der Versuch missglückt.
- Die Stufe wird zu schnell angefahren. Die Koordination des folgenden Bewegungsablaufs wird gestört.
- Die notwendige Gewichtsverlagerung nach vorne erfolgt zu langsam/zu spät.
- Das Ankippen aus der Fahrt wird zu früh oder zu spät begonnen.
- Die Hindernishöhe wird beim Ankippen aus der Fahrt nicht richtig einkalkuliert und die Bordsteinkante wird mit den Lenkrädern oder der Fußraste gerammt.

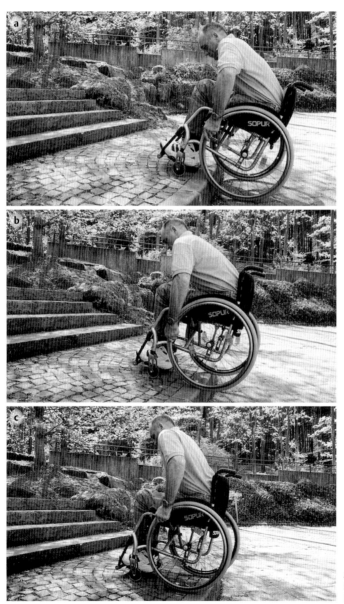

Abb. 17.21 a–c Bewegungsstudie Stufe/Bordstein hinauf; Patient mit einer Paraplegie unterhalb Th 8.

- Wenn die Lenkräder bereits auf dem Bordstein stehen und die Hände zu weit hinten am Greifring schieben, kippt der Rollstuhl nach hinten um.
- Wenn die Lenkräder auf dem Bordstein stehen und keine Kraft auf den Greifring übertragen wird, fällt der Oberkörper nach vorne oder wird zur Rücklehne zurück gedrückt.

Stufe/Bordstein vorwärts hinab

Der Patient fährt gekippt vorwärts an die Stufenkante. Die Greifringe gleiten langsam bremsend durch die Hände, die Antriebsräder rutschen die Stufenkante abwärts. Währenddessen wird der Rollstuhl in der gekippten Stellung gehalten (**Abb. 17.22**). Nach dem Aufsetzen der Antriebsräder auf dem neuen Niveau erfolgt gezielt das Aufsetzen der Lenkräder.

Häufigste Fehler:
- Die Stufe wird schräg angefahren, die Antriebsräder fahren nicht gleichzeitig über die Stufenkante. Es besteht die Gefahr des seitlichen Umkippens.
- Der Patient hält die Greifringe in der gekippten Position fest und lässt diese nicht durch die Hände gleiten. Er kippt dabei mit dem Rollstuhl nach vorne über.

Schwelle vorwärts hinab

Das Abwärtsfahren über die Schwelle kann ohne Ankippen bei Oberkörperrücklage erfolgen. Um bei dieser Technik nicht mit der Fußraste des Rollstuhls zuerst aufzusetzen, muss die Schwelle deutlich niedriger sein als der Abstand der Fußraste zum Boden.

Stufe rückwärts hinab

Der Patient steht rückwärts zur Stufe. Der Oberkörper wird auf die Oberschenkel gelegt. Die Hände befinden sich so weit als möglich vorne unten an den Greifringen und lassen diese langsam bremsend durchrutschen. Die Oberkörpervorlage wird so lange beibehalten, bis sowohl die Antriebsräder als auch die Lenkräder die Stufe hinabgerollt sind.

Häufigster Fehler:
- Die Oberkörpervorlage kann vom Aufkommen der Antriebsräder bis zum Aufkommen der Lenkräder nicht genügend weit vorne gehalten werden. Der Rollstuhl kippt nach hinten um.

Selbstständiges Bewältigen von Treppen

Voraussetzung für selbstständiges Treppenfahren ist selbstständiges Balancieren auf den Antriebsrädern und gekipptes Fahren.

Treppe mit Geländer rückwärts abwärts

Der Patient rollt rückwärts an die oberste Treppenstufe. Der Oberkörper wird auf die Oberschenkel gelegt und muss dort während des gesamten Vorgangs bleiben. Die auf der Geländerseite befindliche Hand fasst den Handlauf auf Schulterhöhe. Die andere Hand befindet sich am Greifring, leitet mit einer Rückwärtsbewegung die Abwärtsfahrt ein und bremst die Fahrtgeschwindigkeit ab. Dabei streckt sich der an der Geländerseite befindliche Ellbogen (**Abb. 17.23**). Sobald die Antriebsräder eine Stufe tiefer stehen, rutscht die Hand auf dem Geländer auf Schulterhöhe zurück. Je nach Bodenfreiheit der Fußraste kann es zum Auf-

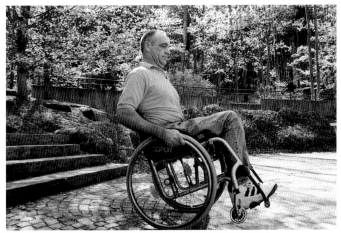

Abb. 17.22 Bewältigen von Schwellen/Stufen: Stufe/Bordstein vorwärts hinab.

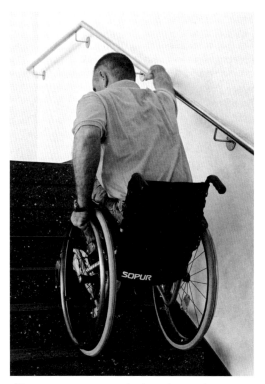

Abb. 17.23 Treppe mit Geländer rückwärts abwärts.

schlagen dieser auf den Stufenkanten kommen. Dies beeinträchtigt die Ausführung der Technik nicht.

Häufigste Fehler:

- Der Oberkörper wird nach einer erfolgreich bewältigten Stufe aufgerichtet. Dabei kann der Rollstuhl unkontrolliert nach hinten kippen.
- Die geländerseitige Hand greift zu weit vorne und der Arm wird die ganze Zeit gestreckt. Dadurch zieht sich der Patient in Richtung Geländer aus dem Rollstuhl heraus.

Treppenstufen ohne Geländer vorwärts abwärts

Diese Technik wird vorwiegend bei einer Anzahl von 2–5 Stufen angewandt. Der Patient fährt vorwärts gekippt die Stufen an und lässt die Greifringe durch die Hände gleiten (s. auch S. 366). Je nach Tiefe der Stufen kann auf jeder Stufe durch Zurückziehen an den Greifringen in der gekippten Position Halt gemacht werden. Bei schmalen Stufen ist dies nicht mehr möglich, und das Tempo nimmt von

Stufe zu Stufe zu, so dass es schwieriger wird, den Kipp-Punkt zu balancieren. Die Anzahl der zu überwindenden Stufen wird dadurch begrenzt.

Treppe mit Geländer rückwärts aufwärts

Diese Technik ist recht schwer und wird daher meist nur von Patienten mit guter Rumpfkontrolle beherrscht. Voraussetzung ist eine gute Rotationsfähigkeit der Wirbelsäule.

Der Patient fährt rückwärts an die Treppe heran und kippt den Rollstuhl an. Mit der am Geländer befindlichen Hand greift er mit ausgestrecktem Arm weit nach hinten und von unten an das Geländer. Mit der anderen Hand greift er an den Greifring der Geländerseite. Gleichzeitiger Zug an Geländer und Greifring bewegen den Rollstuhl eine Stufe nach oben (**Abb. 17.24**). Die Hände werden jetzt für die nächste Stufe erneut positioniert. Der Rollstuhl muss während des gesamten Vorgangs in der gekippten Position balanciert werden. Bei dieser kraftaufwändigen Technik muss immer gleichzeitig die Körperbalance gehalten werden.

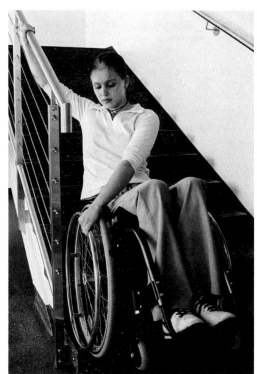

Abb. 17.24 Treppe mit Geländer rückwärts aufwärts.

Treppe auf dem Gesäß aufwärts/abwärts

Voraussetzung hierfür ist der Transfer Boden – Rollstuhl (s. auch S. 373).

Zuerst erfolgt der Transfer des Patienten vom Rollstuhl auf eine der beiden untersten Treppenstufen. Dann legt er den Rollstuhl rückwärts neben sich auf die unterste Treppenstufe. Der Patient positioniert eine Hand auf die Stufe, auf der er sitzt, und die andere auf die nächsthöhere Stufe. Beide Arme stützen und durch eine Wippbewegung wird das Gesäß auf die nächsthöhere Stufe hochgestemmt (**Abb. 17.25**). Anschließend werden die Beine nachgestellt. Jetzt zieht der Patient den Rollstuhl an den Schiebegriffen rückwärts die Stufe hoch.

Je nach Rollstuhlmodell müssen dabei die Bremsen geschlossen sein oder der Rollstuhl muss sogar mit den Fußrasten voran gelegt werden, damit dieser Halt auf den Stufen findet und nicht wegrutscht.

Die gleiche Technik kann für das Überwinden einer Treppe ohne Geländer abwärts angewandt werden.

Häufigste Fehler:

- Beide Hände sind auf der nächsthöheren Stufe positioniert. Das Gesäß wird rückwärts über die Stufenkante hochgezogen. Dies kann zu Hautverletzungen am Os sacrum, Os coccygis und den Sitzbeinen (Tuber ossis ischii) führen.
- Beide Hände werden auf der gleichen Stufe mit dem Gesäß positioniert. Die Wippbewegung ist zu groß, so dass das Gesäß ungebremst auf die nächsthöhere Stufe fällt. Dies kann zu Hämatomen unter den Sitzbeinen führen.

Überwinden von Treppen mit Hilfsperson

Treppe aufwärts

Der Patient fährt rückwärts an die Treppe heran. Die Hilfsperson bringt den Rollstuhl durch Druck von oben auf die Schiebegriffe in die gekippte Stellung. In dieser Position wird der Rollstuhl rückwärts die Stufen hinaufgezogen. Dabei stellt die Hilfsperson einen Fuß auf die Stufe, auf die der Rollstuhl gezogen werden soll, den anderen Fuß stellt sie 1–2 Stufen höher (**Abb. 17.26**). Beson-

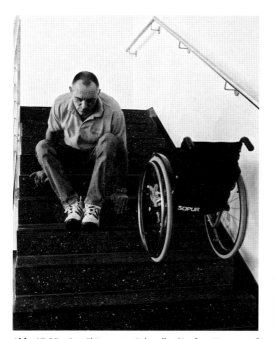

Abb. 17.25 Bewältigen von Schwellen/Stufen: Treppe auf dem Gesäß aufwärts.

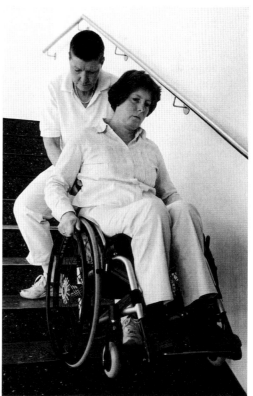

Abb. 17.26 Überwinden einer Treppe mit Hilfsperson.

ders zu beachten ist, dass der Rücken des Helfers während des gesamten Bewegungsablaufs gerade gehalten wird. Die Bewegung kommt ausschließlich aus den Beinen. Es ist eine Erleichterung, wenn nicht aus dem Stillstand, sondern mit einer Schwungphase von nur 1 cm gearbeitet wird.

Der Patient unterstützt auf Kommando durch seine Mithilfe die Aufwärtsbewegung. Er zieht die Greifringe von der Höhe der Trochanteren nach hinten unten.

Häufigste Fehler:

- Die Hilfsperson kippt den Rollstuhl zu weit nach hinten an. Die Bewegung aus den Beinen reicht nicht aus, um den Rollstuhl eine Stufe höher zu ziehen. Der Rücken der Hilfsperson kann nicht gerade gehalten werden, und die ganze Last hängt an den Bandscheiben der Lendenwirbelsäule des Helfers.
- Die Hilfsperson versucht den Rollstuhl zu heben, anstatt diesen über die Stufenkante zu rollen.
- Die Hilfsperson gibt kein Kommando, dadurch arbeiten Patient und Hilfsperson gegeneinander.
- Der Patient zieht die Greifringe von vorne bis zur Höhe der Trochanteren. Der Rollstuhl wird somit aus den Händen der Hilfsperson nach vorne gezogen.
- Der Patient bleibt mit seinem Rücken nicht an der Rückenlehne des Rollstuhls. Dies verlangt von der Hilfsperson, dass sie den Rollstuhl immer weiter ankippen muss und die aufrechte Haltung nicht mehr einhalten kann.

Steht eine zweite Hilfsperson zur Verfügung, fasst diese mit beiden Händen an den Rollstuhl-Rahmenrohren neben der Fußraste. Ihre Aufgabe besteht ausschließlich darin, den Rollstuhl im vorgegebenen Winkel plan an die Stufenkante zu drücken. Dabei unterstützt sie die Reibung zwischen Rad und Stufenkante und sichert den Rollstuhl von vorne ab.

Wichtig ist, dass die zweite Hilfsperson durch ihre Hilfestellung den Kippwinkel des Rollstuhls nicht verändert. Der Rollstuhl darf weder gehoben noch nach vorne unten gedrückt werden, denn dies würde eine unnötige Erschwernis für die erste Hilfsperson bedeuten.

Treppe abwärts

Der Patient fährt vorwärts an die Treppe heran. Die Hilfsperson bringt den Rollstuhl durch Druck von oben auf die Schiebegriffe in die gekippte Stellung. In dieser Position wird der Rollstuhl vorwärts auf die Stufen hinabgelassen. Dabei stellt die Hilfsperson einen Fuß auf die Stufe, auf der der Rollstuhl

steht, und den anderen auf die nächst tiefere Stufe. Besonders zu beachten ist, dass der Rücken der Hilfsperson während des gesamten Bewegungsablaufs gerade gehalten wird. Die Bewegung erfolgt ausschließlich aus den Beinen.

Der Patient bremst die Greifringe auf Höhe der Trochanteren ab, sobald der Rollstuhl über die Stufenkante hinabrollt.

Häufigster Fehler:

- Die Hilfsperson kippt den Rollstuhl zu weit nach hinten an. Die Bewegung kann nicht aus den Beinen ausgeführt und der Rücken der Hilfsperson nicht gerade gehalten werden. Die gesamte Last hängt an den Bandscheiben der Lendenwirbelsäule des Helfers.

Fahren im Gelände

Beim Fahren im Gelände werden die in der Halle erworbenen Fertigkeiten in reale Alltagssituationen umgesetzt. Dabei müssen die einzeln erlernten Techniken je nach Anforderung kombiniert werden. Folgende Situationen sollten beherrscht werden:

- Fahren auf unterschiedlichem und unebenem, auch unbefestigtem Untergrund,
- Überqueren von Straßen mit Bordsteinen,
- Bergauffahren und gekipptes Bergabfahren auf unbefestigtem Untergrund,
- Benutzen von öffentlichen Verkehrsmitteln,
- Benutzen von Rolltreppen:
  - Beim Aufwärtsfahren einer Rolltreppe fährt der Patient vorwärts auf die steigenden Stufen. Die Lenkräder stehen dann eine Stufe höher als die Antriebsräder. Wichtig dabei ist, dass der Oberkörper maximal nach vorne auf die Oberschenkel gelegt wird und die Hände beidseits am Handlauf weit vorne festhalten.
  - Beim Abwärtsfahren fährt der Patient rückwärts auf die sich langsam senkenden Stufen. Der Oberkörper wird wieder maximal nach vorne auf die Oberschenkel gelegt, und die Hände halten beidseits am Handlauf weit vorne fest. Beim Senken der Stufe stehen die Antriebsräder dann eine Stufe tiefer als die Lenkräder.
  - Zu beachten ist, dass am Ende der Rolltreppe eine Schwelle überwunden werden muss.
  - Eine Hilfsperson kann bei beiden Fahrtrichtungen den Rollstuhl an den Schiebegriffen abstützen.

Umkippen; Herausfallen aus dem Rollstuhl; Transfer Boden – Rollstuhl

Ein Fall-Training ist wichtig, um die Grenzen der Balance mit dem Rollstuhl zu erfahren. Dadurch werden Unsicherheiten und Ängste abgebaut, und zugleich wird Reaktionsfähigkeit aufgebaut. Diese erworbene Sicherheit ermöglicht es dem Patienten, sich frei und ungezwungen in seiner Umwelt zu bewegen.

Rückwärts Umkippen und Wiederaufrichten mit dem Rollstuhl

Beim rückwärts Umkippen/Fallen gilt es, die Schultern und den Kopf nach vorne einzurollen. So wird der Kopf vor dem harten Aufprall auf den Boden geschützt. Eventuell ist es notwendig, einen Arm zwischen Oberkörper und Oberschenkel zu legen, um damit die zum Gesicht fallenden Knie abzubremsen.

Sofern das Gesäß sich noch auf der Sitzfläche des Rollstuhls befindet und die Beine noch im Wadenband hängen, besteht die Möglichkeit, sich mit dem Rollstuhl wieder aufzurichten. Der Patient schließt zu allererst die Bremsen, stützt sich auf beide Ellbogen und greift mit einer Hand weit vorne an den Greifring der stützenden Seite. Das Gewicht auf der noch am Boden stützenden Seite wird vom Ellbogen auf die Hand verlagert. Durch gleichzeitigen schnellen Zug des Greifrings nach hinten und schnelles Abdrücken von der stützenden Hand gelangt der Rollstuhl wieder auf alle 4 Räder (**Abb. 17.27**).

Vorwärts Herausfallen

Diese Technik kann schwer simuliert werden, kommt jedoch in der Praxis häufig vor, z. B. durch Blockieren eines der Lenkräder oder durch abruptes Stoppen eines Lenkrads wegen eines Schlaglochs.

Die Situation kann an einer festen Matte geübt werden, in dem man in voller Geschwindigkeit ohne anzukippen auf diese zufährt. Durch das abrupte Stoppen des Rollstuhls verliert der Patient das Gleichgewicht, fällt mit dem Oberkörper nach vorne und stürzt durch die Beschleunigung der Fahrt aus dem Rollstuhl. Dabei ist es wichtig, sich auf beiden Händen abzufangen und den Körper seitlich auf das Gesäß abzurollen. Nur so kann eine Verletzung der Patella vermieden werden.

Transfer Boden – Rollstuhl

> *Zur Vermeidung von Dekubitalulzera wird der Transfer Boden – Rollstuhl immer von einer Matte aus geübt. Sobald der Patient die Technik beherrscht und nur kurz auf dem Boden sitzt, ist die Matte nicht mehr notwendig.*

Einstieg über den Langsitz in den Rollstuhl

Die Ausgangsstellung ist Langsitz oder Sitz mit gebeugten Beinen rückwärts zum Rollstuhl. Der Patient stützt sich mit einer Hand auf der Bremse und mit der anderen auf der Befestigung des Lenkrads am vorderen Rahmen ab und stemmt sich hoch. Ist die Armlänge erschöpft und die Sitzfläche

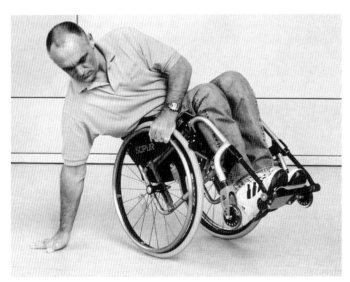

Abb. 17.27 Rückwärts Umkippen und Wiederaufrichten; Patient mit einer Paraplegie unterhalb Th 8.

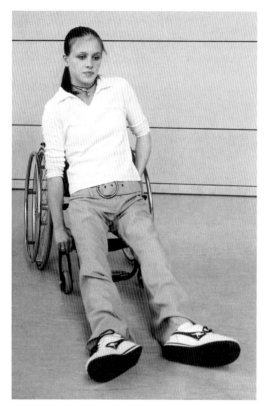

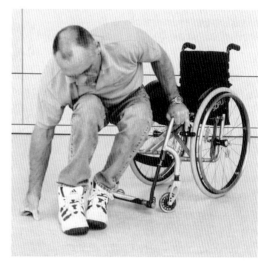

Abb. 17.29 Einstieg über die Hocke; Patient mit einer Paraplegie unterhalb Th 8.

Abb. 17.28 Einstieg über den Langsitz; Patientin mit einer Paraplegie unterhalb Th 12.

noch nicht erreicht, muss der Oberkörper kurz nach hinten auf die Sitzfläche abgelegt werden. Die Hände werden nun schnell auf die Bremsen oder die Sitzfläche gesetzt. Der Oberkörper wird nach vorne in Richtung Senkrechte gedrückt und erneut über die Arme hoch gestemmt (**Abb. 17.28**). Bei gestreckten Armen kann durch das Einrollen von Kopf und Schultern das Gesäß noch weiter angehoben werden (Wippe). Gleichzeitig wird das Gesäß nach hinten auf den Sitz gedrückt. Hat sich bei dieser Situation das Sitzkissen nach hinten weggeklappt, so muss dieses, nachdem die Füße auf die Fußraste gesetzt sind, wieder unter das Gesäß geschoben werden.

Einstieg über die Hocke in den Rollstuhl

Voraussetzung hierfür sind freie Gelenke der unteren Extremitäten. Ausgangsstellung ist der Sitz seitlich neben dem Rollstuhl mit maximal flektierten Beinen bei aufgestellten Füßen.

Über das Stützen der Arme hinter dem Rumpf wird das gesamte Körpergewicht auf die Füße ge-

bracht, bis man in der Hocke ist und beide Arme vor dem Körper stützen können. Eine Hand bleibt nahe dem Körper am Boden und die andere wird auf der gegenüberliegenden vorderen Ecke der Rollstuhlsitzfläche aufgesetzt. Durch Verlagern des Oberkörpergewichts nach vorne unten und gleichzeitiges Hochstemmen über die Arme kommt das Gesäß hoch (**Abb. 17.29**). Jetzt „zieht man den Rollstuhl zum Gesäß". Durch die geschlossenen Bremsen bewegt sich das Gesäß auf die Sitzfläche. Dann drücken die Arme den Oberkörper in die Senkrechte, die Füße werden auf die Fußraste gestellt.

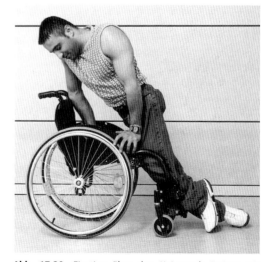

Abb. 17.30 Einstieg über den Kniestand; Patient mit einer Paraparese nach Poliomyelitis.

*Einstieg über den Kniestand
in den Rollstuhl*

Voraussetzung ist eine Innervation der Becken und Bein verbindenden Muskulatur. Ausgangsstellung ist der Seitsitz oder Vierfüßlerstand vor dem Rollstuhl.

Der Patient gelangt aus der Ausgangsstellung in den Kniestand. Er stützt sich mit diagonal versetzten Händen auf der Sitzfläche des Rollstuhls ab und dreht sich während des Hochstützens um seine Längsachse, bis er im Rollstuhl sitzt (**Abb. 17.30**).

17.3.3 Rollstuhl-Training für Patienten mit Tetraplegie/Tetraparese

Die geschickte Handhabung des Rollstuhls für Patienten mit einer Tetraplegie ist oft mühsam zu erlernen. Die richtige, adäquate Rollstuhlversorgung ist aufgrund der geringen muskulären Voraussetzungen für das Erlangen der maximalen Selbstständigkeit noch entscheidender als bei Patienten mit einer Paraplegie.

> *Die muskulären Voraussetzungen in Bezug auf Koordination, Ausdauer und Kraft wie auch die kompensatorischen Trickbewegungen müssen in der Physiotherapie vor Beginn des Rollstuhl-Trainings erarbeitet werden. Die oft teilinnervierte Muskulatur lässt nur ein Training mit geringer Belastung und entsprechend langen Pausen zu. Dies bedeutet, dass über einen Zeitraum von 1–2 Monaten die wöchentliche Anzahl der Trainingseinheiten von 1–2 auf 3–5 pro Woche gesteigert werden kann. Eine Überforderung der Muskulatur durch eine zu hohe Trainingsintensität kann evtl. zu Schulter- und Nackenschmerzen führen.*

Auch für Patienten, welche mit einem Elektrorollstuhl oder ähnlichem versorgt sind, gehören die unten stehenden Rollstuhltechniken zum Sporttherapieprogramm. Adaptiert an die funktionellen Fähigkeiten und die technischen Voraussetzungen müssen diese geübt werden. Dabei erfahren Therapeut und Patient gemeinsam die individuellen Möglichkeiten sowie die Grenzen der Selbstständigkeit.

> *Die maximal zu bewältigende Stufenhöhe ist abhängig vom Rollstuhlmodell und von den funktionellen Fähigkeiten des Patienten. Vorsicht Sturzgefahr!*

Im Folgenden werden alle für einen Patienten mit einer Tetraplegie/Tetraparese zu erlernenden Techniken mit einem mechanischen Rollstuhl aufgeführt. Aufgrund der Individualität der sensomotorischen Fähigkeiten kann nicht unbedingt jeder Patient mit einer Tetraplegie alle diese Fertigkeiten erlernen.

Bewegen im Rollstuhl

Das Bewegen im Rollstuhl dient der Veränderung der Sitzposition und damit der Entlastung des Gesäßes.

Seitliches Verlagern des Oberkörpergewichts

Die Bewegung wird über die Rotation des Kopfes zu einer Seite eingeleitet. Der gleichseitige Arm wird dabei mit Schwung nach hinten oben über den Schiebegriff des Rollstuhls bewegt und dort eingehakt. Dies dient zur Kompensation der fehlenden Rumpfmuskulatur. Der Rumpf kann nun kontrolliert zur Seite verlagert werden (**Abb. 17.31**). Je weiter distal der Unterarm am Schiebegriff eingehakt wird, desto größer ist die seitliche Oberkörper-Gewichtsverlagerung und desto größer ist die Entlastung des Gesäßes auf der eingehängten Körperseite.

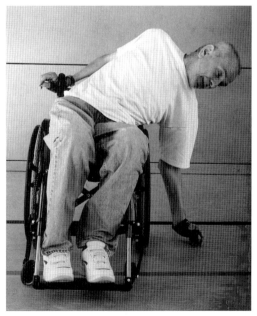

Abb. 17.31   Seitliches Verlagern des Oberkörpergewichts; Patient mit einer Tetraplegie unterhalb C 5/6.

Oberkörpervorlage

Um den Oberkörper auf die Oberschenkel abzulegen, werden die Hände mit blockierten Ellbogen auf den Bremsen abgestützt. Dann werden die Ellbogen flektiert und der Oberkörper fällt kontrolliert auf die Oberschenkel.

> *Die Lenkräder des Rollstuhls müssen bei dieser Übung in Richtung des Rückwärtsfahrens gedreht sein, damit der Rollstuhl nicht nach vorne kippt.*
> *Diese Übung ist für Patienten aufgrund der fehlenden Perzeption und dem Bewusstsein, sich nicht abfangen und aufrichten zu können, anfänglich mit großer Angst verbunden. Deshalb bedarf es beim Üben der Absicherung durch den Therapeuten.*

Vorschieben

- Das Oberkörpergewicht wird nach hinten verlagert, die Unterarme und Hände werden zwischen die Rückenlehne und das Gesäß geschoben. So wird das weitgehend entlastete Gesäß durch aktive Dorsalextension der Hände und Außenrotation der Schultern nach vorne geschoben.
- Der Oberkörper wird auf die Oberschenkel gelegt, die Hände werden auf den Greifringen positioniert. Der Körper kann nun durch die Ellbogenblockade nach vorne geschoben werden.

Das Aufrichten aus der Oberkörpervorlage erfolgt wie unten beschrieben.

Zurückschieben

- Bei Oberkörpervorlage wird mit beiden Händen von der Bremse aus über die wechselseitige Ellbogenblockade das Becken alternierend nach hinten geschoben.
- Ein Arm wird hinter dem Schiebegriff eingehängt. Durch Kopf- und Oberkörperrotation zur gleichen Seite und Zug des eingehängten Arms wird die gleichseitige Beckenhälfte nach hinten bewegt. Diese Bewegung kann durch Abstützen des freien Arms auf der gleichseitigen Bremse unterstützt werden. Um mit dem Becken nach hinten zu gelangen, muss man diese Technik wechselseitig anwenden.

Aufrichten aus der Oberkörpervorlage

- Die Hände werden auf den Bremsen abgestützt. Mittels Kopfschwung nach hinten wird eine kurzfristige Gewichtsentlastung der Arme erzeugt, so dass die Ellbogen unter Entlastung blockiert werden können. Jetzt wird das Gewicht auf einen Arm verlagert. Der frei gewordene Arm wird nach hinten geschwungen, am gleichseitigen Schiebegriff eingehängt und zieht so den Oberkörper in die aufrechte Sitzposition (**Abb. 17.32 a–c**).

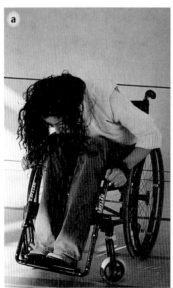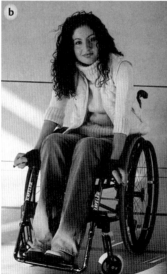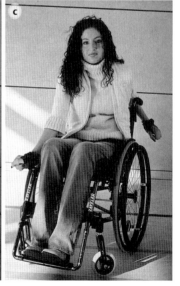

Abb. 17.32 a–c   Bewegungsstudie: Aufrichten aus der Oberkörpervorlage; Patientin mit einer Tetraplegie unterhalb C 6.

- Durch Zug eines Arms an der Bremse wird das Oberkörpergewicht zu einer Seite verlagert. Der Ellbogen des freien Arms wird zwischen Seitenteil und Oberschenkel aufgestützt. Dorthin wird das Oberkörpergewicht durch die Ellbogenblockade der Gegenseite verlagert. Der frei gewordene Arm wird nach hinten oben geschwungen, am Schiebegriff eingehängt und zieht den Oberkörper in die aufrechte Sitzposition.

Handhabung der beweglichen Rollstuhlteile

Schließen der Bremsen

Die Bremsen sollten ohne Oberkörper-Gewichtsverlagerung sowohl im offenen als auch im geschlossenen Zustand mit den Palmarflächen zu erreichen sein. Dieses Kriterium erfordert evtl. eine Bremshebelverlängerung. Durch die Funktion des M. serratus anterior und die Ellbogenblockade wird der Bremsvorgang vollzogen.

Öffnen der Bremsen

Falls erforderlich kann zum Öffnen einer Bremse der Oberkörper durch Einhängen des gegenüberliegenden Arms am Schiebegriff gesichert werden. Das Öffnen der Bremse kann unterschiedlich durchgeführt werden:
- mit den verkürzten Fingerflexoren,
- mit der Dorsalseite der Hand,
- mittels dem Einhängen der Bremse zwischen Palmarfläche und Rollstuhlhandschuh (s. **Abb. 17.33**),
- mit der Volarseite des Unterarms.

Herausnehmen und Einsetzen beweglicher Rollstuhlteile

Geübt werden sollte das Herausnehmen und Einsetzen von Bremshebelverlängerung; Seitenteil, Wadenband; geteilten Fußrasten.

Fahren mit dem Rollstuhl

Der Patient mit Tetraplegie benötigt für das Fahren mit dem Rollstuhl Supergrip-Greifringe und speziell angefertigte Rollstuhlhandschuhe (**Abb. 17.33**). Der gleichzeitige Einsatz beider Hilfsmittel erhöht die Haftung der Hände an den Greifringen und kompensiert dadurch die mangelnde Funktion des M. pectoralis major und die fehlende Fingerfunktion.

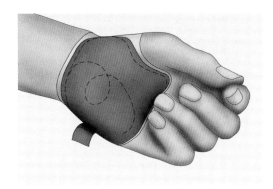

Abb. 17.33 Rollstuhlhandschuh.

Vorwärtsfahren

Die Hände werden mit den durch die Rollstuhlhandschuhe geschützten Handballen seitlich an die Supergrip-Greifringe hinter den höchsten Punkt der Antriebsräder gepresst und bewegen diese nach vorne. Die Einleitung der Bewegung erfolgt über die Ellbogenflexion. Der Bewegungsablauf führt über die Außenrotation der Schultern in die endgradige Ellbogenextension. Danach pendeln die Arme locker zurück und die Hände setzen für den nächsten Schub so weit hinten als möglich wieder an den Greifringen an.
Häufigster Fehler:
- Der Anschub erfolgt nur über die Flexion der Ellbogen. Durch die ständige konzentrische Anspannung der Mm. biceps brachii kann es zu zunehmenden Kontrakturen der Ellbogengelenke oder zu Schulterschmerzen kommen.

Rückwärtsfahren

Die Hände setzen vor dem höchsten Punkt der Räder an den Greifringen an und bewegen diese nach hinten. Der Bewegungsablauf führt über die Ellbogenflexion und Außenrotation der Schultern in die endgradige Ellbogenextension. Der Rumpf wird während der Außenrotation der Schultern mit gleichzeitiger Adduktion und Depression der Scapulae nach hinten in die Rückenlehne gepresst. Danach pendeln die Arme nach vorne, die Hände setzen für den nächsten Anschub erneut seitlich an den Greifringen an.

Drehen und Slalom fahren

Siehe hierzu auch „Rollstuhl-Training für Patienten mit einer Paraplegie/Paraparese", s. S. 362.

Patienten mit Tetraplegie ist es teilweise unmöglich, das für das Drehen nötige Zurückziehen des Rads durchzuführen. Stattdessen wird die jeweils zur Kurve zeigende Bremse zum Drehen bedient. Dabei darf die Bremse nicht völlig geschlossen werden, sondern das Rad wird nur „angebremst".

Einhändiges Rückwärtsfahren

Ein Arm wird nach hinten über die Rückenlehne mit dem Handballen an die Radinnenseite gelegt. Das Rad wird über die Außenrotation der Schulter und die Ellbogenextension nach hinten unten bewegt. Diese Technik wird z. B. für das Öffnen/Schließen von Türen angewandt. Dabei wird die Türklinke mit der freien Hand bedient (**Abb. 17.34**).
Häufigster Fehler:
- Der Arm wird nicht über die Rückenlehne eingehängt, die Rückwärtsfahrt erfolgt nur über den Zug des M. biceps brachii. Dadurch kann die Richtung schlecht eingehalten werden und der Rumpf verliert den Kontakt zur Rückenlehne. Durch den Verlust der Haltungssteuerung ist das Öffnen der Tür unmöglich.

Aufheben von Gegenständen vom Boden

Abhängig von Alter, Körperkonstitution, Armlänge und Einstellung des Rollstuhls sind zwei Techniken möglich:

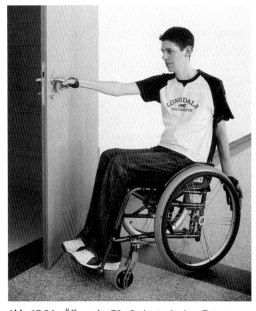

Abb. 17.34 Öffnen der Tür; Patient mit einer Tetraparese unterhalb C 4/5.

- Der Rollstuhl wird so positioniert, dass der Gegenstand neben einem der Lenkräder liegt. Der gegenüberliegende Arm wird am Schiebegriff eingehängt und der Oberkörper so weit als möglich zum Gegenstand geneigt. Damit der aufzuhebende Gegenstand nicht wegrutscht, kann dieser an das Lenkrad gedrückt werden. Mit den möglichen kompensatorischen Greiftechniken kann dann der Gegenstand „gefasst" und auf den Schoß transportiert werden.
- Die Position des Rollstuhls ist wie oben beschrieben. Der Patient nimmt eine Oberkörpervorlage ein. Die dem Gegenstand abgewandte Hand wird an der Bremse positioniert. Der Oberkörper wird in Richtung Gegenstand verlagert. Dieser kann nun wie zuvor beschrieben aufgehoben werden. Größere Gegenstände können bei dieser Technik evtl. mit zwei Händen „gefasst" werden.

Fahren im Gelände

Bewältigung verschiedenster Bodenbeläge

Das Fahren mit dem Rollstuhl auf gepflasterten Wegen, festem Kies und Rasen sollte ausprobiert werden, um Freiheiten und Grenzen auszuloten.

Bergauffahren

Die maximal zu überwindende Steigung ist sehr individuell. Neben der Oberkörpervorlage muss die Anschubtechnik evtl. so verändert werden, dass nur über schnelle, kurze Züge mit den Mm. biceps brachii „angeschoben" wird.

Bergabfahren

Beim Bergabfahren sind zwei Techniken möglich:
- Die Hände werden mit den Palmarflächen bei blockierten Ellbogen auf die Bremsen gelegt; durch mehr oder weniger Druck auf die Bremshebel werden die Fahrtgeschwindigkeit sowie die Fahrtrichtung gesteuert (**Abb. 17.35**). Der Druck erfolgt durch die Funktion der Mm. serrati anterior. Diese Technik eignet sich für größeres Gefälle und für längere Gefällstrecken.

Die Bremsen dürfen aus der vollen Fahrt nie ganz geschlossen werden, da sonst die Haltungssteuerung des Rumpfes aufgehoben wird und dies evtl. zum Sturz führen kann.

- Die Hände werden in Höhe der Trochanteren an die Greifringe gepresst und bremsen diese ab.

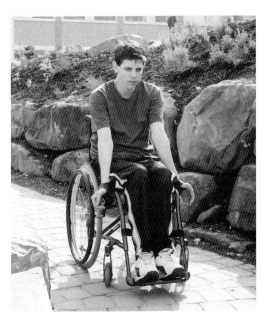

Abb. 17.35 Bergabfahren; Patient mit einer Tetraparese unterhalb C 4/5.

Diese Technik eignet sich für geringes Gefälle sowie für kurze Gefällstrecken.

Ankippen des Rollstuhls

Die Hände werden soweit wie möglich hinten an die Greifringe gedrückt, der Oberkörper wird nach hinten in die Rückenlehne gelegt. Durch ruckartiges, schnelles Anschieben der Räder können die Lenkräder des Rollstuhls kurzfristig vom Boden abgehoben werden. Diese Technik dient zum Überwinden von Schwellen und kleinen Hindernissen.
Häufigster Fehler:
- Wird der Kipp-Punkt des Rollstuhls dabei erreicht, fällt der Rollstuhl nach hinten um.

| *Das Balancieren auf den Antriebsrädern ist nur mit Fingerfunktion möglich.*

Überwinden von Schwellen (1–2 cm)/ niederen Bordsteinen (4–5 cm)

- Das Aufwärtsfahren von Schwellen/niederen Bordsteinen startet mit dem Ankippen des Rollstuhls direkt vor dem Hindernis. Sobald die Lenkräder durch das Ankippen des Rollstuhls Bodenkontakt auf dem Hindernis haben, muss der Oberkörper weit nach vorne gelegt werden, bevor der nächste Anschub erfolgt. Ist man auf

dem Hindernis angekommen, wird der Oberkörper wieder aufgerichtet.
- Das Abwärtsfahren von Schwellen/niederen Bordsteinen erfolgt je nach Höhe vorwärts. Wichtig ist, dass die Lenkräder gleichzeitig bei Oberkörperrücklage nach vorne über die Schwelle rollen. Sobald die Antriebsräder auf dem Boden unten aufsetzen, muss der Kopf nach vorne genommen werden. Sofern der Bodenabstand der Fußrasten sehr gering ist, kann man die Schwelle evtl. diagonal anfahren, d. h. zuerst mit einem Lenkrad und gleichseitigem Antriebsrad abwärts fahren, bevor die zweite Seite in gleicher Reihenfolge nachkommt.

Bewältigen von baulichen Gegebenheiten

Für die Selbstständigkeit innerhalb des Hauses muss der Patient neben den oben erworbenen Techniken bestimmte Geschicklichkeiten zur Bewältigung der baulichen Gegebenheiten erlernen:
- Türen öffnen und schließen (s. **Abb. 17.34**): s. S. 378.
- Bedienen eines Fahrstuhls: Das Drücken der unterschiedlichsten Bedienknöpfe – besonders über Schulterniveau – muss geübt werden, s. S. 363.
- Überwinden von Türschwellen: Die Schwelle wird mit der oben aufgeführten Technik „Ankippen des Rollstuhls" überwunden.
- Überwinden von Teppichen und fahren auf Teppichen/Teppichboden: Das Fahren und Drehen auf Teppichen/Teppichboden ist wegen des erhöhten Rollwiderstands zu üben.

Einweisen von Hilfspersonen

Der Patient mit Tetraplegie sollte in der Lage sein, Hilfspersonen in die verschiedenen Hilfestellungen für das Überwinden von Stufen/Bordsteinen und Treppen einzuweisen (s. auch S. 367).

Zusammenfassung

- Die oben beschriebenen Lernschritte des Rollstuhl-Trainings für Patienten mit einer Paraplegie/-parese sowie mit einer Tetraplegie/-parese sollten zielorientiert in der Gruppe mittels verschiedener Spielformen und Spielideen wiederholt und angewandt werden. Dabei darf nicht außer Acht gelassen werden, dass die maximale, individuelle Selbstständigkeit des Patienten das oberste Ziel des Rollstuhl-Trainings ist.

17.3.4 Spielformen und Spielideen

Zur Vertiefung der Grundfahrtechniken mit dem Rollstuhl werden Bewegungsspiele angewandt. Die Bewegungsspiele sind in „Kleine Spiele" und „Sportspiele" eingeteilt. Die Gliederung der Kleinen Spiele richtet sich nach den Grundformen der körperlichen Bewegung und der Art der Spieltätigkeit. Die Gliederung der Sportspiele in „Kampf- und Parteispiele" erfolgt nach der Wettkampfform. Es handelt sich dabei um Mannschaftsspiele sowie Einzel- oder Doppelspiele mit oder ohne Körperkontakt.

Besonders geeignet für die Sporttherapie in der Rehabilitation sind die Kleinen Spiele. Sie benötigen nur eine geringe Vorbereitungszeit, wenig Mittel und sind nach wenigen Erklärungen durchführbar und beliebig oft wiederholbar. Viele Spielformen setzen keine großen Fertigkeiten voraus und können schon in kleinen Gruppen angewandt werden. Häufig besitzen die Kleinen Spiele einen Wettbewerbscharakter, jedoch ohne amtliche Wettkampfbestimmungen. Das Erleben und der Spaß am Spiel stehen im Vordergrund.

Durch individuelle, modifizierte Aufgabenstellungen tragen die Kleinen Spiele zur Förderung der persönlichen Bewegungsfertigkeiten bei. Neben der Optimierung der konditionellen und koordinativen Fähigkeiten wird die psychische Befindlichkeit positiv beeinflusst und die soziale Integration gefördert.

Die Auswahl der Kleinen Spiele für eine Übungsstunde ist abhängig von den motorischen Fähigkeiten der Patienten, ihren Fertigkeiten im Umgang mit dem Rollstuhl und dem Ziel der Übungsstunde. Viele der bekannten Bewegungsspiele können im Rollstuhl durchgeführt werden (**Tab. 17.1**):

Tabelle 17.1 Gliederung der Bewegungsspiele (Döbler 1998)

Bewegungsspiele	Spielformen		Spielideen
Kleine Spiele	Singspiele	Darstellungsspiele	Alle meine Entchen; Es tanzt ein Bibabutzemann; Häschen in der Grube
		Spiellieder	Ri-ra-rutsch
		Tanzspiele	Liebe Schwester tanz mit mir; Trampelpolka
	Laufspiele	Wettläufe	Massen-, Gruppen-, Nummernwettläufe
		Staffeln	Umkehr-, Rundlauf-, Pendel-, Platzwechsel- und Wanderstaffeln; Staffeln mit Geräten und Bällen
		Platzsuchspiele	Bäumchen wechsle dich; Reise nach Jerusalem; Komm' mit – lauf weg; Himmel-Wasser-Erde; Mein rechter, rechter Platz ist leer
		Haschespiele (Fang-/Zeckspiele)	Bruder-Schwester hilf; Zauberer und Fee; Das geteilte Paar; Der Riese schläft; Wer fürchtet sich vor dem schwarzen Mann; Katz' und Maus; Schwarz-Weiß; Bänder fangen
	Ballspiele	Ballspiele zur Schulung der Wurf- und Fangsicherheit	Haltet den Korb voll; Wettwanderball; Balljagt; Indiaca; Ringtennis; Sitzvolleyball
		Ballspiele mit Abfangen	Tigerball; Schnappball; Parteiball
		Ballspiele zur Schulung der Treffsicherheit und des Ausweichens	Kegeln; Zielball; Boccia; Ballvertreiben; Burgball; Hetzball; Jägerball; Brennball; Kissenschlacht
		Grenz- und Torballspiele	Ball unter/über der Schnur; Treibball; Rollball; Turmball; Korbball
	Sportliche Freizeitspiele	Zielspiele	Ringwurfspiel; Kegeln; Frisbee-Spiele; Dart; Boccia; Kricket
		Rückschlagspiele	Tischtennisspielformen; Indiaca; Indiaca-Tennis; Federball; Family-Tennis
		Torspiele	Mini-Hockey; Streetball; Pushball

Tabelle 17.1 (Fortsetzung)

Bewegungsspiele	Spielformen		Spielideen
Kleine Spiele	Kraft- und Gewandtheitsspiele	Zieh- und Schiebekämpfe	Tauziehen; Kampf um den Ball
		Gleichgewichtsspiele	Skulptur modellieren
		Bunte Formen	Mit dem Rollstuhl über die Langbank
	Spiele zur Übung der Sinne	Genaues Beobachten – schnelles Handeln	Sonne und Schatten; Spiegelbild; Ochs' am Berg
		Orientierung bei geschlossenen Augen	Blinde Kuh; Anschleichen; Keulendieb
	Kleine Spiele im Wasser	Spiele im Wasser	Tellertauchen; Wandertauchen; Ballspiele; Haschespiel; Schwimmstaffel
		Spiel mit Booten/Luftmatratzen	Matten entern; Bootwechsel
	Kleine Spiele im Schnee	Spiele im Schnee	Zielwerfen mit Schneebällen; Schneeballschlacht; Modellieren
	Geländespiele	Anschleich-, Versteck- und Suchspiele	Versteckspiel; Suchspiel mit Aufgaben; Schatzsucher
		Spursuch- und Jagdspiele	Schnitzeljagd; Treibjagd
	Heimspiele	Kraftproben	Faustschiebekampf; Fingerhakeln
		Geschicklichkeit und Gleichgewicht	Eierlauf; Tischhockey; Münzenwandern
		Schnelles Reagieren	Schwarz-Weiß (am Tisch); Schlüsselspiel
		Spielformen mit Bällen	Schießbude; Zahlenbowling; Luftballon-Korbball
Sportspiele	Kampfspiele	Mit Körperkontakt	Rugby; Eishockey usw.
		Ohne Körperkontakt	Basketball; Hockey usw.
	Parteispiele	Mannschaftsspiele	Faustball; Kegeln; Eisstockschießen usw.
		Einzel-/Doppelspiele	Badminton; Tischtennis; Tennis; Billard; Golf usw.

Zusammenfassung

- Der Einsatz der Kleinen Spiele im Rollstuhl-Training festigt die Techniken im Umgang mit dem Rollstuhl, steigert die physische und psychische Leistungsfähigkeit der Patienten und dient der Vorbereitung der sportlichen Spielfähigkeit.

17.3.5 Spezielle Kenntnisse zur Ausführung der Basissportarten

Die im Folgenden aufgeführten Basissportarten der Rehabilitationszentren für Rückenmarkverletzte dienen dem Erlernen und Erfahren des durch die Lähmung veränderten Körpergefühls und sollen dem Patienten helfen, ein neues Körperschema zu erlangen. Durch die Mobilisierung aller verbliebenen motorischen Fähigkeiten werden vegetative Anpassungsvorgänge provoziert, die allgemeine Leistungsfähigkeit wird gesteigert und die Selbstständigkeit gefördert.

Neben dem Erlernen und Festigen der sportmotorischen Fertigkeiten im Rahmen der Basissportarten werden gleichzeitig therapeutische Ziele verfolgt.

Tischtennis für Patienten mit Paraplegie/Paraparese

Voraussetzung:
- Unterfahrbarkeit der Tischtennisplatte,
- ausreichende Sitzbelastung des Patienten im Rollstuhl (mindestens 2-mal täglich 3 h).

Ziele:
- Erlernen der Grundtechniken des Tischtennisspiels,
- Schulung der Sitzbalance,
- Fördern der Spontanmotorik und des Reaktionsvermögens,
- Training und Koordinationsschulung der innervierten und teilinnervierten Muskulatur der Arme, des Schultergürtels und des Rumpfes.

Maßnahmen:
- Schlägerhaltungen (orthodoxer Griff, Penholder-Griff),
- Übungsreihe zu den Grundtechniken: Rückhandschlag, Vorhandschlag, Ballangabe,
- Übungsreihe zu den einzelnen Schlagtechniken: Top-Spin, Slice, Schmetterball (Smash), Stoppball, Ballonabwehr.

Methodik:
- In den ersten Übungsstunden steht der Spieler direkt an der Tischtennisplatte und hat beide Bremsen des Rollstuhls geschlossen. Die schlägerfreie Hand ist grundsätzlich am Greifring des gleichseitigen Rollstuhlrads.
- Werden die Grundtechniken beherrscht, bleibt die Bremse der schlägerfreien Seite geöffnet und das Rad kann bewegt werden. Dadurch hat der Spieler einen größeren Bewegungsradius.
- Zum perfekten Tischtennisspiel mit größtmöglichem Bewegungsradius müssen beide Bremsen des Rollstuhls geöffnet sein.

Abweichungen vom Regelwerk der Nichtbehinderten:
- Die Doppelpartner müssen den Ball nicht abwechselnd annehmen.

Tischtennis für Patienten mit Tetraplegie/Tetraparese

Voraussetzungen:
- Innervation der Mm. subscapularis, deltoideus, biceps brachii am Schlagarm,
- keine Schmerzen im Schulter-, Nackenbereich,
- die Grundkraft und -ausdauer der Schultergürtel- und Armmuskulatur sollte durch die Physiotherapie erarbeitet worden sein,

- die kompensatorischen Trickbewegungen, wie z. B. die Ellbogenblockade, sollten in der Physiotherapie erarbeitet worden sein.

Ziele:
- Schulen der Sitzbalance,
- Fördern der Spontanmotorik und des Reaktionsvermögens,
- Training und Koordinationsschulung der innervierten und teilinnervierten Muskulatur des Schultergürtels, der Arme und Hände,
- Schulung und Anwendung der kompensatorischen Trickbewegungen,
- Erlernen der Grundtechniken des Tischtennisspiels.

Hilfsmittel:
- Eine fehlende, nicht ausreichende Greiffunktion der Hand erlaubt den Gebrauch von Hilfsmitteln zur Fixation des Tischtennisschlägers. Als Schlägerhaltung kommt nur der orthodoxe Griff infrage. Zur Verbesserung der Haftung wird der Schlägergriff mit Schaumstoff umwickelt.
- Bei voll inerviertem M. extensor carpi radialis wird der Schläger mittels einer elastischen Binde über die Finger fixiert. Für die Selbstständigkeit des Spielers kann ein Tischtennishandschuh angefertigt werden, der mit Klettverschlüssen vom Patienten selbstständig zu schließen ist (**Abb. 17.36 a–b**).

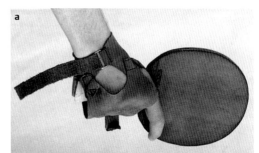

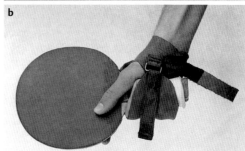

Abb. 17.36 a–b Orthodoxe Schlägerhaltung mit Tischtennishandschuh: a Rückhand, b Vorhand.

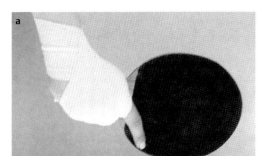

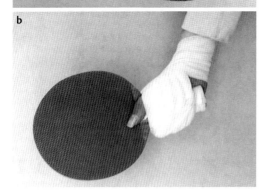

Abb. 17.37 a–b Gewickelte Schlägerhaltung: **a** Rückhand, **b** Vorhand.

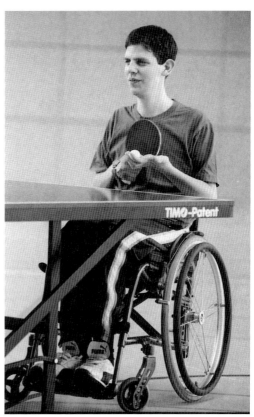

Abb. 17.38 Ballangabe; Patient mit einer Tetraparese unterhalb C 4/5.

- Zur Unterstützung der Funktion des M. extensor carpi radialis wird der Schläger mittels einer elastischen Binde über die Finger und den distalen Unterarm fixiert (**Abb. 17.37 a–b**).
- Bei nicht innerviertem M. extensor carpi radialis wird zur Stabilisierung des Handgelenks zusätzlich eine feste Handgelenksmanschette benutzt (im Fachhandel erhältlich).

Maßnahmen:
- Übungsreihe zu den Grundtechniken: Rückhandschlag, Vorhandschlag.
- Übungsreihe zum Erlernen der Ballangabe: Das Aufnehmen des Balls für die Ballangabe erfolgt aufgrund der fehlenden Greiffunktion und der verschiedenen Handformen unterschiedlich:
  - Der Ball wird zwischen Daumen und Zeigefinger geklemmt, durch Entspannen des M. ext carpi radialis löst sich der Ball aus den Fingern.
  - Der Ball liegt auf Daumen und Zeigefinger bei dorsal extendierter Hand. Durch Hochwerfen des Balls kann die Angabe erfolgen.
  - Der Ball liegt auf dem Handteller und hängt an den Fingerspitzen, sofern die Fingerflexoren verkürzt sind (**Abb. 17.38**). Durch Hochwerfen des Balls kann die Angabe erfolgen.

- Übungsreihe zu den einzelnen Schlagtechniken: Top-Spin, Slice, Schmetterball (Smash), Stoppball, Ballonabwehr.

Methodik:
- Zum Erlernen der Grundschläge wird ein harter und leichter Schläger benutzt, der vom Patienten einen geringen Kraftaufwand erfordert.
- Der Spieler steht zwischen 20 und 45 Grad gedreht (zur schlägerfreien Seite: entspricht Rückhandschlag; zur Schlägerseite: entspricht Vorhandschlag) direkt an der Tischtennisplatte und hat beide Bremsen des Rollstuhls geschlossen. Die schlägerfreie Hand ist grundsätzlich am Greifring des gleichseitigen Rollstuhlrads.
- Methodische Übungsreihe zum Erlernen des Rückhand-/Vorhandschlags: ohne Netz Ball zurollen, Ball vor dem Spieler auffallen lassen, Ball zuwerfen, Ball zuspielen, mit Netz Ball zuspielen.
- Werden die Grundtechniken beherrscht, bleibt die Bremse der schlägerfreien Seite geöffnet

und das Rad kann bewegt werden. Dadurch hat der Spieler einen größeren Bewegungsradius.
- Zum perfekten Tischtennisspiel mit größtmöglichem Bewegungsradius müssen beide Bremsen des Rollstuhls geöffnet sein.

Abweichungen vom Regelwerk der Nichtbehinderten:
- Die Hilfsmittel für die Fixation des Tischtennisschlägers in der Hand sind erlaubt.
- Die Doppelpartner müssen den Ball nicht abwechselnd annehmen.

Bogenschießen für Patienten mit Paraplegie/Paraparese

Voraussetzungen:
- adäquate Rollstuhlversorgung bei optimaler Sitzhaltung,
- ausreichende Sitzbelastung des Patienten im Rollstuhl (mindestens 2-mal täglich 3 Stunden).

Ziele:
- Schulung der Sitzbalance,
- Kraft- und Ausdauertraining der Arm-, Schultergürtel- und Rumpfmuskulatur,
- Schulung der Konzentrationsfähigkeit,
- Schulung der Koordination in Bezug auf Atmung, Haltung und Bewegung,
- Vermitteln der komplexen Technik des Bogenschießens.

Maßnahmen:
- Vorbereitung: Feststellen des dominierenden Auges,
- Haltungsschulung: Haltung des Bogenarms; Haltung der Sehnenhand und des Sehnenarms; Ausziehen der Sehne; „Ankern" der Sehne an der Kinnmitte; Anvisieren (**Abb. 17.39**),
- Üben des Schießens: Auflegen des Pfeils; Lösen der Sehne,
- Üben der Koordination von Atem- und Schießtechnik.

Methodik: Mit zunehmendem Können hinsichtlich Haltung, Technik und Kraftausdauer kann
- das Zuggewicht des Bogens von leicht (12–16 lbs) bis schwer gesteigert werden,
- die Distanz des Schützen zur Schießscheibe von kurz auf lang (Hallendistanz 18 m) gesteigert werden,
- das Ziel durch Änderung der Scheibenauflage verkleinert werden.

Abweichungen vom Regelwerk der Nichtbehinderten:
- keine Abweichungen vom Regelwerk der Nichtbehinderten.

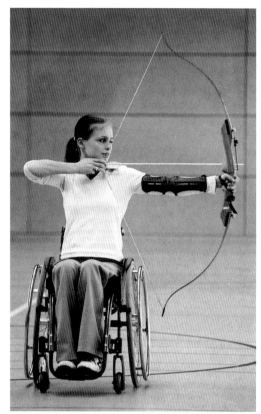

Abb. 17.39 Haltung beim Bogenschießen; Patientin mit einer Paraplegie unterhalb Th 12.

Bogenschießen für Patienten mit Tetraplegie/Tetraparese

Voraussetzungen:
- Innervation der Mm. rhomboideus, trapezius, subscapularis, deltoideus, biceps brachii, extensor carpi radialis beider Arme,
- möglichst freie Gelenkbeweglichkeit der Halswirbelsäule sowie der oberen Extremitäten,
- keine Schmerzen im Schulter-Nacken-Bereich,
- adäquate Rollstuhlversorgung bei optimaler Sitzhaltung,
- die Grundkraft und -ausdauer der Schultergürtel- und Armmuskulatur sollte durch die Physiotherapie erarbeitet worden sein,
- ebenfalls sollten die kompensatorischen Trickbewegungen, wie z. B. die Ellbogenblockade, in der Physiotherapie erarbeitet worden sein.

Ziele:
- Schulung und Anwendung der kompensatorischen Trickbewegungen,

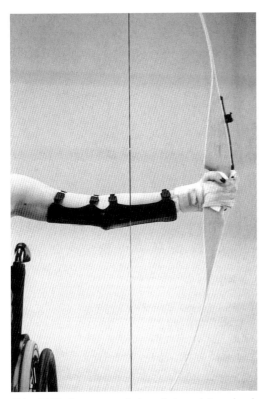

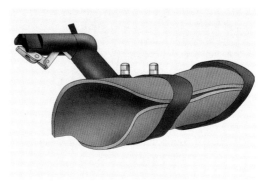

Abb. 17.41 Armmanschette mit Relais.

- Haltungsschulung: Haltung des Bogenarms; Haltung der Sehnenhand und des Sehnenarms; Ausziehen der Sehne; „Ankern" der Sehne an der Kinnmitte; Anvisieren.
- Hilfestellung: Für die Ellbogenblockade, das Heben des Bogenarmes und das Ausziehen und „Ankern" des Sehnenarms kann durch den Therapeuten entsprechende Hilfestellung gegeben werden. (**Abb. 17.42**).

Abb. 17.40 Bogenarm mit Armschutz und Bogenhandschuh.

- Kraft- und Ausdauertraining der Arm-, Schultergürtel- und evtl. der Rumpfmuskulatur
- Schulung der Konzentrationsfähigkeit,
- Schulung der Koordination in Bezug auf Atmung, Haltung und Bewegung,
- Vermitteln der komplexen Technik des Bogenschießens.

Hilfsmittel:
- Bogenhandschuh zur Fixation des Bogens in der Hand (**Abb. 17.40**).
- Armmanschette mit Relais (**Abb. 17.41**). Das Relais ist eine Art Haken, welcher die Sehne fixiert und das Ausziehen des Bogens ohne Fingerfunktion ermöglicht. Durch den Einsatz des M. extensor carpi radialis wird ein Hebelmechanismus in Gang gesetzt und die Sehne gelöst.
- Eventuell höhere Rollstuhlrückenlehne.

Maßnahmen:
- Vorbereitung: Feststellen des dominierenden Auges.
- Aufgrund einer seitendifferenten funktionellen Situation der oberen Extremitäten wird der Bogenarm definiert. Dies bedeutet, dass evtl. mit dem nicht dominierenden Auge anvisiert werden muss.

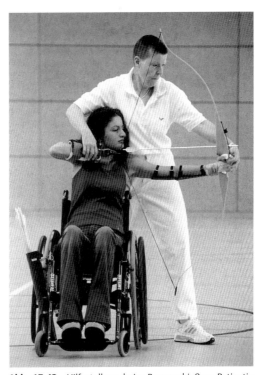

Abb. 17.42 Hilfestellung beim Bogenschießen; Patientin mit einer Tetraplegie unterhalb C 6.

- Üben des Schießens: Aufnehmen des Pfeils aus dem Köcher (**Abb. 17.43 a**); Auflegen des Pfeils (**Abb. 17.43 b**); Erfassen der Sehne mit dem Relais; Ausziehen des Bogens; Ankern und Lösen der Sehne.

Methodik:
- Mit Zunahme der funktionellen Fertigkeiten wird die Hilfestellung des Therapeuten abgebaut.
- Des Weiteren kann mit zunehmend verbesserter Haltung, Technik und Kraftausdauer das Zuggewicht des Bogens von leicht (12–16 lbs) bis schwer gesteigert werden, die Distanz des Schützen zur Schießscheibe von kurz auf lang (Hallendistanz 18 m) gesteigert werden, das Ziel durch Änderung der Scheibenauflage verkleinert werden.

Abweichungen vom Regelwerk der Nichtbehinderten:
- Die erforderlichen Hilfsmittel zur Fixation des Bogens in der Hand und das Relais sind erlaubt.
- Im Einzelfall wird eine Sondergenehmigung für das Auflegen des Pfeils durch eine Hilfsperson für den Wettkampfsport erteilt.
- Im Wettkampfsport wird nur die Short-Metric-Runde (je 36 Pfeile auf die Distanz von 50 und 30 m) geschossen.

Schwimmen für Patienten mit Paraplegie/Paraparese oder Tetraplegie/Tetraparese

Voraussetzungen:
- voll belastbare Wirbelsäule,
- intakte Hautverhältnisse,
- Kontinenz von Blase und Darm,
- keine Infektionen,
- Wassertemperatur (30–33 Grad C).

Ziele:
- Erlernen der Bewegungsmuster zur Steuerung der Körperlage im Medium Wasser,
- selbstständiges Schwimmen in allen möglichen Schwimmstilen,
- Fördern der Beweglichkeit aller Gelenke,
- Entspannen der Muskulatur durch die thermische Wirkung des Wassers,
- Kräftigen der innervierten und teilinnervierten Muskulatur,
- Training des Herz-Kreislauf-Systems und des Atmungssystems zur Steigerung der allgemeinen Ausdauerleistungsfähigkeit.

Hilfsmittel: Prinzipiell werden keine Hilfsmittel (Halskrause, Schwimmflügel, -reifen) eingesetzt.

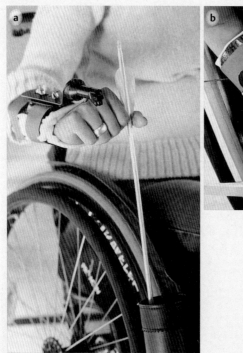
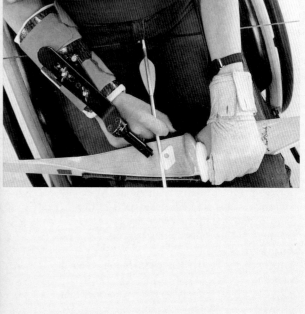

Abb. 17.43 a–b **a** Aufnehmen des Pfeils aus dem Köcher, **b** Auflegen des Pfeils auf die Sehne.

| *Ein Hilfsmittel verhindert das Einnehmen der korrekten Wasserlage. Dadurch ist die Schulter-, Nacken- und Armmuskulatur überfordert, die Bewegungsfähigkeit im Wasser eingeschränkt und das Schwimmen erschwert.*

Maßnahmen:

- Transfertechnik in das Wasser: Rollstuhl – Boden – Wasser mit oder ohne Hilfsperson.
- Wassergewöhnung nach der Halliwick-Methode von J. McMillan.
- Schulung der Wasserlage nach der Halliwick-Methode:
  - Zum Erlernen der Wasserlage ist in der Regel eine Hilfsperson notwendig. Die individuelle Wasserlage ist vom spezifischen Eigengewicht des Körpers (Knochen, Muskeln, Fettgewebe) abhängig.

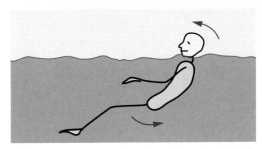

Abb. 17.45 Auswirkung der Flexion der Halswirbelsäule auf die Wasserlage.

■ *Ein schlanker Körper sinkt, ein voluminöser schwebt.*

- In der Rückenlage werden durch Extension der Halswirbelsäule („Kopf auf das Wasser legen") das Becken und die Beine gehoben. Dadurch befindet sich der Körper in einer horizontalen, strömungsgünstigen Lage (**Abb. 17.44**).
  - Eine Flexion der Halswirbelsäule („Kopf nach vorne") bewirkt das Absinken des Beckens und der Beine, der Körper gelangt in die Vertikale (**Abb. 17.45**).
  - Aus der horizontalen Wasserlage kann mittels Kopfdrehung die Rotation um die Körperlängsachse eingeleitet werden.
- Erlernen der elementaren Schwimmbewegungen.
- Üben des Abstoßens vom Rand und des Anschlags an den Rand; Wenden.
- Erlernen der Schwimmstile: Rückenkraul, Brustschwimmen, Kraulen und Delphinschwimmen.
- Koordination der Atem- und Schwimmtechnik.
- Training der Ausdauer.
- Erlernen des Tauchens: Strecken- und Tieftauchen.

Methodik:

- Methodische Reihe zur Schwimmtechnik: Wassergewöhnung, Erlernen der Wasserlage, Erarbeiten der Arm- und evtl. Beinbewegungen.
- Mit den zunehmenden Fertigkeiten beim Rücken- und Brustschwimmen wird die Hilfestellung des Therapeuten schrittweise abgebaut.
- Methodische Reihe zum Erlernen der Schwimmstile: Rückenschwimmen, Rückenkraul, Rotation um die Körperlängsachse, Brustschwimmen, Kraulen, Delphinschwimmen.

Abweichung vom Regelwerk der Nichtbehinderten:

- Ein Wasserstart ist für Patienten mit einer Paraplegie/Tetraplegie erlaubt.
- Die Wende erfolgt regelkonform, jedoch evtl. ohne Abstoßen der Beine.

Basketball für Patienten mit Paraplegie/Paraparese

Spielidee:

- Mannschaftsspiel mit 2 Teams zu je 5 Spielern.
- Basketballfeld mit Körben in offizieller Höhe (3,05 m).
- Spielball ist ein Basketball, der gedribbelt, gepasst und geworfen werden darf.
- Ziel des Spiels ist es, den Ball unter Berücksichtigung der Spielregeln so oft wie möglich in den gegnerischen Korb zu werfen; Sieger ist die Mannschaft, welche dadurch die meisten Punkte erzielt.
- Körperloses Spiel, Rollstuhlkontakte sind teilweise erlaubt.
- Fouls werden dem Spieler angerechnet, nach 5 persönlichen Fouls muss er das Spielfeld verlassen.
- Spieldauer: 4 Viertel zu je 10 min effektive Spielzeit.

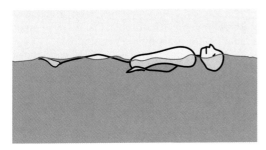

Abb. 17.44 Optimale, strömungsgünstige Wasserlage.

Voraussetzungen:
- volle Belastbarkeit der Wirbelsäule,
- intakte Hautverhältnisse,
- keine Infektionen,
- Beherrschung der Grundlagen des Rollstuhl-Trainings, besonders der dynamische Wechsel der Fahrtrichtung (s. S. 365).

Ziele:
- Erleben der interaktiven Kommunikation,
- Festigung der Rollstuhlfahrtechniken,
- Schulen von Gleichgewicht und Reaktion,
- Training der Kraft, Ausdauer und Koordination,
- Erlernen der Grundlagen der Balltechnik,
- Erlernen der spezifischen Rollstuhltechnik,
- Kenntnis der Grundidee des Sportspiels,
- Kenntnis der Spielregeln.

Anforderungen an den Rollstuhl: Im Klinikbetrieb ist es unmöglich, die nachstehenden Anforderungen an den speziellen Basketball-Rollstuhl zu erfüllen, welche für den offiziellen Spielbetrieb nötig sind:
- starrer Rahmen mit integrierter Fußraste,
- Rammbügel,
- Antriebsrad mit Speichenschutz, Saalsportbereifung und negativem Sturz,
- mitlaufendes Stützrad.

Maßnahmen:
- einfache bis komplexe Übungsreihen zum Erlernen der Balltechniken: Passen, Fangen, Werfen, Dribbeln,
- Schulung der spezifischen Rollstuhltechnik: schnelles Anfahren und Abstoppen, Fintieren, Block-Techniken und Block-Abwehr,
- Übungsformen zur Taktik des Basketballspiels,
- Anwendung des Regelwerks im Spiel (**Abb. 17.46**)

Methodik:
- vereinfachte Spielformen zum Erleben der Spielidee,
- Anwendung des Spiels nach Mini-Basketball-Regeln (Korbballständer),
- Spielen auf Körbe im großen Feld mit den dem jeweiligen Können angepassten Regeln,
- Basketballspiel nach offiziellen Regeln.

Abweichungen vom Regelwerk der Nichtbehinderten:
- Schritte-Regel: Nach dem Dribbling mit einer Hand darf der Ball für 2 Anschübe des Rollstuhls auf den Schoß gelegt werden, danach ist ein erneutes Dribbling erlaubt.
- Sprungball: Außer zu Beginn der Halbzeiten gibt es zugunsten des alternierenden Einwurfs keinen Sprungball.

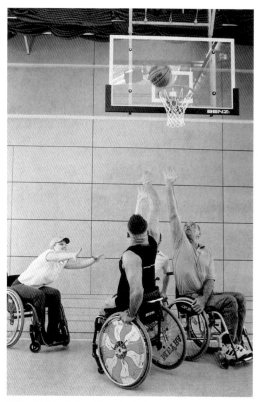

Abb. 17.46   Rollstuhl-Basketball im Rahmen der Sporttherapie.

Quad-Rugby für Patienten mit Tetraplegie/Tetraparese

Spielidee:
- Mannschaftsspiel mit 2 Teams zu je 4 Spielern.
- Basketballspielfeld mit Torzone (1,75 tief und 8 m breit) an der Grundlinie.
- Spielball ist ein Volleyball, welcher auf dem Schoß transportiert, gedribbelt, gepasst, geschlagen, geworfen oder gerollt werden darf.
- Sieger ist das Team, welches unter Berücksichtigung der Spielregeln die meisten Tore erzielt.
- Tor = Überqueren der gegnerischen Torlinie mit dem Ball auf dem Schoß oder in den Händen.
- körperloses Spiel, Rollstuhlkontakte sind erlaubt.
- Foul: Strafe von 1 min in der Strafbox.
- Spieldauer: 4 Viertel zu je 8 min effektive Spielzeit.

Voraussetzungen:
- volle Belastbarkeit der Wirbelsäule,
- intakte Hautverhältnisse,
- keine Infektionen,

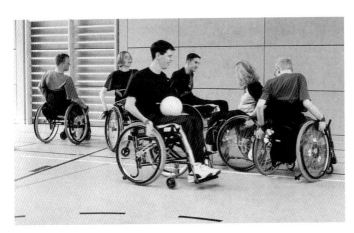

Abb. 17.47   Quad-Rugby im Rahmen der Sporttherapie.

- ausreichend erworbene allgemeine Ausdauerleistungsfähigkeit durch intensives Rollstuhl-Training.

Ziele:
- Erleben der interaktiven Kommunikation,
- Festigen der Rollstuhlfahrtechniken,
- Schulen von Gleichgewicht und Reaktion,
- Training von Kraft, Ausdauer und Koordination,
- Erlernen der Grundlagen der Balltechnik,
- Erlernen der spezifischen Rollstuhltechnik,
- Kenntnis der Grundidee des Sportspiels,
- Kenntnis der Spielregeln.

Anforderungen an den Rollstuhl: Im Klinikbetrieb ist es unmöglich, die nachstehenden Anforderungen an den speziellen Quad-Rugby-Rollstuhl zu erfüllen, welche für den offiziellen Spielbetrieb nötig sind:
- starrer Rahmen mit integrierter Fußraste,
- vorderer Rammbügel um die Fußraste und die Lenkräder,
- Antriebsräder mit Speichenschutz und Supergrip-Greifringen, Saalsportbereifung und negativem Sturz von 10–15 Grad,
- kurzer Radstand,
- 2 mitlaufende Stützräder.

Hilfsmittel:
- Handgelenk übergreifende Rollstuhlhandschuhe,
- Rugby-Gurt (breiter, elastischer Gurt der den Rumpf des Spielers an der Rückenlehne fixiert).

Maßnahmen:
- einfache bis komplexe Übungsreihen zum Erlernen der Balltechniken: Passen, Fangen, Werfen, Dribbeln,
- Schulen der spezifischen Rollstuhltechnik: schnelles Anfahren und Abstoppen; Block-Techniken und Block-Abwehr; Rammen und Klemmen,
- Übungsformen zur Taktik des Quad-Rugby-Spiels,

- Anwendung des Regelwerks im Spiel (**Abb. 17.47**).

Methodik:
- vereinfachte Spielformen zum Erleben der Spielidee,
- Anwendung des Spiels auf kleinerer Spielfläche zunächst ohne Rammen und Klemmen der Rollstühle,
- Spielen auf dem offiziellen Spielfeld mit den dem jeweiligen Können angepassten Regeln,
- Quad-Rugby-Spiel nach offiziellen Regeln.

Abweichungen vom Regelwerk der Nichtbehinderten: Es gibt kein vergleichbares Regelwerk für Nichtbehinderte. Das Quad-Rugby wurde speziell für Patienten mit einer Tetraplegie entwickelt. Die Spielidee wurde vorwiegend aus den Spielen Mörderball und Basketball zusammengestellt.

Zusammenfassung

- Alle Sportarten können als Freizeit- und als Wettkampfsport betrieben werden.
- Aufgrund der sehr individuellen muskulären Innervationen und funktionellen Fähigkeiten der querschnittgelähmten Sportler ist ein Klassifikationssystem notwendig. Jede Rollstuhlsportart hat ein eigenes Klassifizierungssystem. Dabei werden die Sportler nach ihren funktionellen Fertigkeiten in dieser Sportart in Klassen eingeteilt. In den Individualsportarten dürfen nur Sportler der gleichen Klasse gegeneinander antreten. In Mannschaftssportarten ist eine maximale Summe der einzelnen Klassen für die Zusammensetzung der sich auf dem Spielfeld befindenden Spieler vorgegeben. Dadurch ist ein möglichst fairer Vergleich der Gegner bzw. gegnerischen Parteien gewährleistet.

17.4 Praktische Anwendung der Sporttherapie bei Querschnittlähmung

17.4.1 Rollstuhlversorgung in der Praxis

Für die individuelle Versorgung nach dem Baukastenprinzip der Rollstuhlhersteller müssen zunächst die patientenbezogenen Daten (Diagnose, Konstitution, Sozialanamnese) erhoben werden.

┃ *Prinzipiell erfolgt eine individuelle Anpassung des*
┃ *Rollstuhls an den Patienten und nicht umgekehrt.*

Im Folgenden sollen anhand eines Beispiels die Schwierigkeiten und Kompromisslösungen bei der Rollstuhlversorgung aufgezeigt werden.

Patientenbezogene Daten erheben

Patient: 23-jährig, männlich;
Konstitution: 1,83 m groß, schlank, hypermobil in allen Gelenken außer in der konstant kyphotischen Lendenwirbelsäule und in der osteosynthetisch fixierten Halswirbelsäule von HWK 4–7;
traumatisch bedingte Tetraparese unterhalb C 4/5 motorisch komplett unterhalb C7 links und C8 rechts, seit 5 Monaten bestehend;
motivierter junger Mann, lebt bei den Eltern in eigener Wohnung im Untergeschoss, Hanglage in kleiner Gemeinde;
angestellt als Handwerksgeselle bis zum Unfall;
Führerschein vorhanden;
unterschiedliche Rollstuhlmodelle wurden im klinischen Alltag erprobt und eine gewisse Grunderfahrung im Umgang mit diesen besteht.

Rollstuhl-Grundtyp wählen

Aufgrund der Lähmungssituation des Patienten wäre die Verordnung eines Starrrahmenrollstuhls die adäquate Wahl. Bezüglich Wendigkeit und Kraftaufwand weist dieser die besseren Fahreigenschaften auf.

Der Patient wohnt im Untergeschoss des elterlichen Hauses und möchte auch weiterhin in die elterliche Wohnung im Obergeschoss gelangen. Dies macht das Anbringen einer Treppensteighilfe an seinen Rollstuhl erforderlich, welche jedoch nur an einen Faltrollstuhl zu montieren ist.

Außerdem ist das selbstständige Verladen des Rollstuhls in ein Auto für diesen Patienten aufgrund seiner mangelnden Rumpfstabilität und

schlechten Fingerfunktion derzeit mit einem Faltrollstuhl einfacher als mit einem Starrrahmenmodell.

Diese beiden Argumente begründen die Verordnung eines Faltrollstuhls. Damit wird ein Kompromiss eingegangen, bei dem auf die ökonomischen Fahreigenschaften zugunsten des erweiterten Aktionsradiuses verzichtet wird.

Grundmaße festlegen

Das Festlegen der Grundmaße erfolgt in einem ähnlichen oder demselben Rollstuhlmodell bei optimaler Sitzhaltung mit Sitzkissen:

┃ *Sitzbreite: so schmal wie möglich und so breit wie*
┃ *nötig.*
┃ *Sitztiefe: so kurz wie möglich und so lang wie nötig.*
┃ *Rückenlehnenhöhe: so tief wie möglich und so hoch*
┃ *wie nötig (s. auch S. 360).*

Folgende Grundmaße wurden für den Rollstuhl des oben genannten Patienten festgelegt: Sitzbreite 38 cm, Sitztiefe 40 cm, Rückenlehnenhöhe 42,5 cm.

Weitere Optionen festlegen

Tab. 17.2 zeigt die gewählten Optionen.

Rollstuhl einstellen

Damit der oben beschriebene Patient bei aufrechter Sitzposition selbstständig fahren kann, muss sein Oberkörper hinter das Lot gebracht werden. Dies wird erreicht, indem die Achsaufnahme der Antriebsräder nach vorne oben versetzt wird. Die Sitzfläche ist dadurch nach hinten unten geneigt, und der Körperschwerpunkt liegt hinter der Achse. Gleichzeitig bewirkt diese Einstellung eine Entlastung der Lenkräder und der Rollstuhl ist leichter zu lenken. Es wurde ein Stützrad verordnet, da bei dieser Einstellung der Rollstuhl leichter nach hinten umkippen kann (**Abb. 17.48 a-b**).

Mangels Stützfunktion der Schultern und Arme darf das Sitzgefälle nicht zu weit nach hinten geneigt werden, da sonst das Vorschieben und damit der selbstständige Transfer nicht mehr möglich ist. Auch hier wird ein Kompromiss eingegan-

Tabelle 17.2 Gewählte Rollstuhloptionen

Rahmenlänge:	kurzer Rahmen
Rückenlehne:	mit Klettverschlüssen anpassbare, gepolsterte Rückenbespannung
Schiebegriffe:	benötigt der Patient für die seitliche Oberkörperverlagerung (s. auch S. 375)
Fußraste:	durchgehendes Fußbrett
Achsaufnahme:	Einstellung im Lochplattensystem (s. **Abb. 17.48 a–c**)
Seitenteil:	mit Kleiderschutz
Antriebsräder:	24 Zoll, Steckachsen, Luftbereifung mit Grobprofil, Supergrip-Greifringe
Lenkräder:	5 Zoll, Vollgummi, lange Lenkradgabel
Kniehebel-bremse:	ohne Bremshebelverlängerung, da der Patient die Bremsen in aufrechter Sitzhaltung bedienen kann
Sitzkissen:	Schaumstoffkissen, 5 cm hoch, bestehend aus einzelnen Schaumstoffwürfeln zur Verteilung des Sitzdrucks
Zusatzteile:	Anbauvorrichtung für die Treppensteighilfe; Sicherheitsrad; Speichenschutz; Winkelverstellbare Rückenlehne
Farbe:	Der Patient entschied sich für eine schwarze Sitz- und Rückenbespannung und einen silbernen Rollstuhlrahmen

gen, da auf die Wendigkeit des Rollstuhls zugunsten des selbstständigen Transfers verzichtet wird.

Durch das vermehrte Sitzgefälle hängt der Rücken des Patienten über der Rückenlehne. Er muss sich krampfhaft mit dem Kopf nach vorne halten und kann die Arme nur bedingt einsetzen. Dies wird durch den Einsatz einer winkelverstellbaren Rückenlehne behoben, welche den Oberkörper etwas nach vorne bringt (**Abb. 17.48 c**).

Bei der richtigen Einstellung des Rollstuhls muss das Gleichgewicht von Oberkörper und Kopf oberhalb der Rückenlehne gefunden werden. Nur in dieser Position kann die passive Steuerung der aufrechten Sitzhaltung gewährleistet werden, aus der die Arme beim Fahren mit dem optimalen Bewegungsablauf bewegt werden können.

Die Klettverschlüsse der anpassbaren Rückenlehne werden im kyphotischen Lendenwirbelsäulenbereich lockerer und gleichzeitig im thorakolumbalen Übergang fester eingestellt, um den Druck auf den Rumpf über die gesamte Rückenlehnenhöhe gleichmäßig zu verteilen. Trotz dieser Einstellungen muss das korrekte Verhältnis der Sitzposition des Patienten zum Greifring des Rollstuhls für die optimale Kraftübertragung beim Fahren eingehalten werden. Der Patient gelangt beidseits mit den Fingerspitzen unter die Naben der Antriebsräder.

Zusammenfassung

- Diese Rollstuhlverordnung und -einstellung zeigen, dass sich bei allen Entscheidungen ein Faktor positiv und gleichzeitig ein anderer negativ auswirken kann. Der Kompromiss muss immer zugunsten der größtmöglichen Selbstständigkeit des Patienten gefällt werden.

Ergänzende Versorgung

Um den Aktionsradius außerhalb des Hauses zu erweitern, wird folgende Versorgung zusätzlich angestrebt:

- Hand-Bike mit zuschaltbarem Hilfsmotor, welches an den vorhandenen Rollstuhl adaptiert werden kann (**Abb. 17.49**),
- Umschreibung des Führerscheins und Erwerb eines umgerüsteten Kraftfahrzeugs mit manuell bedienbarer Bremse und Gas.

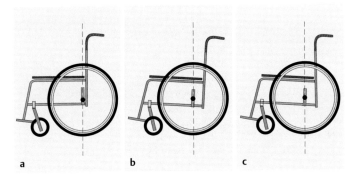

a   **b**   **c**

Abb. 17.48 a–c **a** Sitzfläche horizontal, Rückenlehne im Lot, **b** Auswirkung der veränderten Achsposition, **c** Auswirkung der winkelverstellbaren Rückenlehne.

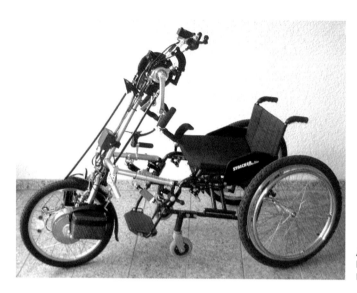

Abb. 17.49 Hand-Bike mit zuschaltbarem Hilfsmotor (R & E Stricker, Bühl/Baden).

17.4.2 Fertigkeiten in und mit dem Rollstuhl (Rollstuhl-Training) in der Praxis

Beispiel einer sporttherapeutischen Übungsstunde für Patienten mit Paraplegie/Paraparese

Die sporttherapeutische Übungsstunde wird von 2 Therapeuten mit einer Gruppe von 10 Patienten mit unterschiedlichen thorakalen bzw. lumbalen Läsionshöhen durchgeführt. Im folgenden Beipiel

handelt es sich um die 7. Übungsstunde für diese Gruppe. Im Durchschnitt ist der Eintritt ihrer Lähmung 2–3 Monate her.

Voraussetzung: Beherrschung der Grundfahrtechniken: Greiftechnik, Vorwärtsfahren, Bremsen aus der Fahrt, Rückwärtsfahren, dynamischer Wechsel der Fahrtrichtung, Drehen auf der Stelle, Drehen aus der Fahrt, Slalom, Lenken des Rollstuhls mit dem Körper (s. auch S. 363 ff).

Lernziel: einhändiges Fahren

Durchführung der Übungsstunde nach der Stundenvorbereitung (**Tab. 17.3**):

Tabelle 17.3 Rollstuhl-Training für Patienten mit Paraplegie/Paraparese

Stundeninhalte	Lernziel	Korrektur durch den Therapeuten	Organisation	Zeit
A. Aufwärmphase				
Kennenlernspiel: 1. Ball im Uhrzeigersinn passen, wer im Ballbesitz ist, sagt seinen Namen	Mitspieler kennen lernen	Ball auf den Schoß des Mitspielers passen	Sporthalle Kreisaufstellung, mit Blick zur Mitte, ca. 2 m Abstand zwischen den Mitspielern	2 min
2. Wer im Ballbesitz ist, ruft den Namen eines Mitspielers, passt den Ball zu diesem und macht 1 Drehung auf der Stelle	Wiederholen und Festigen der Grundfahrtechnik: Drehen auf der Stelle	Gegensinniges Bewegen der Antriebsräder, Rumpf bleibt an der Rückenlehne		3 min
3. Wer im Ballbesitz ist, ruft den Namen eines Mitspielers, passt den Ball zu diesem und fährt durch die Kreismitte auf dessen Platz	Wiederholen und Festigen der Grundfahrtechnik: Starten, Vorwärtsfahren, Drehen aus der Fahrt	Kopf nach vorne beim Start, einhändiges Drehen aus der Fahrt mit Gewichtsverlagerung zur selben Seite		4 min

Tabelle 17.3 (Fortsetzung)

Stundeninhalte	Lernziel	Korrektur durch den Therapeuten	Organisation	Zeit
B. Hauptteil				
I. Einhändiges Fahren mit Übergreifen: 1. Im Stand, rechte Hand greift zum linken Greifring, zum rechten Greifring, zum linken Greifring usw.; anschließend mit der linken Hand	Beim Übergreifen Rotation des Oberkörpers bei gleichzeitiger Rumpfkontrolle im Stand	Kopf mit in die Oberkörperdrehung nehmen	Gleichmäßig verteilt an der Längsseite des Basketballspielfelds stehen, mit Blick in die Hallenmitte Therapeut gibt Rhythmus durch Klatschen vor	2 min
2. Mit beiden Händen den Rollstuhl 2-mal anschieben, anschließend nur mit der rechten Hand durch Übergreifen die Fahrt bis zum Hallenende fortsetzen; ebenso zurück mit der linken Hand	Beim Übergreifen Rotation des Oberkörpers bei gleichzeitiger Rumpfkontrolle während der Vorwärtsfahrt; Anschieben des Rollstuhls mit einer Hand		Therapeut gibt Kommando für den Start	4 min
3. Wie 2., jedoch mit einer ganzen Drehung die Technik beginnen	Anschieben des Rollstuhl aus dem Stand mit einer Drehung	Bei nicht Einhalten der Fahrtrichtung, mehrmals die gleiche Seite antreiben	Patienten üben selbstständig	4 min
II. Einhändiges Fahren aus der Drehung: 1. Halbe Drehung rückwärts mit der rechten Hand und anschließende Vorwärtsfahrt mit der rechten Hand am rechten Greifring mit Hilfestellung durch einen Therapeuten; Wiederholung mit der linken Hand	Dynamischer Fahrtrichtungswechsel aus der Rückwärtsdrehung in die Vorwärtsfahrt	Bei der Rückwärtsdrehung: Rumpfkontakt zur Rückenlehne; bei dem Fahrtrichtungswechsel: Kopf nach vorne nehmen	Gleichmäßig verteilt an der Längsseite des Basketballspielfelds stehen, mit dem Rücken zur Hallenmitte; Übung erfolgt einzeln und mit Absicherung durch einen Therapeuten hinter dem Rollstuhl während des dynamischen Fahrtrichtungswechsels	6 min
2. Wie 1., jedoch ohne Hilfestellung durch einen Therapeuten; sobald der Rollstuhl stehen bleibt, Wiederholen der Technik bis die gegenüberliegende Hallenseite erreicht ist	Selbstständiger dynamischer Fahrtrichtungswechsel		Patienten üben selbstständig	4 min
3. Wie 2., jedoch mit einer ganzen Drehung die Technik beginnen	Selbstständiger dynamischer Fahrtrichtungswechsel mit verstärkter Schwungphase und einhändiges Fahren auf eine längere Strecke	Schnelles rückwärts Drehen mit dem Rumpf an der Rückenlehne, beim dynamischen Fahrtrichtungswechsel den Kopf weit nach vorne nehmen	Patienten üben selbstständig	4 min
C. Schlussteil				
Roll-Hockey: 2 Teams zu je 5 Patienten (möglichst gleichwertig von den Läsionshöhen und den funktionellen Fertigkeiten); Sieger ist die Mannschaft, welche den Puck am häufigsten in das gegnerische Tor geschlagen hat	Anwenden und Festigen der beiden erlernten Techniken des einhändigen Fahrens	Schlägerkopf darf nicht über Kniehöhe bewegt werden	2 Hockey-Tore an den Grundlinien des Basketballspielfelds, 10 Hockey-Schläger, 1 Puck, 5 Mannschaftsbänder	12 min

Beispiel einer sporttherapeutischen Übungsstunde für Patienten mit Tetraplegie/Tetraparese

Die sporttherapeutische Übungsstunde wird von 2 Therapeuten mit einer Gruppe von 4 Patienten mit unterschiedlichen zervikalen Läsionshöhen durchgeführt. Es handelt sich bei diesem Beipiel um die 20. Übungsstunde für die Mehrzahl der Patienten. Der Eintritt ihrer Lähmung liegt 3–5 Monate zurück. Für alle Patienten sind die Bremsen der Rollstühle sowohl im offenen als auch im geschlossenen Zustand mit den Palmarflächen zu erreichen.

Voraussetzung: Beherrschen des Bewegens im Rollstuhl, Handhabung der beweglichen Rollstuhlteile bezogen auf die Bremsen, Fahren mit dem Rollstuhl: Vorwärtsfahren, Rückwärtsfahren, Drehen und Slalomfahren, einhändiges Rückwärtsfahren, Bergauffahren (s. S. 363 ff).

Lernziel: Bergabfahren mit schleifenden Bremsen.

Durchführung der Übungsstunde nach der Stundenvorbereitung (**Tab. 17.4**):
Das Lernziel dieser Übung erreicht nur 1 von 4 Patienten. Deshalb muss diese Trainingseinheit mehrfach wiederholt werden, bis die Absicherung

Tabelle 17.4 Rollstuhl-Training für Patienten mit Tetraplegie/Tetraparese

Stundeninhalte	Lernziel	Korrektur durch den Therapeuten	Organisation	Zeit
A. Aufwärmphase				
1. *Spiel:* „Schwarz-Weiß"; auf Kommando muss die Gruppe der genannten Farbe den Partner aus der anderen Gruppe, welcher schnell in Richtung Grundlinie fährt, fangen	Wiederholen und Festigen der Grundfahrtechniken: Vorwärtsfahren, Drehen auf der Stelle und aus der Fahrt; Schulung der Reaktionsfähigkeit	Grundfahrtechniken ggf. korrigieren	Sporthalle Patienten stehen paarweise mit dem Rücken zueinander im Abstand von 1 m an der Spielfeldmittellinie	5 min
2. *Gymnastik:* beidseits Schulterkreisen vor- und rückwärts, beidseits Ellbogenkreisen vorwärts, einarmiges Armkreisen rückwärts, abwechselndes Einhängen eines Arms hinter dem Schiebegriff, einhängen und seitliche Oberkörpergewichtsverlagerung, Einhängen und mit der freien Hand den Unterschenkel der eingehängten Seite berühren	Wiederholen und Festigen der Technik: seitliche Oberkörpergewichtsverlagerung, Schulung der Koordination und Rumpfkontrolle	Größtmögliches Bewegungsausmaß bei allen Übungen	Kreisaufstellung mit Blick zur Kreismitte	10 min
B. Hauptteil				
I. *Bergabfahren auf der Rampe* Rampe aufwärts fahren, auf dem Podest um 180 Grad drehen, Rampe hinabfahren mit den Händen an den Supergrip-Greifringen bremsend	Wiederholen der Technik: Bremsen an den Greifringen, Schulung der Rumpfkontrolle an der Schräge	Beim Abwärtsfahren Oberkörpergewichtsverlagerung an die Rückenlehne, beide Hände bremsen in Höhe der Trochanteren die Greifringe ab	Rampe (10 % Gefälle bei 1,5 m Länge und 15 cm Höhe) mit Podest (1 m × 1 m und 15 cm hoch) Therapeut sichert den Patienten hinter dem Rollstuhl ab, eine Hand am Schiebegriff, die andere vor dem Brustbein des Patienten	5 min
II. *Bergabfahren im Gelände mit schleifenden Bremsen*			Berg im Freien mit breitem, geteertem Fahrweg, ca 30 m lang; zwischen den einzelnen Übungssequenzen selbstständiges Bergauffahren	

Tabelle 17.4 (Fortsetzung)

Stundeninhalte	Lernziel	Korrektur durch den Therapeuten	Organisation	Zeit
1. Möglichst geradeaus Bergabfahren	Abbremsen der Fahrt mit schleifenden Bremsen	Kopf etwas zurück nehmen zur Rumpf-steuerung und Entlastung der blockierten Arme	Übung erfolgt einzeln und mit Absicherung durch einen Therapeuten hinter dem Rollstuhl, wie in B.I. beschrieben	7 min
2. Bergab im Slalom fahren	Schulung der Koordina-tion durch den unter-schiedlichen Druck beim Anbremsen, Schulung der Rumpfkontrolle durch die diagonale Fahrtrichtung zum Gefälle	Kopf nicht nur zurück, sondern jetzt auch zur Berg-seite nehmen für die Rumpfsteuerung	Wie in 1.	7 min
3. Geradeaus Bergabfahren	Zielgerichtetes Bergabfahren		Wie in 1.	6 min
Alternative für 1 Patienten der Gruppe, welcher eine starke Rumpfasymmetrie hat, die es ihm unmöglich macht, beide Bremsen gleichzeitig und ge-zielt zu steuern:				
4. Zick-Zack-Bergabfahren: Patient steht quer zum Gefälle, schließt beide Bremsen, hängt sich auf der Talseite mit dem Arm hinter dem Schiebegriff ein, öffnet die bergseitige Bremse und schiebt dieses Antriebsrad nach vorne an. Dadurch erfolgt eine halbe Drehung um das talseitige Antriebsrad. Von hier wird der Vorgang wiederholt, bis das Gefälle bewältigt ist	Selbstständiges Bergabfahren		Wie in 1. Sobald der Patient sicher ist in der Durchführung, wird die Hilfestellung abgebaut	

C. Schlussteil

1. Lockeres Ausfahren zurück in die Sporthalle	Entspannung der Schul-ter-Arm-Muskulatur	Arme pendeln locker zurück	Sporthalle	3 min
2. Atemübung: einatmen, dabei die Arme so hoch wie möglich heben; ausatmen, dabei die Arme fallen lassen	Entspannung		Kreisaufstellung mit Blick zur Mitte	2 min

durch den Therapeuten bei allen Patienten abge-baut werden kann und diese selbstständig bergab fahren können.

> Die Lernziele des Rollstuhl-Trainings für Patienten mit einer Tetraplegie/-parese können nur durch häufiges Wiederholen erreicht werden.

Zusammenfassung

- Das Rollstuhl-Training beinhaltet vorrangig das Erlernen der einzelnen Techniken mit dem Ziel, Flexibilität, Ausdauer, Kraft und Koordi-nation zu schulen.
- Ebenso wichtig wie das Technik-Training ist die Anwendung verschiedenster Spielformen mit dem Ziel der sozialen Interaktion.

- Beide Aspekte müssen in den einzelnen Übungsstunden des Rollstuhl-Trainings immer ein Bestandteil sein. Nur durch deren unterschiedliche Gewichtung kann das Hauptziel – individuelle Selbstständigkeit, Unabhängigkeit und soziale Integration – überhaupt erst erreicht werden.

17.4.3 Von der Sporttherapie in der Rehabilitation zum Leistungssport

Ein möglicher Werdegang von den Basissportarten in der Rehabilitation bis zu Medaillen bei den Paralympics (Olympische Spiele der Behinderten) wird am Beispiel einer Rollstuhlsportlerin aufgezeigt.

Die damals 19-jährige Volleyballspielerin hatte bereits Entzündungszeichen an der Wirbelsäule und musste in den folgenden 2 Jahren insgesamt dreimal an der Wirbelsäule operiert werden. Nach der 2. Operation zeigten sich erstmals Schwächen in der Muskulatur des linken Beins und eine beginnende Inkontinenz. Beides verstärkte sich nach der 3. Operation durch die aufsteigende Lähmung und führte dazu, dass die ehemalige Sportlerin seit ihrem 23. Lebensjahr vollständig auf den Rollstuhl angewiesen ist.

Zu jenem Zeitpunkt war sie bereits in einer neurologischen Klinik beschäftigt. Dort bemerkte sie auf einer Station querschnittgelähmte Patienten, welche sehr dynamisch im Umgang mit dem Rollstuhl waren und deren gut ausgeprägte Arm- und Schultermuskulatur sie faszinierte. Über den Kontakt zu diesen Patienten gelangte sie zunächst in die Sporttherapie, wo sie erste Erfahrungen in den Basissportarten machen konnte. Nach wenigen Wochen wurde sie von einem der Rollstuhlfahrer aus der Übungsgruppe zum Vereinstraining der Rollstuhl-Basketballer mitgenommen. Motiviert von dem Schnuppertraining trat sie dem Verein als einzige Frau bei und nahm regelmäßig am Training teil. Wegen ihrer Körpergröße und kraftvollen Wurftechnik beim Basketball wurde sie von ihrem Trainer überredet, sich in der Leichtathletik, insbesondere den Stoß- und Wurfdisziplinen zu versuchen.

Fortan trainierte sie Basketball und Leichtathletik im gleichen Verein. Mit diesem Verein ging sie in den folgenden Jahren bei den Zentralen Sportspielen der Querschnittgelähmten (ehemalige DDR) an den Start und belegte die Disziplinen Tischtennis, Schwimmen, Leichtathletik-Mehr-

kampf. Es folgte die Teilnahme an den jährlichen DDR-Meisterschaften des Versehrtensports, bei denen sie in den darauffolgenden 13 Jahren neben persönlichen Bestleistungen und Goldmedaillen auch viele Landesrekorde in den Wurf- und Stoßdisziplinen erzielte. Für die Rollstuhlsportler der DDR war kein sportlicher Vergleich auf internationaler Ebene möglich. Stattdessen traten sie im 3-jährigen Rhythmus bei der Inter Sport Invalid (ISI) der sozialistischen Länder mit möglichst vielen Disziplinen (Schwimmen, Rollstuhlfahren, Wurf- und Stoßdisziplinen der Leichtathletik) gegeneinander an.

Ende der 90er Jahre stellte die politische Situation eine Teilnahme an internationalen Wettbewerben in Aussicht. Zum Erreichen der hohen Qualifikationsnormen intensivierte die Sportlerin das Leichtathletik-Training in Bezug auf Kraft und Ausdauer. Dies führte zu ihrem ersehnten Start bei den Weltmeisterschaften der Behinderten 1990 in Assen/Niederlande und wurde mit den ersten internationalen Goldmedaillen belohnt.

Nach der politischen Wende standen nun endgültig international alle sportlichen Wege offen. Aufgrund der Leistungen erfolgte ihre Nominierung in den Leichtathletik-Nationalkader des Deutschen Rollstuhl-Sportverbands. Die sportliche Karriere nahm einen sehr steilen Verlauf und erreichte ihren Höhepunkt in der Teilnahme an den Paralympics 1992 in Barcelona, die sie als erfolgreichste Rollstuhl-Leichtathletin abschloss.

Noch im gleichen Jahr wurde sie in den Basketball-Nationalkader der Frauen nominiert. Mit diesem Team erzielte sie 1993 die Vizemeisterschaft bei den Europameisterschaften in Berlin. Trotz der enormen Erfolge in der Leichtathletik blieb sie dem Basketball immer treu und betrachtet es als Kraft- und Ausdauertraining – hauptsächlich während der Wintermonate. Außerdem erfährt sie in diesem Mannschaftssport Motivation und Lust am Wettstreit in Verbindung mit Integration und Interaktion.

Einer der persönlichen Höhepunkte ihrer Karriere war die Wahl zur „Sportlerin des Jahres" 1994. In den folgenden Jahren erzielte sie zahlreiche Medaillen in der Leichtathletik bei Europameisterschaften, Weltmeisterschaften und den Paralympics 1996 in Atlanta/USA sowie 2000 in Sydney/Australien.

Die internationale sportliche Karriere setzt sich weiterhin fort. Sie strebt die Teilnahme an den Paralympics 2004 in Athen/Griechenland an.

Chronologie sportlicher Erfolge

- 1976 Eintritt in einen Rollstuhl-Basketball-Verein
- 1976–1989 insgesamt 130 Goldmedaillen im Versehrtensport der DDR in den Disziplinen: Schwimmen (Rücken-, Brust- und Kraulschwimmen), Leichtathletik (60–4000 m Rollstuhlzeitfahren, Kugel, Diskus, Speer, Hindernisslalom)
- 1990 Leichtathletik Weltmeisterschaft der Behinderten in Assen/Niederlande
  - **Gold**:
    Kugel (8,11 m = Weltrekord WR)
    Speer (16,88 m = WR)
    Fünfkampf = Kugel, Speer, Diskus, 200 und 1500 m Schnellfahren (5523 Punkte = WR)
  - **Silber**: Diskus
- 1992 Paralympics in Barcelona/Spanien
  - **Gold**:
    Kugel (8,20 m)
    Diskus (24,38 m)
    Speer (19,53 m = WR)
    Fünfkampf (5697 Pkte = WR; Kugel 8,48 m = WR und Diskus 24,80 m = WR
- 1993 Europameisterschaften im Rollstuhl Basketball der Frauen in Berlin
  - **Silber**
- 1994 Leichtathletik Weltmeisterschaft der Behinderten in Berlin
  - **Gold**:
    Kugel (8,17 m)
    Diskus (24,80 m)
    Speer (17,44 m)
    Fünfkampf (5707 Pkte = WR)
- 1994 Weltmeisterschaften im Rollstuhl Basketball der Frauen in Stoke Mandeville, England, 5. Platz
- 1994 Wahl zur „Sportlerin des Jahres"
- 1996 Paralympics in Atlanta/USA
  - **Gold**:
    Kugel (8,39 m = WR)
    Diskus (23,76 m)
  - **Bronze**: Speer (18,04 m)
- 1998 Leichtathletik Weltmeisterschaft der Behinderten in Birmingham/England
  - **Gold**:
    Kugel (8,27 m)
    Diskus (23,33 m)
  - **Silber**:
    Speer (16,95 m)
- 2000 Paralympics in Sydney/Australien
  - **Gold**:
    Kugel (8,96 m = WR)
    Diskus (27,11 m)

Zusammenfassung

Zur Dokumentation der Fertigkeiten im Umgang mit dem Rollstuhl dienen die im Folgenden aufgeführten Checklisten. Sie sind sowohl für den Informationsaustausch innerhalb des interdisziplinären Teams als auch für den Patienten selbst zur Bestimmung seines Rehabilitationsstands sehr hilfreich.

Checkliste Rollstuhl-Training Paraplegie

Name: geb.:		Diagnose	
Rollstuhl- Techniken	**Erlernen der Technik**	**Technik mit Sicher- heitsperson/Hilfsperson**	**Beherrschen der Technik**
	Datum	**Datum**	**Datum**
Bewegen im Rollstuhl			
Hochstützen			
Vorsetzen			
Zurücksetzen			
Seitlich diagonal Setzen			
Oberkörpervorlage			
Handhabung der beweglichen Rollstuhlteile (Sitzkissen, Fußraste, Wadenband usw.)			
Fahren mit dem Rollstuhl			
Greiftechnik			
Vorwärtsfahren			
Bremsen aus der Fahrt			
Rückwärtsfahren			
Dynamischer Wechsel der Fahrtrichtung			
Drehen auf der Stelle			
Drehen aus der Fahrt			
Slalom			
Rampe hinauf/hinab			
Lenken des Rollstuhls mit dem Körper			
Einhändiges Fahren			

Checkliste Rollstuhl-Training Paraplegie

Name: geb.:		Diagnose	
Rollstuhl- Techniken	Erlernen der Technik	Technik mit Sicher- heitsperson/Hilfsperson	Beherrschen der Technik
	Datum	Datum	Datum
Kippen			
Balancieren auf den Antriebsrädern			
Gekippt fahren			
Gekippt drehen			
Ankippen aus der Fahrt			
Schnelle Fahrt durch Ankippen abbremsen			
Rampe abwärts gekippt			
Bewältigen von Steigungen/ Gefälle, Schwellen/Stufen			
Bergaugfahren			
Bergabfahren			
Stufe/Bordstein hinauf			
Stufe/Bordstein rückwärts hinab			
Stufe/Bordstein vorwärts hinab			
Bewältigen von Treppen			
Treppe mit Geländer rückwärts abwärts			
Treppenstufen ohne Geländer vorwärts abwärts			
Treppe mit Geländer rückwärts aufwärts			
Treppe auf dem Gesäß aufwärts			
Anleiten von Hilfspersonen beim Überwinden von Treppen			
Fahren im Gelände			
Unbefestigter, unebener Untergrund			
Überqueren von Straßen mit Bordsteinen			
Bergauf-/ab auf unbefestigtem Untergrund			
Benutzen öffentlicher Verkehrsmittel			
Benutzen von Rolltreppen			

Checkliste Rollstuhl-Training Paraplegie

Name: geb.:		Diagnose	
Rollstuhl-Techniken	**Erlernen der Technik**	**Technik mit Sicherheitsperson/Hilfsperson**	**Beherrschen der Technik**
	Datum	Datum	Datum
Umkippen, Herausfallen aus dem Rollstuhl, Transfer Boden – Rollstuhl			
Rückwärts Umkippen und Wiederaufrichten mit dem Rollstuhl			
Vorwärts Herausfallen			
Transfer Boden – Rollstuhl			
Bewegen im Rollstuhl			
Seitliche Oberkörperverlagerung			
Oberkörpervorlage			
Vorschieben			
Zurückschieben			
Aufrichtung aus der Oberkörpervorlage			
Handhabung der beweglichen Rollstuhlteile			
Schließen der Bremsen			
Öffnen der Bremsen			
Herausnehmen und Einsetzen aller beweglichen Rollstuhlteile			
Fahren mit dem Rollstuhl			
Vorwärtsfahren			
Rückwärtsfahren			
Drehen auf der Stelle ohne/mit Einsatz einer Bremse			
Drehen aus der Fahrt ohne/mit Einsatz einer Bremse			
Slalom			
Rampe auf/ab mit geringem Gefälle			
Einhändiges Rückwärtsfahren			
Aufheben von Gegenständen vom Boden			

Checkliste Rollstuhl-Training Paraplegie

Name: geb.:		Diagnose	
Rollstuhl- Techniken	**Erlernen der Technik**	**Technik mit Sicher- heitsperson/Hilfsperson**	**Beherrschen der Technik**
	Datum	**Datum**	**Datum**
Fahren im Gelände			
Bewältigen verschiedenster Bodenbeläge			
Bergauffahren			
Bergabfahren			
Ankippen des Rollstuhls			
Kurzes Ankippen			
Überwinden von Schwellen/ niederen Bordsteinen			
Bewältigen von baulichen Gegebenheiten			
Türen öffnen und schließen			
Bedienen eines Fahrstuhls			
Überwinden von Türschwellen			
Überwinden von Teppichen			
Fahren und Drehen auf Teppichen und Teppichboden			
Einweisen von Hilfspersonen			
Stufe/Bordstein			
Treppe			
Transfer Boden – Rollstuhl			

Literatur

Barbu A. Tischtennis für Rollstuhlfahrer. Sporttherapeutische Praxis, Bd 2. Lübeck: Max Schmidt Römhild; 1978

Barbu A. Basketball für Rollstuhlfahrer. Sporttherapeutische Praxis, Bd 5. Lübeck: Max Schmidt Römhild; 1979

Brügger A. Erkrankungen des Bewegungsapparates und seines Nervensystems, 2. Aufl., Stuttgart New York: Fischer; 1980

Buggenhagen M. Paralympics 2000, Berlin, Sport Verlag, 2000

Buggenhagen M. Ich bin von Kopf bis Fuß auf Leben eingestellt. Berlin: Sport Verlag; 1996

Döbler E. u. H. Kleine Spiele, 21., durchgesehene Aufl. Berlin: Sport Verlag; 1998

Fachbereich KiJu-Sport im DRS. Rollstuhlbasketball für Kinder und Jugendliche, Praxisanleitung für Schule und Verein, Rollstuhlbasketball für Nachwuchstrainer, Duisburg, DRS-Arbeitsmaterialien, 2003

Herrigel E. Zen in der Kunst des Bogenschießens, 43. Aufl. Frankfurt/Main: Fischer; 2003

Kosel H. Froböse J. Rehabilitationssport und Behindertensport, 2. völlig neu überarbeitete Auflage, Neuausgabe. München: Pflaum; 1999

Malchow W. Bogenschießen für Behinderte, Sporttherapeutische Praxis, Bd 4. Lübeck: Max Schmidt Römhild; 1981

Pape A. Heben und Heben lassen, Bewegen und Bewegen lassen, 3. völlig neu bearbeitete Aufl. München: Pflaum; 2000

Schwahn J, Foitzik A. Rollstuhl Tennis, erweiterte und überarbeitete Neuaufl. Oldenburg: Pflege Publiziert; 1994

Sir Guttmann L. Textbook of Sport for the Disabled. Aylesbury/England: HM + M Publishers; 1976

Strohkendel H. Rollstuhlbasketball für Anfänger, Leitfaden für Klinik, Schule und Verein, Duisburg, DRS-Arbeitsmaterialien, 2003

Strohkendel H. The 50 th Anniversary of Wheelchair Basketball, Münster/New York, Waxmann Verlag, 1996

Weber-Witt H. Erlebnis Wasser. Berlin Heidelberg New York: Springer; 1994

Sachverzeichnis

A

A.-spinalis-anterior-
  Syndrom 270
Abduktionsschiene 4
Adaptation 47
– Muskeladaptation 47
ADL-Training 160
Affektivität 147
Affektivitätsstörungen
  152
Afferenzen 30
Agnosie 154
Akinese 224
– physiotherapeutische
  Behandlung 225
– physiotherapeutische
  Untersuchung 224
Akinetischer
  Mutismus 143
Akutbehandlung 8
Akutstadium 8
Alloästhesie 115
Alltagsaktivitäten 176
American Spinal
  Injury Association
  (ASIA) 267f
Amnesie 152f
Amygdala 20
Amyotrophe Lateral-
  sklerose 5
Ankle Foot Ortheses
  (AFO) 48
Anosognosie 152, 158
Antrieb 147
Antriebsstörungen
  152
Apallisches Syndrom
  138
– Ätiologie 135
– physiotherapeutische
  Behandlung 138
– physiotherapeutische
  Untersuchung 136
– Rückbildungsverlauf
  136
– Stadien 135
Aphasie 4, 95, 152f
Apoplex 51

Apraxie 152, 157
– ideatorische 115, 155
– – physiothera-
  peutische Unter-
  suchung 156
– ideomotorische 116,
  155
– – physiothera-
  peutische Unter-
  suchung 155
Ashworth-Skala,
  modifizierte 77
ASIA (American Spinal
  Injury Association)
  297
Assessments 95
Ataxie 19, 98, 167, 215f
– Behandlung,
  Bewegungs-
  beobachtung 217
– – Bewegungskon-
  trolle 217
– – Training 217
– Gang- 215
– Gliedmaßen- 215
– physiotherapeutische
  Behandlung, 217
– physiotherapeutische
  Untersuchung,
  Koordination 217
– posturales Training
  219
– Rumpfataxie 215
– Training posturaler
  Kontrolle 219
– Ursachen 215
Atembefund 298
Atemhilfsmuskulatur
  298
Atemtherapie 317
Athetosen 223
Atrophie 47
Aufmerksamkeit 147
– geteilte 95
Aufmerksamkeits-
  störungen 152
Ausdauer, kardio-
  pulmonale 194
– muskuläre 194

Ausstreichungen,
  interkostale 141
Axonen 15
Axonotmesis 168

B

Babinski-Zeichen 17,
  76f, 204
Bahnsysteme,
  motorische 17
Ballismus 222
Bandscheibenvorfall
  242
Barthel-Index 93
Basalganglien 19f
Basissportarten für
  Querschnittgelähmte
  381
Basketball (Paraplegie)
  387
Beatmung 298
Befund, neurologischer
  80
– sozialmedizinischer
  80
Befunderhebung,
  motorische
  (Rivermead) 121
Behandlung, pharma-
  kologische 10
Behandlungshypothese
  88
Behandlungsphasen 9
Benommenheit 132
Beschränkung,
  körperliche 65
Bewältigen von Gefälle
  bei Paraplegie 367
– von Schwellen bei
  Paraplegie 367
– von Steigungen bei
  Paraplegie 367
– von Stufen bei
  Paraplegie 367
Bewältigungsstrategien
  10
Bewegen, aktives 4
– assistives 4

– im Rollstuhl bei
  Paraplegie 362
– im Rollstuhl bei
  Tetraplegie 375
– passives 4, 65, 138,
  140, 143, 190f, 319,
  327
Bewegung 167
Bewegungen, aktiv-
  assistive 192
Bewegungsablauf 212
Bewegungsbeob-
  achtung 105f, 95,
  116
Bewegungskontrolle
  35, 38
Bewegungsmuster 15,
  39
Bewegungsspiele im
  Rollstuhl 380
Bewegungsstörungen,
  hyperkinetische 221
Bewegungsstrategie
  108
Bewegungstrainer,
  motorbetriebener
  195
Bewegungstraining 63
Bewegungsübergänge
  332
Bewegungsvorstellung
  (motor imagery) 58
Bewusstsein 131, 147
Bewusstseins-
  störungen, Ätiologie
  132
– Einteilung 132
– physiotherapeutische
  Behandlung, Koma-
  stimulation 133
– physiotherapeutische
  Untersuchung 133
– Übergangsformen
  131
Biofeedback 57
Biofeedbackmethoden,
  apparative 57
Biofeedback-Training
  58